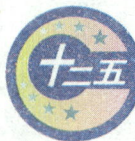

全国中医药行业高等教育"十二五"规划教材

全国高等中医药院校规划教材（第九版）

# 针刀治疗学

（新世纪第二版）

（供针刀医学、针灸推拿学等专业用）

主　编　吴绪平（湖北中医药大学）

副主编　陈泽林（天津中医药大学）

李开平（南京中医药大学）

张晓莲（山东中医药大学）

吴清明（湖南中医药大学）

齐　伟（长春中医药大学）

中国中医药出版社

·北 京·

**图书在版编目（CIP）数据**

针刀治疗学/吴绪平主编 . —2 版 . —北京：中国中医药出版社，2012. 8（2019. 11 重印）
全国中医药行业高等教育"十二五"规划教材
ISBN 978－7－5132－0996－0

Ⅰ.①针⋯　Ⅱ.①吴⋯　Ⅲ.①针刀治疗学－中医药院校－教材　Ⅳ.①R245. 31

中国版本图书馆 CIP 数据核字（2012）第 122105 号

中 国 中 医 药 出 版 社 出 版
北京经济技术开发区科创十三街 31 号院二区 8 号楼
邮政编码　100176
传真　010 64405750
三河市同力彩印有限公司印刷
各地新华书店经销

\*

开本 787×1092　1/16　印张 31　字数 692 千字
2012 年 8 月第 2 版　2019 年 11 月第 5 次印刷
书　号　ISBN 978－7－5132－0996－0

\*

定价　88.00 元
网址　www. cptcm. com

# 全国中医药行业高等教育"十二五"规划教材
# 全国高等中医药院校规划教材（第九版）
# 专家指导委员会

李金田（甘肃中医学院院长　教授）

吴以岭（中国工程院院士）

吴咸中（天津中西医结合医院主任医师　中国工程院院士）

吴勉华（南京中医药大学校长　教授）

肖培根（中国医学科学院研究员　中国工程院院士）

陈可冀（中国中医科学院研究员　中国科学院院士）

陈立典（福建中医药大学校长　教授）

陈明人（江西中医药大学校长　教授）

范永升（浙江中医药大学校长　教授）

欧阳兵（山东中医药大学校长　教授）

周　然（山西中医学院院长　教授）

周永学（陕西中医学院院长　教授）

周仲瑛（南京中医药大学教授　国医大师）

郑玉玲（河南中医学院院长　教授）

胡之璧（上海中医药大学教授　中国工程院院士）

耿　直（新疆医科大学副校长　教授）

徐安龙（北京中医药大学校长　教授）

唐　农（广西中医药大学校长　教授）

梁繁荣（成都中医药大学校长　教授）

程莘农（中国中医科学院研究员　中国工程院院士）

谢建群（上海中医药大学常务副校长　教授）

路志正（中国中医科学院研究员　国医大师）

廖端芳（湖南中医药大学校长　教授）

颜德馨（上海铁路医院主任医师　国医大师）

秘　书　长　王　键（安徽中医药大学校长　教授）

洪　净（国家中医药管理局人事教育司巡视员）

王国辰（国家中医药管理局教材办公室主任

　　　　全国中医药高等教育学会教材建设研究会秘书长

　　　　中国中医药出版社社长）

办公室主任　周　杰（国家中医药管理局人事教育司综合处处长）

林超岱（国家中医药管理局教材办公室副主任

　　　　中国中医药出版社副社长）

李秀明（中国中医药出版社副社长）

办公室副主任　王淑珍（全国中医药高等教育学会教材建设研究会副秘书长

　　　　中国中医药出版社教材编辑部主任）

裴　颢（中国中医药出版社教材编辑部副主任）

全国中医药行业高等教育"十二五"规划教材
全国高等中医药院校规划教材（第九版）

## 《针刀治疗学》编委会

# 前　言

全国中医药行业高等教育"十二五"规划教材是为贯彻落实《国家中长期教育改革和发展规划纲要（2010－2020年)》、《教育部关于"十二五"普通高等教育本科教材建设的若干意见》和《中医药事业发展"十二五"规划》，依据行业人才需求和全国各高等中医药院校教育教学改革新发展，在国家中医药管理局人事教育司的主持下，由国家中医药管理局教材办公室、全国中医药高等教育学会教材建设研究会在总结历版中医药行业教材特别是新世纪全国高等中医药院校规划教材建设经验的基础上，进行统一规划建设的。鉴于由中医药行业主管部门主持编写的全国高等中医药院校规划教材目前已出版八版，为便于了解其历史沿革，同时体现其系统性和传承性，故本套教材又可称"全国高等中医药院校规划教材（第九版)"。

本套教材坚持以育人为本，重视发挥教材在人才培养中的基础性作用，充分展现我国中医药教育、医疗、保健、科研、产业、文化等方面取得的新成就，以期成为符合教育规律和人才成长规律，并具有科学性、先进性、适用性的优秀教材。

本套教材具有以下主要特色：

1. 继续采用"政府指导，学会主办，院校联办，出版社协办"的运作机制

在规划、出版全国中医药行业高等教育"十五"、"十一五"规划教材时（原称"新世纪全国高等中医药院校规划教材"新一版、新二版，亦称第七版、第八版，均由中国中医药出版社出版)，国家中医药管理局制定了"政府指导，学会主办，院校联办，出版社协办"的运作机制，经过两版教材的实践，证明该运作机制符合新时期教育部关于高等教育教材建设的精神，同时也是适应新形势下中医药人才培养需求的更高效的教材建设机制，符合中医药事业培养人才的需要。因此，本套教材仍然坚持这个运作机制并有所创新。

2. 整体规划，优化结构，强化特色

此次"十二五"教材建设工作对高等中医药教育3个层次多个专业的必修课程进行了全面规划。本套教材在"十五"、"十一五"优秀教材基础上，进一步优化教材结构，强化特色，重点建设主干基础课程、专业核心课程，加强实验实践类教材建设，推进数字化教材建设。本套教材数量上较第七版、第八版明显增加，专业门类上更加齐全，能完全满足教学需求。

3. 充分发挥高等中医药院校在教材建设中的主体作用

全国高等中医药院校既是教材使用单位，又是教材编写工作的承担单位。我们发出关于启动编写"全国中医药行业高等教育'十二五'规划教材"的通知后，各院校积极响应，教学名师、优秀学科带头人、一线优秀教师积极参加申报，凡被选中参编的教师都以积极热情、严肃认真、高度负责的态度完成了本套教材的编写任务。

4. 公开招标，专家评议，健全主编遴选制度

本套教材坚持公开招标、公平竞争、公正遴选主编原则。国家中医药管理局教材办公室和全国中医药高等教育学会教材建设研究会制订了主编遴选评分标准，经过专家评审委员会严格评议，遴选出一批教学名师、高水平专家承担本套教材的主编，同时实行主编负责制，为教材质量提供了可靠保证。

5. 继续发挥执业医师和职称考试的标杆作用

自我国实行中医、中西医结合执业医师准入制度以及全国中医药行业职称考试制度以来，第七版、第八版中医药行业规划教材一直作为考试的蓝本教材，在各种考试中发挥了权威标杆作用。作为国家中医药管理局统一规划实施的第九版行业规划教材，将继续在行业的各种考试中发挥其标杆性作用。

6. 分批进行，注重质量

为保证教材质量，本套教材采取分批启动方式。第一批于2011年4月启动中医学、中药学、针灸推拿学、中西医临床医学、护理学、针刀医学6个本科专业112种规划教材。2012年下半年启动其他专业的教材建设工作。

7. 锤炼精品，改革创新

本套教材着力提高教材质量，努力锤炼精品，在继承与发扬、传统与现代、理论与实践的结合上体现了中医药教材的特色；学科定位准确，理论阐述系统，概念表述规范，结构设计更为合理；教材的科学性、继承性、先进性、启发性及教学适应性较前八版有不同程度提高。同时紧密结合学科专业发展和教育教学改革，更新内容，丰富形式，不断完善，将学科、行业的新知识、新技术、新成果写入教材，形成"十二五"期间反映时代特点、与时俱进的教材体系，确保优质教育资源进课堂，为提高中医药高等教育本科教学质量和人才培养质量提供有力保障。同时，注重教材内容在传授知识的同时，传授获取知识和创造知识的方法。

综上所述，本套教材由国家中医药管理局宏观指导，全国中医药高等教育学会教材建设研究会倾力主办，全国各高等中医药院校高水平专家联合编写，中国中医药出版社积极协办，整个运作机制协调有序，环环紧扣，为整套教材质量的提高提供了保障机制，必将成为"十二五"期间全国高等中医药教育的主流教材，成为提高中医药高等教育教学质量和人才培养质量最权威的教材体系。

本套教材在继承的基础上进行了改革与创新，但在探索的过程中，难免有不足之处，敬请各教学单位、教学人员以及广大学生在使用中发现问题及时提出，以便在重印或再版时予以修正，使教材质量不断提升。

国家中医药管理局教材办公室

全国中医药高等教育学会教材建设研究会

中国中医药出版社

2012年6月

# 编写说明

新世纪全国高等中医药院校规划教材《针刀治疗学》第一版自2007年2月问世以来，在全国高等中医药院校针灸推拿学针刀方向本科教学中起到了承前启后的重要作用，本教材是针刀医学基础理论、针刀影像诊断学、针刀刀法手法学等基础知识和基本技能在临床的综合运用，是针刀本科专业的临床应用教材。因此，学好本课程对于步入针刀临床实践具有重要的意义。

依据近5年来的教学实践，认为第一版《针刀治疗学》教材存在以下不足之处：一是针刀医学基础理论中"调节电生理线路"的理论有待商榷，"针刀治疗疾病的作用原理"概念不准确。二是每种疾病的针刀治疗思路停留在"以痛为腧"阶段，缺乏整体治疗理念。本教材修订后，主要特色在于：一是继承了第一版教材中针刀医学四大基础理论之精华部分，同时提出了慢性软组织损伤病理构架的"网眼理论"及其物质基础——人体弓弦力学系统在针刀治疗中的重要指导作用；二是将针刀治疗从"以痛为腧"的病变点治疗提升到对疾病病理构架进行整体松解的高度；三是全书所有图片都是我们精心绘制的，具有立体感强、清晰度高、大小适中、形象逼真、图文并茂等优点。本教材下篇以西医病名为主线，按照概述、针刀应用解剖、病因病理、临床表现、诊断要点、针刀治疗以及针刀术后手法治疗的体例进行编写，突出阐明每一只针刀的手术入路、针刀刀法及其针刀操作全过程，具有操作性好、实用性强等特点。

本教材第一章至第六章由吴绪平、黄国付、黄伟执笔；第七章第一节至第二节由吴绪平、齐伟、杨晓波、周爽、韩肖华执笔；第七章第三节和第八章由吴绪平、吴清明、李璟、彭力、佟颖、张照庆、万碧江执笔；第九章至第十一章由吴绪平、陈泽林、沈玉杰、张义、王琴玉、杨慎峭执笔；第十二章至第十六章由吴绪平、张晓莲、万全庆、杨永晖、曹玉霞执笔；第十七章至第二十二章由吴绪平、李开平、冯异、裴久国、胡斌、王开强执笔。全书所有图片，由崔清国、周琪精心绘制，在此表示衷心的感谢。

本教材是针刀医学专业本科学生进入针刀临床实践的一把钥匙，在编写过程中，我们特别注重理论知识与临床技能紧密结合。在教学中希望能理论联系实际，课堂教学与临床见习齐头并进，使学生不断提高临床水平。

由于修订时间仓促，本教材难免有疏漏之处，恳请各院校师生和广大读者提出宝贵意见，以便今后再版时修订提高。

《针刀治疗学》编委会
2012年6月

# 目　录

## 上篇　总　论

# 下篇　各　论

## 上 篇 总 论

# 第一章　概　述

## 第一节　针刀的诞生

　　朱汉章教授在深切了解当今中西医的现状和人类医学发展趋势的情况下，通过理论研究和临床探索，于 1976 年设计了将针灸针和手术刀融为一体的医疗器械，命名为针刀。在对某些疑难疾病的病因病理有了新的理解和认识的基础上，同年对一例需要手外科手术治疗的患者，应用针刀进行闭合性手术治疗，取得了显著疗效，这极大地增加了他的信心，他逐渐将此种方法应用于多种疾病的治疗上，都取得了很好的疗效。针刀从此诞生了。

## 第二节　针刀疗法的形成与发展

　　针刀疗法从它诞生的那天起，经历了不平凡的艰难历程。经过朱汉章大夫的艰辛探索和临床经验的积累，1978 年，这一全新的探索领域被江苏省卫生厅列入重点科研课题。从 1979 年开始，朱汉章把自己的全部精力用于针刀治疗学方面的研究和探索。1984 年，江苏省卫生厅组织数家省级大型医院对针刀疗法进行了严格的临床论证，并通过了专家鉴定。这标志着"针刀疗法"正式步入临床实践阶段。同年，朱汉章大夫在江苏省卫生厅、省科协和省科技报的支持下，在南京的玄武湖畔创立了以"针刀疗法"为特色的金陵中医骨伤科医院。

　　1987 年，经江苏省政府批准，在南京举办了第一期全国针刀疗法培训班，针刀疗法开始向全国正式推广应用。从那时起，朱汉章大夫坚持不懈地举办针刀医学培训班，他把自己多年研究的成果毫无保留地传授给成千上万的医务工作者，从 1987 年开始，先后举办全国和地方性培训班 500 多期，接受培训的医务人员达数万人，遍布全国（包括台湾省在内）31 个省、市、自治区。1991 年，这项新技术随着改革开放的步伐，走出国门，开始为世界人民的健康服务。朱汉章及其学生通过出国讲学和学术交流等方式，培训了数百名来自泰国、马来西亚、新加坡、俄罗斯、日本、美国、印尼、澳大利亚、意大利、巴西和南非等 20 多个国家和地区的医生。

在全面推广应用和经过大量的临床实践，以及深入的理论探讨和学术交流的基础上，朱汉章大夫将其所著《小针刀疗法》一书，三易其稿，于 1992 年 6 月由中国中医药出版社以中、英文两种版本正式出版发行。

针刀疗法在进行全面推广应用的同时，也开始了它严谨求实的理论研究和学术争鸣。1990 年 5 月，"中国小针刀疗法研究会"成立，并在深圳召开了首届全国小针刀疗法学术交流会。这个学术团体的成立，标志着小针刀疗法这一新的医学学术思想体系开始形成，朱汉章和他的同道们在这片新的学术领域中开始了孜孜不倦的辛勤耕耘和勤奋探索。1991 年 4 月，第二届全国小针刀疗法学术交流大会在沈阳召开，并且成立了"中国中医药学会小针刀疗法专业委员会"，使原有的民间学术团体成为中国中医药学会的正式成员，一些省、市也相继成立了分会，从而有力地推动了这一新学科的发展进程。

1993 年 10 月，第三届全国小针刀疗法学术交流大会在北京隆重召开。全国人大常委会副委员长、当代医学泰斗吴阶平教授出席会议，尚天裕教授、王雪苔教授等著名医学专家光临指导，这次群英荟萃的盛会掀开了针刀医学史上光辉的一页，是针刀医学的里程碑。在这次大会上，正式提出了创立针刀医学新学科的理论构想和初步框架，并得到权威专家热情的支持和鼓励。他们殷切希望针刀医学工作者，继续努力，在不断扩大针刀治疗范围的同时，逐步完善其诊断和治疗常规，并进行深入的理论探索。会后，经上级有关部门批准，正式成立了中国中医药学会针刀医学分会。在广大针刀医务工作者的共同努力下，随着学术交流的日益频繁，针刀医学的理论与实践得到极大的发展与提高。

在这种形势下，1994 年 2 月成立了中国中医研究院长城医院，专门从事针刀医学的临床和科研工作，任命朱汉章为院长。

1996 年 4 月，在古都西安召开了第四届针刀医学学术交流大会。1997 年 8 月，大型《针刀医学系列教学录像片》共 15 集相继出版发行。该片集普及班、提高班、研修班等内容为一体，以具体病例为中心，以针刀操作为主体，采用电化形象教学手段，在针刀操作规范化上做了新的贡献。

## 第三节　针刀医学理论体系的创立

针刀疗法从 1976 年诞生以来，通过以朱汉章教授为首的几万名医务工作者的临床运用和多项研究成果，针刀疗法的理论和临床操作技术日趋完善，朱汉章教授编著的《针刀医学原理》于 2002 年由人民卫生出版社正式出版。2003 年 9 月，由国家中医药管理局组织的"针刀疗法的临床研究"大型成果听证、鉴定会，将"针刀疗法"正式命名为"针刀医学"，与会专家一致认为针刀医学作为一门新兴学科已基本成熟，建议进入大学的正规教育。

2004年由教育部组织的有4位院士参加的关于"针刀医学原创性及其推广应用的研究"鉴定会，进一步肯定了"针刀医学在理论、操作技术、器械方面都是原创性的成果，特别是在诊疗技术方面达到了世界领先水平"，这是目前我国政府对针刀医学的肯定和评价。

2004年11月，在北京中医药大学召开了世界中医药联合会针刀专业委员会成立暨第一届学术经验交流会，创建了针刀医学走向国际的学术平台。

2004年3月，由北京中医药大学朱汉章教授组织全国37所医学院校的专家、教授编写了"新世纪全国高等中医药院校创新教材"《针刀医学》（上、下册），由中国中医药出版社出版发行。2007年8月，由朱汉章教授任总主编，湖北中医药大学吴绪平教授、中国人民解放军总医院石现教授任副总主编的"新世纪全国高等中医药院校针刀医学系列规划教材"《针刀医学基础理论》《针刀刀法手法学》《针刀医学诊断学》《针刀医学治疗学》《针刀医学护理学》（共5本）由中国中医药出版社出版。本套教材的出版问世，标志着"针刀医学"作为一门新兴学科走进了全国高等医药院校。2006年9月湖北中医药大学率先招收了53名针灸推拿学专业针刀医学方向的五年制本科生，开启了针刀医学本科学历教育之先河，至2011年已连续5年招收针刀方向本科学生300余名。2008年，湖北中医药大学吴绪平教授开始招收针灸推拿学针刀医学方向硕士研究生。本科教育及硕士研究生的教育为针刀医学的发展壮大储备了雄厚的人才基础。

2005年，以北京中医药大学朱汉章教授任课题负责人的"针刀松解法的临床与基础研究"获国家重点基础研究973计划资助，正式开始对针刀医学的实验研究。

2007～2012年，湖北中医药大学针刀医学教研室吴绪平教授和张天民副教授共同编著和主编了多部针刀医学相关教材及专著，其中具有代表性的著作如下：

（1）2007年，《针刀临床治疗学》正式出版。它是第一部以图文并茂的形式描述每1支针刀治疗全过程的针刀医学专著。

（2）2008年，"新世纪全国高等中医药院校创新教材"《针刀医学》正式出版。成为高等医药院校非针刀专业学生学习针刀医学的教材。

（3）2009年上半年，《分部疾病针刀治疗丛书》一套9本正式出版。本套专著是首套按照人体解剖学分部撰写的针刀专著。

（4）2009年下半年，《中国针刀医学大型系列视听教材》一套20集正式出版。中国工程院副院长，中国医学科学院、北京协和医学院院校长，国务院学位委员会委员刘德培院士为该片题写了片名。开创了针刀医学可视化教育的先河。

（5）2010年，《专科专病针刀治疗与康复丛书》一套16本正式出版。本套专著是首套以人体弓弦力学系统和慢性软组织损伤病理构架的网眼理论为基础撰写的针刀专著，完善了针刀诊疗疾病的思路，补充了针刀术后康复的重要意义，针刀术后康复的设计及方法，填补了针刀术后康复的空白，新增了痉挛性脑瘫、脊柱侧弯等临床疑难病症的针刀整体松解术。

（6）2010年，新世纪全国高等中医药院校创新教材《针刀医学临床研究》（供针刀、针灸专业研究生使用）正式出版。本教材是第一部针刀专业研究生教材。

（7）2012年4月，由中国针灸学会微创针刀专业委员会制订、吴绪平、张天民主编的《针刀医学临床诊疗与操作规范》出版问世。该书的核心内容在于对每种疾病的诊断标准和针刀治疗操作进行规范。全书以人体弓弦力学系统及慢性软组织损伤病理构架为基础，从点、线、面的立体病理构架分析疾病的发生发展规律，制定临床常见病、多发病的针刀基础术式，如"T"形针刀整体松解术治疗颈椎病，"C"形针刀整体松解术治疗肩周炎，"回"字形针刀整体松解术治疗腰椎间盘突出症等。对规范针刀治疗部位、针刀疗程都有重要意义。同时，以人体解剖结构的力学改变为依据，阐述了每一支针刀治疗全过程，包括定点、定向、针刀手术入路，针刀刀法，规范每一次针刀的治疗点及针刀治疗范围以及针刀的疗程，为针刀临床医生提供一本科学、规范、权威而且临床实用性强的工具书。

2009年9月，在湖北中医药大学召开了中国针灸学会微创针刀专业委员会成立暨第一届学术经验交流会；2010年9月，在河南南阳召开了全国第二届微创针刀学术会议；2011年9月，在成都召开了全国第三届微创针刀学术会议。这些学术会议的胜利召开，提高了针刀学术交流水平，标志着针刀医学进入一个崭新的发展阶段。

# 第二章　针刀治疗疾病的基础理论

## 第一节　慢性软组织损伤

### 一、慢性软组织损伤的病因病理

#### 1. 慢性软组织损伤的定义

（1）针刀医学人体组织的分类　针刀医学研究发现，人体是一个力学结构生命体，人体的最根本的属性是运动性，人类从胚胎开始到死亡都离不开运动，运动是人体的固有属性。而力是运动的最基础最重要的元素。人体组织的形态结构都是建立在力学基础上的，如人体的形状近似圆形，因为圆形是几何形状中最能避免外力损伤的几何形状，人体的重要器官都在颅腔、胸腔、腹腔和盆腔的深层，以免受到外力的损伤。针刀医学根据人体组织的物理性能及人体组织的外部物理形态，将人体分为刚体（硬组织）、柔体（软组织）和流体（人体的各种体液）。硬组织指骨组织；软组织包括肌肉、韧带、筋膜、关节囊、滑囊、腱鞘等运动系统的软组织，以及内脏器官及神经、血管、大脑、小脑、延髓、脊髓等；体液包括血液、淋巴液、各种组织液。根据人体各部位的软组织和硬组织的形态结构和功能不同，将人体软组织和硬组织分为脊柱弓弦力学解剖系统，四肢弓弦力学解剖系统，脊－肢弓弦力学解剖系统和内脏弓弦力学解剖系统。这四个系统相互制约、相互联系，共同完成人体的力学功能，维持人体的力学平衡。

（2）慢性软组织损伤的定义　各种原因损伤除硬组织（骨组织）之外的一切组织损伤而导致的疾病都可称为软组织损伤，由软组织损伤缓慢演变而成的疾病就称为慢性软组织损伤性疾病。包括脊柱弓弦力学解剖系统损伤，四肢弓弦力学解剖系统损伤，脊－肢弓弦力学解剖系统损伤和内脏弓弦力学解剖系统损伤。这个定义大大超过了常说的软组织损伤和慢性软组织损伤疾病的范围，这对于深刻认识目前临床上一些慢性疾病极为重要。

慢性软组织损伤这一概念的内涵是各系统软组织急性损伤后，在人体自我修复和自我调节过程中所出现的失代偿现象，即慢性软组织损伤疾病。它的外延是一种迁延难愈的慢性疾病。所以要研究慢性软组织损伤疾病的病因病理，首先要研究软组织损伤后，人体的自我修复和自我调节过程及其结果，才有可能找到所有慢性软组织损伤的真正病因。

### 2. 慢性软组织损伤的范围

过去对慢性软组织损伤疾病的范围认识不足，认为慢性软组织损伤就是运动系统组织器官的损伤。其实这种认识是极不完整的，慢性软组织损伤疾病不仅是指以上这些组织器官因受到损害而导致的疾病，还包括内脏器官以及与其相连的神经、血管、韧带、筋膜、大脑、小脑、延髓、脊髓等。这些组织既然是软组织，那么它们的损伤性疾病就应该是软组织损伤疾病，由此导致的慢性疾病，就属于慢性软组织损伤的范围。比如众所周知的慢性支气管炎、中风后遗症、慢性盆腔炎等，也属慢性软组织损伤范围的疾病。

不是要把原来认为不是软组织损伤范围的疾病，一定说成是慢性软组织损伤的疾病，而是因为这些器官本来就属于软组织器官，当它受到各种损伤以后，导致的一些严重慢性病与通常所说的慢性软组织损伤疾病的病因病理完全一致。正因为过去不认识这一点，才使一些顽固性内脏器官损伤性疾病的病因病理难以认识，从而也就找不到有力而有效的治疗方法。这一观点的改变至关重要，它会使我们重新认识这类疾病的本质，而不会被临床错综复杂的现象所迷惑，因而也就能够找到针对性极强的治疗措施，使绝大部分顽固的内脏器官的慢性病变得到根治，为成千上万的患者解除痛苦。

### 3. 软组织损伤的各种形式

通过以上的叙述，读者可能意识到软组织损伤的形式是多种多样的，确实如此。为了简明起见，分条叙述如下。

首先要弄清损伤的概念。损伤就是指人体组织受到程度不同的破坏，如破裂、断裂、变形、坏死、循环通道堵塞、缺损等。造成机体这些变化的形式大约有如下十一种。

（1）暴力损伤　指人体受到外来的跌、打、碰、撞、挤、压、拉等所造成的损伤。

（2）积累性损伤　指人体受到的一种较轻微的持续性的反复的牵拉、挤压而造成的损伤，这种损伤通过长时间的积累，超过人体的自我恢复代偿能力，就成为一种积累性损伤疾病。

（3）情绪性损伤　由于情绪过分激动造成血管膨胀、肌肉强烈收缩或痉挛，导致血管壁损伤、肌纤维断裂；或者情绪过分抑制，造成人体内体液（包括血液）循环减慢，使之在某部位潴留、梗塞，导致某些器官膨胀而造成损伤，并挤压附近器官，造成损伤的蔓延。

（4）隐蔽性损伤　这种损伤大部分不为患者所察觉，比如在一些娱乐性活动中或偶然的较轻微的跌、打、碰、撞所造成的损伤，当时也有疼痛感受，但并没在意。过了一段时间后又发觉疼痛，患者往往忽略损伤史，而容易被误诊为其他疾病。

（5）疲劳性损伤　指人体的四肢、躯干或内脏器官长时间超负荷工作所造成的损伤。如过度用脑造成大脑的有关部位的损伤、暴饮暴食造成消化系统（如肝、胃、脾等）有关器官超负荷运作所造成的损伤，长时间激烈的体育活动造成四肢、躯干和内脏有关器官（如心、肺等）超负荷工作所造成的损伤，勉强搬抬重物所造成的损伤等等，皆属于疲劳性损伤。

（6）侵害性损伤 指吸烟（烟中的苯并芘、尼古丁）对肺组织的损伤，酗酒造成的肝脏及胃的损伤，还有药品所造成的肝肾等器官的损伤、还有食物内的有毒成分，空气中的毒性物质对人体造成的伤害，最终都造成人体软组织的损伤。

（7）人体自重性损伤 这是指人体过于肥胖、超过正常体重，不仅使心脏负荷太大，造成心肌损伤，而且本身的超常重量也会使某些软组织器官长期处于超负重状态，造成损伤。

（8）手术性损伤 指目前外科手术的大量开展所造成的损伤。外科手术是为了治病的，但它所造成的损伤也是不可避免的，外科手术必须破坏切开正常的组织结构才能达到病变就位，手术切口也要通过瘢痕组织才能愈合。所以，外科手术除了治病的意义之外，手术同样对人体造成一种新的损伤。

（9）病损性损伤后遗症 指由某种疾病造成软组织损伤的结果。如类风湿关节炎引起关节周围的软组织炎性反应，渗出、水肿、最终导致软组织粘连、瘢痕和挛缩，骨关节变形；再如脑中风后引起的麻木，嘴歪眼斜，中枢性瘫痪等。

（10）环境性损伤 指天气高温、严寒、超高温作业、火热灼伤等所造成的损伤。高温可以引起血管暴涨、破裂；严寒可引起软组织痉挛、挛缩（都可以造成牵拉性损伤）并会引起血液、体液潴留、堵塞；火热灼伤造成组织坏死、大量渗出、阻塞循环通道。

（11）功能性损伤 目前西医的检查手段均不能查出器官的形态结构出现异常，但却出现了该器官的功能异常。如阵发性心律失常、窦性心动过缓、神经官能症等。

以上所列举的造成人体软组织损伤的11种形式，只有暴力性损伤、积累性损伤是过去医学上研究软组织损伤所指的范围，其余都被列入其他的疾病研究之中，这不能不说是一种失误。因为以上所举各种形式的损伤对人体软组织破坏的性质都是一样的，更为重要的是从组织形态学上来说，它们的病理变化的过程几乎是相同的，而且这些损伤过了急性期之后，都是导致一个新的疾病的病理因素。人体哪里受损伤，人体的自我调节机制就在那里发挥作用，进行自我修复，在自我修复的过程中（在特定的条件下导致四大新的病理因素——结疤、粘连、挛缩、堵塞。其中堵塞包括血管阻塞、微循环阻塞、淋巴管阻塞、体液通道阻塞等等）。这些新的病理因素又导致了新的疾病，即常说的慢性软组织损伤疾病。以前所说的慢性软组织损伤疾病，都是指运动系统的肌肉、韧带、筋膜、腱鞘、滑囊、关节囊等软组织的慢性疾病，而对某些内脏器官的顽固性慢性病和运动系统的慢性软组织损伤疾病具有相同的病理因素认识不足，故至目前对许多属于慢性软组织损伤的内脏病，尚无理想的治疗方法。

**4. 慢性软组织损伤的病因病理研究现状**

关于慢性软组织损伤，不少学者投入大量精力探讨它的病因，并提出了多种学说，但是都没有从根本上解决慢性软组织损伤病因问题。当然，这些学说从不同角度揭示了慢性软组织损伤病理变化过程，为进一步研究慢性软组织损伤的病因提供了条件。下面分别叙述之。

（1）无菌性炎症学说　任何刺激作用于机体，只要有适当的强度和时间，并超越了机体的防御能力都可引起炎症。一般致炎因子有如下四类：①生物性因子：致病微生物，如细菌、病毒、立克次体、真菌、螺旋体、寄生虫等。②物理性因子：高温、低温、放射线，以及各种机械损伤。③化学性因子：包括酸、碱等腐蚀性化学物质和战争毒气。④过敏性因子：如花粉、皮毛、鱼、虾及其他粉尘可作为过敏原引起变态反应性炎症。此外，某些感染后，抗原抗体复合物亦可引起炎症。

慢性软组织损伤所引起的无菌性炎症多为慢性的，只有在急性发作期才有局部疼痛加剧现象。其炎症的局部症状，在体表表现不突出，不易看到，因为血管充血、氧合血红蛋白增多而呈现的红色，只有少数在表皮下的慢性软组织损伤疾病的急性发作期，才可偶尔见到轻度的病灶处皮肤红晕，肿胀只有在触诊时才可触知块状、条索状肿物；热也是触诊时才偶可触知。最主要的局部症状为痛（或麻、酸、胀），功能障碍表现最为明显。

慢性软组织损伤都是损伤后没有完全愈复，或为不完全愈复，继而变成经久不愈的慢性疾病。也就是说慢性软组织损伤主要病理机制是慢性无菌性炎症所致。

（2）闸门学说　对慢性软组织损伤顽固的疼痛（或麻、酸、胀），利用现代自然科学发展所提供的精密仪器，对伤害性刺激引起的疼痛信息在中枢神经系统的传递和生物电流在神经细胞膜内外的运动情况进行了精确的测定和研究。1965 年由 Melzack 和 Wall 两人提出了关于疼痛的"闸门控制学说"。该学说认为，周围感觉冲动自后根进入脊髓是否产生痛觉，决定于脊髓的闸门控制系统，中枢下行控制系统及脑的认识控制，对第一级中枢传递细胞（T）来说，脊髓罗氏胶状质中存在中间神经元（SG），SG 的功能是多种多样的，包括两类细胞，即兴奋性和抑制性两种。来自粗纤维（L）的传入冲动在兴奋后角第一级中枢传递细胞（T）的同时，激活了 SG 中的抑制细胞，从而降低了 T 细胞的兴奋性。细纤维（S）传入冲动在兴奋 T 细胞的同时，亦兴奋了 SG 中的兴奋性细胞，结果增强了 T 细胞的兴奋性。所以 SG 的作用类似闸门，当粗纤维活动相对占优势时，闸门关闭，使 T 细胞的活性减弱；当细纤维活动占优势时，闸门开放，T 细胞的活动加强。

此种学说由于概念比较完整，所以已被广泛重视，并和感受器的膜电位理论相辅相成，这一理论研究证实：神经膜内外，在正常情况休止状态下，存在着电位差，其膜内为负电位，膜外为正电位，称之为膜电位和休止电位。这样的神经膜称之为极化状态。

膜电位的存在是因为膜内外离子的浓度差及对膜通透能力的不等所引起，就是说，离子尤其是 $K^+$、$Na^+$、$Ca^{2+}$、$Cl^-$，在生物电中产生着重要作用。在正离子方面，细胞内 $K^+$ 浓度高细胞外 $Na^+$ 浓度高；在负离子方面，细胞内主要为有机物的负离子，细胞外 $Cl^-$ 的浓度高。细胞膜对离子有选择性的通透性。休止的神经膜对 $K^+$ 是自由通透的，但对 $Na^+$ 的通透性仅为 $K^+$ 的 1/50，对 $Cl^-$ 通透性也很大，对有机离子，无论休止和兴奋的膜都完全不能通透，加之膜内 $K^+$、$Cl^-$ 的浓度差，$K^+$ 向膜外扩散，就建立起膜内外的电位差，使膜内为负，膜外为正。由于电位差 又阻止其余 $K^+$ 向外扩散，就使膜电位维持在较恒定的数值上，即平衡电位。（图 2-1）

膜内液　膜　膜外组织液

K$^+$　　　Na$^+$

A$^-$

微孔

Cl$^-$

Na$^+$　　　A$^-$　　　K$^+$　　　HCO$_3^-$

Cl$^-$　　　Cl$^-$

HCO$_3^-$　　　Na$^+$　　　K$^+$

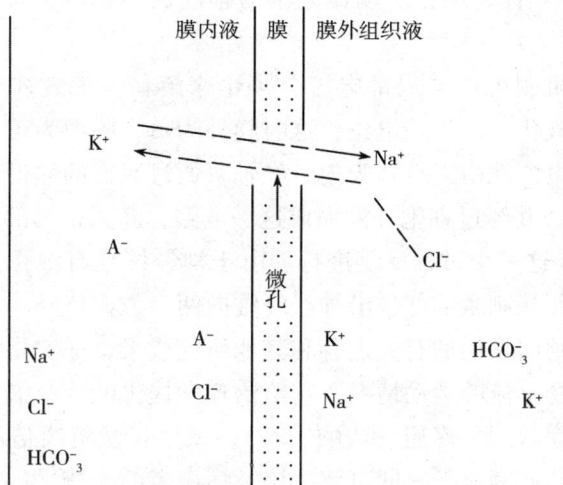

图 2 - 1　膜电位产生模式图

当游离的末梢神经受到刺激时，在将刺激转换成神经冲动之前，经历了一个中间过程，在这过程中，感受器上先出现一个直流电位变化，称之为感受器电位。

如为阈下刺激，只能引起膜轻度去极化，表现为局部电反应，其特点为：①电位的幅度随刺激强度增大而增大；②先后两个局部反应可以总合为一个较大的局部电位反应；③电位变化仅限于发生在感受器特定部位的感受膜上。

感受器电位因刺激增大，并能向邻近部位作有限距离的扩播，即当距离以算术级数增大，电位幅度以几何级数下降，但是如果当扩播到靠近轴突刚由细胞体上伸出的部位时，感受器的电位仍可高于一定水平，使在感受器电位的基础上，爆发出一个可传播的电位变化，这称作动作电位，或刺激达到阈强度时，刺激局部的膜从去极化转变为反极化，即膜外为负，膜内为正，可产生动作电位。动作电位和感受器电位截然不同：①以短暂的脉冲或放电，如果感受器电位的持续时间超过一个动作电位的持续时间，那么紧接着就有第二个、第三个，直至一长串动作电位产生，是一种调频过程；用慢扫描记录下来，波形好像一个尖峰，称为峰电位。②动作电位可以传播，其幅度不随距离的增大而减小。③当刺激超过阈值时，峰电位的幅度也不增大，即峰电位是不能总和的，其幅度是恒定的。峰电位的形成是因神经膜一经去极化（膜受到刺激引起膜的主动性去极化反应），膜对 Na$^+$ 的通透性立即增高（休止时膜对 Na$^+$ 的通透性只有 K$^+$ 通透性的 1/50），由于膜内外 Na$^+$ 的浓度差（膜外 Na$^+$ 浓度高于膜内）和膜电位的极性（膜内为负），Na$^+$ 便很快向膜内扩散，使膜进一步去极化，由于膜在兴奋时对 K$^+$ 的通透性比 Na$^+$ 小，故形成反极化，形成峰电位的升支，因反极化的发生，可阻止 Na$^+$ 内流。由于峰电位形成的过程中，K$^+$ 因膜内外浓度差，仍有一部分向膜外扩散，所以峰电位的数值接近，仅略小于 Na$^+$ 的平衡电位。当峰电位到达最高峰时，膜对 Na$^+$ 的通透性又复减小，而此时膜对 K$^+$ 的通透性的增加却更为显著，K$^+$ 按其浓度差向外扩散，促进了膜的复极化，形成了峰电位的下降支。通过"钠泵"机制把兴奋时进入的 Na$^+$ 排出，使流

出的 $K^+$ 引入，才复原到休止电位。动作电位的幅度为休止电位加膜反极化的"超射"部分的电位。

动作电位的传播机制可用"局部电流"理论来解释。刺激神经纤维某—局部引起兴奋时，该处发生反极化，产生峰电位，这时膜外为负，膜内为正，但邻近的休止膜膜外为正，膜内为负。电流就由兴奋外膜内，经轴浆通过兴奋的邻近部位的膜（使膜内去极化到反极化）外流，并经过细胞外液完成这一电路，新兴奋的部位和下一个部位之间发生了"局部电流"，这一个过程反复进行。由于神经纤维有绝缘性，不衰减性，双向传导性，故动作电位便从刺激的部位沿神经纤维向两个方向传导。

上面简略叙述了闸门学说的有关内容和其他研究成果，证实伤害性刺激在神经细胞内外的传递情况和生物电流的运动情况，它给治疗学提供的理论依据就是：要想消除慢性软组织损伤的主要症状——疼痛（或酸、胀），就要设法解决传导痛觉通路和生物电流平衡问题，使之到达痛阈以下，即可解决该类病患者的痛苦。

（3）痹症学说　慢性软组织损伤性疾患属于中医痹症范围。《灵枢·贼风》云："若有所堕坠，恶血在内而不去，卒然自怒不节，……寒温不时，腠理闭而不通，其开而遇风寒，则血气凝结，与故邪相袭，则为寒痹。"

痹者，闭也，闭塞不通之义。外伤日久，再"寒温不时"，则"气血凝结，与故邪相袭"，闭而不通而为痹，这是讲暴力外伤后遗的软组织损伤疾患。对于劳损引起的，经文也有阐述，《素问·宣明五气篇》云："五劳所伤，久视伤血，久卧伤气，久坐伤肉，久立伤骨，久行伤筋，是谓五劳所伤。"所谓血、肉、筋都指软组织，所谓"久"就是时间长久，时间久而伤，即是现代所说之劳损，亦即慢性软组织损伤。

关于痹症的临床症状，《素问·痹论》中说："痹，或痛，或不痛，或不仁。"又说："痛者寒气多也，有寒故痛也；其不通不仁者，病久入深，荣卫之行痹，经络时疏，故不通，皮肤不营故为不仁。"不仁，就是知觉不灵，麻木之意，与慢性软组织损伤的痛、麻症状完全一致。

当然，中医学所言之"痹"不是单指目前常说的慢性软组织损伤疾患，包括范围较广，有筋痹、骨痹、皮痹、脉痹、肌痹等多种疾患。

"痹"是不通的意思，是气血运行郁滞而导致功能紊乱的病理概念；也是气血郁滞后产生局部疼痛和感觉迟钝的麻木不仁、运动障碍、无力、挛缩等症状的总称。

清代医家沈金鳌在《杂病源流犀烛》一书中，对"痹"的说明更加清楚："痹者，闭也，三气杂至，壅蔽经络，血气不行，不能随时祛散，故久而为痹。或遍身或四肢挛急而痛者，病久入深也。"

对于慢性软组织损伤这一类疾病，在中医学"痹"症病理学的理论指导下，千百年来用"温通辛散、活血化瘀"等方法进行治疗，取得一定的效果。

（4）筋出槽学说　皮肤、皮下组织、肌肉、肌腱、筋膜、韧带、关节囊、滑液囊以及神经、血管等在中医学中统称为筋，西医学中称为软组织。筋出槽，就是说这些软组织在损伤后离开原来的正常位置，故中医学有筋转、筋歪、筋走、筋翻等具体名称。软组织损伤的各种疾患，中医学统称为"伤筋"，筋出槽为其重要的病理变化。

筋出槽学说，是中医学在软组织损伤疾病病理方面的一大特色，对临床治疗学具有积极而有效的指导作用。有一些急性软组织损伤未能完全愈复，而是不完全性愈复，变为慢性软组织损伤疾病，其中有一部分就是在治疗急性软组织损伤时，未能将筋转、筋歪、筋走、筋翻等病理变化纠正而造成的。

（5）激发中心学说　激发中心学说，是近 20 年来国外在研究慢性软组织损伤疾病的病理机制中提出的一种学说。该学说认为慢性软组织损伤疾病的一些顽固性痛点，有一个疼痛的激发中心，这个激发中心是该种疼痛的根源，如果设法把这个激发中心破坏，疼痛就可消失。那么这个激发中心的内在原因是什么？它的组织学、形态学、生物化学和生理学基础是什么？目前尚无定论。

（6）气滞血瘀学说　中医学对慢性软组织损伤所表现的疼痛，认为主要是"气滞血瘀"引起的，即所谓"不通则痛"。因为慢性软组织损伤疾患，显著的肿胀都不严重，皮肤颜色大都正常，不像急性损伤那样，伤肿严重，病情严峻急迫，疼痛剧烈，而是慢慢隐痛，亦有的时发时止，休息后减轻，劳作后加重，此即为气血凝滞流通不畅使然。

这种对慢性软组织损伤的病理认识，不是没有道理的。中医讲的"气"，即是指现代所说的能量动力之类和呼吸之气。"血"，即是血液，血流。损伤日久，局部和整体能量均受损耗，且加疼痛，动力无从发挥，损伤时络破血溢，日久不能恢复。局部组织变性，甚至有无菌性炎症反应，局部血液被阻，病变部位缺氧缺血，就是气滞血瘀了。

（7）肌筋紧张学说　近年来，国内有关专家对慢性软组织损伤的病理作深入的观察和研究，根据中医学的有关理论，提出了肌筋紧张学说，并提出和"不通则痛"相对应的"不松则痛"的论断。这一病理观点，无疑更加接近慢性软组织损伤病理的本质，所以给临床更多的启迪和指导。损伤日久，在局部发生一连串的生物物理学和生物化学的变化，在自我修复过程中，局部缺氧缺血，软组织挛缩，中医学就有"大筋变短，小筋变粗"的说法。这一学说的明确提出，对慢性软组织损伤的病理研究确是一大进步。它揭示了慢性软组织损伤疾病中一个重要的病理变化。

（8）筋膜间室综合征学说　筋膜间室综合征（osteofascial compartment syndrome）是一个外来语，compartment 的英文原意为"隔室"、"隔间"的意思，如译成间隔综合征，则易和解剖学上的"间隔"相混淆（因为解剖学上一般将肢体内分隔肌肉群的筋膜板称为"间隔"），易造成误解，所以经我国近代专家统一命名为"筋膜间室综合征"，以表明病变发生在筋膜内的组织上。

此理论认为在肢体中，在骨和筋膜形成的间室内，因各种原因造成组织压升高，由于间室容量受筋膜的限制，压力不能扩散而不断升高，致使血管受压损伤，血液循环受阻，供应肌肉、神经组织的血流量减少，严重的则发展为缺血坏死，最终导致这些组织功能损害，由此而产生的一系列证候群，统称为"筋膜间室综合征"。

各种致病因素，急性损伤（如骨折，严重软组织撕裂和挫伤，血管损伤或手术误伤等）和慢性损伤（如软组织劳损，肌肉疲劳，某些出血性、神经性疾病，药物刺激，肾性或医源性原因等）均可导致本病的发生，但其病理变化产生了一个共同的结果，即筋膜包围的间室内组织压不断增高，以致压迫血管，妨碍血液循环，肌肉和神经因此而缺血，甚至坏死。Holde、Matsen 把这一病理变化的过程总结为：组织血管损伤→血管动力学改变→水肿→压力升高→血流减少。这样一个恶性循环，其结果是组织压不断升高，最后血流停滞，组织缺血。现已证明组织压超过 30mmHg 就有发生筋膜间室综合征的可能。

筋膜间室综合征有急、慢性两种。慢性筋膜间室综合征，也就属慢性软组织损伤的范围，不过慢性筋膜间室综合征发病率很低，至今见到国内外文献报道的还不到千例，且症状也没有急性的那样严重，但缠绵难愈，时发时止，可达几年和十几年，一般休息后好转，运动时发作。

（9）骨性纤维管卡压综合征学说　对慢性软组织损伤病理的研究，发现四肢许多骨性纤维管的狭窄卡压，可以引起错综复杂的临床症状。如骨间掌侧神经卡压综合征、肘管综合征、腕管综合征、踝管综合征、跗骨窦综合征等等，都属骨性纤维管综合征范围。这一病理因素的发现，使我们认识了途经这些纤维管的神经、血管、肌肉循行部位出现的错综复杂的临床症状的根源在于这些骨性纤维管受伤后变得狭窄，卡压了经过的神经、血管、肌肉所致。但对狭窄的原因，卡压在动态下的病理变化，还需进一步探讨。

前文所述的九种病理学说，都是从静态的组织学、形态学、生物物理学和生物化学的角度对慢性软组织损伤的病理机制来研究的，没有从人体解剖组织的力学功能和力学关系进行研究，主要针对某些运动系统软组织损伤的组织形态结构及有效成分变化进行探讨，所以得出的结果共性小，差异性大。同时没有将内脏等组织列为软组织的范畴，所以，更谈不上研究慢性内脏疾病与软组织的关系。

综上所述，由于慢性软组织损伤的病因和病理机制模糊，所以对慢性软组织的治疗针对性不强，疗效欠佳。

**5. 慢性软组织损伤的病因——人体弓弦力学解剖系统力平衡失调**

1976 年朱汉章教授发明针刀以来，针刀疗法经历了 30 多年的发展，从农村到城市，从基层医院到三甲医院，从一种疗法发展成为一门新兴医学体系，从师带徒的培训模式发展到大学五年制本科学历教育，靠的是针刀临床疗效。针刀以其独特疗效治愈了困扰人类健康的多种病症，涵盖慢性软组织损伤性疾病和骨质增生性疾病，以及大量内、外、妇、儿、皮肤等多科临床疑难杂症。实现了五个转变：即变不治为可治、变开放性手术为闭合性手术、变复杂治疗为简单治疗、变痛苦治疗为几乎无痛苦治疗、变久治不愈为立竿见影的疗效。针刀疗法以其器械简单、费用低廉、疗效神奇，充分证明了它的科学性，赢得了千百万患者和国内外医学专家学者的一致好评。

在总结朱汉章教授针刀医学理论的基础上，经过大量的针刀临床实践，提出了人体骨与软组织之间存在一个力学解剖系统——人体弓弦力学解剖系统。这个解剖系统论证了骨与软组织的内在力学联系以及骨与软组织与内脏之间的内在联系。找到了慢性软组织损伤与骨质增生及慢性内脏疾病的内在联系，明确了针刀治疗部位与人体解剖结构的内在联系，解决了粘连、瘢痕和挛缩形成的机制及部位、压痛点与疾病的关系，补充和完善了针刀医学基础理论，实现针刀医学诊疗的实践性和可重复性。

各种原因引起人体相关弓弦力学系统解剖结构的形态变化，导致弓弦力学解剖系统的力平衡失调是导致慢性软组织损伤性疾病的根本原因。人体弓弦力学解剖系统力平衡失调包括两个方面，即不正不平，不平则病。

（1）不正的定义　各种致病因素如暴力损伤、积累性损伤、隐蔽性损伤、情绪性损伤等引起相关的弓弦力学系统受力异常，最终导致弓弦力学系统的组成部分（骨与软组织）形态结构改变，失去正常位置，作者将其称为不正。人体弓弦力学系统的基础是单关节弓弦力学解剖系统，根据人体的形态结构和功能分为四肢关节弓弦力学系统、脊柱弓弦力学系统、脊－肢弓弦力学系统和内脏弓弦力学解剖系统，各个系统不正的表现形式也有所不同。

①单关节弓弦力学解剖系统形态结构的变化：操作造成弓弦结合部（软组织在骨面的附着处）及弦的行经路线（关节囊、韧带、筋膜、肌肉等软组织的走行路线）上的粘连、瘢痕、挛缩、硬节、条索、硬化、钙化、骨化等。

②四肢关节弓弦力学系统形态学改变：四肢关节弓弦力学系统主要负责四肢的骨关节力学传导，故它受损后的形态学改变为四肢关节微小错位，骨质增生。

③脊柱弓弦力学系统形态学改变：脊柱弓弦力学系统主要负责脊柱力学传导，故它受损后的形态学改变为脊柱生理曲度的变化，脊柱各关节在矢状面、冠状面、水平面出现单一或者多向性的错位，骨质增生，椎间盘移位等。

④脊－肢弓弦力学系统形态学改变：脊－肢弓弦力学系统主要负责脊柱与四肢的力学传导，故它受损后的形态学改变表现既有脊柱弓弦力学系受损后的形态学改变，又有四肢弓弦力学系统受损后的形态学改变，还有肩胛骨、髋骨的移位以及附着在肩胛骨、髋骨处软组织的粘连和瘢痕。如强直性脊柱炎、类风湿性关节炎、扭转痉挛等疾病的骨关节变形。

⑤内脏弓弦力学解剖各级组织形态学改变：内脏弓弦力学解剖各级组织主要负责内脏与脊柱弓弦及脊－肢弓弦的力学传导，故它受损后的形态学改变表现为内脏的错位及脊柱弓弦力学解剖系统及脊－肢弓弦力学解剖系统的形态学改变。

粘连、瘢痕、挛缩和阻塞可以通过显微镜下观察获得，条索、硬节可以通过临床物理检查获得，骨质增生及小关节错位可以通过影像学检查获得。

（2）不平的定义　弓弦力学系统的形态结构异常（不正）是慢性软组织损伤的根本原因，但由于人体具有巨大的自我修复和自我调节潜能，所以，在不正的情况下，受损的软组织和骨关节的功能在一定限度内可以由邻近其他软组织或者骨关节代偿，故此时临床症状和体征轻微甚至没有临床表现。换言之，虽然弓弦力学系统的形态结构已经异常，如软组织的粘连、瘢痕、挛缩、硬节、条索、硬化、钙化和骨关节的错位等，但如果这种形态结构异常在人体的代偿范围以内，就没有临床表现或者只有轻微的症状；只有当弓弦力学系统的形态结构异常（不正）超过了人体自我修复和自我调节潜能的极限，破坏了人体的力平衡，或/和卡压行经于弦（软组织）之间的神经、血管，才会导致受损软组织和骨关节的功能异常，引起各种复杂的症状和体征。作者将这种由于弓弦力学系统的形态结构异常（不正）导致其受损弓弦力学系统的功能障碍，引起人体力平衡失调称为不平。所以，当患者出现临床表现时，其自身的弓弦力学解剖系统已经处于异常位置了。

根据人体弓弦力学系统的组成不同，不平的临床表现方式也不同。

①四肢关节弓弦力学解剖系统受损后功能异常表现为局部疼痛、肿胀、压痛、功能障碍等。比如，肱二头肌动态弓弦力学单元受损后，在弓弦结合部（肱二头肌长、短头起点）的肌腱粘连、条索、硬化、钙化，引起肱二头肌长头腱鞘炎及肱二头肌短头肌腱炎的临床表现。再如，膝关节骨性关节炎是由于膝关节的弓弦力学系统受损后，改变了膝关节以及周围软组织的正常结构和比邻关系，引起膝关节肿痛，行走困难，关节积液，最终导致膝关节畸形。

②脊柱弓弦力学解剖系统受损后的功能异常，表现为脊柱周围软组织损伤后的临床表现，如果卡压了行经于这些部位软组织中的神经血管，就会引发诸多复杂的临床表现。比如，颈椎病是由于颈段的弓弦力学系统受损后，改变了颈段的骨关节以及软组织的正常结构和比邻关系，首先引起颈部的酸痛，颈部活动受限，当卡压了颈段的神经、血管，就会引起神经根型颈椎病、椎动脉型颈椎病、交感神经型颈椎病、脊髓型颈椎病的临床表现。

③脊－肢弓弦力学解剖系统受损后的功能异常表现，一是脊柱弓弦力学系统受损后的功能异常的症状体征，二是四肢弓弦力学系统受损后的功能异常的症状体征。比如，强直性脊柱炎早期有腰骶部晨僵感、酸胀、腰痛，后期出现脊柱强直、髋关节强直、肩肘关节强直、膝关节强直等脊柱弓弦力学系统受损和四肢弓弦力学系统受损的临床表现。

④内脏弓弦力学解剖系统后的功能异常表现为内脏的功能异常，也就是我们常说的慢性内脏疾病的临床表现。如，慢性支气管炎由于在肺脏内脏弓弦力学系统中，颈胸结合部既是颈段脊柱弓弦力学系统的弓弦结合部，又是胸段脊柱弓弦力学系统的弓弦结合部，所以，此处有众多的软组织附着，容易受损，引起颈、胸段脊柱的形态学改变，一方面影响行经颈胸椎前侧方支配肺部的自主神经，另一方面使胸廓容积改变，最终引起支气管、肺脏的功能异常，临床表现出慢性咳嗽、咯痰、气喘，呼吸困难及肺功能异常。

综上所述，可以得出以下结论：

第一、弓弦力学系统的形态结构改变（即不正）是引发慢性软组织损伤、骨质增生以及各内脏器官慢性损伤的根本原因，当这种形态改变超过了人体的自身代偿能力和自我修复能力，卡压行经于弦（软组织）之间的神经、血管，人体的力平衡被破坏（即不平），从而引起各种复杂的症状和体征。由于人类个体对环境、气候、情绪、损伤等引起慢性软组织损伤的自我修复能力和自我调节各不相同，所以，各弓弦力学系统的形态学改变和功能学改变也不一样，这就是慢性软组织损伤的临床表现和影像学表现纷乱复杂的根本原因所在。

第二、不正与不平的关系，不正是原因，不平是结果。不正不一定必然引起不平，如果弓弦力学系统受损轻微，而人体的自我代偿能力和自我修复能力强，就不会引起临床表现；反之，如果弓弦力学系统受损重，而人体的自我代偿能力和自我修复能力弱，则会引起各种临床表现，即在不正不平的情况下，才需要有限外力如针刀加以调节。

第三、弓弦力学系统的形态学改变不是骨质本身（弓）所致，而是骨关节周围的软组织（弦）的形态学改变所致，慢性软组织损伤后的临床表现是人体对弓弦力学系统受损失代偿的结果。针对不正不平，不平则病，针刀的治疗目的就是通过扶正调平，达到标本兼治的目的。

**6. 慢性软组织损伤的病理机制——网眼理论**

（1）网眼理论的定义 慢性软组织损伤不是一个点的病变，而是以人体弓弦力学解剖系统为基础，形成以点成线、以线成面的立体网络状的一个病理构架。可以将它形象地比喻为一张渔网，渔网的各个结点就是弓弦结合部，是软组织在骨骼的附着点，是粘连、瘢痕和挛缩最集中、病变最重的部位，是慢性软组织损伤病变的关键部位；连接各个结点网线就是弦（软组织）的行径路线。

由于软组织的附着部位不同，同一个骨骼又有多个软组织的附着，而这些软组织的行经路线也是各不相同，所以就形成了以软组织在骨骼的附着点为结点，以软组织的路线为网线的立体网络状病理构架。

慢性软组织损伤是人体对软组织损伤的自我修复和自我代偿的结果。当人体某一软组织受到异常应力的作用后，首先在病变部位造成局部的出血、渗出，人体会启动自身的应急系统，利用粘连、瘢痕对损伤部位进行修复，如果这种修复是完全的、彻底的，人体就恢复正常的动态平衡状态，如果人体不能通过粘连、瘢痕和挛缩对抗异常应力，就会引起软组织挛缩，导致这个软组织的力平衡失调。由于同一骨平面有多个软组织的附着，一个软组织损伤后，就会引起周围软组织的粘连和瘢痕，导致周围软组织的受力与异常。而同一骨平面所附着的软组织的行经路线各不相同，又会引起这些多个软组织的粘连、瘢痕和挛缩，从而形成一个以点成线，以线成面，以面成体的网络状病理构架。

慢性软组织损伤病理构架的网眼理论为研究慢性软组织损伤提供了形态病理学论据，为提高针刀治愈率，降低复发率提供了形态解剖学基础。理解和掌握慢性软组织损伤的病理构架理论——网眼理论，首先要弄清创伤的修复愈合方式，粘连、瘢痕、挛缩和堵塞，才能理解慢性软组织损伤的本质及其病理构架。

（2）现代创伤愈合的概念

①炎症反应期 软组织损伤后，局部迅速发生炎症反应，可持续 3～5 日。此过程中最主要的病理反应是凝血和免疫反应。凝血过程中，引发血小板被激活、聚集，并释出多种生物因子，如促进细胞增殖的血小板源性生长因子、转化生长因子，这些因子和血小板释放的花生四烯酸、血小板激活的补体 $C_5$ 片段等共同具有诱导吞噬细胞的趋化作用，血小板源性内皮细胞生长因子在炎症反应期后参与肉芽毛细血管的形成，增加血管通透性，使中性粒细胞、单核细胞游离出血管，并在趋化物的作用下到达损伤部位。

②细胞增殖分化期 此期的特征性表现是通过修复细胞的增殖分化活动来修复组织

缺损。对表浅损伤的修复主要是通过上皮细胞的增殖、迁移并覆盖创面完成；对于深部其他软组织损伤则需要通过肉芽组织形成的方式来进行修复。肉芽组织的主要成分是成纤维细胞、巨噬细胞、丰富的毛细血管和丰富的细胞间基质。在普通软组织中，成纤维细胞是主要的修复细胞。肉芽组织内的血供来源于内皮细胞的增殖分化和毛细血管的形成，先是内皮细胞在多肽生长因子的趋化下迁移至伤处，迁移至伤处的内皮细胞在一些生物因子的刺激下开始细胞增殖，当内皮细胞增殖到一定数目时，在血管生成素等血管活性物质的作用下，分化成血管内皮细胞，并彼此相连形成贯通的血管。

③组织的修复重建期　肉芽组织形成后，伤口将收缩。而后，体表损伤由再生上皮覆盖或瘢痕形成；深部损伤则形成肉芽组织达到损伤的暂时愈合。在普通的软组织损伤中，再经过组织重建，即肉芽组织转变为正常的结缔组织，成纤维细胞转变为纤维细胞，从而实现损伤组织的最终愈合。

（3）慢性软组织损伤的本质　慢性软组织损伤后，人体通过自我修复、自我调节过程对受损软组织进行修复和重建，其修复重建方式有3种：一是损伤组织完全修复，即组织的形态、功能完全恢复正常，与原来组织无明显区别；二是损伤组织大部分修复，维持其基本形态，但有粘连或瘢痕或者挛缩形成，其功能可能正常或有所减弱；三是损伤组织自身无修复能力，必须通过纤维组织的粘连、瘢痕和挛缩进行修复，其形态和功能都与原组织不同或完全不同，成为一种无功能或为有碍正常功能的组织。了解创伤愈合和过程，正确认识粘连、瘢痕和挛缩及堵塞的本质，对针刀治疗此类疾病具有重要临床指导作用。

①粘连的本质　粘连是部分软组织损伤或手术后组织愈合时必然经过的修复过程，它是人体自我修复的一种生理功能。但是，任何事物都有两面性，当急、慢性损伤后，组织的修复不能达到完全再生、复原，而在受伤害的组织中形成粘连、瘢痕或（和）挛缩，且这种粘连和瘢痕影响了组织、器官的功能，压迫神经、血管等，就会产生相关组织、器官的功能障碍，从而引发一系列临床症状。此时，粘连就超过了人体本身修复的生理功能，而成为慢性软组织损伤中的病理因素。常见的粘连的表现形式有以下几种：

肌束膜间的粘连、肌外膜之间的粘连、肌腱之间的粘连、韧带与关节囊的粘连、肌腱、韧带与附着骨之间的粘连、骨间的粘连、神经与周围软组织的粘连等。

②瘢痕的本质　通过西医病理学的知识，知道损伤后组织的自我修复要经过炎症反应期、细胞增殖分化期和组织修复重建期才能完成。在急性炎症反应期和细胞增殖分化期后，损伤处会产生肉芽组织，其成分为大量的成纤维细胞，这些细胞分泌胶原蛋白，在局部形成胶原纤维，最终，成纤维细胞转变为纤维细胞。随着胶原纤维大量增加，毛细血管和纤维细胞则减少，随之，肉芽组织变为致密的瘢痕组织。3周后胶原纤维分解作用逐渐增强，3个月后则分解、吸收作用明显增生，可使瘢痕在一定程度上缩小变软。在软组织（肌肉、肌腱、韧带、关节囊、腱周结构、神经、血管等）损伤的自我修复过程中，肌肉、肌腱纤维及关节囊等组织往往再生不全，代之以结缔组织修复占主导的地位，因此瘢痕也不能完全吸收。从病理学的角度看，瘢痕大都是结缔组织玻璃样变性。病变处呈半透明、灰白色、质坚韧，纤维细胞明显减少，胶原纤维组织增粗，甚

至形成均匀一致的玻璃样物。当这种瘢痕没有影响到损伤组织本身或者损伤周围的组织、器官的功能时，它是人体的一种自我修复的过程。然而，如果瘢痕过大、过多，造成了组织器官的功能障碍时，使相关弓弦力学系统不正不平，从而成为一种病理因素，这时，就需要针刀治疗了。

③挛缩的本质　挛缩是软组织损伤后的另一种自我修复形式，软组织损伤以后，引起粘连和瘢痕，以代偿组织、器官的部分功能，如果损伤较重，粘连和瘢痕不足以代偿受损组织的功能时，特别是骨关节周围的慢性软组织损伤，由于关节周围应力集中，受损组织就会变厚、变硬、变短，以弥补骨关节的运动功能需要，这就是挛缩。瘢痕是挛缩的基础，挛缩是粘连、瘢痕的结果。他们都因为使相关弓弦力学系统不正不平，从而成为一种病理因素。

④堵塞的本质　针刀医学对堵塞的解释是软组织损伤后，正常组织代谢紊乱，微循环障碍，局部缺血缺氧，在损伤的修复过程中所形成的粘连、瘢痕、挛缩，使血管数量进一步减少，血流量锐减，导致局部血供明显减少，代谢产物堆积，影响组织器官的修复，使相关弓弦力学系统不平，从而成为一种病理因素。

综上所述，通过对慢性软组织损伤的病理构架分析，我们可以得出以下结论：

第一、慢性软组织损伤是一种人体自我代偿性疾病，是人体在修复损伤软组织过程中所形成的病理变化。人体的自我修复、自我代偿是内因，损伤是外因，外因必须通过内因才能起作用，针刀的作用只是一种帮助人体进行自我修复、自我代偿，针刀治疗是一种扶正的治疗。

第二、粘连、瘢痕和挛缩的组织学基础有一个共同的特点，它们的结构都是纤维结缔组织，这是为什么呢？这是因为纤维结缔组织是软组织中力学性能最强的组织。由此可以看出，人体对外部损伤的修复和调节方式是一种力学的调节方式，意在加强人体对异常应力损害的对抗能力。如果纤维结缔组织都不能代偿异常的力学损害，人体就会通过硬化、钙化、骨化来代偿，这就是骨质增生的机制。详细内容参见骨质增生的病因和病理学理论章节。

第三、慢性软组织损伤的病理过程是以点－线－面的形式所形成的立体网络状病理构架。它的病理构架形成的形态学基础是人体弓弦力学系统。慢性软组织损伤后，该软组织起止点即弓弦结合部的粘连、瘢痕、挛缩和堵塞，就会影响在此处附着的其他软组织，通过这些组织的行经路线即弦的走行路线向周围发展辐射，最终在损伤组织内部、损伤组织周围、损伤部位与相邻组织之间形成立体网状的粘连、瘢痕，导致弓弦力学系统形态结构异常，影响了相关弓弦力学系统的功能，即由不平引起不正。

第四、内脏弓弦力学系统解剖的力平衡失调是引起慢性内脏疾病的重要原因。具体内容参见慢性内脏疾病病因病理学理论。

第五、根据慢性软组织损伤的网眼理论，针刀整体治疗也应通过点、线、面进行整体治疗，破坏疾病的整体病理构架，针刀治疗是以恢复生理功能为最终目的的平衡治疗，而不是仅以止痛作为治疗的目标。

第六、网眼理论将中医宏观整体的理念与西医微观局部的理念有机结合起来，既从总体上去理解疾病的发生发展，又从具体的病变点对疾病进行量化分析，对于制定针刀治疗慢性软组织损伤性疾病的整体思路、确定针刀治疗的部位、针刀疗程以及针刀术后手法操作都具有积极的临床指导意义。

第七、慢性软组织损伤的病理构架所提出的网眼理论将针刀治疗从"以痛为输"的病变点治疗提高到对疾病的病理构架治疗的高度上来，将治疗目的明确为扶正调平，显著提高了针刀的治愈率，降低了针刀治疗后的复发率。

## 二、慢性软组织损伤的病因病理学理论对针刀治疗的指导作用

朱汉章教授通过对慢性软组织损伤类疾病及骨质增生疾病的病因病理学研究得出了动态平衡失调是引起慢性软组织损伤的根本病因，力平衡失调是引起骨质增生的根本病因，针刀通过切开瘢痕、分离粘连与挛缩、疏通堵塞，从而恢复动态平衡，恢复力平衡，使疾病得以治愈。也就是说慢性软组织损伤和骨质增生的病因病理是人体软组织和骨关节的运动功能受到限制。但针刀治疗与功能平衡的关系是什么？针刀手术如何调节平衡？病变的粘连瘢痕在什么部位？疼痛点或者压痛点就是粘连、瘢痕和挛缩的主要部位吗？针刀是通过什么方式去促进局部微循环的？针刀治疗脊柱相关疾病的机理是什么？一种疾病的针刀治疗点如何把握？多少个治疗点是正确的？一种疾病针刀治疗的疗程如何确定？在同一部位反复多次做针刀有没有限度？究其原因，其根本问题在于平衡只是一个功能概念，针刀治疗与功能平衡之间缺乏一个物质基础，没有这个基础，针刀疗法就变成了一种无序化过程，一种无法规范的盲目操作，想扎几针就扎几针，哪里疼痛就扎哪里。

在针刀医学原理及第一版针刀医学基础理论著作中将针刀术视为盲视闭合性手术。对照新华字典上对盲的解释：盲就是瞎，看不见东西，对事物不能辨认。而针刀切割和分离的是人体的解剖结构。如果将针刀闭合性手术定性为盲视手术，就会给人一种针刀治疗不安全的感觉，这样谁还敢接受针刀呢？这就导致了学术界和针刀医生都无法理解针刀治疗部位与疾病的内在联系，直接影响了针刀医学的纵深发展，限制了针刀医学与中医、西医界的学术交流，严重阻碍了针刀医学产业化进程。只要搞清楚人体弓弦力学系统受损是引起慢性软组织损伤的根本原因，以及慢性软组织损伤的病理构架以后，针刀治疗的解剖部位及范围就迎刃而解了，针刀治疗就从盲视手术变为非直视手术，就能做到有的放矢，准确治疗，从源头上解决了针刀安全性的问题，对针刀医学的发展具有重要的现实意义和深远的历史意义。

# 第二节　骨质增生

## 一、骨质增生的病因病理

### 1. 人体力学状态对人体生命活动的意义

人体受着地球引力的影响，这是众所周知的，而对于人体内存在的错综复杂的力学现象，了解的就不是很清楚。通过对人体弓弦力学解剖系统的了解和学习，使我们知

道，人体是一个复杂的力学结构生命体。在正常情况下，这个力学系统对于人体的生命活动来说，是相对平衡的。为什么要提出"生命"和"活动"两个概念？因为人体内的力学平衡不同于机械类的力学平衡，它要时时受到"生命"和"活动"的制约和影响，也就是说人体内的力学平衡是建立在"生命"和"活动"的基础上的，如果它影响了"生命"和"活动"，单纯力学平衡在人体内就是力学不平衡了，不仅如此，在人体内出现了这种力学不平衡的时候，人体将立即调动自我调节功能，对抗这种力不平衡状态对"生命"和"活动"的影响，以保证人体的"生命"和"活动"不受损害，为了说清这个问题还是需要从临床的研究开始。

从上述可知，人体内的正常力学状态对人的生命活动来说，是不可忽视的重要因素。对这样一个重要的因素，在研究人体的生理、病理时，都必须时时考虑到。过去恰恰就在这样一个重要问题上忽略了很多，大多数在人体内可见的组织器官（包括细胞）的自身功能上下工夫，而在"力"这样一个不可见的，在显微镜下也不可见的但又是客观存在着的对生命活动起重要作用的因素，在研究具体问题时忽略了，因而使我们走了很多弯路。就拿研究骨质增生疾病病因来说，在研究增生骨质的化学成分，细胞学的变化等方面下了极大的工夫，据说全世界在研究这方面问题每年投入上百亿美元，用了数十年的时间，仍然没有找到骨质增生的真正病因，这就是由于忽略了"力"在人体的生理、病理中的重大作用。当认清了"力"在人体的生理、病理中的重大作用之后，抛开了原来的研究方法，很快就找到了骨质增生的真正病因是人体内的力学平衡失调所引起，并在临床实践中取得了成果。由此可见，"观念"对科学研究的重大意义。

**2. 人体内的三种力学形式**

人体内力的基本表现形式有压应力、拉应力和张应力三种形式。即拉力、压力、张力。力的反作用力，又称为应力，对于人体来说，各种力对它的作用，它都有一个反作用力，所以在研究力对人体影响时，都用应力这个概念，这样人体内的三种基本的力学形式，就称之为拉应力、压应力、张应力。

（1）拉力和拉应力 拉力是沿一条线向线两端方向相反的离心作用力，拉应力是拉力的反作用力（图2-2）。

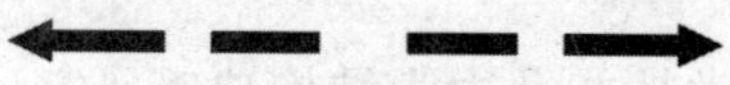

图2-2 拉力与拉应力

（2）压力和压应力 压力是沿一条线方向相对的向心作用力，压应力是压力的反作用力（图2-3）。

（3）张力和张应力 张力是从一个圆的中心或一个球的中心向周围扩散的作用力，张应力是张力的反作用力（图2-4）。

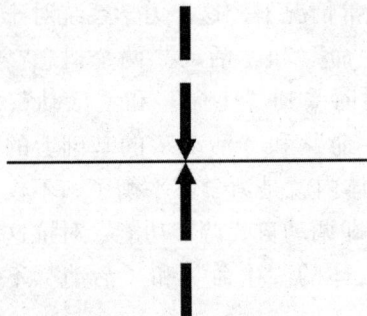

图2-3　压力与压应力　　　　　图2-4　张力与张应力

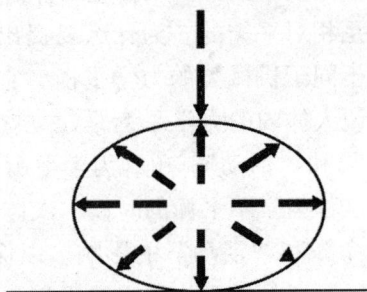

### 3. 人体组织的力学结构

组成人体的各种物质从外部物理性质来分类，可分为刚体、柔体和流体。骨组织属于刚体；各种软组织，包括大脑、脊髓、各内脏器官、肌肉、韧带、筋膜、腱鞘、神经、滑囊、关节囊等都属于柔体；各种体液包括血液都属于流体。由于压应力的方向是沿一条线方向相对的向心作用力，因此不管是刚体、柔体，还是流体都可能受到压力的影响，但主要是刚体。而拉应力主要作用于各种软组织，张应力主要是流体在流动时管腔容量小而流体的流量大时所产生的张力和流体被堵塞、滞留时产生的作用力。比如，人体的所有关节都是由骨性组织构成它的主要部分，也就是刚体构成它的主要部分，故关节受到压应力的影响；肌肉、韧带、大脑、脊髓和内脏器官在人体内都呈现悬挂式的，因受到地球引力的作用，它自身的重量就形成了对抗性的拉力，所以主要受到拉应力的影响；而各种体液容易产生张力，因此容纳各种体液的管壁主要易受到张力的影响。

### 4. 人体对异常力学状态的调节与适应

（1）人体的异常力学状态表现方式　知道了人体内的正常的力学状态对人体的生命活动具有重大的意义。但是世界上一切事物都有两面性，有正面的作用，也就必有反面的作用。当人体内的力学状态发生异常时，"力"对人的生命活动就会产生不良影响，甚至引起严重的疾病。人体的异常力学状态表现方式为"力"的作用点、"力"的方向、"力"的大小的改变。

过去，对人体整体的力学性能及力学结构缺乏研究，也就谈不上人体的力学传导了。通过人体弓弦力学解剖系统，使我们认识到，人体的力学传导是通过骨连接进行传导的。不管是直接骨连接还是间接骨连接，它们的功能都是进行力的传导。所以，单关节弓弦力学解剖系统就是人体内最小的力学传导系统。后者是一个密闭的力学解剖系统。它同时传导三种力，即压应力、拉应力和张应力。

（2）人体对异常应力的自我调节方式　人是有生命的活体，人体内一切组织结构的力学状态都是为生命活动服务的，当这些组织结构的力学状态发生改变时，就会对人的生命活动产生影响甚至破坏，人体就会发挥自己生命的本能，对影响或者破坏生命活动的力学状态进行调整或对抗，使这种影响和破坏的程度尽量的降低或者是消失，只有当这种影响和破坏的程度完全超越了人体自身的调整和对抗的能力以外，人体的这种自身调节和对抗的能力才无法发挥作用，这时人体的生命活动必将遭受严重的破坏甚至死亡。

下面以关节为例，阐述人体对异常的应力的调节过程。关节的损害都是从软组织开始的，根据人体弓弦力学解剖系统理论分析，弓弦结合部及弦的行经路线是应力的集中点，是最容易损伤的。临床上也是如此，外力首先损伤软组织，如肌肉、韧带、筋膜、关节囊，造成关节软组织的拉力平衡失调，出现局部软组织损伤出血、水肿、功能障碍，代谢产物堆积等。人体在损伤的同时就会自我修复和自我调节，首先动员体内凝血机制止血，同时在局部产生炎症样改变，最终通过粘连、瘢痕和挛缩形成纤维结缔组织代偿软组织所丧失的力量。如果是轻微损伤，粘连、瘢痕和挛缩的纤维组织就会转变成为正常组织，恢复软组织的拉力平衡，短时间内完全恢复正常。如果损伤重，就会遗留部分粘连、瘢痕和挛缩的组织，软组织的拉力平衡不能恢复，随着病情的发展，在弓弦结合部（软组织在骨骼的附着处）的粘连、瘢痕和挛缩组织逐渐增加，当这些纤维结缔组织达到一定的面积和体积，超过人体自身的代偿和调节能力时，就会牵拉关节两端的骨骼，导致关节间隙变窄。此时就不单单是软组织的问题了，关节间隙的变窄，会使骨骼承受更大的压力，如果人体不对其进行调节，就会引起关节面的破坏，导致关节强直。此时人体动员另一种力学调节方式，即通过分泌大量滑液，达到润滑关节软骨的目的，在临床上，就会表现为关节积液。但大量的滑液又会产生巨大的张力，使周围的软组织承受更大的拉力，粘连、瘢痕和挛缩进一步加重，由于人体的代偿和调节能力是有限的，当超过人体的代偿能力和调节能力，人体就会通过将软组织变硬，甚至骨化来代偿，如果还不能代偿和调节异常应力，就会发生关节强直，以牺牲关节功能的代价来维持人体的生命活动。

### 5. 骨质增生的病因

骨质增生或称为骨刺，为临床常见的疾病。对它的发病原因，普遍说法都是退行性变，所谓退行性变就是骨骼老化退变。但是这一理论有好多临床现象无法解释，如许多年轻人踝关节、髋关节、腰椎、颈椎等部位都可能有骨质增生现象，这怎么能是老化退变呢？又如许多患风湿和类风湿关节炎的患者，他们的关节常有骨质增生，这也和老化退变联系不起来。如果把骨质增生或骨刺作为一种疾病，那么有好多中年人骨质增生很严重，但并无临床症状，这也无法解释。

那么骨质增生的根本原因到底是什么呢？通过多年的大量临床观察，并运用生物力学原理对骨性关节炎的病因进行研究，发现临床上凡有骨质增生，大多都与以下八种软组织损伤或者疾病有关：

（1）软组织损伤与骨质增生的关系

①关节附近有软组织损伤、软组织挛缩。

②关节扭伤后遗症。关节扭伤，即中医所说之骨错缝。首先是关节周围软组织（包括肌肉、韧带、筋膜、关节囊）的损伤，如果未得到恰当治疗，必然造成关节内的力平衡失调，进而引起关节错位。

③关节内骨折。

④与罹患关节有力学关系的骨干畸形。

⑤单独的、较大的一个骨刺生长部位，必定是某一软组织的附着点。

⑥关节（肩、肘、腕、手、髋、膝、踝、足）内外翻畸形。

⑦脊柱骨质增生。

（2）疾病与骨质增生的关系　类风湿关节炎或风湿性关节炎关节周围常常有骨质增生出现。这两种病，如果得不到正确的治疗，关节周围的软组织就会由于炎性渗出、水肿、坏死，同样导致关节内三种力学平衡失调，最后引起骨质增生，可见，疾病所引起的骨质增生的原因仍然是"力平衡失调"而不是关节炎疾病的本身。

（3）骨质增生的病因是骨关节力平衡失调　通过对人体力学解剖结构、人体对异常应力的调节机制的研究，以及对以上软组织损伤及疾病在临床是所出现骨质增生现象的分析都表明，不管情况千变万化，得出的结论都是一个："骨关节力平衡失调"是骨质增生的根本原因。搞清了这样一个根本病因，对于从根本上解决这类疾病所采取的治疗措施关系极大。可以根据这个根本病因研究出正确的治疗措施，使这一大类疾病的治疗问题迎刃而解。骨质增生有症状，有症状的称为骨质增生性疾病，是临床上需要积极治疗的范围；而没有症状的就不是骨质增生性疾病，也就没有必要去治疗它。

（4）骨质增生的本质

①骨质增生是人体力平衡失调的结果　力有3个要素：大小、方向、作用点。这3个要素缺一都不称之为力，没有无方向的力，没有无作用点的力，也没有无大小及没有"量"的力。力是矢"量"，它不同于一般的"量"，因此，在用F来表示力的时候，都在F的上面加上一个小箭头，即$\vec{F}$，如牛顿第一定律F=ma，当它表示力的时候，即写成$\vec{F}$=ma。骨质增生是有方向，大小和作用点的。骨质增生的作用点：均发生在弓弦结合部（软组织在骨骼的附着处）；骨质增生的纵轴方向：沿着弦的行经路线生长；骨质增生的大小：根据人体自身的条件（性别、年龄、身高、胖瘦等）不同，所受外力损伤的程度不同，部位不同，骨质增生的大小、形状也是不同的。如鹰嘴形，钳夹形，圆锥形等等各种不同的形状。

②骨质增生是人体代偿的产物　骨质增生的本质是骨关节周围软组织的应力异常后，人体通过粘连、瘢痕和挛缩这种代偿方式已不能对抗异常的应力情况下，启动的第二套代偿调节机制。其病理基础是弓弦结合部的软组织的力平衡失调，病理发展过程是硬化→钙化→骨化。

③骨质增生是慢性软组织损伤的表现　骨质增生不是由于骨骼本身退变或者缺钙的结果，而是慢性软组织损伤在骨关节的特殊表现方式。

由此可见，骨质增生（骨赘）是为适应损伤后软组织所产生的异常应力改变而发生的，它既是生理的，又可转为病理的；它既可以使增生部位增加稳定性，但也可能成为对周围神经、血管等重要器官产生刺激和压迫的因素。而当消除骨关节周围软组织的异常高应力时，骨质增生则可缩小或甚至吸收。

**6. 骨质增生的病理机制**

（1）骨质增生的三个病理阶段　骨质增生形成的过程分为三个阶段：硬化、钙化和骨化。

①硬化　当骨关节周围软组织损伤后，人体通过粘连、瘢痕和挛缩都不能对抗异常应力时，就会通过将软组织的结构变硬对抗这种力，这就是硬化阶段。

②钙化　当软组织的硬化仍然抵抗不了这种持续的强大的拉力，人体就采取进一步的对抗措施，进一步加强软组织的强度，以求不被进一步损伤，把大量的钙质输送到该软组织应力最集中的地方，使软组织钙化，此处的软组织的强度就进一步加强了，这就是软组织对抗超过正常拉力的钙化阶段，

③骨化　当钙化不能对抗这种日益加强的拉力，人体就会在应力最集中的部位，使已经钙化的软组织骨化。这就是软组织对抗超过正常拉力的骨化阶段，也就是第三阶段。

（2）骨质增生的病理过程　人体在骨关节周围软组织损伤后，人体首先通过粘连、瘢痕和挛缩对损伤软进行自我修复的代偿，当对异常力学状态已超过人体的代偿限度，无法纠正时，就会采取对抗性调节的对策。这种对抗性调节也有三个阶段：第一阶段，当软组织受到超过正常的拉力影响时，人体首先的对抗措施是让受害的软组织本身增生大量的强度大、弹性小的新的肌肉纤维，使该软组织变粗（肌肉）、变窄（筋膜、韧带）、变短（也就是挛缩），使这种超常的拉力不能再继续拉伤该软组织，这就是软组织的硬化阶段；如果这种对抗措施仍然抵抗不了持续的强大的拉力，人体就采取进一步的对抗措施，进一步加强软组织的强度，以求不被进一步损伤，同时把大量的钙质输送到该软组织应力最集中的地方，使软组织钙化，使此处的软组织的强度进一步加强，这就是软组织对抗超过正常拉力的钙化阶段，也就是第二阶段；如果这种对抗措施，仍然对抗不了这种日益加强的超常拉力，人体就要采取更进一步的对抗措施，在应力最集中的部位生成许多新的骨细胞，并调动一切有关因素使骨细胞迅速分裂，使该处软组织骨化。这就是软组织对抗超过正常拉力的骨化阶段，也就是第三阶段。

## 二、骨质增生的病因病理学理论对针刀治疗的指导作用

由于目前临床上是以退变理论为指导，认为疼痛是骨质增生本身造成的，所以故对骨质增生的治疗主要是针对骨质增生本身的局部治疗。如理疗及药物止痛，开放性手术切除骨刺等，但疗程长，后遗症多，疗效有限。

针刀医学关于骨质增生的病因病理学理论明确了骨质增生的发生发展规律，为针刀治疗奠定了形态病理学基础。针刀治疗就是通过松解相关弓弦结合部的粘连、瘢痕，达到调节骨关节的力平衡的目的。

下面以跟痛症为例，介绍骨质增生病因病理学理论对针刀治疗的指导作用。

根据针刀医学慢性软组织损伤的理论及骨质增生的理论，跟痛症是足部弓弦力学子系统的弦（跖腱膜、趾短屈肌，跖长韧带等）的劳损，引起跖腱膜等软组织起点的粘连瘢痕，长期应力集中，最终导致跟骨结节骨质增生。应用针刀整体松解跟骨结节周围

应力集中点，1次就能治愈跟痛症。（图2-5）

（1）第1支针刀松解跟骨结节前下缘压痛点（跖腱膜的中央部）　在压痛点定位。从跟骨结节前下缘进针刀，刀口线与跖腱膜方向一致，针刀体与皮肤呈90°角，针刀经皮肤、皮下组织、脂肪垫，到达跟骨结节前下缘骨面，调转刀口线90°，在骨面上向前下铲剥2刀，范围不超过0.5cm。

（2）第2支针刀松解跟骨结节内缘压痛点（跖腱膜的内侧部）　在第1支针刀内侧2cm的压痛点定位。从跟骨结节内缘进针刀，刀口线与跖腱膜方向一致，针刀体与皮肤呈90°角，针刀经皮肤、皮下组织、脂肪垫，到达跟骨结节内缘骨面，调转刀口线90°，在骨面上向前下铲剥2刀，范围不超过0.5cm。

跖腱膜

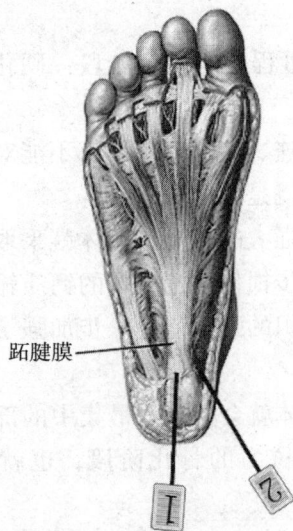

图2-5　跖腱膜结构及针刀松解示意图

# 第三节　慢性内脏疾病

## 一、慢性内脏疾病的病因

人们在长期的生活工作实践过程中，逐渐发现脊柱及其周围软组织的病变可引起人体许多系统的疾病，中西医都意识到了它的存在，只是没有明确的系统的论述，并将其应用到临床的治疗和诊断当中去。中医方面：古代的名医华佗以其超人的智慧发现在脊柱两侧进行针、灸治疗，就可以治愈许多顽固的内脏疾患，可惜的是这只是史书的记载，华佗没有能留下医学著作，我国后代医家根据史书的记载在脊柱两侧确定了17对进针点，取穴名为"夹脊"。根据现在的解剖学研究，这些穴位都在相应椎体的横突上，以此穴位治疗许多内科病，时或有效时或无效，因此使得这一穴位在针灸临床上的应用就很少了，甚至有些针灸医生对这一穴位还不熟悉，但是它却向现代人提供了重要的研究线索。西医方面：目前比较公认的是脊柱区带病因学说。可是临床上也有学者提出推拿、手法、针灸所治疗的脊柱区带内的自主神经节段与所支配的内脏神经不完全一致。故不能只用脊柱区带内的自主神经紊乱来解释慢性内脏疾病，那么还有没有其他的脊柱原因是引起慢性疾病的原因呢？

针刀医学在临床研究中，将形象思维和抽象思维两种思维方法加以归纳、演绎，总结出来的经验，又应用到实践中，加以反复验证，并通观中西医关于生理、病理已知研究结果，通观人体用目前知识无法解释的生理、病理现象，提出了慢性内脏疾病的新概念。慢性内脏疾病将内脏疾病与人体力学解剖结构紧密起来，第一次从力学层面去研究慢性内脏疾病发生与人体骨关节错位的内在联系，并通过内脏弓弦力学系统研究慢性内脏疾病发生发展的规律。在此基础上，应用针刀治愈了众多中西医都无法解决的内脏病疑难杂症。所以这一新概念不是无根之木、无源之水，它深深地扎根于现代科学的基础上，来源于中、西两大医学体系。

**1. 人体内脏弓弦力学系统力平衡失调是引起慢性内脏疾病的基本原因**

（1）内脏弓弦力学解剖系统　人类在进化过程中，为了生存，形成了类似弓箭形状的力学解剖系统，脊柱是人体的中轴线，在脊柱的矢状面上逐渐形成了一个曲线形状，这就是脊柱弓弦力学系统，也就是我们常说的脊柱的生理曲度。脊柱弓弦力学系统由多个单关节弓弦力学系统组成，由颈段、胸段、腰段、骶尾段的弓弦力学系统组成。脊柱弓弦力学解剖系统通过肩胛骨和髋骨与四肢弓弦力学解剖系统连接，所以以脊柱骨、肩胛骨、髋、四肢骨为弓，通过软组织将其连接起来就形成了脊—肢弓弦力学解剖系统。内脏位于颅腔、胸腔、腹腔和盆腔内，它们通过弦即软组织（肌肉、韧带、筋膜等）与颅骨、脊柱骨、肩胛骨、髋骨连接引起构成内脏弓弦力学解剖系统。后者的作用是保证各内脏的正常位置，并维持各内脏的运动功能，从而保证了内脏器官的正常生理功能。

（2）内脏弓弦力学解剖系统力平衡失调是引起慢性内脏疾病的基本原因　通过前面章节的阐述，我们已经知道，脊柱位置的异常是引起慢性内脏疾病重要原因。脊柱的位置异常包括脊柱生理曲度的改变，脊柱各关节的错位。下面我们就来分析脊柱位置的异常是如何引起慢性内脏疾病的。

脊柱的生理曲度在数学中属于曲线的范畴。所以，它的变化也是按照数学曲率的变化规律而变化的。数学的曲率规律规定，当一段曲线弧长一定时，这段曲线其中的任何一段曲度的变化，都会由另外两个（或以上）曲度变化来代偿和调节。也就是说，一段曲线的曲率变小，剩下的两个（或以上）曲线的曲率会相应的增大。

内脏的位置也必须适应脊柱的曲度。所以当各种原因引起脊柱周围的软组织或者脊柱的损伤后，受损部位的脊椎的应力平衡失调，人体就会对按照曲线的变化方式对受损脊椎进行代偿和修复，从而引起脊柱生理曲度的变化。如这种变化发生在胸段脊柱，就会导致胸廓变形，从而导致胸腔中的内脏器官（心、肺等）错位（不正），心、肺等器官长期在异常位置，必然引起内脏功能的异常，从而引起内脏疾病的发生（不平）。同理，这种变化发生在胸腰结合部和腰段脊柱，就会牵拉膈肌，导致胸腹腔内脏器官的错位（不正），心、胸腹腔器官长期在异常位置，必然引起内脏功能的异常，从而引起内脏疾病的发生（不平）。针刀整体松解调节了脊柱周围软组织力平衡失调所形成的粘连、瘢痕和挛缩，进而纠正脊柱的错位，恢复了脊柱的生理曲度，也使错位的内脏恢复到正常位置，这样，内脏的生理功能也就恢复了正常。

比如，临床上慢性支气管炎的患者，多为驼背，除了慢性气管炎的临床表现外，在脊柱影像学上可发现颈段或胸段或腰段生理曲度发生改变，以及脊柱小关节错位的表现。这就是脊柱弓弦力学系统的变形，引起胸廓的变形，导致肺脏的弓弦力学解剖系统力平衡失调，肺不能正常扩张收缩，痰液积聚在肺及支气管中，不能排除，严重的可引起肺部感染。患者每年都要定期定时使用抗生素，但病情越来越重，最终因为呼吸衰竭而死。针刀整体松解术通过松解颈段、胸段、胸腰段的弓弦结合部的软组织，调节了脊柱的生理曲度和胸廓的错位，从而使肺脏能够重新扩张，残气量减少，痰液顺利排除，为慢性支气管炎的治疗开辟了一条绿色通道，避免滥用抗生素所造成的严重后遗症，使慢性支气管炎的治愈率显著提高。

同样，其他内脏器官慢性疾病最基本的原因也是由于各自内脏弓弦力学解剖系统的力平衡失调所致。

综上所述，脊柱弓弦力学系统，脊－肢弓弦力学解剖系统的粘连瘢痕和挛缩导致脊柱生理曲度的变化，脊柱小关节错位，骨盆错位，随着病情发展，引起内脏弓弦力学解剖系统的力平衡失调，造成内脏器官的错位是引起慢性内脏疾病的根本原因。

### 2. 慢性内脏疾病的病理机制

（1）粘连、瘢痕和挛缩是慢性内脏疾病的病理基础　内脏弓弦力学解剖系统力平衡失调后，人体通过自我代偿和自我调节，对受害的内脏弓弦力学解剖系统进行修复，在弓弦结合部（骨与软组织的附着部）产生粘连、瘢痕和挛缩，导致弦的拉应力失调，引起弓的变形，最终导致内脏错位，出现内脏功能异常的临床表现。

（2）常见内脏慢性疾病的病理机制

①心律失常的病理机制　在心脏的弓弦力学解剖系统中，心包是固定心脏的重要器官，心包与膈肌由韧带连接，两者还有直接融合部分。而膈肌附着在胸骨、肋骨、脊柱上。所以，当脊柱弓弦力学解剖系统受损，首先引起弦（软组织）的应力异常，随着病情发展，最终导致弓（脊柱或者胸廓）的变形，弓的变形就会引起膈肌的拉力异常，牵拉心包，导致心脏出现单向或者多向错位，错位的心脏超过人体自身的调节和代偿限度，就会引起心脏的功能异常，其中，最常见的就是心律失常（如阵发性心律失常、心动过缓等），如果病情继续发展，必然引起心脏器质性损害。

②慢性支气管炎的病理机制　肺脏的弓弦力学解剖系统以胸廓为弓，以连接肺腑和胸廓的软组织（肌肉、韧带、筋膜、关节囊）为弦。它的功能是保持肺脏正常位置，并完成肺脏的生理功能。胸背部软组织慢性损伤（如棘上韧带损伤、斜方肌损伤、胸大肌损伤等），引起这些软组织及周围软组织（弦）的应力异常，最终导致脊柱或者胸廓（弓）的变形，弓的变形就会引起膈肌的拉力异常，胸腔变形，驼背，影响肺的呼吸功能。并发展成为肺气肿和肺心病，牵拉心包。

慢性支气管炎的病理机制过程分为三个阶段。

第一阶段慢性支气管炎的病理机制：各种原因连接胸廓软组织的损伤、通过在弓弦结合部及弦的应力集中部位出现粘连、瘢痕和挛缩进行代偿，如果超过人体的代偿和调节时，就会引起胸段脊柱曲度发生改变或者错位，进而引起胸廓的变形，导致肺腑弓弦力学解剖系统力平衡失调，使肺不能正常扩张收缩，残气量增加，痰液积聚在肺及支气管中，不能排除，严重的引起肺部感染。影响肺的正常功能。

第二阶段肺气肿的病理机制：随着慢性支气管炎病情的发展，逐渐引起导致肺通气、换气功能障碍。人体为了获得足够的氧气供应，就会通过膈肌收缩、增加胸段脊柱的曲度来改变胸廓的形态，以增加肺的扩张，吸进更多的氧气。这就是临床上桶状胸形成的机制。

第三阶段肺心病的病理机制：桶状胸虽然改善了肺的通气功能，但由于胸廓由卵圆形变成了圆形，必然引起膈肌受到异常牵拉，而膈肌上面就是心包，膈肌的移位就会牵引心脏移位，最终导致心脏产生功能性及器质性损害。这就是临床上肺心病形成的机制。

③慢性盆腔炎的病理机制　从子宫的弓弦力学解剖系统可以看出，子宫前有膀胱，后有直肠，子宫周围有多条韧带将子宫固定在盆腔中，并保持子宫的前倾前屈位。子宫的位置对膀胱及直肠的位置也有影响。如果固定子宫的韧带受到异常应力的牵拉，就会引起子宫的错位，导致子宫的功能异常，又由于子宫前邻膀胱，后邻直肠，子宫的错位必然会引起膀胱及直肠的错位，出现膀胱及直肠的功能异常。什么原因是引起固定子宫的韧带受到异常应力呢？通过分析子宫的弓弦力学解剖系统，当由于各种原因引起骶骨或者骨盆的错位和变形时，就会牵拉固定在骶骨及骨盆壁上固定子宫诸韧带的附着部，导致其应力异常出现韧带错位。

慢性盆腔炎，一直是临床上的疑难病症，发病率居高不下。西医认为慢性盆腔炎是女性内生殖器及其周围结缔组织、盆腔腹膜的慢性炎症，严重者可引起不孕。它的病因一是急性盆腔炎未能彻底治疗；二是由外生殖器的炎症向上蔓延而来；三是邻近器官的炎症或身体其他部位的感染传播引起；四是不注意经期卫生，经期下水田劳动或游泳，长期少量病菌不断侵入，久而久之就能引起慢性盆腔炎。临床表现为月经紊乱、白带增多、腰腹疼痛、尿频、尿急、尿痛、大便异常及不孕等，临床检查子宫常呈后位，活动受限或粘连固定。治疗手段上以使用抗生素治疗为主，而临床上常常发现众多的患者找不到致病的细菌和病毒。目前大部分患者处于久治不愈的局面。通过分析子宫弓弦力学解剖系统，发现当各种原因引起腰骶段脊柱弓弦力学解剖系统异常，都会引起腰骶段脊柱或/和骨盆的错位。

从腰骶段X线上可以发现腰椎生理前屈异常，或者骨盆的倾斜，表现为腰腹疼痛；腰骶段脊柱错位或者骨盆倾斜导致固定子宫的韧带受到异常牵拉，从而导致子宫错位，使子宫不能保持在前倾前屈位，表现为月经紊乱、白带增多、不孕；而且子宫的错位又引起相邻的膀胱和直肠错位，表现为尿频、尿急、尿痛、大便异常，通过针刀整体松解腰骶段脊柱弓弦力学系统的粘连和瘢痕，恢复腰骶段脊柱弓弦力学系统及骨盆的力学平衡，消除固定子宫韧带的异常应力，使子宫、膀胱、直肠恢复正常，此病即可以短时间内彻底治愈。

通过本节的论述，可以理解到慢性软组织损伤的病理因素广泛的存在于各个系统的慢性疾病当中，包括慢性内脏疾病这一疑难病症。这对于认识慢性内脏疾病的本质是极为重要的。

## 二、慢性内脏疾病的病因病理学理论对针刀治疗的指导作用

由于对慢性内脏疾病的病因及病理机制不清楚，目前临床上对慢性内脏疾病可选择的治疗方法非常有限。疗效普遍不佳。针刀医学关于慢性内脏疾病的病因病理学理论明

确了慢性内脏疾病的发生发展规律，为针刀治疗奠定了形态病理学基础。针刀治疗就是通过松解相关弓弦结合部的粘连、瘢痕，达到调节连接内脏的软组织的力学性能。恢复内脏的平常位置和功能。

下面以慢性盆腔炎为例，介绍慢性内脏疾病力平衡失调理论对针刀治疗的指导作用。

依据人体弓弦力学系统理论及疾病病理构架的网眼理论，子宫前有膀胱，后有直肠，有四条韧带（即子宫主韧带、子宫阔韧带、子宫圆韧带和子宫骶骨韧带）将子宫固定在骶骨及骨盆。当腰骶部软组织慢性损伤后引起腰骶段脊柱弓弦力学系统力平衡失调，脊柱错位，就会导致子宫失去正常的位置，既而引起膀胱、直肠失去正常的位置，形成网络状的病理构架，引起子宫、膀胱、直肠的功能紊乱。

第1次针刀整体松解腰部棘上韧带、棘间韧带、腰三横突、骶棘肌起始部的粘连、瘢痕和挛缩。

第2次针刀整体松解腹直肌起止点的粘连和瘢痕。

通过针刀整体松解腰骶段脊柱及骨盆弓弦结合部（软组织在脊柱及骨盆的附着处）软组织的粘连和瘢痕，纠正脊柱的错位，调节了腰段脊柱的生理曲度，进而调节了连接子宫的韧带的拉力，纠正了子宫、膀胱及直肠的错位，使子宫、膀胱、直肠的功能得到恢复。

# 第四节　经络理论在针刀治疗中的作用

## 一、常见经筋病灶表现特点

经筋病变的体征在经筋学科中称为"经筋病灶"。是指经筋体系所属的肌筋膜带及结缔组织等软组织病变所形成的临床表现。机体的动态活动产生具有十二经筋的牵拉线力作用。当这些线力群"超阈限"地作用于应力点时，便可导致应力点发生病理性筋结点（病灶点）；而后由点到线、由线到面、再由面的一维向多维化演进；最终导致经筋病变的点、线、面及多维系列病变的形成。

**1. 常见经筋病灶点**

（1）肌筋的起点及终止附着点（古称左右尽筋头）。

（2）肌筋的交会点。例如，腓肠肌肌筋的交会点承山；髂肌与腰大肌肌筋于腹股沟（冲脉处）的交会点等。

（3）肌筋的力学受力点。例如，肩胛提肌肌筋2～4颈椎横突点、颈侧受力点及肩胛骨内上角点。

（4）游离骨质点。例如，腰3横突、颈2横突、十二游离肋端、剑突尖端点等。

（5）骨粗隆。例如，肱骨粗隆、肱骨内上髁、外上髁及股骨内外髁等。

**2. 常见经筋病灶线**

（1）骨缝沟线。例如，颞上线、项上线、颅骨人字缝、冠状缝等。

（2）经筋循行径线连锁反应型病灶。例如，手太阳经筋循经的头颈侧－肩背－臂肘－腕部的线性灶；足阳明的下侧腹－中腹－胸－颈部的连锁反应病灶等。十二经筋的循行路径，皆可查到相应的线性型反应病灶。

### 3. 常见经筋病灶面

面性型病灶系指在同一平面，可查到多经并病的病灶。例如，手三阳经所循经的颈、肩、臂部位，常可查到三经并病的阳性病灶。

## 二、针刀治疗经筋病

针刀治疗经筋病治疗的原则是"刀至病所"，即应用针刀直接松解结筋病灶点，达到"解结"的目的。所谓"解结"是针灸治疗经筋病的用语。具体是指解除引起气血痹阻的原因。使脉道通畅，气血周流，排除障碍，以达到气至病所的目的。

## 三、经络腧穴理论对针刀治疗慢性内脏疾病的作用

### 1. 开阔视野，丰富诊疗思路

经络腧穴的内脏疾病治疗理论对针刀医学在疾病的诊断和治疗方面，开阔了视野，丰富了诊疗思路，对疾病把握更加全面。在临床运用中使我们对传统中医的腧穴有了更高层次的理解。在针刀治疗各种疾病时，运用腧穴理论的思路来指导临床，不但要准确地找到腧穴，更重要的是还得运用现代解剖学、诊断学的知识，通过针刀医学特有的触诊方法，去找阳性反应点，并精确穴位的具体组织和层次，来达到治疗疾病的目的，这才是真正意义上的对腧穴的把握。

### 2. 整体观念，辨证施治

腧穴的内脏疾病治疗理论不是简单的"头痛医头，脚痛医脚"的局部治疗方法，而是中医整体观念，辨证施治的体现。这对针刀在临床诊疗疾病过程中具有广泛的指导意义。如膝关节骨性关节炎的治疗，除了对膝关节局部软组织的诊治（包括膝关节内外前后左右的软组织损伤）之外，首先不要放过对臀部、髋部、大腿内侧软组织的检查，检查与膝关节相连接的肌肉另一端有无损伤。其次，检查腰骶部软组织损伤点（腰部软组织由腰神经后支支配，膝关节受腰神经的前支支配）。再有肾主骨生髓，骨关节的问题不要忽视肾俞穴的选取，特别是肾俞穴周围之腰三横突部位的检查与治疗。辅助药物治疗宜使用补钙及调理肝肾之品。这样，对膝关节疾病的治疗从局部到整体系统检查治疗才可取得较好较持久的疗效，并且不易复发。

### 3. 诊断治疗快捷准确

由于腧穴既是疾病的反应点，又是疾病的治疗点，这对针刀医学的指导作用在临床应用更为突出，对疾病的诊断和治疗更加简单方便、快捷准确。如腧穴的四总穴歌记载："肚腹三里留，腰背委中求，头项寻列缺，合谷面口收。""肚腹三里留"告诉我们在临床诊断和治疗上，如果足三里穴有压痛或阳性反应物，马上想到有肚腹方面的疾病。反过来，如果肚腹方面的疾病，可直接到足三里穴位上进行治疗。这是腧穴理论给我们的启示。

#### 4. 配伍组合应用

腧穴配伍是将两个或两个以上的腧穴，在辨证论治理论的指导下，根据临床需要并按一定规律进行配伍组合。腧穴配伍得当可起到事半功倍增加疗效的作用。所谓："病有增减，穴有抽添，方随症移，效从穴转。"腧穴配伍为针刀医学在临床治疗上又开辟了新的天地，可找出与疾病相关的不同部位进行治疗。现在临床治疗讲究靶点治疗，单一疾病，单靶点治疗；腧穴配伍组合应用体现了对复杂疾病的多靶点治疗。下面是临床常用的配穴方法：

（1）远近配穴法　是近部选穴和远端选穴相配合使用的一种配穴法，是根据腧穴的局部作用和远部作用配穴，为临床医生所常用配穴方法。

（2）前后配穴法　前指胸腹，后指腰背，即选取前后部位腧穴配伍成方的配穴方法。

（3）表里配穴法　是以脏腑、经脉的阴阳表里关系为配穴依据，即阴经病变，可同时在其相表里的阳经取穴；阳经的病变，可同时在其相表里的阴经取穴。

（4）上下配穴法　是取人身上部腧穴与下部腧穴配合应用（上，指上肢和腰部以上；下，指下肢和腰部以下）。

（5）左右配穴法　也叫同名经配穴，是根据病邪所犯经络的不同部位，以经络循行交叉特点为取穴依据。

（6）五输穴配穴法　是根据"虚则补其母，实则泻其子"的原则取穴治疗。一般有两种方法：一是根据本经井、荥、输、经、合的五行关系进行补泻，例如肺经气虚，取本经的输穴太渊，因太渊穴属土，土为金之母，即"虚则补其母"；若肺经气实取本经合穴尺泽，因尺泽穴属水，水为金之子，即"实则泻其子"。二是根据十二经所属脏腑的五行关系进行补泻。若肺经气虚，按虚者补母法，肺金之母为脾土，当取足太阴脾经穴位，或取脾经的输穴太白（属土）；若肺经气实，按实者泻其子法，取肾经合穴阴谷（属水）治疗。

# 第三章　针刀的治疗机制

## 一、恢复人体弓弦力学解剖系统的力平衡

人体弓弦力学解剖系统力平衡是正常生理状态的一大属性，针刀医学的一切治疗手段都是建立在恢复人体力平衡的基础上的。比如，治疗慢性四肢软组织损伤是恢复四肢弓弦力学解剖系统的力平衡；治疗脊柱疾病是恢复脊柱弓弦力学解剖系统的力平衡；治疗慢性内脏疾病是恢复内脏弓弦力学解剖系统的力平衡。

## 二、促进能量释放和能量补充

根据针刀医学的有关理论，有些疾病的真正病因就是局部病灶的能量蓄积或能量缺乏所致。比如，有一些组织受到损伤或细菌感染后，引起循环通道的阻塞和代谢物质的积聚，从而造成局部内压很高，因此而产生严重的临床症状，这时用针刀刺入病灶轻轻一剥，患者就会感到局部出现严重的酸胀，这是能量推动代谢物质向周围辐射所产生的感觉，这样几分钟以后，患者就感到原来的症状基本消失。这就是针刀治疗能量释放的原理。

另一方面，有些损伤性疾病在修复过程中，或由于神经系统某一部分衰退所致的疾病引起的局部微循环障碍，它所表现的大多为局部肌肉萎缩或活动无力和功能不全，以及疼痛麻木等临床症状，这是由于局部的微循环障碍造成局部能量供应严重不足所致。此时用针刀沿着微循环通路的走向进行疏通剥离，即可使病变部位迅速得到血流的供应，也就是说得到了能量和营养的补充，使病灶部位的组织器官能够很快进行修复，在这些组织器官基本修复完毕以后，功能也就得到恢复，此时临床症状就可基本解除。这就是针刀治疗能量补充的作用。

## 三、疏通体液潴留和促进体液回流

人体的体表和体内有许多疾病的实质原因是体液潴留和体液循环障碍所引起的，用针刀可以迅速而准确地解决这一问题。比如类风湿关节炎关节肿胀疼痛，常用一些止痛药来进行止痛治疗，但等药效一过，疼痛依旧，若采用针刀将关节囊切开，关节囊内的渗出液就会迅速地流出排到关节囊外，症状就会立即缓解。有许多慢性软组织损伤疾病的急性发作期情况也是如此。

另外，有些疾病是由于某种原因引起体液回流障碍所引起，比如由于劳损所引起的某些腱鞘炎、筋膜炎、关节炎，由于某种原因引起腱鞘分泌的滑液不能正常分泌、筋膜所分泌的体液不能正常排放，关节囊所分泌的关节滑液不能正常供应，引起肌肉和腱鞘之间的相对运动滞动、筋膜和相邻肌肉之间的相对运动受到影响、关节的屈伸运动不灵活，产生相应的临床症状，通常用药物或者其他方法试图解除这些症状是非常困难的，如果要用针刀对腱鞘、筋膜、关节囊的有关部位进行适当的疏通、剥离，就会使腱鞘、筋膜、关节囊的体液回流得到迅速的恢复，临床症状也会随之消失。

针刀疏通体液潴留和促进体液回流的问题，其实质也是使人体内的体液代谢平衡，它与上面所谈的能量释放和能量补充是完全两回事，能量释放和能量补充主要是指人体内血液和其他有机物所携带或释放的能量，而本节所讲之体液潴留和体液回流障碍问题则是指人体内的体液因某种原因而引起潴留和回流不畅，这些体液本身并不具备上面所讲的能量的特性。

## 四、疏通经络，调和气血

中医理论中"不通则痛"，即指经络闭阻不通而引发的多种病症。经络闭阻不通，气血流行不畅，甚至气滞血瘀，从而引发肢体或脏腑组织的肿胀、疼痛。气血不能正常运行到相应肢体和脏腑组织，又会引起肢体的麻木、痿软、拘挛或者脏腑组织功能活动失去平衡。通过针刀对软组织的整体松解，达到疏通经络、调和气血、协调脏腑、平衡阴阳的目的。

## 五、促进局部微循环

有些疾病是由于局部的微循环障碍所引起，局部的微循环障碍使得该部位的营养和能量得不到供应，用药物来促进微循环恢复一般都比较困难（比如组织结构内部有广泛的粘连、瘢痕、结节、堵塞等因素），而用针刀在局部进行纵向疏通剥离或通透剥离，可以使血流立即得到恢复，使病变组织得到营养和能量，此种疾病也就会治愈。

# 第四章 常用针刀刀法

**1. 纵行疏通法（图4-1）**

针刀刀口线与重要神经血管走行一致，针刀体以皮肤为圆心，刀刃端在体内做纵向的弧形运动。主要以刀刃及接近刀锋的部分刀体为作用部位。其运动距离以厘米为单位，范围根据病情而定，进刀至剥离处组织，实际上已经做了粘连等病变组织的切开，如果疏通阻力过大，可以沿着肌或腱等病变组织的纤维走行方向再予切开，然后进行纵行疏通。

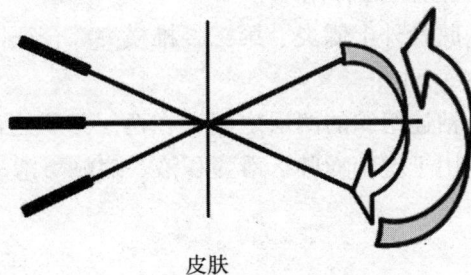

皮肤

图4-1 针刀纵行疏通法

**2. 横行剥离法（图4-2）**

横行剥离法是在纵行疏通法的基础上进行的，针刀刀口线与重要神经血管走行一致，针刀体以皮肤为圆心，刀刃端在体内做横向的弧形运动。横行剥离使粘连、瘢痕等组织在纵向松解的基础上进一步加大其松解度，其运动距离以厘米为单位，范围根据病情而定。

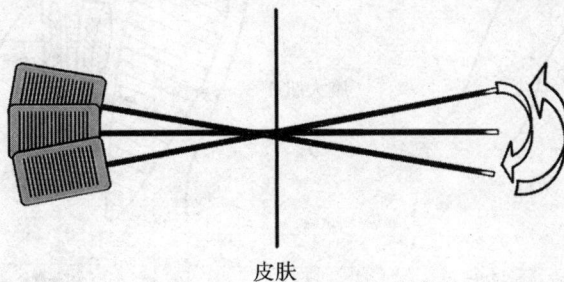

皮肤

图4-2 针刀横行剥离法

纵行疏通法与横行剥离法是针刀手术操作的最基本和最常用的刀法。临床上常将纵行疏通法与横行剥离法相结合使用，简称纵疏横剥法，纵疏横剥 1 次为 1 刀。

**3. 提插切割法（图 4 - 3）**

用一只针刀，刀口线与重要神经血管方向一致，刀刃到达病变部位以后，切开了第 1 刀，然后当针刀提至病变组织外，再向下插入，切开第 2 刀，一般提插 3 刀为宜。适用于粘连面大、粘连重的病变。如切开棘间韧带，挛缩的肌腱、韧带、关节囊等。

**4. 骨面铲剥法（图 4 - 4）**

针刀到达骨面，刀刃沿骨面或者骨嵴切开与骨面连接的软组织的方法称为铲剥法，铲剥法适用于骨质表面或者骨质边缘的软组织（肌肉起止点、韧带及筋膜的骨附着点）

图 4 - 3 针刀提插切割腰椎棘间韧带

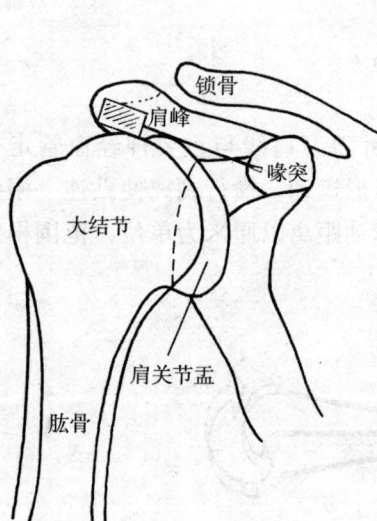

病变。如肩周炎喙突点、肱骨外上髁炎、第三腰椎横突综合征等。

**5. 通透剥离法（图 4 - 5）**

将刀锋及刀体深入至粘连组织的两层之间，在两层组织之间（有大片粘连病变时）以扇形轨迹予以剥离。适用于腱鞘囊肿、滑囊积液、肩峰下滑囊炎、髌下脂肪垫损伤等疾病。

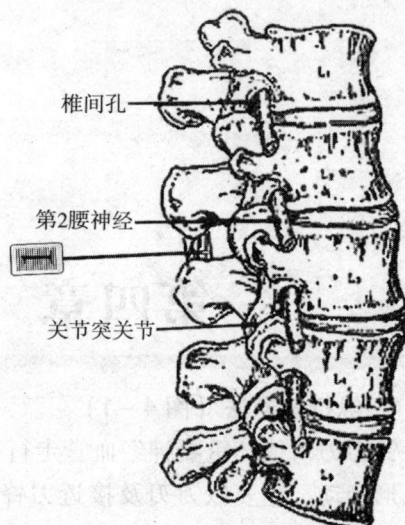

图 4 - 4 针刀骨面铲剥法

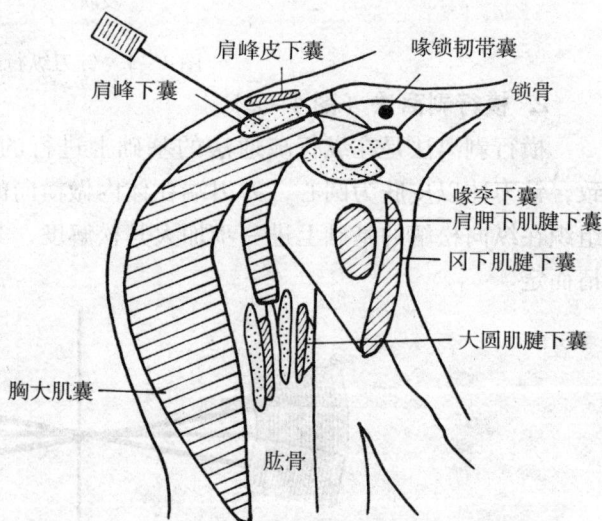

图 4 - 5 针刀通透剥离法

# 第五章　针刀的适应证与禁忌证

## 第一节　针刀的适应证

针刀医学的适应证范围比较广泛，经过大量的临床应用，对其疗效卓越、安全可靠的各种疾病进行规范性的研究，形成了针刀医学的治疗体系。现就比较成熟的适应证，分述如下。

（1）各种慢性软组织损伤疾病。

（2）部分骨质增生性疾病与骨关节病。

（3）常见脊柱疾病。

（4）神经卡压综合征。

（5）某些脊柱相关性内脏疾病。

（6）部分关节内骨折和骨折畸形愈合。

（7）瘢痕挛缩。

（8）常见内科、妇科、儿科、五官科、皮肤科、美容与整形外科疾病。

## 第二节　针刀的禁忌证

### 一、绝对禁忌证

出、凝血机制异常者。

### 二、相对禁忌证

（1）施术部位有皮肤感染，深部有脓肿及全身急性感染性疾病者。

（2）一切严重内脏病的发作期。

（3）施术部位有重要神经血管，或重要脏器而施术时无法避开者。

（4）体质极度虚弱者，在身体有所恢复后再施行针刀手术。

（5）血压较高，且情绪紧张者。

（6）恶性肿瘤患者。

当施术部位的皮肤感染，全身急性感染性疾病得到有效控制，内脏疾病及高血压得到有效控制，机体状态得到恢复，可以实施针刀治疗。只要掌握局部立体解剖学知识，选择能避开重要神经血管的针刀手术入路，也可以实施针刀手术。

# 第六章 针刀异常情况的处理与预防

## 第一节 晕针刀的处理与预防

晕针是指在针刀治疗过程中或治疗后半小时左右，患者出现头昏、心慌、恶心、肢冷汗出、意识淡漠等症状的现象。西医学认为晕针多为"晕厥"现象，是由于针刀的强烈刺激使迷走神经兴奋，导致周围血管扩张、心率减慢、血压下降，从而引起脑部短暂的（或一过性）供血不足而出现的缺血反应。

晕针本身不会给机体带来器质性损害，如果在晕针出现早期（患者反应迟钝，表情呆滞或头晕、恶心、心慌等）及时采取应对措施，一般可避免发生严重晕针现象。有人统计，在接受针刀治疗患者中，晕针的发生率约为1%～3%，男女之比约为1∶1.9。

**1. 发生原因**

（1）体质因素　有些患者属于过敏性体质，血管、神经功能不稳定，多有晕厥史或肌肉注射后的类似晕针史，采用针刀治疗时很容易出现晕针现象。

在饥饿、过度疲劳、大汗、泄泻、大出血后，患者正气明显不足，此时接受针刀治疗亦容易导致晕针。

（2）精神因素　恐惧、精神过于紧张是不可忽视的原因。特别是对针刀不了解，怕针的患者。对针刀治疗过程中出现的正常针感（酸、胀、痛）和发出的响声，如针刀在骨面剥离的"嚓嚓"声，切割硬结的"咯吱、咯吱"声，切割筋膜的"嘣、嘣"声往往使患者情绪紧张加剧。

（3）体位因素　正坐位、俯坐位、仰靠坐位、颈椎牵引状态下坐位针刀治疗时，晕针发生率较高。卧位治疗时晕针发生率低。

（4）刺激部位　在肩背部、四肢末端部位治疗时，针刀剥离刺激量大，针感强，易出现晕针。

（5）环境因素　严冬酷暑，天气变化、气压明显降低时，针刀治疗易致晕针。

**2. 临床表现**

（1）轻度晕针　症见轻微头痛、头晕、上腹及全身不适、胸闷、泛恶、精神倦怠、打呵欠、站起时有些摇晃或有短暂意识丧失。

（2）重度晕针　突然昏厥或摔倒，面色苍白，大汗淋漓，四肢厥冷，口唇乌紫，双目上视，大小便失禁，脉细微。

**3. 处理方法**

（1）立即停止治疗，将未起出的针刀一并迅速拔出，用创可贴保护针孔。

（2）扶患者去枕平卧，抬高双下肢，松开衣带，盖上薄被，打开门窗。

（3）症轻者静卧片刻，或给予温开水送服即可恢复。

（4）症重者，在上述处理的基础上，点按或针刺人中、合谷、内关穴。必要时，温灸关元、气海，一般 2 ~ 3 分钟即可恢复。

（5）如果上述处理仍不能使患者苏醒，可考虑吸氧或做人工呼吸、静脉推注 50% 葡萄糖 10ml 或采取其他急救措施。

**4. 预防**

（1）初次接受针刀治疗的患者要先行做好解释工作，打消其顾虑。

（2）选择舒适持久的体位，一般都可采取卧位治疗。

（3）治疗前应询问病史、过去史，对有晕针史的患者及心脏病、高血压病患者，治疗时应格外注意。

（4）选择治疗点要精、少，操作手法要稳、准、轻、巧。

（5）患者在大饥、大饱、大醉、大渴、疲劳、过度紧张、大病初愈或天气恶劣时，暂不做针刀治疗为宜。

（6）对个别痛觉敏感部位，如手、足部、膝关节部，或操作起来较复杂、较费时间的部位，可根据情况用 0.5% ~ 1% 利多卡因局麻。必要时也可配合全麻、硬膜外麻醉等。

（7）对体质较弱、术中反应强烈、术后又感疲乏者，应让患者在候诊室休息 15 ~ 30 分钟，待恢复正常后再行离开，以防患者在外面突然晕倒而发生危险。

# 第二节　断针刀的处理与预防

在针刀手术操作过程中，针刀突然折断没入皮下或深部组织里，是针刀治疗意外之一。

**1. 发生原因**

（1）针具质量不好，韧性较差。

（2）针刀反复多次使用，在应力集中处也易发生疲劳性断裂。针刀操作中借用杠杆原理，以中指或环指做支点，手指接触针刀处是针体受剪力最大的部位，也是用力过猛容易造成弯针的部位，所以也是断针易发部位，而此处多露在皮肤之外。

（3）长期使用消毒液造成针身有腐蚀锈损，或因长期放置而发生氧化反应，致使针体生锈，或术后不及时清洁刀具，针体上附有血迹而发生锈蚀，操作前又疏于检查。

（4）患者精神过于紧张，肌肉强烈收缩，或针刀松解时针感过于强烈，患者不能耐受而突然大幅度改变体位。

（5）发生滞针，针刀插入骨间隙，刺入较硬较大的变性软组织中，治疗部位肌肉紧张痉挛时，仍强行大幅度摆动针体或猛拔强抽。

### 2. 临床表现

针体折断，残端留在患者体内，或部分针体露在皮肤外面，或全部残端陷没在皮肤、肌肉之内。

### 3. 处理方法

（1）术者一定要保持冷静，切勿惊慌失措。嘱患者不要紧张，切勿乱动或暂时不要告诉患者针断体内。保持原来体位，以免使针体残端向肌肉深层陷入。

（2）若断端尚留在皮肤之外一部位，应迅速用手指捏紧慢慢拔出。

（3）若残端与皮肤相平或稍低，但仍能看到残端时，可用左手拇、食指下压针孔两侧皮肤，使断端突出皮外，然后用手指或镊子夹持断端拔出体外。

（4）针刀断端完全没入皮肤下面，若断端下面是坚硬的骨面，可从针孔两侧用力下压，借骨面做底将断端顶出皮肤。或断端下面是软组织，可用手指将该部捏住将断端向上托出。

（5）若针刀断在腰部，因肌肉较丰厚，深部又是肾脏，加压易造成断端移位而损伤内脏。若能确定断针位置，应迅速用左手绷紧皮肤，用2%利多卡因在断端体表投影点注射0.5cm左右大小的皮丘及深部局麻。手术刀切开0.5cm小口，用刀尖轻拨断端，断针多可自切口露出。若断针依然不外露可用小镊子探入皮肤内夹出。

（6）若断针部分很短，埋入人体深部，在体表无法触及和感知，必须采用外科手术探查取出。手术宜就地进行，患者不宜搬动移位。必要时，可借助X线照射定位。

### 4. 预防

（1）术前要认真检查针具有无锈蚀、裂纹，左手垫小纱布将一下针体，并捏住针体摆动一下试验其钢性和韧性。不合格的针刀坚决不用。

（2）针前应叮嘱患者，针刀操作时绝不可随意改变体位，尽量采取舒适耐久的姿势。

（3）针刀刺入深部或骨关节内治疗应避免用力过猛，操作时阻力过大时，绝不可强力摆动。滞针、弯针时，不可强行拔针。

（4）医者应熟练手法，常练指力，掌握用针技巧，做到操作手法稳、准、轻、巧。

（5）术后应立即仔细清洁针刀，洗去血污等，除去不合格针刀，一般情况下针刀使用两年应报废。

## 第三节　出血与血肿的处理与预防

针刀刺入体内寻找病变部位，切割、剥离病变组织，因细小的毛细血管无处不在，出血是不可避免的。但刺破大血管或较大血管引起大出血或造成深部血肿的现象在基层临床中屡见不鲜，不能不引起临床工作者的高度重视。

### 1. 发生原因

（1）对施术部位血管分布情况了解不够，或对血管分布情况的个体差异估计不足而盲目下刀。

（2）在血管比较丰富的地方施术不按四步进针规程操作，也不问患者感受，强行操作，一味追求快。

（3）血管本身病变，如动脉硬化使血管壁弹性下降，壁内因附着粥样硬化物而致肌层受到破坏，管壁变脆，受到意外突然的刺激容易破裂。

（4）血液本身病变，如有些患者血小板减少，出凝血时间延长，血管破裂后，出血不宜停止。凝血功能障碍（如缺少凝血因子）的患者，一旦出血，常规止血方法难以遏制。

（5）某些肌肉丰厚处，深部血管刺破后不易发现，针刀术后又行手法治疗或在针孔处再行拔罐，造成血肿或较大量出血。

**2. 临床表现**

（1）表浅血管　针刀起出，针孔迅速涌出色泽鲜红的血液，多是因刺中浅部较小动脉血管。若是刺中浅部小静脉血管，针孔溢出的血多是紫红色且发黑、发暗。有的血液不流出针孔而瘀积在皮下形成青色瘀斑，或局部肿胀，活动时疼痛。

（2）肌层血管　针刀治疗刺伤四肢深层的血管后多造成血肿。损伤较严重，血管较大者，则出血量也会较大，血肿非常明显，致局部神经、组织受压而引起症状，可表现局部疼痛、麻木，活动受限。

（3）胸腹部血管　如刺破胸腹部血管，血液可流入胸腹腔，引起胸闷、咳嗽、腹痛等，失血过多可引起休克。

（4）椎管内出血　针刀松解黄韧带时，如果用力过猛或刺入过深可刺破椎管内动脉，易在椎管内形成血肿压迫脊髓。因压迫部位不同而表现不同的脊髓节段压迫症状。严重者可致截瘫。若在颈椎上段损伤，可影响脑干血供，而出现生命危险。

**3. 处理方法**

（1）表浅血管出血　用消毒干棉球压迫止血。手足、头面、后枕部等小血管丰富处，针刀松解后，无论出血与否，都应常规按压针孔1分钟。若少量出血导致皮下青紫瘀斑者，可不必特殊处理，一般可自行消退。

（2）较深部位血肿　局部肿胀疼痛明显或仍继续加重，可先做局部冷敷止血或肌注酚磺乙胺（止血敏）。24小时后，局部热敷，理疗，按摩，外搽活血化瘀药物等以加速瘀血的消退和吸收。

（3）有重要脏器的部位出血　椎管内、胸腹腔内出血较多或不易止血者，需立即进行外科手术。若出现休克，则先做抗休克治疗。若出现急腹症则对症处理。

**4. 预防**

（1）熟练掌握治疗局部精细、立体的解剖知识。弄清周围血管运行的确切位置及体表投影。

（2）严格按照四步进针规程操作，施术过程中密切观察患者反应。认真体会针下感觉，若针下有弹性阻力感，患者有身体抖动、避让反应，并诉针下刺痛，应将针刀稍提起、略改变进针方向再行刺入。

（3）术前应耐心询问病情，了解患者出、凝血情况，有无血小板减少症、血友病等，必要时，先做出、凝血时间检验。若是女性，应询问是否在月经期，平素月经量是否较多。

（4）术中操作切忌粗暴，应中病则止。若手术部位在骨面，松解时针刀刀刃应避免离开骨面，更不可大幅度提插。值得说明的是，针刀松解部位少量的渗血是有利于病变组织修复的，它既可以营养被松解的病变组织，又可以调节治疗部位生理化学的平衡，同时又可改善局部血液循环状态等，是有利而无害的。

## 第四节　周围神经损伤的处理与预防

临床上治疗时，针刀多在神经、血管周围进行操作，如对各种神经卡压综合征的治疗。但因在针刀技术培训时，已经特别强调针刀治疗的基础是精细、立体、动态的解剖知识，针刀临床医生对神经的分布、走向等情况一般都掌握较好，所以针刀损伤周围神经的案例并不多。只有少数因医者针刀操作不规范，术后手法过于粗暴而出现神经损伤的，大多数也只引起强烈的刺激反应，遗留后遗症者极少。

**1. 发生原因**

（1）解剖知识不全面，立体概念差，没有充分考虑人体生理变异。

（2）麻醉（局麻、神经阻滞麻醉、全身麻醉）后实施针刀手术，特别是在肌肉丰厚处，如在腰、臀部治疗时针刀刺中神经干，患者没有避让反应或避让反应不明显而被忽视。

（3）盲目追求快针，强刺激，采用重手法操作而致损伤。

（4）针刀术后，用手法矫形时过于粗暴，夹板固定太紧、时间太久。

**2. 临床表现**

（1）在针刀进针、松解过程中，突然有触电感或出现沿外周神经向末梢或逆行向上放散的一种麻木感。若有损伤，多在术后 1 日左右出现异常反应。

（2）轻者可无其他症状，较重者可同时伴有该神经支配区内的麻木、疼痛、温度觉改变或功能障碍。

根据损伤的神经干不同，其临床表现也各有特点：

①正中神经损伤　桡侧 3 个半手指掌侧及相应指远节背面皮肤感觉障碍；前臂屈肌无力，桡侧三指不能屈曲，拇指对掌功能障碍，日久可出现大鱼际萎缩，握拳无力，拇指与小指不能对捏。

②桡神经损伤　第 1、2 掌骨背侧皮肤感觉减退或消失；桡神经支配区域肌肉无力，伸腕肌、伸指肌麻痹而致腕下垂，日久而出现前臂背侧肌肉萎缩；如果在桡神经沟以上损伤，则可使肱三头肌麻痹，出现主动伸直时关节障碍。双手举起，手掌向前，四指并拢伸直，拇指自然伸开，两手掌相比观察可见，患侧拇指处于内收位，不能主动外展和背伸。认真检查，握拳试验、合掌分掌试验阳性。

③尺神经损伤　小指、环指指间关节屈曲，掌指关节伸直，形成"爪状"畸形，

拇指不能内收，其余四指不能外展，骨间肌无力，小鱼际萎缩，手部尺侧 1 个半手指感觉障碍。拇指尖和食指尖不能相触成"O"形，握拳试验、夹纸试验阳性。

④坐骨神经损伤　腘绳肌肌无力而使主动屈曲膝关节困难，小腿外侧、足部皮肤疼痛或感觉障碍，肌肉麻痹，出现垂足畸形；趾、踝关节屈伸活动障碍。

⑤腓总神经损伤　足不能主动背屈及外翻，自然状态表现为足下垂。行走困难，行走时需高抬脚，落下时足尖下垂先着地，足跟后着地，否则容易跌跤。小腿前外侧，足背部皮肤感觉障碍。

### 3. 处理方法

（1）出现神经刺激损伤现象，应立即停止针刀操作。若患者疼痛、麻木明显，可局部先行以麻药、类固醇类药、维生素 B 族药等配伍封闭。

（2）24 小时后，给予热敷、理疗、口服中药，按照神经分布区行针灸治疗。

（3）局部轻揉按摩，在医生指导下加强功能锻炼。

### 4. 预防

（1）严格按照四步进针规程操作。病变部位较深者，治疗时宜摸索进针，若刺中条索状坚韧组织，患者有触电感沿神经分布路线放射时，应迅速提起针刀，稍移动针刀位置后再进针。

（2）在神经干或其主要分支循行路线上治疗时，不宜局麻后针刀治疗，也不宜针刀术后向手术部位注射药物，如普鲁卡因、氢化可的松、酒精等，否则可能导致周围神经损害。

（3）术前要检查针具是否带钩、毛糙、卷刃，如发现有上述情况应立即更换。

（4）术后手法治疗一定不要粗暴，特别是在腰麻或全麻下手法矫形，患者没有应有的避让反应等，最易造成损伤。

（5）针刀操作时忌大幅度提插。但需注意的是，刺伤神经出现的反应与刺中经络引起的循经感传现象有着明显的区别，不可混淆。刺伤神经出现的反应是沿神经分布线路放射，有触电感。其传导速度异常迅速，并伴有麻木感。刺中经络或松解神经周围变性软组织时，患者的感觉则是酸胀、沉重感，偶尔也有麻酥酥感，其传导线路是沿经络线路，其传导速度缓慢，术后有舒适感。

## 第五节　创伤性气胸的处理与预防

针刀引起创伤性气胸是指针具刺穿了胸腔且伤及肺组织，气体积聚于胸腔，从而造成气胸，出现呼吸困难等现象。

### 1. 发生原因

主要是针刀刺入胸部、背部和锁骨附近的穴位过深，针具刺穿了胸腔且伤及肺组织，气体积聚于胸腔而造成气胸。

### 2. 临床表现

患者突感胸闷、胸痛、气短、心悸，严重者呼吸困难、发绀、冷汗、烦躁、恐惧，到一定程度会发生血压下降、休克等危机现象。检查：患侧肋间隙变宽，胸廓饱满，叩诊鼓音，听诊肺呼吸音减弱或消失，气管可向健侧移位。如气窜至皮下，患侧胸部、颈部可出现握雪音，X线胸部透视可见肺组织被压缩现象。

### 3. 处理方法

一旦发生气胸，应立即出针刀，采取半卧位休息，要求患者心情平静，切勿恐惧而反转体位。一般漏气量少者，可自然吸收。同时要密切观察，随时对症处理，如给予镇咳消炎药物，以防止肺组织因咳嗽扩大创孔，加重漏气和感染。对严重病例如发现呼吸困难、发绀、休克等现象需组织抢救，如胸腔排气、少量慢速输氧、抗休克等。

### 4. 预防

针刀治疗时，术者必须思想集中，选好适当体位，注意选穴，根据患者体型肥瘦，掌握进针深度，施行手法的幅度不宜过大。对于胸部、背部的施术部位，最好平刺或斜刺，且不宜太深，以免造成气胸。

## 第六节　内脏损伤的处理与预防

针刀引起内脏损伤是指针刀刺入内脏周围过深，针具刺入内脏引起内脏损伤，而出现各种内脏损伤的症状。

### 1. 发生原因

主要是术者缺乏解剖学知识，对施术部位和其周围脏器的解剖关系不熟悉，加之针刀刺入过深而引起的后果。

### 2. 临床表现

刺伤肝、脾时，可引起内出血，患者可感到肝区或脾区疼痛，有的可向背部放射；如出血不止，腹腔内聚血过多，会出现腹痛、腹肌紧张，并有压痛及反跳痛等急腹症症状。刺伤心脏时，轻者可出现强烈的刺痛；重者有剧烈的撕裂痛，引起心外射血，立即导致休克、死亡。刺伤肾脏时，可出现腰痛，肾区叩击痛，呈血尿，严重时血压下降、休克。刺伤胆囊、膀胱、胃、肠等空腔脏器时，可引起局部疼痛、腹膜刺激征或急腹症症状。

### 3. 处理方法

损伤严重或出血明显者，应密切观察，注意病情变化，特别是要定时检测血压。对于休克、腹膜刺激征，应立即采取相应措施进行抢救。

### 4. 预防

掌握重要脏器部位的解剖结构，明了躯干部施术部位的脏器组织。操作时，注意凡有脏器组织、大的血管、粗的神经处都应改变针刀进针方向，避免深刺。同时注意体位，避免视角产生的谬误。肝、脾、胆囊肿大及心脏扩大的患者，胸、背、胁、腋的部位不宜深刺。

## 下 篇 各 论

# 第七章　软组织损伤疾病

## 第一节　头颈躯干部软组织损伤

### 一、帽状腱膜挛缩

本病是头部浅表软组织慢性损伤后，在组织修复过程中帽状腱膜与周围组织发生的瘢痕化挛缩，卡压血管、神经所引起的一组临床证候群。

**【针刀应用解剖】**

帽状腱膜（图 7-1）紧临头部皮下，由致密的结缔组织与脂肪组织构成，并通过许多结缔组织小梁将脂肪组织分成无数小格，内有血管及神经通过。帽状腱膜与颅骨骨膜之间没有肌间膜相连，只在耳后肌和耳前肌起始处，有少量肌间膜，但它不像四肢和躯干之间的肌间膜那样多。具体分为前组：距正中线 2cm 处有滑车上动静脉和滑车上神经，距正中线 2.5cm 处有眶上动静脉和眶上神经。后组：行于枕区的枕动静脉和枕大神经。帽状腱膜与皮肤紧密相连共同构成不易分层剥离的"头皮"，因而在维持头部表面正常结构上具有重要作用。

**【病因病理】**

头部浅表外伤或皮肤的感染性疾病如疖等均可累及帽状腱膜，造成损伤，组织修复过程中损伤处腱膜与周围组织粘连，进而纤维化形成瘢痕并挛缩，通过其中的血管神经受到牵拉、压迫、挛缩造成局部体液流通不畅、代谢产物堆积、局部张力增加，刺激局部敏感神经末梢，引起神经刺激症状。

## 【临床表现】

头部不适、有紧箍感，通常为顶枕部胀痛发麻甚至放射至颞部，持续性钝痛，当受寒或挤压病损处时痛感加剧，可为针刺状。挛缩严重者可压迫枕大神经，引起相应症状。

## 【诊断要点】

（1）头部区域性胀痛发麻并有紧箍感。
（2）头部浅表有外伤或感染性疾病发作史。
（3）病损处有压痛点，受寒冷刺激或挤压损伤区痛感加剧。
（4）排除其他引起头痛的内外科疾病。

## 【针刀治疗】

### 1. 治疗原则

依据人体弓弦力学系统解剖结构及疾病病理构架的网眼理论，应用针刀整体松解帽状腱膜的粘连瘢痕与挛缩，针刀术后手法进一步松解残余的粘连瘢痕。

### 2. 操作方法

（1）体位　坐位。

（2）体表定位

①用手触压头皮，在额、顶部寻找到 4 个病灶处的条索、结节状物，即为进针刀点（图 7 - 1A）。

②后枕部枕外隆凸旁开 3cm 处（图 7 - 1B）。

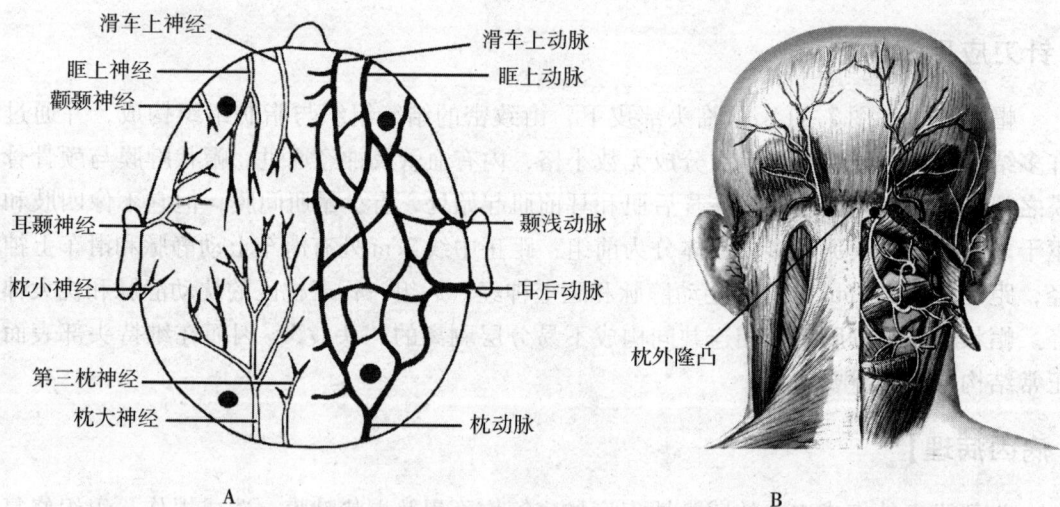

图 7 - 1　帽状腱膜挛缩针刀松解体表定位

（3）消毒　在施术部位，用活力碘消毒 2 遍，然后铺无菌洞巾，使治疗点正对洞巾中间。

（4）麻醉　用1%利多卡因局部浸润麻醉，每个治疗点注药1ml。

（5）刀具　Ⅰ型4号直形针刀。

（6）针刀操作

①第1支针刀松解头右侧前顶部帽状腱膜的粘连和瘢痕　针刀体与进针处颅骨骨面垂直，刀口线与帽状腱膜纤维走行方向一致，严格按照四步进针刀规程进针刀，刺入皮肤到达骨面后，纵疏横剥3刀，范围0.5cm。其他3支针刀操作方法参照第1支针刀操作方法（图7-2）。

②合并卡压枕大神经时，第5支针刀松解右侧枕大神经的卡压　在枕外隆凸右侧平行旁开3cm处作为进针刀点。刀口线与人体纵轴一致，针刀体向脚侧倾斜90°角，严格按照四步进针刀规程进针刀，针刀经皮肤，皮下组织，直达骨面，先纵疏横剥3刀，范围0.5cm，然后调转刀口线90°，针刀在枕骨面上铲剥3刀，范围0.5cm。第6支针刀松解左侧枕大神经的卡压，针刀松解方法与右侧相同（图7-3）。

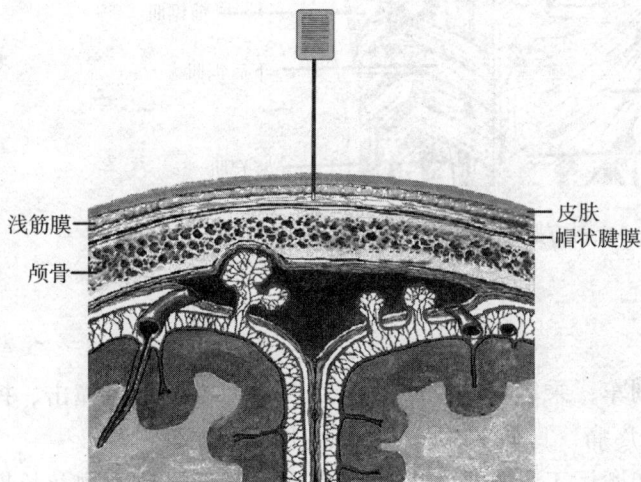

图7-2　针刀松解帽状腱膜

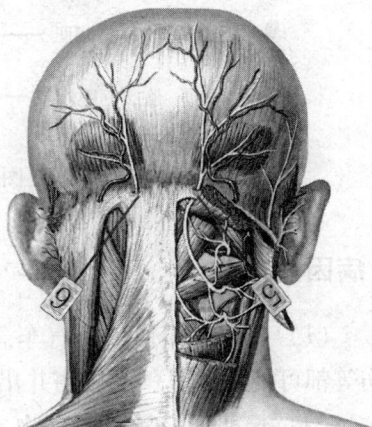

图7-3　针刀松解枕大神经卡压点

③术毕　拔出针刀，局部压迫止血3分钟后，创可贴覆盖针眼。

## 【针刀术后手法治疗】

拇指在痛点将头皮向周围推拉2次。

### 二、斜方肌损伤

斜方肌覆盖了颈肩后部，因颈部活动幅度较大，频率较高，故斜方肌上段损伤较多，临床主要表现为颈肩部疼痛。

## 【针刀应用解剖】

斜方肌（图7-4）为位于项区与胸背区上部的三角形的扁阔肌，于后正中线两侧左右各一块。斜方肌起自上项线、枕外隆凸、项韧带及全部胸椎的棘突，肌纤维向两侧移行止于锁骨外侧份、肩峰及肩胛冈处。

斜方肌上部肌束收缩时可使肩胛骨外旋；下部肌束收缩时可使肩胛骨下移；整体收缩时可使肩胛骨向脊柱靠拢。当肩胛骨固定时，两侧斜方肌收缩可使头后仰；一侧斜方肌收缩可使颈部曲向同侧。

斜方肌宽大且富含血供，主要由副神经支配。斜方肌的血液供应主要由颈浅动脉与肩胛背动脉提供，其次来自枕动脉及节段性的肋间后动脉。

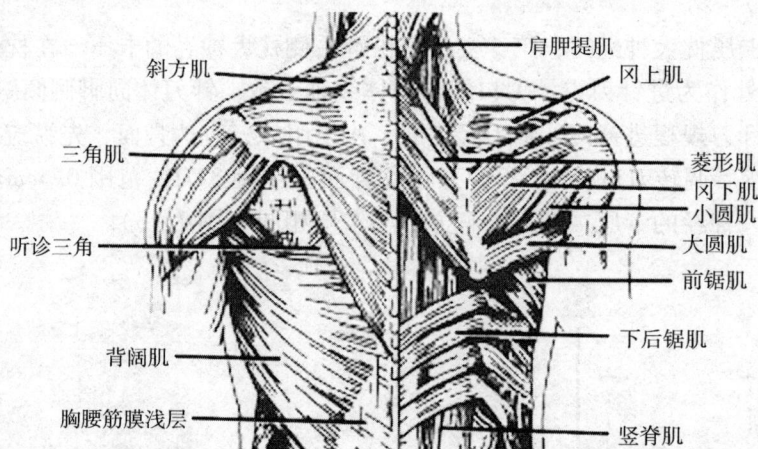

图7-4　斜方肌分布与比邻关系

## 【病因病理】

（1）挥鞭式损伤，如汽车急刹车，乘客的头颈突然前后摆动，以及暴力撞击、摔伤等都可使斜方肌颈段拉伤并出现疼痛，日久出现损伤组织变性。

（2）长期歪头斜肩扛重物，如搬运工，常超出肌肉承受力，反复提拉重物及长期低头伏案工作者，肌肉附着点或担在肋骨上的肌肉纤维被反复撕伤，出现纤维增生、粘连，甚至钙化而引起症状。

## 【临床表现】

多为缓慢发病，以单侧损伤多见。患侧颈、肩、背部酸痛沉紧，活动颈部时患处有牵拉感。颈项部酸痛、僵硬，喜向患侧做后仰活动，甚至伴有头痛。按压、捶打患处有舒服感并可缓解症状。重者，低头、旋颈等活动障碍。有些患者只有肩背痛，如背负重物感。

## 【诊断要点】

（1）颈肩背部酸胀不适，沉重感，患者头部略向患侧偏歪。

（2）枕外隆凸下稍外部肌肉隆起处压痛，肌纤维变性，弹性减退。颈根部和肩峰之间及肩胛冈上、下缘可触及条索状物，压之酸胀或疼痛，可牵及患肩和患侧头枕部。

（3）固定患肩向健侧旋转患者头颈部，可引起疼痛。

（4）X线片一般无明显变化，病程长者，枕后肌肉在骨面附着处可有骨赘生成。

## 【针刀治疗】

### 1. 治疗原则

依据针刀医学关于人体弓弦力学系统的理论和网眼理论，斜方肌损伤部位位于斜方肌枕外隆凸、第7颈椎棘突、第12胸椎棘突处的起点部以及斜方肌肩胛冈止点部及肩峰止点部等弓弦结合部，由于斜方肌与背阔肌走行方向不一致，故斜方肌损伤后，斜方肌与背阔肌交界处发生摩擦，导致局部粘连瘢痕形成。运用针刀对损伤部位进行整体松解。

### 2. 操作方法

2.1 第1次针刀松解斜方肌起点处的粘连瘢痕

（1）体位　俯卧位。

（2）体表定位　枕外隆凸、第7颈椎棘突、第12胸椎棘突。

（3）消毒　在施术部位，用活力碘消毒2遍，然后铺无菌洞巾，使治疗点正对洞巾中间。

（4）麻醉　用1%利多卡因局部浸润麻醉，每个治疗点注药1ml。

（5）刀具　Ⅰ型4号直形针刀。

（6）针刀操作（图7-5）

①第1支针刀松解斜方肌枕外隆凸部起点处的粘连瘢痕　在枕外隆凸上项线上定位，刀口线与人体纵轴方向一致，针刀体向脚侧倾斜30°，按四步进针刀规程进针刀，针刀刺入皮肤，经皮下组织，达枕外隆凸骨面，调转刀口线90°，向下铲剥3刀，范围0.5cm。

②第2支针刀松解斜方肌第7颈椎起点处的粘连瘢痕　在第7颈椎棘突处定位，刀口线与人体纵轴方向一致，针刀体与皮肤垂直，按四步进针刀规程进针刀，针刀刺入皮肤，经皮下组织，达第7颈椎棘突顶点骨面，纵疏横剥3刀，范围0.5cm。

③第3支针刀松解斜方肌第12胸椎起点处的粘连瘢痕　在第12胸椎棘突处定位，刀口线与人体纵轴方向一致，针刀体与皮肤垂直，按四步进针刀规程进针刀，针刀刺入皮肤，经皮下组织，达第12胸椎棘突顶点骨面，纵疏横剥3刀，范围0.5cm。

④术毕　拔出针刀，局部压迫止血3分钟后，创可贴覆盖针眼。

2.2 第2次针刀松解斜方肌止点及斜方肌与背阔肌交界处的粘连瘢痕

（1）体位　俯卧位。

（2）体表定位　肩胛冈，肩峰压痛点，第6胸椎旁开5cm压痛点。

（3）消毒　在施术部位，用活力碘消毒2遍，然后铺无菌洞巾，使治疗点正对洞巾中间。

（4）麻醉　用1%利多卡因局部浸润麻醉，每个治疗点注药1ml。

（5）刀具　Ⅰ型4号直形针刀。

（6）针刀操作（图7-6）

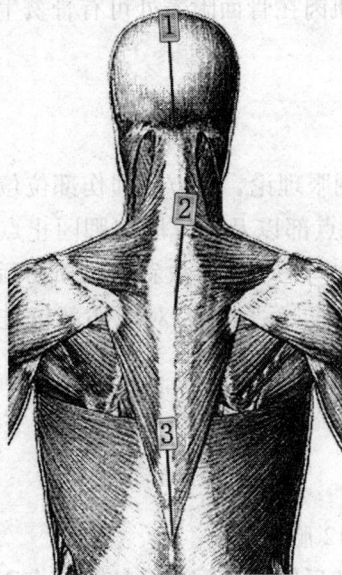

图7-5　针刀松解斜方肌起点处　　　图7-6　针刀松解斜方肌止点及与背阔肌交界处

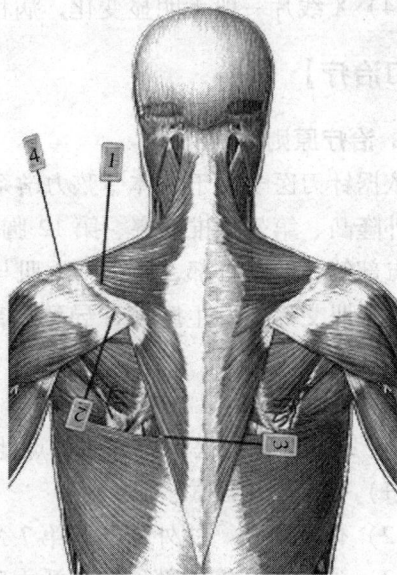

①第1支针刀松解斜方肌肩胛冈上缘止点的粘连瘢痕　在肩胛冈上缘定位，刀口线与斜方肌肌纤维方向一致，针刀体与皮肤垂直，按四步进针刀规程进针刀，针刀刺入皮肤，经皮下组织，达肩胛冈上缘骨面，纵疏横剥3刀，范围0.5cm。

②第2支针刀松解斜方肌肩胛冈下缘止点的粘连瘢痕　在肩胛冈下缘定位，刀口线与斜方肌肌纤维方向一致，针刀体与皮肤垂直，按四步进针刀规程进针刀，针刀刺入皮肤，经皮下组织，达肩胛冈下缘骨面，纵疏横剥3刀，范围0.5cm。

③第3支针刀松解斜方肌与背阔肌交界处的粘连瘢痕　在第6胸椎旁开5cm处定位，刀口线与斜方肌肌纤维方向一致，针刀体与皮肤垂直，按四步进针刀规程进针刀，针刀刺入皮肤，经皮下组织，当刀下有韧性感或者酸胀感时，即到达斜方肌与背阔肌交界瘢痕处，纵疏横剥3刀，范围0.5cm。

④第4支针刀松解斜方肌肩峰止点的粘连瘢痕　在肩峰处定位，刀口线与斜方肌肌纤维方向一致，针刀体与皮肤垂直，按四步进针刀规程进针刀，针刀刺入皮肤，经皮下组织，达肩峰骨面，纵疏横剥3刀，范围0.5cm。

⑤术毕，拔出针刀，局部压迫止血3分钟后，创可贴覆盖针眼。

## 【针刀术后手法治疗】

每次针刀术后，患者正坐位，助手单膝顶在患者背部中间，术者站在患者前面，双手放在肩关节上方，固定肩关节，嘱患者抬头挺胸，在患者挺胸到最大位置时，术者双手突然放开，使斜方肌强力收缩1次即可。

### 三、胸锁乳突肌肌腱炎

本病常于睡眠后发病，其原因可能是劳损引起肌腱的慢性损伤，肌腱在不断地自我修复。由于白天头部活动频繁，血运良好，代谢较快；睡眠时，因头部停止活动，肌腱的局部血运较差，代谢减慢，加之睡眠姿势不良，可加重胸锁乳突肌的牵拉损伤，如果颈部保暖不好，会使肌腱血供进一步减少，使肌腱受损部位的坏死细胞、渗出物不能被排除，形成水肿，刺激神经末梢，而引起一系列临床表现。

【针刀应用解剖】

胸锁乳突肌（图7-7）起自胸骨体及锁骨胸骨端，止于乳突及枕骨上项线。一侧收缩使头转向对侧，两侧收缩使头后仰。它还有提胸廓、协助深吸气的作用。由副神经、颈丛肌支（$C_2 \sim C_3$）支配。

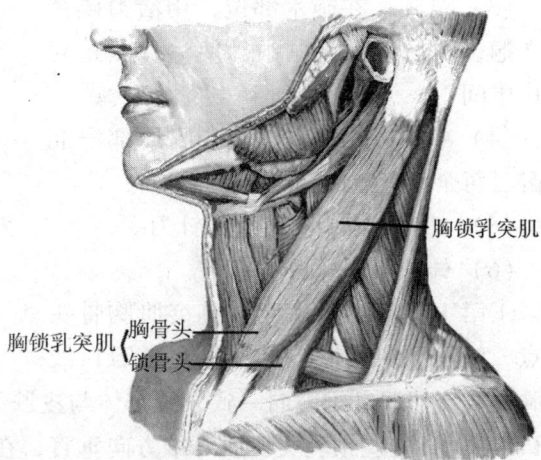

【病因病理】

突然转头或睡姿不良损伤胸锁乳突肌，造成胸锁乳突肌肌腱积累性损伤。肌腱劳损后，由于受寒或再次过度牵拉，造成局部代谢障碍而引起水肿，代谢物刺激肌腱可造成肌腱疼痛，肌肉痉挛。

图7-7　胸锁乳突肌

【临床表现】

一般都于睡眠起身后突然发作，患者颈部旋转活动受限，僵硬，勉强转颈会引起患侧颈部痉挛性疼痛。

【诊断要点】

（1）无明显外伤史，但有经常转颈、突然过度转头、睡眠姿势不良和颈部扭转斜置等劳损史。

（2）转颈受限，颈部僵硬。

（3）被动转颈或后伸颈部可引起胸锁乳突肌肌腱疼痛和胸锁乳突肌痉挛。

（4）胸锁乳突肌附着处有明显压痛。

【针刀治疗】

1. 治疗原则

依据针刀医学关于人体弓弦力学系统及疾病病理构架的网眼理论，胸锁乳突肌受到异常应力刺激造成损伤后，人体在代偿过程中，在肌肉起点与止点及肌肉行经途中形成粘连、瘢痕和挛缩，造成颈部的力学平衡失调，而产生上述临床表现。胸锁乳突肌损伤的部位在胸骨体、锁骨胸骨端、乳突及枕骨上项线肌肉的起点与止点以及肌腹部。用针刀将其关键点的粘连松解、切开瘢痕，恢复颈部的力学平衡。

**2. 操作方法**

（1）体位　卧位，头偏向对侧。

（2）体表定位　胸锁乳突肌起点与止点，肌腹部压痛点。

（3）消毒　在施术部位，用活力碘消毒2遍，然后铺无菌洞巾，使治疗点正对洞巾中间。

（4）麻醉　用1%利多卡因局部浸润麻醉，每个治疗点注药1ml。

（5）刀具　Ⅰ型4号直形针刀。

（6）针刀操作（图7-8）

①第1支针刀松解胸锁乳突肌胸骨头起点　触压到肌肉起点的压痛点，刀口线

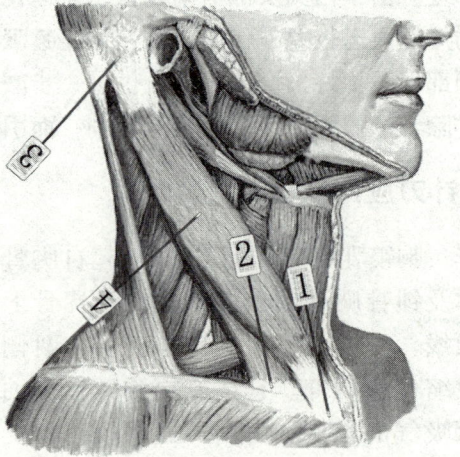
图7-8　针刀松解胸锁乳突肌肌腱炎

与胸锁乳突肌肌纤维方向一致，针刀体与皮肤呈60°角刺入，达胸骨肌肉起点处，调转刀口线90°，与胸锁乳突肌肌纤维方向垂直，在骨面上向内铲剥3刀，范围0.5cm。

②第2支针刀松解胸锁乳突肌锁骨部起点　触压到肌肉锁骨头起点的压痛点，刀口线与胸锁乳突肌肌纤维方向一致，针刀体与皮肤呈90°角刺入，达胸锁乳突肌锁骨起点处，调转刀口线90°，与胸锁乳突肌肌纤维方向垂直，在骨面上向内铲剥3刀，范围0.5cm。

③第3支针刀松解胸锁乳突肌止点　针刀体与枕骨面呈90°角刺入达乳突骨面后，调转刀口线90°，在乳突骨面上向乳突尖方向铲剥3刀，范围0.5cm。

④第4支针刀松解肌腹部压痛点　在胸锁乳突肌肌腹部，刀口线与胸锁乳突肌肌纤维方向一致，针刀体与皮肤呈90°角刺入，有一落空感，再刺入肌肉内，纵疏横剥3刀，范围0.5cm。

⑤术毕，拔出针刀，局部压迫止血3分钟后，创可贴覆盖针眼。

如果两侧胸锁乳突肌损伤同时出现症状，患者能够承受手术，可以在一侧手术完成后，将头转向对侧，再做另一侧手术。

（7）注意事项

①胸锁乳突肌胸骨头及锁骨部起点处松解时，针刀松解在骨面上进行，针刀不可偏离骨面，应严格松解范围，否则可能引起创伤性气胸。

②肌腹部松解时，针刀在肌腹内部寻找病变点，不可穿过肌肉，否则易引起出血。

**【针刀术后手法治疗】**

针刀术毕，一手前臂尺侧压住患侧下颌，另一手掌托住对侧枕部，将颈部转向对侧，用力牵拉下弹压数次，颈托固定7天。

### 四、头夹肌损伤

头夹肌第 7 颈椎处和枕骨上项线处极易受损。经常挑担子者易患头夹肌劳损。挑担子时，头夹肌处于紧张状态，肌肉附着处易受损。第 7 颈椎的附着点处损伤后，因机化、增生形成瘢痕，造成第 7 颈椎处的圆形隆起，俗称"扁担疙瘩"。

**【针刀应用解剖】**

头夹肌起于颈 3 至胸 3 的棘突及项韧带，止于上项线外侧端及乳突后缘，它和枕肌共同在上项线外侧端交织附着，枕肌又移行于帽状腱膜，与额肌一前一后共同紧张帽状腱膜。单侧收缩，使头转向同侧，双侧收缩，使头后仰（图 7 - 9）。

**【病因病理】**

头夹肌的表层有斜方肌，深层有竖脊肌，它是使头部后仰的主要肌肉之一。头颈部的活动以第 1 胸椎为支点，而第 1 胸椎本身活动幅度较小。头颈部在频繁大幅度地活动时，第 7 颈椎棘突成为应力的中心。因此，头夹肌第 7 颈椎的附着处极易受损。

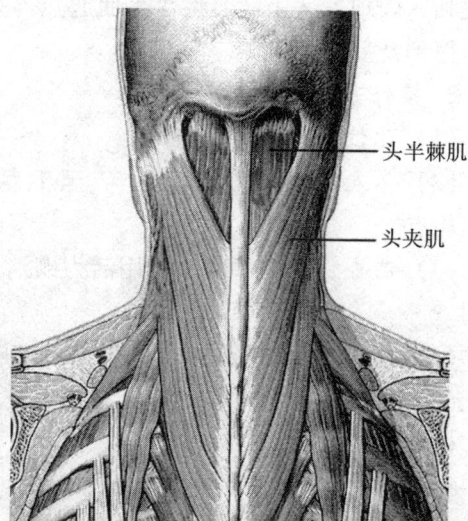

头半棘肌

头夹肌

图 7 - 9 头夹肌解剖

头夹肌的附着处损伤后，头颈部其他肌肉活动可影响头夹肌的修复。即使是肌腱处在制动状态，但肌腹会在其他肌肉的活动下不停地运动。因此，头夹肌损伤后，其修复和损伤同时进行，因而，损伤点的瘢痕组织越来越厚。

**【临床表现】**

患侧枕骨缘的上项线或第 7 颈椎棘突处疼痛，转头或仰头受限，颈项部有僵硬感。热敷可使颈项部松弛，但附着处疼痛始终存在。气候变化时，不适感加重。

**【诊断要点】**

（1）有外伤史或劳损史。

（2）在第 7 颈椎棘突处，或枕骨上项线单侧或双侧有压痛。

（3）用手掌压住颈后部，将颈部下压使其低头，再令患者努力抬头伸颈，可使疼痛加剧。

## 【针刀治疗】

### 1. 治疗原则

依据针刀医学关于人体弓弦力学系统及疾病病理构架的网眼理论，头夹肌在下位颈椎和枕骨上项线损伤后，引起粘连、瘢痕和挛缩，造成枕项部的力学平衡失调，而产生上述临床表现。运用针刀将头夹肌起点与止点的粘连松解，切开瘢痕，使枕项部的力学平衡得到恢复。

### 2. 操作方法

（1）体位　俯卧低头位。

（2）体表定位　肌肉起点：$C_3$ 至 $T_3$ 棘突顶点；肌肉止点：上项线外侧端及乳突后缘压痛点。

（3）消毒　在施术部位，用活力碘消毒 2 遍，然后铺无菌洞巾，使治疗点正对洞巾中间。

（4）麻醉　用 1% 利多卡因局部浸润麻醉，每个治疗点注药 1ml。

（5）刀具　Ⅰ型 4 号直形针刀。

（6）针刀操作

①第 1 支针刀松解头夹肌起点（图 7-10）　触压到肌肉起点的压痛点，刀口线与人体纵轴一致，针刀体与皮肤呈 90°角刺入，达肌肉起点的颈椎棘突顶点及两侧，不可超过棘突根部，以免损伤神经或脊髓。紧贴棘突顶点及两侧纵疏横剥 3 刀，范围 0.5cm。

②第 2 支针刀松解头夹肌止点（图 7-10）　如疼痛、压痛点在肌肉止点，在患侧压痛点处进针刀，针刀体与枕骨面呈 90°角刺入，进针刀时应注意避开神经和血管，达骨面后，纵疏横剥 3 刀，范围 0.5cm。

③对于病情较重，松解头夹肌起点与止点后，患者症状仍然存在的，需要做头夹肌行经路线中的针刀松解（图 7-11），一般松解 2 刀。刀口线与肌纤维方向一致，针刀体与皮肤呈 90°角刺入，达肌肉时，有韧性感，纵疏横剥 3 刀，范围 0.5cm。

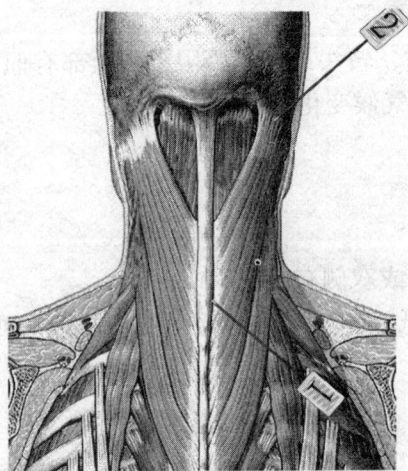

图 7-10　针刀松解头夹肌起点与止点　　　　图 7-11　针刀松解头夹肌行经路线

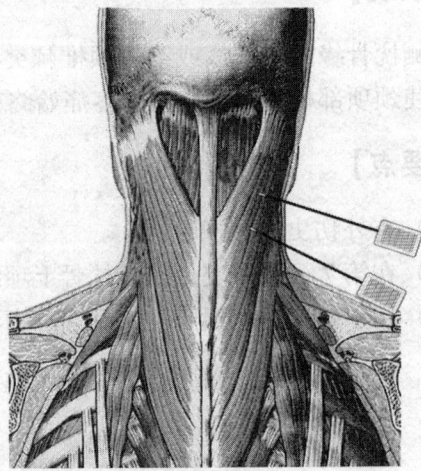

④术毕，拔出针刀，局部压迫止血3分钟后，创可贴覆盖针眼。

## 【针刀术后手法治疗】

针刀术毕，一手前臂尺侧压住患侧下颌，另一手掌托住对侧枕部，将颈部转向对侧，用力牵拉下弹压2次，颈托固定7天。

### 五、肩胛提肌损伤

本病大多由突然性动作造成损伤，如上肢突然过度后伸，使肩胛骨上提和向内上方旋转，肩胛提肌突然强烈收缩，由于肩胛骨周围软组织的影响，使肩胛骨与肩胛提肌不能同步运动，而造成肩胛骨脊柱缘的内上角肩胛提肌附着处的损伤。肩胛提肌起点的损伤是在上4个颈椎横突处，且损伤处瘢痕变性较明显。

## 【针刀应用解剖】

肩胛提肌起自上4个颈椎横突的后结节，止于肩胛骨脊柱缘内侧角的上部，作用是上提肩胛骨并使肩胛骨转向内上方（图7-12、7-13）。

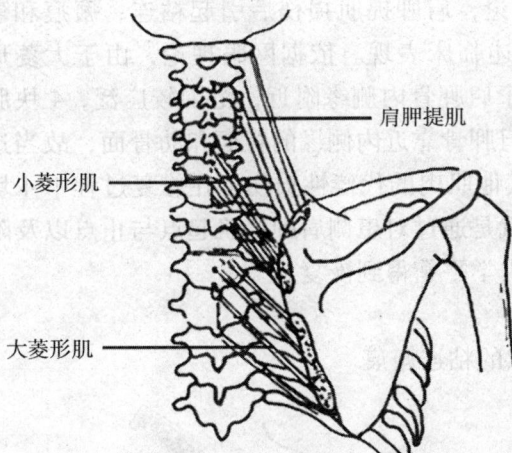

图7-12 肩胛提肌解剖　　　　　图7-13 肩胛提肌比邻关系

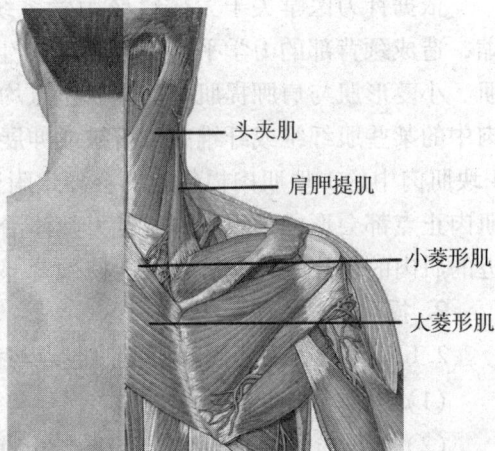

## 【病因病理】

在特殊情况下，为了使肩胛骨迅速上提和向内上旋转，肩胛提肌突然收缩，而参与肩胛骨运动的诸多肌肉不能协同收缩或舒张，常可导致肩胛提肌损伤。该肌的损伤多数是在肌腱部位，即在该肌的起点与止点处，影响工作和休息。急性发作时，肩胛骨内侧缘上部有疼痛感。抑或在颈部上段出现疼痛、拒按。经休息或自我制动后缓解，以后出现慢性症状。

## 【临床表现】

本病多累及单侧,双侧受累较少见。转为慢性后,迁延难愈。患侧上肢后伸受限,患侧肩胛骨脊柱缘内侧上端和颈上段疼痛,不敢舒展躯干上段。睡眠时健侧向下,翻身困难,白天常有患侧抬肩畸形。

## 【诊断要点】

(1)有突发性损伤史或劳损史。

(2)颈肩背部疼痛。

(3)在肩胛骨内上角或上4个颈椎横突处有压痛点。

(4)上肢后伸,并将肩胛骨上提或内旋,可引起疼痛加剧,或不能完成此动作。

(5)X线摄片排除颈椎及肩胛骨器质性病变。

## 【针刀治疗】

### 1. 治疗原则

依据针刀医学关于人体弓弦力学系统理论,肩胛提肌损伤后引起粘连、瘢痕和挛缩,造成颈背部的力学平衡失调,而产生上述临床表现。依据网眼理论,由于大菱形肌、小菱形肌与肩胛提肌、前锯肌止点均位于肩胛骨内侧缘附近,范围较广泛,4块肌肉中的某些肌纤维或纤维束可折叠或伸展至肩胛骨靠近内侧缘的背面和肋骨面,故当这4块肌肉中的1块肌肉损伤时,会导致附近其他肌肉的代偿性损伤,在修复过程中4块肌肉止点都会形成粘连瘢痕。针刀整体治疗就是通过对患侧肩胛提肌起点与止点以及附近的肌肉的粘连进行松解,才能使颈背部的力学平衡得到恢复。

### 2. 操作方法

2.1 第1次针刀松解肩胛提肌起点与止点的粘连瘢痕

(1)体位 俯卧低头位。

(2)体表定位 肩胛提肌起点与止点。

(3)消毒 在施术部位,用活力碘消毒2遍,然后铺无菌洞巾,使治疗点正对洞巾中间。

(4)麻醉 用1%利多卡因局部浸润麻醉,每个治疗点注药1ml。

(5)刀具 Ⅰ型4号直形针刀。

(6)针刀操作(图7-14)

①第1支针刀松解肩胛提肌止点 在肩胛骨内上角的边缘,刀口线方向和肩胛提肌肌纤维方向平行,针刀体和背部皮肤呈90°角,按照四步进针刀规程进针刀,针刀经皮肤、皮下组织,达肩胛骨内上角边缘骨面,调转刀口线

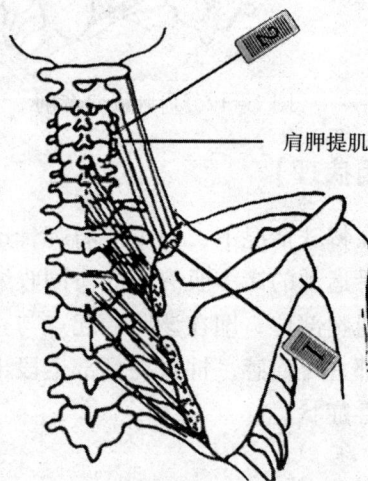

肩胛提肌

图7-14 针刀松解肩胛提肌起点与止点

90°，向肩胛骨内上角边缘骨面铲剥3刀，范围0.5cm。

②第2支针刀松解肩胛提肌起点 在肩胛提肌的起点处，在颈椎横突部进针刀，刀口线方向和颈椎纵轴平行，针刀体和颈部皮肤呈90°角，按照四步进针刀规程进针刀，针刀经皮肤、皮下组织、筋膜达横突尖部时，先做纵行疏通，再做横行剥离（刀刃始终在横突尖部骨面上活动），范围0.5cm。

③术毕，拔出针刀，局部压迫止血3分钟后，创可贴覆盖针眼。

（7）注意事项

①止点松解 对肥胖患者，确定肩胛骨内上角困难时，让患者上下活动肩关节，医生用拇指先摸到肩胛冈，然后向上寻找到肩胛骨的内上角。如不能确定解剖位置，不能盲目做针刀松解，否则会造成创伤性气胸等严重后果。针刀操作时，铲剥应在骨面上进行，不能脱离骨面。

②起点松解 必须熟悉颈部的精细解剖和立体解剖，掌握局部神经血管的走向，否则会造成椎动脉损伤或者神经根损伤等严重并发症。

2.2 第2次针刀松解肩胛提肌肌腹部、大菱形肌与小菱形肌止点的粘连瘢痕

（1）体位 俯卧低头位。

（2）体表定位 肩胛提肌肌腹部、大菱形肌与小菱形肌止点。

（3）消毒 在施术部位，用活力碘消毒2遍，然后铺无菌洞巾，使治疗点正对洞巾中间。

（4）麻醉 用1%利多卡因局部浸润麻醉，每个治疗点注药1ml。

（5）刀具 Ⅰ型4号直形针刀。

（6）针刀操作（图7-15）

①第1支针刀松解肩胛提肌肌腹部的粘连、瘢痕 在肩胛提肌走行路线上寻找压痛点，刀口线和肩胛提肌肌纤维走行方向平行，针刀

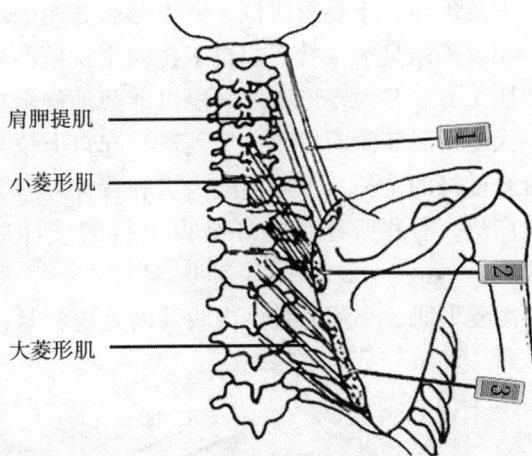

图7-15 针刀松解肩胛提肌肌腹部及大、小菱形肌止点

体和背部皮肤呈90°角刺入，按照四步进针刀规程进针刀，针刀经皮肤、皮下组织，达肩胛提肌肌腹，纵疏横剥3刀，范围0.5cm。

②第2支针刀松解小菱形肌止点粘连瘢痕 在肩胛提肌止点内下方，摸准肩胛骨脊柱缘，寻找压痛点定位。刀口线和小菱形肌肌纤维走行方向平行，针刀体和背部皮肤呈90°角刺入，按照四步进针刀规程进针刀，针刀经皮肤、皮下组织，达肩胛骨内侧骨面，然后针刀小心向内寻找肩胛骨内侧缘，当刀下有落空感时，即达小菱形肌止点骨面，调转刀口线90°，向内铲剥3刀，范围0.5cm。

③第3支针刀松解大菱形肌止点粘连瘢痕 在小菱形肌止点内下方，摸准肩胛骨脊柱缘，寻找压痛点定位。刀口线和大菱形肌肌纤维走行方向平行，针刀体和背部皮肤呈

90°角刺入，按照四步进针刀规程进针刀，针刀经皮肤、皮下组织，达肩胛骨内侧骨面，然后针刀小心向内寻找肩胛骨内侧缘，当刀下有落空感时，即达大菱形肌止点骨面，调转刀口线90°，向内铲剥3刀，范围0.5cm。

④术毕，拔出针刀，局部压迫止血3分钟后，创可贴覆盖针眼。

## 【针刀术后手法治疗】

采用阻抗耸肩手法。针刀术毕，患者坐位，医生站在患者后面，双前臂压住患者的肩部，嘱患者向上耸肩，当患者耸肩到最大位置时，在不通知患者的情况下，医生突然放开双前臂，使肩胛提肌全力收缩，以拉开残余粘连，1次即可。

### 六、菱形肌损伤

本病以青壮年多见，是一种常见病、多发病。病变部位多位于肌肉的起点与止点，以及肌肉的行经路线上。过去多被统称为背痛，病程长，严重影响患者的生活质量。

## 【针刀应用解剖】

大菱形肌、小菱形肌位于背上部斜方肌的深面，肩胛提肌的下方。

小菱形肌呈窄带状，起自下位两个颈椎的棘突，附着于肩胛骨脊柱缘的上部，在大菱形肌上方，与大菱形肌之间隔以菲薄的蜂窝组织层。

大菱形肌菲薄而扁阔，呈菱形，起自上位4个胸椎的棘突，向外下，几乎附着于肩胛骨脊柱缘的全长。神经支配为肩胛背神经。大、小菱形肌与肩胛提肌，前锯肌止点范围较广泛，有些肌纤维或纤维束可折皱或伸展至肩胛骨靠近内侧缘的背面和肋骨面附着。

大菱形肌、小菱形肌可内收及内旋肩胛骨，并上提肩胛骨，使之接近中线（图7－16）。

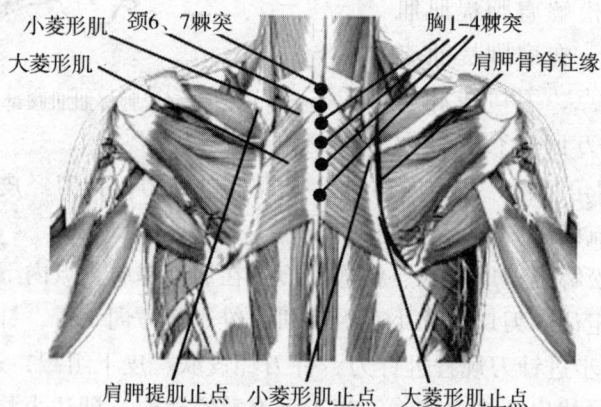

图7－16　大小菱形肌解剖结构

## 【病因病理】

本病大多数由上肢猛力掷物、摔跤，或上肢向后下方猛然用力等引起急性损伤，未经治疗或治疗失当，日久导致此病。

菱形肌与肋骨相邻，急性损伤出血，日久瘢痕粘连，若伤处恰在肋骨上，便和肋骨粘连，影响菱形肌的伸缩运动而发病。当上肢勉强活动时，牵拉到粘连处，就会引起新的损伤，而出现急性症状。

## 【临床表现】

本病在菱形肌急性损伤症状缓和很长一段时间后才发病。急性发作时，在上背脊柱和肩胛骨缘之间都有一突出的痛点，有时局部肿胀，感到上背沉重，背上如负重物，严重者不能入睡，翻身困难。走路时患侧肩部下降，不敢持物和自由活动，以免加剧疼痛。

## 【诊断要点】

（1）患者多有菱形肌损伤史。

（2）将患侧上肢被动向前上方上举，引起疼痛加剧。

（3）痛点和压痛点在第 5 胸椎和肩胛下端的连线以上，大多数靠近肩胛骨的内侧缘。

## 【针刀治疗】

**1. 治疗原则**

针刀整体松解菱形肌起点与止点粘连、瘢痕及附近软组织的粘连、瘢痕。

**2. 操作方法**

2.1 第 1 次针刀松解大菱形肌、小菱形肌起点与止点的粘连、瘢痕

（1）体位 俯卧位。

（2）体表定位 大菱形肌、小菱形肌起点与止点的压痛点。

（3）消毒 在施术部位，用活力碘消毒 2 遍，然后铺无菌洞巾，使治疗点正对洞巾中间。

（4）麻醉 用 1% 利多卡因局部浸润麻醉，每个治疗点注药 1ml。

（5）刀具 Ⅰ型 4 号直形针刀。

（6）针刀操作（图 7-17）

①第 1 支针刀松解小菱形肌起点的粘连瘢痕 摸准小菱形肌起点处的颈椎棘突，在棘突顶部定位，刀口线与脊柱纵轴方向一致，针刀体与皮肤呈 90° 角，按四步进针刀规程进针刀，针刀经皮肤、皮下组织、筋膜达颈椎棘突顶点骨面，纵疏横剥 3 刀，范围 0.5cm，然后分别沿棘突两侧向棘突根部提插切割 3 刀，范围 0.5cm。

②第 2 支针刀松解大菱形肌起点上部的粘连瘢痕 摸准大菱形肌起点上部的胸椎棘

突，在棘突顶部定位，刀口线与脊柱
纵轴方向一致，针刀体与皮肤呈 90°
角，按四步进针刀规程进针刀，针刀
经皮肤、皮下组织、筋膜达胸椎棘突
顶点骨面，纵疏横剥 3 刀，范围
0.5cm，然后分别沿胸椎棘突两侧向棘
突根部提插切割 3 刀，范围 0.5cm。

③第 3 支针刀松解大菱形肌起点中
部的粘连瘢痕　摸准大菱形肌起点中
部的胸椎棘突，在棘突顶部定位，刀
口线与脊柱纵轴方向一致，针刀体与
皮肤呈 90°角，按四步进针刀规程进针
刀，针刀经皮肤、皮下组织、筋膜达
胸椎棘突顶点骨面，纵疏横剥 3 刀，范

图 7-17　针刀松解大、小菱形肌起点与止点

围 0.5cm，然后分别沿胸椎棘突两侧向棘突根部提插切割 3 刀，范围 0.5cm。

④第 4 支针刀松解大菱形肌起点下部的粘连瘢痕　摸准大菱形肌起点下部的胸椎棘
突，在棘突顶部定位，刀口线与脊柱纵轴方向一致，针刀体与皮肤呈 90°角，按四步进
针刀规程进针刀，针刀经皮肤、皮下组织、筋膜达胸椎棘突顶点骨面，纵疏横剥 3 刀，
范围 0.5cm，然后分别沿胸椎棘突两侧向棘突根部提插切割 3 刀，范围 0.5cm。

⑤第 5 支针刀松解小菱形肌止点的粘连瘢痕　在肩胛骨内上角，肩胛提肌止点内下
方，摸准肩胛骨脊柱缘，寻找压痛点定位。刀口线和小菱形肌肌纤维方向平行，针刀体
和背部皮肤呈 90°角刺入，按四步进针刀规程进针刀，针刀经皮肤、皮下组织，达肩胛
骨内侧骨面，然后针刀小心向内寻找肩胛骨内侧缘，当刀下有落空感时，即到达小菱形
肌止点骨面，调转刀口线 90°，向内铲剥 3 刀，范围 0.5cm。

⑥第 6 支针刀松解大菱形肌止点的粘连瘢痕　在小菱形肌止点下方，摸准肩胛骨脊
柱缘，寻找压痛点定位。刀口线和大菱形肌肌纤维方向平行，针刀体和背部皮肤呈 90°
角刺入，按四步进针刀规程进针刀，针刀经皮肤、皮下组织，达肩胛骨内侧骨面，然后
针刀小心向内寻找肩胛骨内侧缘，当刀下有落空感时，即到达大菱形肌止点骨面，调转
刀口线 90°，向内铲剥 3 刀，范围 0.5cm。

⑦术毕，拔出针刀，局部压迫止血 3 分钟后，创可贴覆盖针眼。

（7）注意事项　做肌肉起点与止点松解时，必须先确定骨性标志，尤其是肩胛骨
脊柱缘的确定非常重要，方法是让患者上下活动肩胛骨，医生用拇指触摸到肩胛骨脊柱
缘。切不可盲目做针刀松解，否则，可能因为解剖位置不清，造成创伤性气胸等严重后
果。针刀操作时，铲剥一定在骨面上进行，不能脱离骨面。

2.2 第 2 次针刀松解大菱形肌、小菱形肌肌腹部的粘连瘢痕

（1）体位　俯卧位。

（2）体表定位　大菱形肌、小菱形肌肌腹部压痛点。

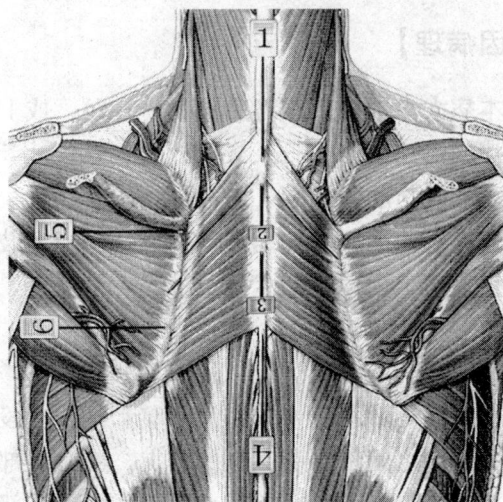

（3）消毒 在施术部位，用活力碘消毒2遍，然后铺无菌洞巾，使治疗点正对洞巾中间。

（4）麻醉 用1%利多卡因局部浸润麻醉，每个治疗点注药1ml。

（5）刀具 Ⅰ型4号直形针刀。

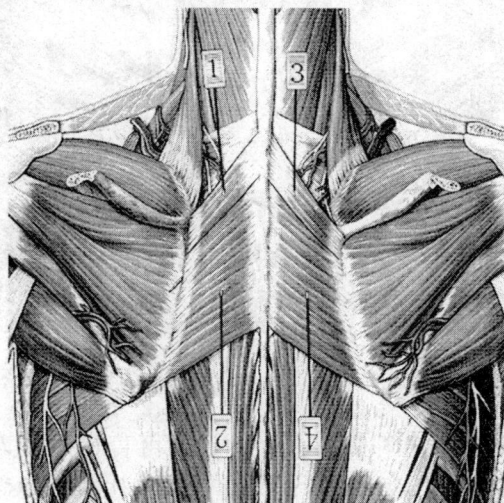

图7-18 针刀松解大小菱形肌肌腹部粘连瘢痕

（6）针刀操作（图7-18）

①第1支针刀松解左侧小菱形肌肌腹部 根据压痛点定位或寻找痛性结节处定位。刀口线和小菱形肌肌纤维方向平行，针刀体和背部皮肤呈90°角刺入，按四步进针刀规程进针刀，针刀经皮肤、皮下组织、筋膜，患者有酸、麻、胀感，或者针刀刺到硬结时，即到达小菱形肌病变部位，纵疏横剥3刀，范围0.5cm。

②第2支针刀松解左侧大菱形肌肌腹部 根据压痛点定位或寻找痛性结节处定位。刀口线和大菱形肌肌纤维方向平行，针刀体和背部皮肤呈90°角刺入，按四步进针刀规程进针刀，针刀经皮肤、皮下组织、筋膜，患者有酸、麻、胀感，或者针刀刺到硬结时，即到达大菱形肌病变部位，纵疏横剥3刀，范围0.5cm。

③第3、4支针刀松解右侧大菱形肌、小菱形肌肌腹部的粘连瘢痕 针刀操作方法与左侧松解方法相同。

④术毕，拔出针刀，局部压迫止血3分钟后，创可贴覆盖针眼。

（7）注意事项 做肌腹部松解时，针刀在肌腹内操作，对损伤严重或者菱形肌发达的患者，针刀可以松解菱形肌与肋骨骨面的粘连，但针刀只能在肋骨面上操作，切不可深入肋间，否则可引起创伤性气胸等严重并发症。

2.3 第3次针刀松解肩胛提肌止点的粘连瘢痕

对病情严重，针刀松解大菱形肌、小菱形肌起点与止点及肌腹部后仍不能恢复的患者，应松解双侧肩胛提肌止点的粘连瘢痕。

（1）体位 俯卧位。

（2）体表定位 肩胛骨内上角压痛点。

（3）消毒 在施术部位，用活力碘消毒2遍，然后铺无菌洞巾，使治疗点正对洞巾中间。

（4）麻醉 用1%利多卡因局部浸润麻醉，每个治疗点注药1ml。

（5）刀具 Ⅰ型4号直形针刀。

（6）针刀操作（图7-19）

①第1支针刀松解左侧肩胛提肌止点的粘连瘢痕 在肩胛骨内上角的边缘，刀口线

方向和肩胛提肌肌纤维方向平行，针刀体和背部皮肤呈 90°角，按四步进针刀规程进针刀，针刀经皮肤、皮下组织，达肩胛骨内上角边缘骨面，调转刀口线 90°，向肩胛骨内上角边缘方向铲剥 3 刀，范围 0.5cm。

②第 2 支针刀松解右侧肩胛提肌止点的粘连瘢痕　针刀松解方法与左侧相同。

③术毕，拔出针刀，局部压迫止血 3 分钟后，创可贴覆盖针眼。

（7）注意事项　做起点与止点松解时，必须先确定骨性标志，尤其是肩胛骨脊柱缘的确定非常重要，方

图 7 - 19　肩胛提肌止点处粘连瘢痕针刀松解示意图

法是让患者上下活动肩胛骨，医生用拇指触摸到肩胛骨脊柱缘。切不可盲目做针刀松解，否则，可能因为解剖位置不清，造成创伤性气胸等严重后果。针刀操作时，铲剥一定在骨面上进行，不能脱离骨面。

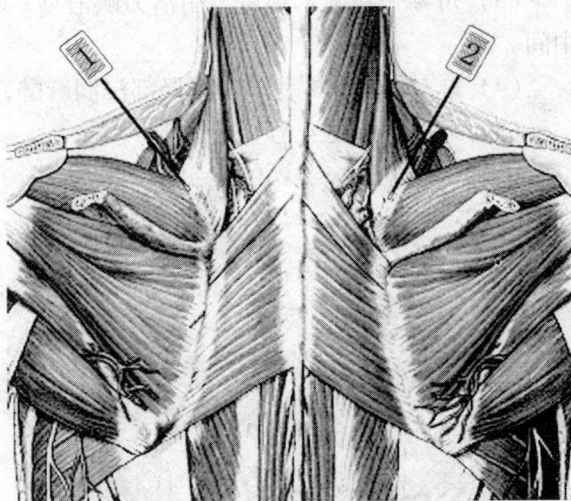

## 【针刀术后手法治疗】

采用阻抗扩胸手法，患者取坐位，双肩关节外展 90°，做好扩胸姿势，医生站在患者后面，双手推住患者的双肘关节后方，嘱患者扩胸，当扩胸到最大位置时，医生突然放开双手，使菱形肌全力收缩，以松解残余粘连。

### 七、竖脊肌下段损伤

本病以积累性劳损和突然的暴力引起的牵拉伤两种情况多见。竖脊肌下段处于人体腰骶部位，是脊柱做伸屈、侧弯活动最频繁的部位，也是做这些运动时应力最集中的部位，临床表现为腰骶部疼痛，弯腰困难，不能久坐和久立，不能持续做脊柱微屈体位的工作。

## 【针刀应用解剖】

背部深层肌也称背部固有肌，是从骨盆延伸到颅的一群肌肉，包括头、颈的伸肌和旋肌（即头夹肌和颈夹肌），短节段肌（棘间肌和横突间肌）以及脊柱的伸肌和旋肌（竖脊肌、横突棘肌，后者又分为半棘肌、回旋肌和多裂肌），它们共同控制脊柱的运动。

1. 竖脊肌

位于脊柱两侧的沟内，其延长部达胸、颈平面。在胸腰椎段，表面有胸腰筋膜及下方的下后锯肌覆盖，而在上胸段有菱形肌和夹肌覆盖。竖脊肌在脊柱两侧不同平面形成

大小不等的肌和腱群。在骶骨，竖脊肌细小呈"U"型，起点处的腱性成分多，且强韧，在腰部，该肌增厚形成一大的肌肉隆起。其外侧靠近腰背外侧沟。在肋角处横越肋骨上行至胸背部，先向上外，后垂直，最后向上内走行，直至被肩胛骨覆盖。

竖脊肌起于骶正中嵴，骶骨背面，向上附着于腰椎，第 11 ~ 12 胸椎棘突及棘上韧带，肌肉外侧部起于髂嵴背内侧和骶外侧嵴，在此与骶结节韧带和骶髂后韧带融合。肌纤维在上腰部分为 3 个纵柱，即外侧的髂肋肌，中间的最长肌和内侧的棘肌。髂肋肌的功能是伸直脊柱及脊柱侧屈，胸最长肌和颈最长肌可使脊柱向后及侧方弯曲，头最长肌可仰头，并使面部转向同侧。棘肌的功能是伸脊柱。髂肋肌和最长肌由下位颈神经、胸神经和腰神经的后支支配，棘肌由下位颈神经和胸神经的后支支配。每一纵柱又分为 3 个部分（表 7 - 1）。

表 7 - 1　上腰部分肌纤维 3 个纵柱又分为 3 个部分

| 髂肋肌 | 最长肌 | 棘肌 |
| --- | --- | --- |
| 腰髂肋肌 | 胸最长肌 | 胸棘肌 |
| 胸髂肋肌 | 颈最长肌 | 颈棘肌 |
| 颈髂肋肌 | 头最长肌 | 头棘肌 |

（1）腰髂肋肌　起于竖脊肌的起点，止于下 6 位肋角缘。

（2）胸髂肋肌　起于下 6 位肋角的上内缘，腰髂肋肌止点的内侧，上行止于上 6 位肋角上内缘及第 7 颈椎横突后结节。

（3）颈髂肋肌　起于第 3 ~ 6 肋角后缘，在胸髂肋肌止点的内侧，上行止于第 4 ~ 6 颈椎横突后结节。

（4）胸最长肌　是髂肋肌的最大的延伸部分，在腰部，它与腰髂肋肌融合，有部分肌纤维止于腰椎整个横突和副突的后面及胸腰筋膜的中层，在胸部，该肌借圆形肌腱和肌束分别止于全部胸椎的横突尖和下 10 位肋骨的肋角和肋结节之间。

（5）颈最长肌　位于胸最长肌的内侧，以长而薄的肌腱起于上 5 位胸椎横突，并以腱的形式止于第 2 ~ 6 颈椎横突后结节。

（6）头最长肌　位于颈最长肌和头半棘肌之间，以腱的形式起于上 5 位胸椎横突及下 4 位颈椎关节突。在胸锁乳突肌和头夹肌的深面止于乳突的后缘。在该肌的中上份常有一横行的腱划。

（7）胸棘肌　是竖脊肌的内侧部分，位于胸最长肌内侧并与其融合，以 3 ~ 4 条肌腱起于 $T_{11}$ ~ $L_2$ 的棘突，然后汇合成一束肌，向上以分开的腱止于上部胸椎的棘突，并与位于其前方的胸半棘肌紧密相连。

（8）颈棘肌　可以缺如，如果存在，起于项韧带的下份和颈 7 及胸 1 ~ 2 棘突，向上止于枢椎棘突，也有止于 $C_3$ ~ $C_4$ 棘突。

（9）头棘肌　多与头半棘肌融合。

**2. 横突棘肌**

脊柱的短节段肌，它们均起于横突斜向上内止于上一个或者几个节段的棘突，由胸半棘肌、颈半棘肌、头半棘肌、多裂肌、胸回旋肌、颈回旋肌、腰回旋肌 7 块肌肉组成。3 块半棘肌的功能：颈半棘肌和胸半棘肌伸脊柱侧弯的颈胸部，并使其向对侧旋转，头半棘肌仰头，并使面部转向对侧。由颈神经和胸神经后支支配。多裂肌和回旋肌的运动方式尚不清楚。其神经支配来源于脊神经的后支。

竖脊肌下段损伤最常见的部位是腰椎横突、骶骨背面及髂骨后部（图 7 - 20）。

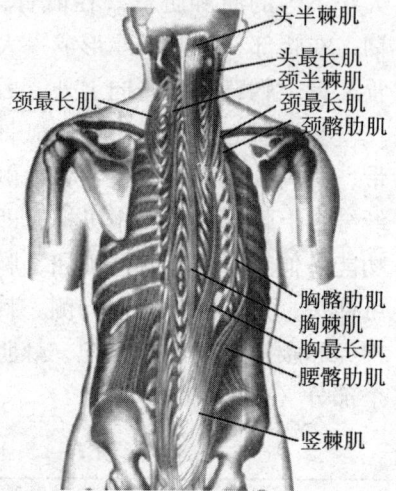

图 7 - 20　竖脊肌结构

## 【病因病理】

竖脊肌下段处在人体腰骶部位，是脊柱做屈伸侧弯活动最频繁的部位，也是做这些运动时应力最集中的地方。损伤有积累性劳损和突然的暴力引起的牵拉伤两种情况，前者是人体持续过度牵拉而缓慢的损伤，或肌纤维、肌腱受到附近骨突的摩擦而缓慢地损伤。另外，突然的暴力使腰部过度前屈，或人体欲努力将脊柱从屈曲位变为伸直位，而又受到暴力的阻止，肌肉强烈收缩，而使竖脊肌的肌纤维和肌腱突然断裂而损伤。这些急慢性损伤，都需要自我修复。在修复过程中，肌肉本身瘢痕和周围组织器官（筋膜、骨突、韧带等）粘连，造成局部血运和体液代谢障碍，周围组织的动态平衡被破坏。在这种情况下，腰部的屈伸和侧屈活动受到限制，勉强活动导致进一步损伤，所以在临床上出现反复发作，并有逐渐加剧的趋势。

## 【临床表现】

腰骶部疼痛，弯腰困难，不能久坐和久立，不能持续做脊柱微屈体位的工作。患者喜欢用手或桌子的一角顶压腰骶部的疼痛部位。严重者上下床均感困难，生活不能自理。

## 【诊断要点】

（1）腰骶部有劳损史或暴力损伤史。
（2）骶骨或髂骨背部竖脊肌附着点处疼痛，且有压痛点。
（3）腰椎横突尖部或棘突下缘有疼痛和压痛。
（4）拾物试验阳性。
（5）让患者主动弯腰会使上述一些痛点疼痛明显加剧。

## 【针刀治疗】

### 1. 治疗原则

依据针刀医学关于人体弓弦力学系统及疾病病理构架的网眼理论，竖脊肌下段损伤后，引起粘连、瘢痕和挛缩，造成腰骶部的力学平衡失调。同时，竖脊肌损伤常合并棘上韧带和棘间韧带的损伤，故松解应以整体松解为主，才能使腰骶部的力学平衡得到恢复。

**2. 操作方法**

（1）体位　让患者俯卧于治疗床上，肌肉放松。

（2）体表定位　竖脊肌起点、骶髂部压痛点。

（3）消毒　在施术部位，用活力碘消毒2遍，然后铺无菌洞巾，使治疗点正对洞巾中间。

（4）麻醉　用1%利多卡因局部浸润麻醉，每个治疗点注药1ml。

（5）刀具　Ⅰ型4号直形针刀。

（6）针刀操作（图7-21）

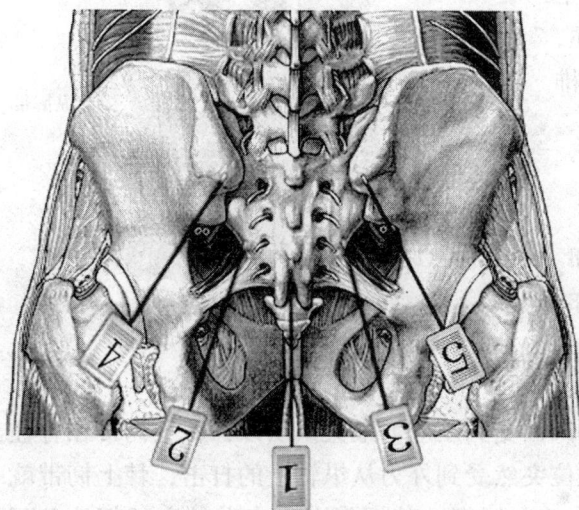

图7-21　针刀松解竖脊肌起点

①第1支针刀松解竖脊肌骶骨第3棘突结节　刀口线与脊柱纵轴平行，针刀经皮肤、皮下组织，直达骶正中嵴骨面，在骨面上纵疏横剥3刀，范围0.5cm。然后，贴骨面向两侧分别用提插刀法切割3刀，深度0.5cm。

②第2支针刀松解竖脊肌骶骨背面左侧起点　在第1支针刀向左侧旁开3cm，在此定位，从骶骨背面进针刀，刀口线与脊柱纵轴平行，针刀经皮肤、皮下组织，直达骶骨骨面，在骨面上纵疏横剥3刀，范围0.5cm。

③第3支针刀松解竖脊肌骶骨背面右侧起点　在第1支针刀向右侧旁开3cm，在此定位，针刀操作方法参照第2支针刀。

④第4支针刀松解竖脊肌髂嵴背左内侧和左骶外侧嵴起点（骶髂部压痛点）　在第1支针刀松解竖脊肌骶正中嵴起点的基础上，从骶正中嵴左侧旁开4cm，在此定位，从骶骨背面进针刀，刀口线与脊柱纵轴平行，针刀经皮肤、皮下组织，直达骶骨骨面，在骨面上纵疏横剥3刀，范围0.5cm。

⑤第5支针刀松解竖脊肌髂嵴背右内侧和右骶外侧嵴起点（骶髂部压痛点）　在第1支针刀松解竖脊肌骶正中嵴起点的基础上，从骶正中嵴右侧旁开4cm，在此定位，从骶骨背面进针刀，刀口线与脊柱纵轴平行，针刀经皮肤、皮下组织，直达骶骨骨面，在骨面上纵疏横剥3刀，范围0.5cm。

⑥术毕，拔出针刀，局部压迫止血3分钟后，创可贴覆盖针眼。

## 【针刀术后手法治疗】

针刀术毕，嘱患者腰部过度屈曲2次。

### 八、棘上韧带损伤

脊柱的弯曲活动，常使其劳损或损伤，腰段的棘上韧带最易受损。突然外伤也常使棘上韧带损伤。

### 【针刀应用解剖】

棘上韧带（图7-22）为一狭长韧带，起于第7颈椎棘突，向下沿棘突尖部止于骶中嵴，此韧带作用是限制脊柱过度前屈，此韧带附着于除上6个颈椎以外的所有椎体的棘突。

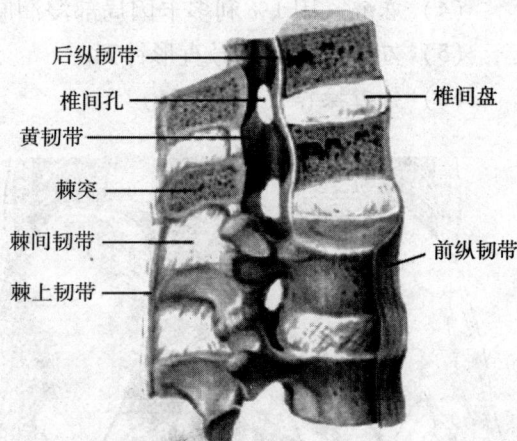

图7-22 棘上韧带、棘间韧带

### 【病因病理】

脊柱在过度前屈时棘上韧带负荷增加。如果把脊柱前屈时人体看作是一个弯曲的物体，那么，棘上韧带处在弯曲物体的凸面，腹部处在弯曲物体的凹面，这样，根据力学原理，凸面所受到的拉应力最大，凹面受到压应力最大。所以，棘上韧带在脊柱过度前屈时最易牵拉损伤。如果脊柱屈曲位突然受到外力从纵轴上的打击，棘上韧带就会受损，脊柱屈曲受到暴力扭曲也易损伤棘上韧带。其损伤点大多在棘突顶部的上下缘。损伤时间较长，棘上韧带棘突顶部上下缘瘢痕挛缩，引发顽固性疼痛。

### 【临床表现】

腰背部有损伤或劳损史，腰椎棘突疼痛，弯腰加重。在腰椎棘突上有明显压痛点，且都在棘突顶部的上下缘，其痛点浅在皮下。

### 【诊断要点】

（1）腰背部有损伤或劳损史。
（2）腰椎棘突疼痛，弯腰加重。
（3）病变棘突可触及硬结，局部钝厚和压痛。
（4）拾物试验阳性。
（5）X线检查无异常。

## 【针刀治疗】

### 1. 治疗原则

依据针刀医学关于人体弓弦力学系统及疾病病理构架的网眼理论，棘上韧带损伤后，引起粘连、瘢痕和挛缩，造成腰部的力学平衡失调。棘上韧带损伤的部位主要是棘突的上下缘，沿棘突的矢状面，用针刀将粘连松解，切开瘢痕，恢复腰部的力学平衡。

### 2. 操作方法

（1）体位　让患者俯卧于治疗床上，肌肉放松。

（2）体表定位　棘突顶点。

（3）消毒　在施术部位，用活力碘消毒2遍，然后铺无菌洞巾，使治疗点正对洞巾中间。

（4）麻醉　用1%利多卡因局部浸润麻醉，每个治疗点注药1ml。

（5）刀具　Ⅰ型4号直形针刀。

（6）针刀操作（图7-23）

①在患椎棘突顶点进针刀，刀口线和脊柱纵轴平行，针刀体和背面呈90°角，达棘突顶部骨面。将针刀体倾斜，如痛点在进针点棘突上缘，使针刀体向

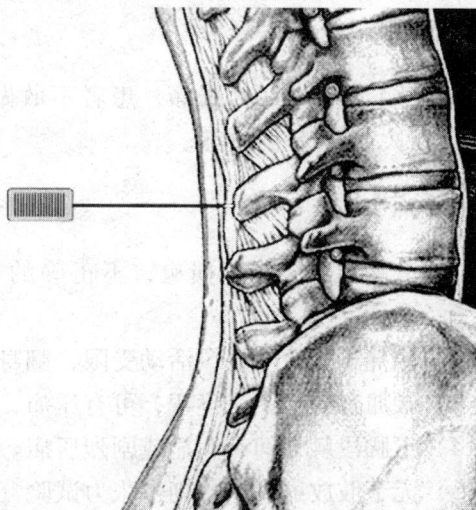

图7-23　针刀松解棘上韧带

脚侧倾斜45°角，纵疏横剥3刀，如疼痛在进针点棘突下缘，使针刀体向头侧倾斜45°角，纵疏横剥3刀。

②术毕，拔出针刀，局部压迫止血3分钟后，创可贴覆盖针眼。

## 【针刀术后手法治疗】

嘱患者腰部过度屈曲2次即可。

### 九、棘间韧带损伤

棘间韧带对脊柱扭转起保护作用。棘间韧带损伤的机会少于棘上韧带，在脊柱发生突然过度扭转时容易损伤。在临床上易和棘上韧带损伤相混淆。

## 【针刀应用解剖】

棘间韧带（图7-22）位于相邻两个椎骨的棘突之间，棘上韧带的深部，前方与黄韧带延续，向后与棘上韧带移行。除腰骶部的棘间韧带较发达外，其他部位均较薄弱。

## 【病因病理】

棘间韧带因脊柱突然过度扭转牵拉而损伤，伤后棘间隐痛不适，脊柱扭转和弯曲时疼痛加剧，而使活动受限。此韧带扭伤后，多数患者因延误治疗而转为慢性损伤，棘间韧带瘢痕挛缩，症状日趋突出，疼痛逐渐加重。棘间韧带挛缩可使上下棘突牵拉而靠近，形成吻性棘突，并使上下椎体力学状态发生一系列变化，造成复杂的临床症状。

## 【临床表现】

脊柱棘突间有深在性胀痛，患者不敢做脊柱旋转动作，卧床时多取脊柱伸直位侧卧。行走时，脊柱呈僵硬态。

## 【诊断要点】

（1）有腰扭伤史或劳损史，不正确的弯腰劳作、长时间的不良体位和腰部受风寒史。

（2）腰痛剧烈或明显，活动受限，翻身坐立和行走困难，常保持一定强迫姿势。

（3）腰肌和臀肌紧张痉挛，可有压痛，脊柱生理弧度改变。

（4）下腰段棘突间有明显或剧烈压痛。

（5）无下肢放射痛，腰韧带张力试验（＋），直腿抬高试验（－），下肢神经系统检查无异常。

（6）疑有腰椎骨折、腰椎间盘突出症、腰椎滑脱、结核或占位性病变等，经 X 线、CT 或 MRI 检查排除。

## 【针刀治疗】

### 1. 治疗原则

依据针刀医学关于人体弓弦力学系统及疾病病理构架的网眼理论，棘间韧带损伤后，引起粘连、瘢痕和挛缩，造成腰部的力学平衡失调，用针刀将粘连松解、切开瘢痕，使腰部的力学平衡得到恢复。

### 2. 操作方法

（1）体位　让患者俯卧于治疗床上，肌肉放松。

（2）体表定位　棘突间隙。

（3）**消毒**　在施术部位，用活力碘消毒2遍，然后铺无菌洞巾，使治疗点正对洞巾中间。

（4）麻醉　用1%利多卡因局部浸润麻醉，每个治疗点注药1ml。

（5）刀具　Ⅰ型4号直形针刀。

（6）针刀操作（图7-24）

①在患者自诉疼痛的棘突间隙进针刀。刀口线和脊柱纵轴平行，针刀体与进针刀平面垂直刺入1cm左右，当刀下有坚韧感，患者诉有酸胀感时，即为病变部位，先纵疏横

剥 3 刀，再将针刀体倾斜，与脊柱纵轴呈 90°角，在上一椎骨棘突的下缘和下一椎骨棘突的上缘，沿棘突矢状面纵疏横剥 3 刀。

②术毕，拔出针刀，局部压迫止血 3 分钟后，创可贴覆盖针眼。

**【针刀术后手法治疗】**

采用手法按揉松解。

## 十、下后锯肌损伤

本病常见于剧烈运动，突然转身、弯腰，或遇到其他不协调的活动，使呼吸节律突然打乱所致。损伤后都是肋部疼痛，呼吸受限，俗称"岔气"。

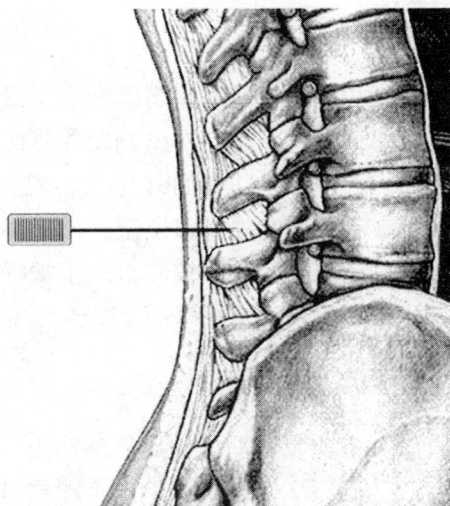

图 7 - 24 针刀松解棘间韧带

**【针刀应用解剖】**

下后锯肌（图 7 - 25）处在腰部的上段和下 4 个肋骨的外侧面，起自下两个胸椎及上两个腰椎棘突，止于下 4 个肋骨外侧面。此肌的作用是下降肋骨帮助呼气，受肋间神经支配。

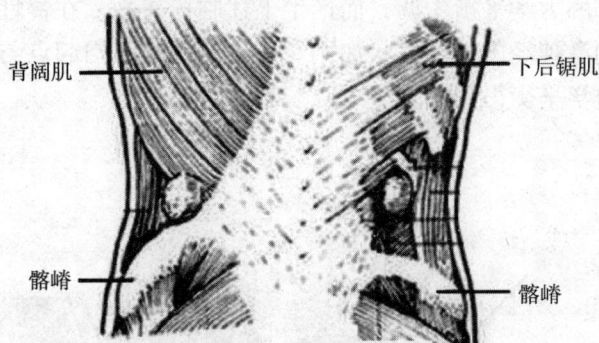

图 7 - 25 下后锯肌

下 4 肋和脊柱的夹角，称脊肋角，正常时约为 70°。下后锯肌与脊柱下段和肋骨的夹角分别约 120°和 90°，所以，下后锯肌沿肌肉的纵轴收缩可使肋骨下降。肋骨下降，胸廓收缩，胸腔变小，故呼气。正常情况下，下后锯肌随着呼吸有规律地不停收缩和舒张。

**【病因病理】**

由于人体各种活动和突然动作，正常的呼吸节律被破坏，又由于下后锯肌分成 4 条肌束带终止于 4 条肋骨，也就容易在突然接到改变伸缩信号时，4 条肌束带不能同步进行伸缩。很可能在某一个时间的"横切面"上，4 条肌束带的伸缩机制有 1 条或 2 条与其余 3 条或 2 条正好是相反的，如果这 1 条或 2 条是处在收缩状态，而其他 3 条或 2 条是处于舒张状态，这 1 条或 2 条就容易造成牵拉性损伤。如果这 1 条或 2 条肌束带处在舒张状态，其他 3 条或 2 条肌束带就会屈曲或卷折，或轻度移位。

## 【临床表现】

急性损伤时，肋部疼痛剧烈者不敢深呼吸，强迫性气短，上半身向患侧侧弯后伸。卧床时不敢翻身，慢性期患侧肋外侧部疼痛。第1种是肌腱撕裂型，其疼痛点多在下后锯肌止点、下4条肋骨的外侧部，慢性期疼痛时发时止，不敢做肺活量大的工作和运动。第2种是屈曲卷折移位型，慢性期痛点多在下后锯肌中段4条肌束带上，如起初未得到正确治疗，症状多较严重，正常呼吸活动均受到影响，只是时重时轻，严重时呼吸均感困难，出现强迫性气短，痛点处常可触及索状肿物。

## 【诊断要点】

（1）有突发性肋外侧疼痛的病史。

（2）在下2个胸椎、上2个腰椎至下4条肋骨的外侧面区域内有疼痛和明显压痛。

（3）呼气时疼痛明显加重。

（4）少数患者局部可触及条索状肿块。

（5）X线及实验室检查无异常。

## 【针刀治疗】

### 1. 治疗原则

依据针刀医学关于人体弓弦力学系统及疾病病理构架的网眼理论，下后锯肌损伤引起粘连、瘢痕和挛缩，造成下胸上腰部的力学平衡失调，而产生上述临床表现。在慢性期急性发作时，病变组织有水肿渗出刺激神经末梢使症状加剧。用针刀将其肌肉起点与止点的粘连瘢痕松解，使下胸上腰的力学平衡得到恢复。

### 2. 操作方法

（1）体位　健侧卧位。

（2）体表定位　下2位胸椎和上2位腰椎棘突压痛点，下4位肋骨外面压痛点。

（3）消毒　在施术部位，用活力碘消毒2遍，然后铺无菌洞巾，使治疗点正对洞巾中间。

（4）麻醉　用1%利多卡因局部浸润麻醉，每个治疗点注药1ml。

（5）刀具　Ⅰ型4号直形针刀。

（6）针刀操作（图7-26）

①第1支针刀松解下后锯肌起点

在下2位胸椎和上2位腰椎棘突压痛点定位，刀口线与人体纵轴一致，

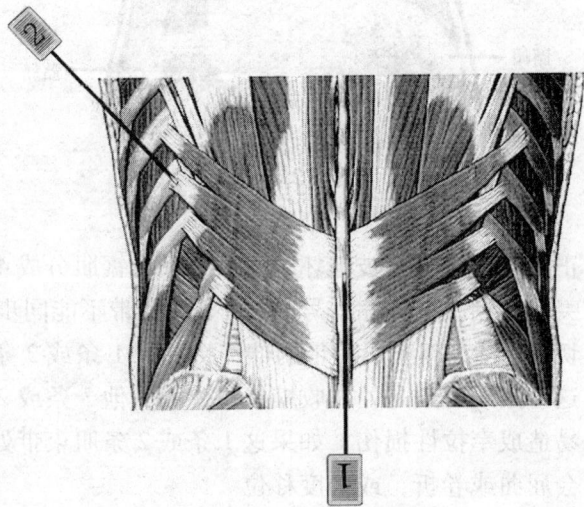

图7-26　针刀松解下后锯肌起止点

针刀体与皮肤呈90°角，针刀经皮肤、皮下组织，直达棘突顶点，纵疏横剥3刀，范围0.5cm，然后，在棘突两侧贴骨面上下提插切割3刀，深度0.5cm，以松解两侧下后锯肌起点。其他起点的松解方法与此相同。

②第2支针刀松解下后锯肌肋骨止点　在下4位肋骨外面压痛点定位，刀口线与人体纵轴一致，针刀体与皮肤呈90°角，针刀经皮肤、皮下组织，直达肋骨，调转刀口线45°，使之与肋骨走行方向一致，在肋骨骨面上向左右方向铲剥3刀，范围0.5cm。其他肋骨止点的松解方法与此相同。

③术毕，拔出针刀，局部压迫止血3分钟后，创可贴覆盖针眼。

## 【针刀术后手法治疗】

患者正坐，若患侧在右，医生以右前臂自前向后插于其腋下，以右前臂向上提拉（即拔伸）肩部，将移位的关节和痉挛的肌肉理顺。随后嘱患者用力吸气，医生以左手掌根叩击右胸背侧患处1次。再令患者做深呼吸，则疼痛即可消失。

## 十一、第三腰椎横突综合征

第三腰椎横突综合征是一种常见的腰痛或腰臀部疼痛疾病，是指第三腰椎横突上附着的肌肉、肌腱、韧带、筋膜等的急慢性损伤后充血、水肿、无菌性炎症、粘连、变性及瘢痕挛缩，刺激腰部脊神经而引起的腰臀部综合征。

## 【针刀应用解剖】

$L_3$横突（图7-27）有众多大小不等的肌肉附着，相邻横突之间有横突间肌，横突尖端与棘突之间有横突棘肌，横突前侧有腰大肌及腰方肌，横突的背侧有竖脊肌，胸腰筋膜中层附于横突尖。在腰椎所有横突中，$L_3$横突最长，活动幅度也大，受到的拉力也最大，因此，损伤机会也较多。

## 【病因病理】

$L_3$横突比其他腰椎横突长，处于腰椎的中段，起到加强腰部稳定性和平衡的作用。由于这一生理特征，在腰部做屈伸活动时，增加了横突尖部摩擦损伤腰部软组织的机会，当人体做过多的持久的弯腰屈伸活动时，$L_3$横突尖部就会摩擦损伤胸腰筋膜中层和竖脊肌。

受$L_3$横突尖部摩擦损伤的肌肉，会有毛细血管出血，肌肉纤维断裂，自我修复过程中，在一定条件下肌肉的内部就会形成瘢痕，而与$L_3$横突尖部粘连，限制胸腰筋膜和竖脊肌的活动。当人体用力做弯腰活动或劳动时，胸腰筋膜和竖脊肌就会受到牵拉而进一步损伤，引起局部出血、充血和水肿，出现严重的临床症状。经过一段时间的休息，充血和水肿被吸收，临床症状又有所缓解，但是，粘连更加严重，形成恶性循环。由于受第3腰椎横突尖部摩擦牵拉损伤的肌肉部位是在$L_3$横突尖部运动范围内的1条线上，因此，发生粘连必在横突尖部，当粘连形成后，痛点就固定在第3腰椎横突尖部这个点上，故形成第三腰椎横突综合征。

## 【临床表现】

腰部中段单侧或双侧疼痛。腰背强直，不能弯腰和久坐、久立，严重者行走困难，站立时，常以双手扶持腰部，休息后可缓解。一旦腰部做过多活动，疼痛又加重，重者生活不能自理，在床上翻身都感到困难，不能弯腰工作，站立工作不能持久，有时也受气候影响而加重。

## 【诊断要点】

（1）有突然弯腰扭伤、长期慢性劳损或腰部受凉史。

（2）多见于从事体力劳动的青壮年。

（3）一侧慢性腰痛，早起或弯腰疼痛加重，久坐直起困难，有时可向下肢放射至膝部。

（4）第3腰椎横突处压痛明显，并可触及条索状硬结。

（5）X线摄片可示有第3腰椎横突过长或左右不对称。

## 【针刀治疗】

### 1. 治疗原则

依据针刀医学关于人体弓弦力学系统及疾病病理构架的网眼理论，$L_3$横突损伤后，引起粘连、瘢痕和挛缩，造成$L_3$横突的力学平衡失调，而产生上述临床表现。$L_3$横突损伤主要在$L_3$横突末端，用针刀将其粘连松解、切开瘢痕，使$L_3$横突末端的力学平衡得到恢复。

### 2. 操作方法

（1）体位　俯卧位。

（2）体表定位　第3腰椎横突尖。

（3）消毒　在施术部位，用活力碘消毒2遍，然后铺无菌洞巾，使治疗点正对洞巾中间。

（4）麻醉　用1%利多卡因局部浸润麻醉，每个治疗点注药1ml。

（5）刀具　Ⅰ型4号直形针刀。

（6）针刀操作（图7-27、7-28）

①从$L_3$棘突上缘旁开3cm，在此定位。刀口线与脊柱纵轴平行，针刀经皮肤、皮下组织，直达横突骨面，针刀体向外移动，当有落空感时，即达$L_3$横突尖，在此用提插刀法切割横突尖的粘连、瘢痕3刀，深度0.5cm，以松解腰肋韧带在横突尖部的粘连和瘢痕，然后，调转刀口线90°，沿$L_3$横突上下缘用提插刀法切割3刀，深度0.5cm，以切开横突间韧带。

②术毕，拔出针刀，局部压迫止血3分钟后，创可贴覆盖针眼。

（7）注意事项

在第3腰椎横突尖及横突中部有诸多软组织附着，如胸腰筋膜中层起始部、腰大肌起点、横突间肌等。由于第 3 腰椎横突是腰椎横突中最长的，所以受伤机会多，根据网眼理论，一侧的横突受损伤，对侧必然代偿，也有粘连和瘢痕，故针刀还要松解对侧第 3 腰椎横突，否则，易出现针刀治疗见效快、复发率高的现象。

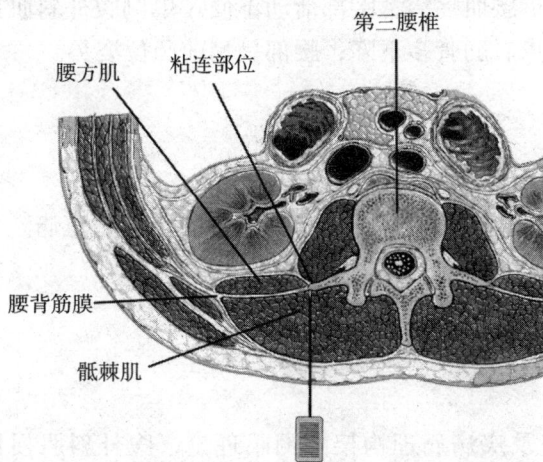

图 7 - 27　针刀松解 L$_3$ 横突横断面观　　　图 7 - 28　针刀松解 L$_3$ 横突后面观

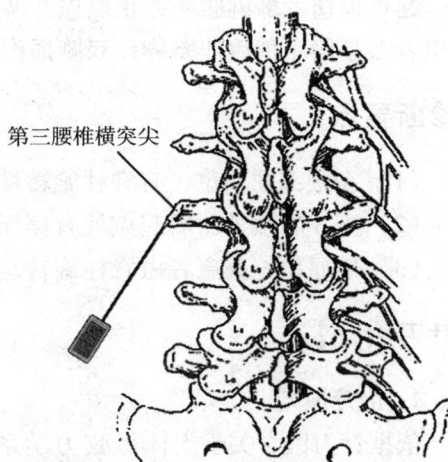

## 【针刀术后手法治疗】

患者立于墙边，背部靠墙，医生一手托住患侧腹部令其弯腰，另一手压住患者背部。当患者弯腰至最大限度时，突然用力压背部 1 次，然后让患者做腰部过伸。针刀术后应先平卧 15 分钟后再做手法，尤其是中老年患者，对针刀手术有恐惧感，心情紧张，如做完针刀，即叫患者下床做手法，可引起体位性低血压、摔倒，导致不良意外事故。

## 十二、腹外斜肌损伤

腹外斜肌的损伤部位多在止点髂嵴前部，在人体屈曲并回旋脊柱时，由于突然或过度的回旋动作引起损伤。损伤在起点疼痛多诊断为肋痛，在止点多笼统诊断为腰肌劳损。

## 【针刀应用解剖】

腹外斜肌起始自下 8 肋外面，止于髂嵴前部。另外，借腱膜止于白线，并形成腹股沟韧带。作用是前屈，侧屈并回旋脊柱。

## 【病因病理】

腹外斜肌的作用是稳定人体躯干和使人体躯干做回旋动作。所以，该肌劳损和受伤的机会较多。该肌损伤发生都是人体躯干处于前屈位做回旋动作时，应力集中点都在其肋部的起点和髂骨嵴前部边缘处的止点。急性损伤有明显疼痛或肿胀。但通过人体自身制动休息和简单治疗都可缓解，而逐渐变为慢性。由于起点与止点损伤处发生出血机化、瘢痕、肌肉挛缩，而导致特有的临床症状。

## 【临床表现】

起点损伤者多诉肋痛，止点损伤者多诉腰肌疼痛，腰部活动不便。单侧腹外斜肌损伤患者多是侧屈稍后伸姿势；双侧损伤，患者肋骨多下降，腰部呈稍前凸位姿势。

## 【诊断要点】

（1）在腰部屈曲位，有脊柱旋转性损伤史。

（2）下8肋腹外斜肌起点处有疼痛、压痛，或在髂嵴前部止点处有疼痛、压痛。

（3）侧屈位，嘱患者做脊柱旋转运动，疼痛加重。

## 【针刀治疗】

### 1. 治疗原则

依据针刀医学关于人体弓弦力学系统及疾病病理构架的网眼理论，腹外斜肌损伤后，引起粘连、瘢痕和挛缩，造成髂嵴的力学平衡失调，而产生上述临床表现。用针刀将腹外斜肌髂嵴前部的粘连松解、切开瘢痕，使腰腹部的力学平衡得到恢复。

### 2. 操作方法

（1）体位　腹外斜肌起点损伤，健侧侧卧位；腹外斜肌止点损伤，仰卧位。

（2）体表定位　肋骨外面压痛点，髂嵴前、中部压痛点。

（3）消毒　在施术部位，用活力碘消毒2遍，然后铺无菌洞巾，使治疗点正对洞巾中间。

（4）麻醉　用1%利多卡因局部浸润麻醉，每个治疗点注药1ml。

（5）刀具　Ⅰ型4号直形针刀。

（6）针刀操作

①松解起点损伤　在压痛点附近的肋骨面上进针刀，刀口线和腹外斜肌纤维走向平行，针刀体与皮肤呈90°角，经皮肤、皮下组织，达肋骨面，纵疏横剥3刀，出针刀（图7-29）。

②松解止点损伤（图7-30）

a. 第1支针刀松解腹外斜肌髂嵴中份止点损伤　在髂嵴中份压痛点定位，刀口线与腹外斜肌走行一致，针刀经皮肤、皮下组织，直达髂嵴骨面，在骨面上向左右前后铲剥3刀，范围0.5cm。然后贴骨面向髂嵴内缘进针刀0.5cm，调转刀口线90°，在骨面上向左右前后铲剥3刀，范围0.5cm，以松解相邻腹内斜肌的粘连。

b. 第2支针刀松解腹外斜肌髂嵴前份止点损伤　在髂嵴前份压痛点定位，刀口线与腹外斜肌走行一致，针刀经皮肤、皮下组织，直达髂嵴前部骨面，在骨面上向左右前后铲剥3刀，范围0.5cm。

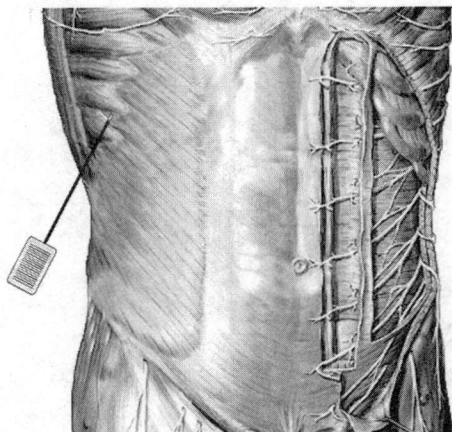

图 7 - 29 针刀松解腹外斜肌起点损伤　　　图 7 - 30 针刀松解腹外斜肌止点损伤

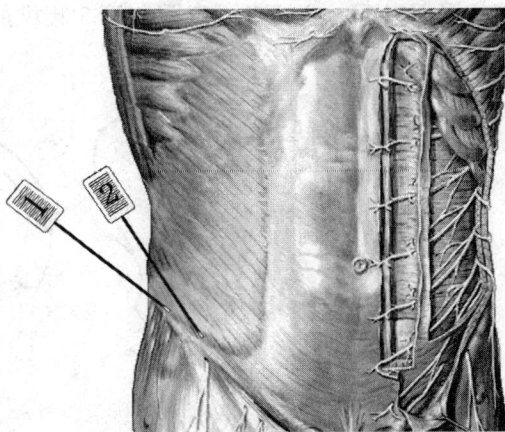

③术毕，拔出针刀，局部压迫止血 3 分钟后，创可贴覆盖针眼。

（7）注意事项

①松解起点时，针刀一定要在肋骨面上操作，如果进入肋间隙，可引起胸腹腔重要器官的损伤。

②松解止点时，由于腹外斜肌和腹内斜肌止点很近，腹外斜肌损伤时，常引起附近的腹内斜肌止点也有损伤，故针刀在髂嵴上操作，松开腹外斜肌粘连以后，针刀贴骨面向髂嵴内缘进针刀 0.5cm，调转刀口线 90°，在骨面上向左右前后铲剥 3 刀，范围 0.5cm，以松解相邻腹内斜肌的粘连。

【针刀术后手法治疗】

嘱患者垂直站立，两腿分开，弯腰并向健侧旋转 2 次。

十三、髂腰韧带损伤

髂腰韧带因其肥厚而坚韧，即使受到强大的暴力损伤也不会完全断裂，只会发生局部损伤。它是稳定第 4、5 腰椎强有力的结构，也通过它使髂骨和第 4、5 腰椎的连接更为稳固。因第 4、5 腰椎为人体躯干应力的集中点，腰部伸、屈和侧弯时，髂腰韧带都要受到相应的应力影响，因此损伤的机会较多。

髂腰韧带因在第 4、5 腰椎横突和髂嵴内侧之间，有骨性组织覆盖。病变后，疼痛部位较深，且触压不到，给诊断和治疗都带来一定的困难。所以患此病后，被治愈者不多，大多数年久不愈，或自我代偿修复自愈。

【针刀应用解剖】

髂腰韧带为一肥厚而坚韧的三角形韧带，起于第 4、5 腰椎横突，呈放射状止于髂嵴的内唇后半，在竖脊肌的深面。髂腰韧带覆盖于腰方肌内侧筋膜的增厚部，它的内侧与横突间韧带和骶髂后短韧带相互移行，髂腰韧带可以抵抗身体重量。因为第 5 腰椎在髂嵴的平面以下，此韧带可以限制第 5 腰椎的旋转和在骶骨上朝前滑动（图 7 - 31）。

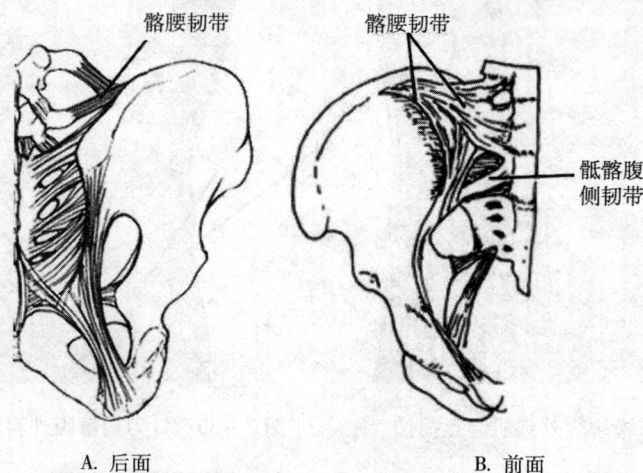

A. 后面　　　　　　　　　B. 前面

图 7 - 31　髂腰韧带

## 【病因病理】

髂腰韧带的损伤，主要由腰部过度屈曲和过度扭转或侧弯引起。急性损伤较多见，伴有疼痛发作。单侧多见，双侧较少见，发生明显疼痛多为一侧，两侧较少。变为慢性钝痛，劳作后发作，休息后好转。慢性劳损多见于长期从事过度弯腰工作者，多为两侧同时发病，一侧较少。

慢性期的主要病理变化是使平衡第 4、5 腰椎的作用丧失，腰部呈僵硬状态。

## 【临床表现】

第 5 腰椎两侧或一侧深在性疼痛，患者只能指出疼痛部位，而指不出明显的痛点。腰部屈伸、侧屈、旋转活动受限。搬重物时容易引起剧痛。

## 【诊断要点】

（1）腰部扭伤病史。

（2）腰部一侧或两侧剧烈疼痛，活动受限，不能翻身、坐立或行走。

（3）第 5 腰椎旁至髂嵴之间有明显的深压痛，腰部前屈、侧弯及旋转运动时疼痛加剧。

（4）直腿抬高试验及加强试验阴性。

## 【针刀治疗】

### 1. 治疗原则

依据针刀医学关于人体弓弦力学系统及疾病病理构架的网眼理论，髂腰韧带损伤后，引起粘连、瘢痕和挛缩，造成髂腰部的力学平衡失调，而产生上述临床表现。在慢性期急性发作时，病变组织有水肿渗出刺激神经末梢使症状加剧。髂腰韧带损伤的部位主要是髂腰韧带的起点和止点，用针刀将其粘连松解、切开瘢痕，使髂腰部的力学平衡得到恢复。

**2. 操作方法**

（1）体位　俯卧位。

（2）体表定位　$L_4$、$L_5$ 横突，髂嵴后份。

（3）消毒　在施术部位，用活力碘消毒2遍，然后铺无菌洞巾，使治疗点正对洞巾中间。

（4）麻醉　用1%利多卡因局部浸润麻醉，每个治疗点注药1ml。

（5）刀具　Ⅰ型4号直形针刀。

（6）针刀操作（图7-32）

①第1支针刀松解髂腰韧带起点　以 $L_4$ 横突为例。在 $L_4$ 棘突中点旁开3cm处定位。刀口线与脊柱纵轴平行，针刀经皮肤、皮下组织，直达横突骨面，针刀体向外移动，当有落空感时，即达 $L_4$ 横突尖，在此用提插刀法切割横突尖的粘连、瘢痕3刀，深度0.5cm，以松解髂腰韧带起点、竖脊肌、腰方肌及胸腰筋膜。

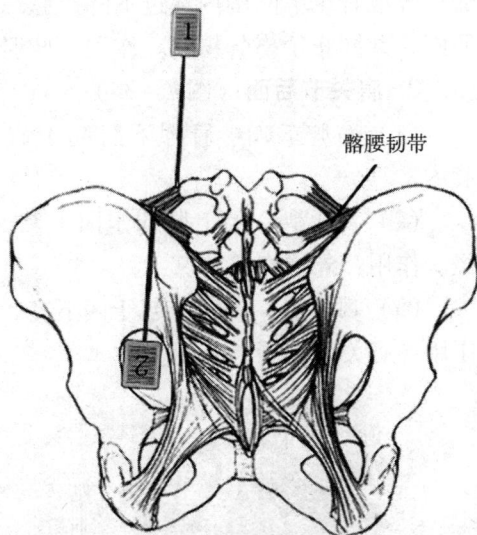

图7-32　针刀松解髂腰韧带

②第2支针刀松解髂腰韧带止点　在髂后上棘定位，刀口线与脊柱纵轴平行，针刀经皮肤、皮下组织，直达髂后上棘骨面，贴髂骨骨板进针刀2cm，然后用提插刀法切割髂腰韧带的粘连、瘢痕3刀，深度0.5cm。

③术毕，拔出针刀，局部压迫止血3分钟后，创可贴覆盖针眼。

## 【针刀术后手法治疗】

用拇指按压第5腰椎患侧，嘱患者向对侧过度弯腰3次即可。

# 第二节　上肢部软组织损伤

## 一、肩周炎

本病简称肩周炎，俗称肩凝症、五十肩、漏肩风。好发于50岁左右的人群，女性多于男性，多见于体力劳动者。肩关节活动时疼痛、功能受限为其主要临床表现。其基本病因是肩关节周围软组织的广泛粘连和瘢痕所致。

## 【针刀应用解剖】

### 1. 肩关节前外面 （图 7 –33）

肩关节前外面主要为肱二头肌。肱二头肌长头起于肩胛骨的盂上结节，通过肩关节囊，经肱骨结节间沟内穿过下降，肱二头肌短头起于肩胛骨喙突，两头在下部合成一个肌腹，共同止于桡骨粗隆。作用：屈肘关节，当前臂处于旋前位，能使其旋后。

### 2. 肩关节后面 （图 7 –34）

（1）肩胛下肌　肩胛下肌起于肩胛下窝，止于肱骨小结节。作用：上臂内收和旋内。

（2）冈上肌　冈上肌起于冈上窝，止于肱骨大结节最上面。神经支配：肩胛上神经。作用：外展肩关节。

（3）冈下肌　冈下肌起于冈下窝，止于肱骨大结节中部。神经支配：肩胛上神经。作用：肩关节外展，外旋。

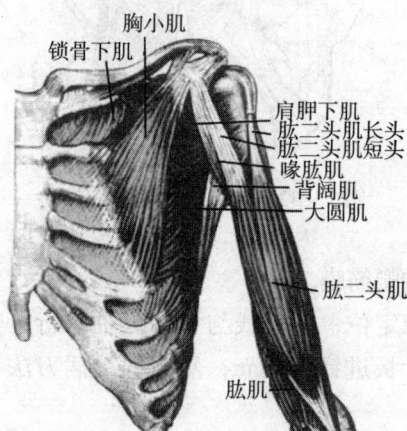

图 7 –33　肩关节解剖结构（前面观）　　　图 7 –34　肩关节解剖结构（后面观）

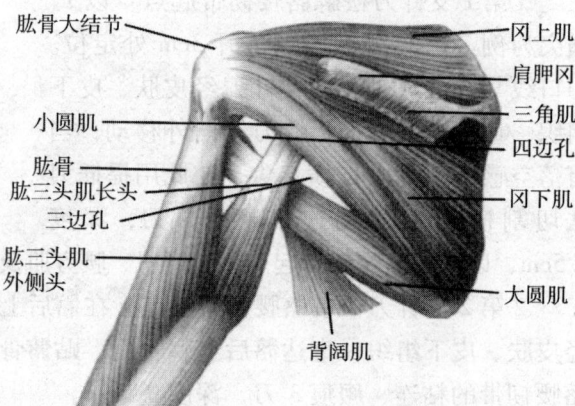

（4）小圆肌　小圆肌起于冈下窝的下部，止于肱骨大结节最下面。神经支配：腋神经。作用：上臂后伸。

### 3. 肩关节滑液囊 （图 7 –35）

冈上肌腱和肩峰之间有肩峰下滑液囊。在关节囊与三角肌之间有三角肌下滑液囊。外层是三角肌，起自锁骨外 1/3 前缘、肩峰尖与其外侧缘及肩胛冈嵴，包绕肩关节的上、前、后和外面。向下收缩变窄成肌腱，止于肱骨三角肌粗隆。

### 4. 肩袖 （图 7 –36）

冈上肌、冈下肌、小圆肌与肩胛下肌在经过肩关节前方、上方、后方时，与关节囊紧贴，并有许多腱纤维与关节囊相交织形成肩袖。

### 5. 喙突 （图 7 –37）

喙突上有 5 个解剖结构，喙突外 1/3 为肱二头肌短头起点，喙突中 1/3 为喙肱肌起点，喙突内 1/3 为胸小肌止点。喙突外上缘为喙肩韧带，喙突内上缘为喙锁韧带（锥状韧带和斜方韧带）。

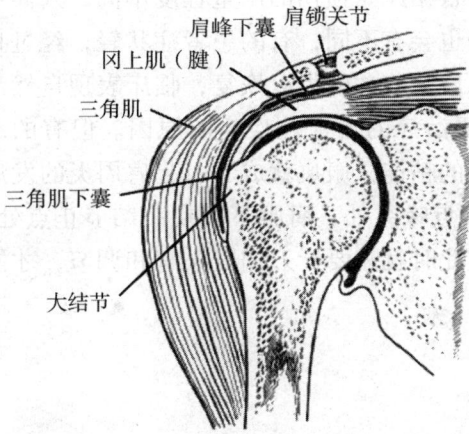

图 7-35 肩峰下滑液囊和三角肌下滑液囊

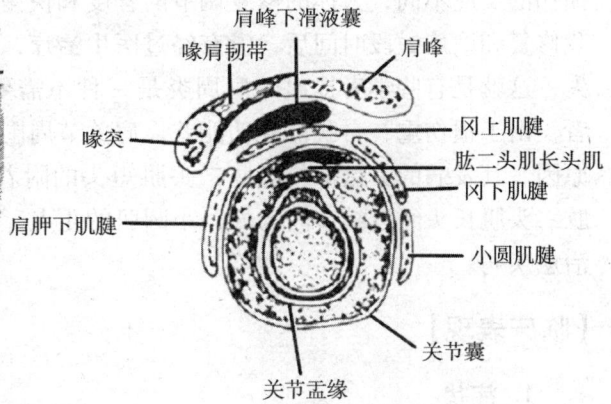

图 7-36 肩袖结构

### 6. 结节间沟骨纤维管道（图 7-38）

肱二头肌长头肌腱通过关节囊内，关节囊滑膜在肌腱的表面包绕，形成结节间沟滑液鞘，经结节间沟穿出后，滑膜附着于囊外。在肱骨结节间沟部，由肱二头肌长头滑液鞘、肱横韧带和肱骨结节间沟共同形成一个骨纤维管道。由于肱横韧带损伤、粘连、瘢痕形成后，可引起肱二头肌长头在骨纤维管道内通过困难，导致肩关节功能障碍。

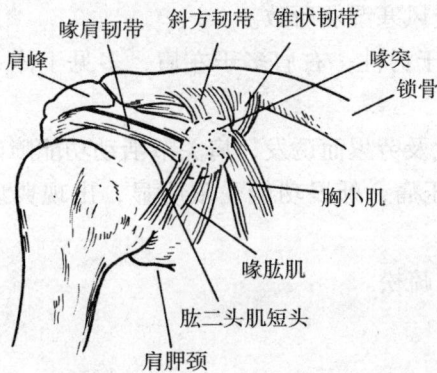

图 7-37 喙突

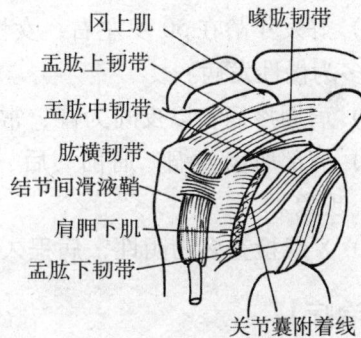

图 7-38 结节间沟骨纤维管道结构

## 【病因病理】

关于肩周炎的病因病理，历来众说纷纭。从软组织损伤的角度来说，它确实在发病后，呈现炎性渗出、细胞坏死、软组织增生、瘢痕粘连等病理变化。针刀医学认为，肩周炎是一种典型的自我代偿性疾病，由于局部的一个病变点，如肱二头肌短头起点损伤后，人体为了保护和修复受伤的软组织，必然限制肩关节的功能，使受伤的软组织得到休息和部分修复，但肩关节周围的结构如肱二头肌长头、冈上肌、冈下肌、小圆肌及肩关节周围的滑液囊就因为人体这种修复调节，长期在异常的解剖位置进行活动，从而导致肩关节周围的肌肉、韧带、滑液囊进一步损伤，在其内形成广泛的粘连、瘢痕，最终导致肩关节功能严重障碍，甚至引起关节强直。根据原始损伤的严重程度不同，人体对损伤的反应不同，人体的修复调节的程度和快慢也会有不同，有的患者症状轻，经过自我修复和锻炼一段时间后，没有经过医生治疗，肩关节功能得以恢复，临床表现自然消失，这就是有些学者提出的肩周炎是一种不需要治疗的自愈性疾病的原因。但有的患者，由于损伤重，自我修复功能差，肩关节周围的粘连、瘢痕就成了引起肩周炎的发病原因。其发病的关键部位是肱二头肌短头的附着点喙突处、肩胛下肌在小结节止点处、肱二头肌长头经过结节间沟处，小圆肌的止点，此时就需要针刀加以松解和调节，才能治愈疾病。

## 【临床表现】

### 1. 症状

患者主诉肩部疼痛，活动时疼痛加剧，严重者肩关节的任何活动都受限制。某些患者的疼痛在夜间会加重，影响睡眠。

### 2. 体征

肩关节肱二头肌短头的附着点喙突处、肩胛下肌在小结节止点处、肱二头肌长头经过结节间沟处、小圆肌的止点有明显压痛。

## 【诊断要点】

（1）慢性劳损，外伤筋骨，气血不足复感受风寒湿邪所致。

（2）好发年龄在50岁左右，女性发病率高于男性，右肩多于左肩，多见于体力劳动者，多为慢性发病。

（3）肩周疼痛，以夜间为甚，常因天气变化及劳累而诱发，肩关节活动功能障碍。

（4）肩部肌肉萎缩，肩前、后、外侧均有压痛，外展功能受限明显，出现典型的"扛肩"现象。

（5）X线检查多为阴性，病程久者可见骨质疏松。

## 【针刀治疗】

### 1. 治疗原则

依据针刀医学关于人体弓弦力学系统及疾病病理构架的网眼理论，针刀整体松解肩关节周围关键部位的粘连、瘢痕组织，恢复肩关节的力学平衡。

### 2. 操作方法

12.1 第1次"C"形针刀整体松解术

（1）术式设计 从肩胛骨喙突中点横行向外经肱骨结节间沟，再向后最终到达腋窝皱折上方5cm的连线，恰似一个横行"C"形，从前到后，"C"形线上分布有肱二头肌短头起点——喙突点、肩胛下肌止点——肱骨小结节点、肱二头肌长头腱结节间沟的骨纤维管道部——肱骨结节间沟点、小圆肌止点——肱骨大结节后下方2cm处。

（2）体位 端坐位。

（3）体表定位 喙突点，肱骨小结节点，肱骨结节间沟点，肱骨大结节后下方2cm处。将选定的治疗点用记号笔标明（图7-39）。

（4）消毒 在施术部位，用活力碘消毒2遍，然后铺无菌洞巾，使治疗点正对洞巾中间。

（5）麻醉 用1%利多卡因局部浸润麻醉，每个治疗点注药1ml。

（6）刀具 Ⅰ型4号直形针刀。

图7-39 肩关节"C"形
针刀松解术体表定位

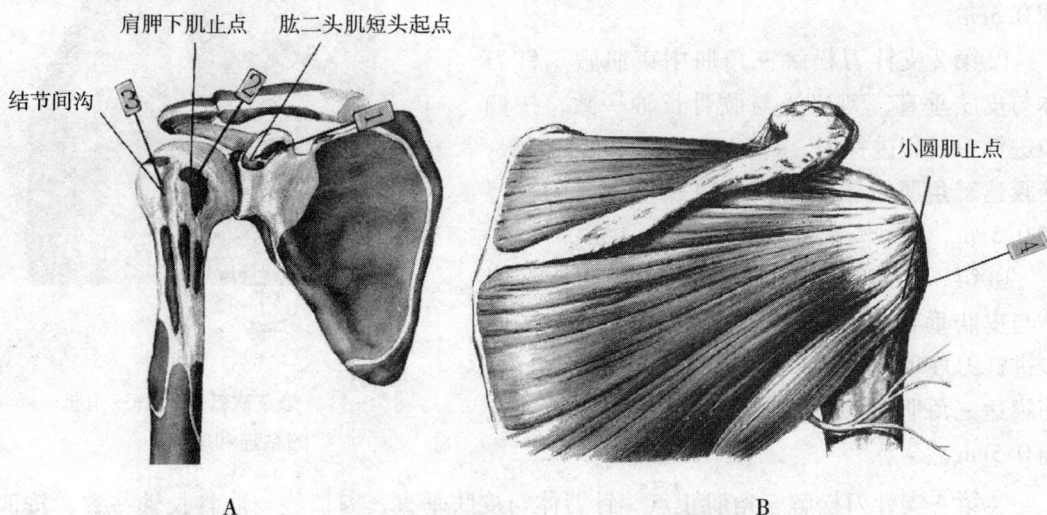

（7）针刀操作（图7-40A）

①第1支针刀松解肱二头肌短头起点 喙突顶点的外1/3处，针刀体与皮肤垂直，刀口线与肱骨长轴一致，按四步进针刀规程进针刀，直达喙突顶点外1/3骨面，纵疏横剥3刀，范围0.5cm。

②第2支针刀松解肩胛下肌止点 肱骨小结节点 针刀体与皮肤垂直，刀口线与肱骨长轴一致，按四步进针刀规程进针刀，直达肱骨小结节骨面，纵疏横剥3刀，范围0.5cm。

③第3支针刀松解肱二头肌长头在结节间沟处的粘连 针刀体与皮肤垂直，刀口线与肱骨长轴一致，按四步进针刀规程进针刀，直达肱骨结节间沟前面的骨面，先用提插刀法松解3刀，切开肱横韧带，然后顺结节间沟前壁，向后做弧形铲剥3刀。

④第4支针刀松解小圆肌止点 于肱骨大结节后下方2cm处，针刀体与皮肤垂直，刀口线与肱骨长轴一致，按四步进针刀规程进针刀，达肱骨大结节后下方的小圆肌止点，用提插刀法松解3刀。（图7-40B）

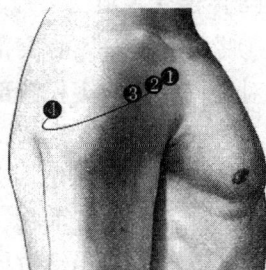

图7-40 肩关节"C"形针刀松解部位

⑤术毕，拔出针刀，局部压迫止血3分钟后，创可贴覆盖针眼。

（8）注意事项

①喙突处松解　喙突范围只有0.8cm左右，但却有5个肌肉、韧带的起点与止点，针刀对肩周炎的喙突松解部位位于喙突的外1/3处，以松解到肱二头肌短头起点。如果在中1/3或者内1/3松解，则难以起效，还可能损伤其他组织。

②防止头静脉损伤　头静脉起于手背静脉网的桡侧，沿前臂桡侧上行至肘窝，在肱二头肌外侧沟内继续上行，经过三角肌胸大肌间沟，再穿锁胸筋膜汇入腋静脉或者锁骨下静脉。在做肱骨小结节处肩胛下肌止点松解及肱骨结节间沟处肱二头肌长头起点松解时，表面是头静脉的走行路线。预防头静脉损伤的方法是先摸清楚三角肌胸大肌间沟，旁开0.5cm进针刀，严格按照四步进针刀规程进针刀，即可避免损伤头静脉。

2.2　第2次针刀松解三角肌的粘连和瘢痕　对肩关节外展功能明显受限的患者可松解三角肌的粘连和瘢痕。第1次针刀术后3天进行第2次针刀治疗。

（1）体位　端坐位。

（2）体表定位　三角肌前、中、后三束肌腹部及三角肌的止点。将选定的治疗点用记号笔标明。

（3）消毒　在施术部位，用活力碘消毒2遍，然后铺无菌洞巾，使治疗点正对洞巾中间。

（4）麻醉　用1%利多卡因局部浸润麻醉，每个治疗点注药1ml。

（5）刀具　Ⅰ型4号直形针刀。

（6）针刀操作（图7-41）

①第1支针刀松解三角肌后束肌腹　针刀体与皮肤垂直，刀口线与肱骨长轴一致，按四步进针刀规程进针刀，针刀经皮肤、皮下组织、筋膜达三角肌肌腹的后束，纵疏横剥3刀，范围0.5cm。

②第2支针刀松解三角肌中束肌腹　针刀体与皮肤垂直，刀口线与肱骨长轴一致，按四步进针刀规程进针刀，针刀经皮肤、皮下组织、筋膜达三角肌肌腹的中束，纵疏横剥3刀，范围0.5cm。

③第3支针刀松解三角肌前束肌腹　针刀体与皮肤垂直，刀口线与肱骨长轴一致，按四步进针刀规程进针刀，针刀经皮肤、皮下组织、筋膜达三角肌肌腹的前束，纵疏横剥3刀，范围0.5cm。

图7-41　第2次针刀松解三角肌的粘连和瘢痕

④第4支针刀松解三角肌止点　针刀体与皮肤垂直，刀口线与肱骨长轴一致，按四步进针刀规程进针刀，针刀经皮肤、皮下组织、筋膜，直达肱骨面三角肌的止点，纵疏横剥3刀，范围0.5cm，刀下有紧涩感时，调转刀口线90°，铲剥3刀，范围0.5cm。

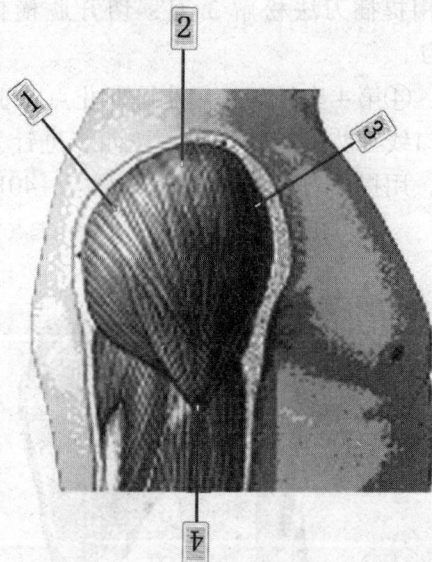

⑤术毕，拔出针刀，局部压迫止血 3 分钟后，创可贴覆盖针眼。

## 【针刀术后手法治疗】

针刀术后应配合适当的手法治疗以增加疗效。以下 2 种手法可供选择：

（1）上举外展手法　在仰卧位进行。医者站于患侧，患者应充分放松，左手按住患肩关节上端，右手托扶患肢肘关节，嘱患者尽量外展上举患肢，当达到最大限度，不能再上举时，右手迅速向上提拉肘关节，可听到患肩关节有"喀叭"的撕裂声。推弹速度必须要快，待患者反应过来时，手法已结束。

（2）后伸内收手法　在坐位进行。医生站在患者背后，单膝顶在患者的脊背中央，双手握住患者的双肘关节，向后牵引到最大位置时，再向肩关节后内方弹压 1 次。

## 二、冈上肌损伤

冈上肌位于肩关节囊中，是肩部应力集中的交叉点，故此肌常发生损伤。摔跤、抬重物，或其他体力劳动均可成为病因。损伤的部位大多在此肌起点，也有肌腹部损伤。若损伤位于该肌在肱骨大结节的止点处，三角肌深面，常被误诊为肩周炎；若损伤在肌腹，常被笼统诊断为肩痛；若损伤在冈上窝起点时，常被诊为背痛。

## 【针刀应用解剖】

冈上肌起自冈上窝内 2/3 及冈上筋膜，止于肱骨大结节上面，是肩袖的组成部分（图 7 – 42）。冈上肌受肩胛上神经支配。肩胛上神经来自臂丛颈 5、6 神经的锁骨上支。冈上肌的作用是使上臂外展。

## 【病因病理】

冈上肌损伤大多由上肢突然猛力外展造成。严重者造成冈上肌断裂。损伤之后，日久会造成损伤处瘢痕粘连。上肢的外展时，使瘢痕处受到牵拉，而引起急性发作。

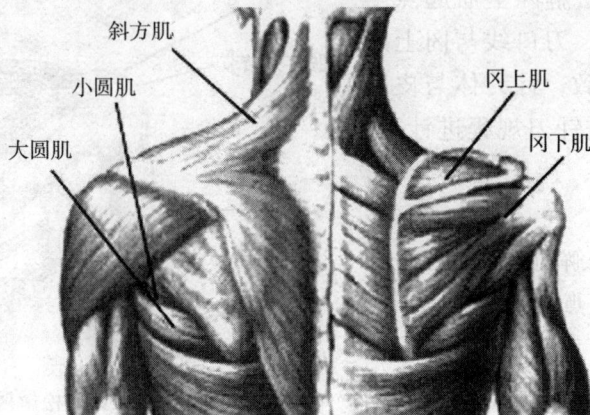

图 7 – 42　冈上肌、冈下肌

## 【临床表现】

外伤后，冈上肌发生肌腱断裂，有剧烈疼痛，肩关节外展受限（仅能达到70°）。急慢性均有此临床表现。慢性期，有持续性疼痛，受凉加重，甚至影响睡眠。

## 【诊断要点】

（1）起病较慢，主诉有肩胛骨不适或酸痛，以冈上窝部较为明显，有肩背部沉重感，部分患者肩外侧渐进性疼痛，多为钝痛，疼痛可放射至三角肌止点、前臂，甚至手指。

（2）肩外展时疼痛较明显，出现"疼痛弧"现象，即肩外展60°~120°时，疼痛较重，当上举超过120°时，疼痛又减轻，且可自动继续上举。

（3）肱骨大结节处或肩峰下压痛。

## 【针刀治疗】

### 1. 治疗原则

依据针刀医学关于人体弓弦力学系统及疾病病理构架的网眼理论，运用针刀将其在骨面附着点处的粘连松解、切开瘢痕，使冈上肌的力学平衡得到恢复。

### 2. 操作方法

（1）体位　端坐位。

（2）体表定位　冈上肌起点与止点。

（3）消毒　在施术部位，用活力碘消毒2遍，然后铺无菌洞巾，使治疗点正对洞巾中间。

（4）麻醉　用1%利多卡因局部浸润麻醉，每个治疗点注药1ml。

（5）刀具　Ⅰ型4号直形针刀。

（6）针刀操作（图7-43）

①第1支针刀松解冈上肌起点　在冈上肌起点定位，刀口线与冈上肌肌纤维走行方向一致，针刀体与皮肤呈90°角，按四步进针刀规程进针刀，经皮肤、皮下组织，达冈上窝骨面，纵疏横剥3刀。

②第2支针刀松解冈上肌止点　在肱骨大结节冈上肌止点处定位，刀口线与冈上肌肌纤维方向走行一致，针刀体与皮肤呈90°角，按四步进针刀规程进针刀，直达骨面，纵疏横剥3刀。

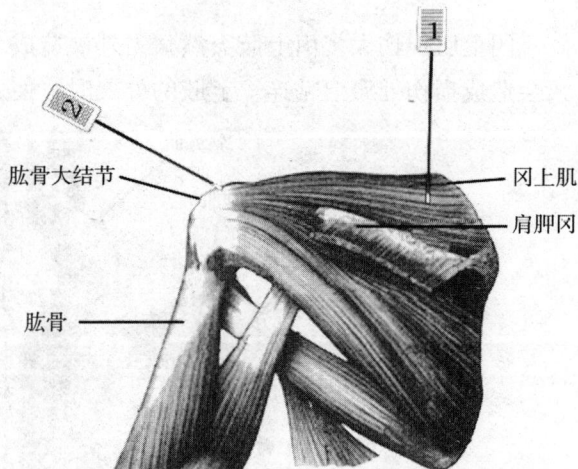

图7-43　针刀松解冈上肌损伤

③术毕，拔出针刀，局部压迫止血3分钟后，创可贴覆盖针眼。

## 【针刀术后手法治疗】

（1）针刀术后，患者正坐位，在肩关节下垂并稍内收的姿势下，稍外展肩关节，医生一手托肘上部，一手在冈上肌处用大拇指按压2次，并过度内收患侧上肢1次，以牵拉冈上肌。

（2）患者正坐位，医生立于患者患侧与患者并排，面向前。医生以左手前臂自后侧插于患者腋下，右手持患者手腕，两手做对抗牵引。牵引时，将前臂向前旋转，徐徐下落。医生两膝分开屈曲，将患侧腕部夹于两膝之间。同时，医生用插于腋下的左前臂将患者上臂向外侧牵拉，使肱骨大结节突出。用右手拇指掌面压于肱骨大结节前下方，用力向后上部按揉、弹拨冈上肌肌腱。与此同时，两腿松开夹住的手腕，医生两手握住患者手腕向上拔伸，分别向前、后活动其肩关节3次。

### 三、冈下肌损伤

冈下肌损伤在临床较为常见，且损伤多位于该肌起点。慢性期疼痛非常剧烈，患者常诉在肩胛冈下有钻心样疼痛。

## 【针刀应用解剖】

冈下肌（图7-42）起自冈下窝内2/3及冈下筋膜，止于肱骨大结节后面，是肩袖的组成部分。冈下肌受肩胛上神经支配。肩胛上神经来自臂丛颈5、6神经的锁骨上支。冈下肌的作用是使上臂外旋。

## 【病因病理】

冈下肌大多由于上肢突然过度外展或内旋而遭受损伤。起始部的损伤多于止端的损伤。起始部损伤初期，在冈下窝处多有电击样疼痛，常累及肩峰的前方。止点损伤，在肱骨大结节后面有明显的疼痛。腱下滑液囊，大多数也是损伤引起，可以一并治疗。

冈下肌起始部损伤，慢性期疼痛较剧烈，其原因为：第一，肩胛上神经止于冈下窝，冈下肌起始部神经末梢较多，且敏感；第二，冈下肌在起始部损伤多较重。随着时间的延长，瘢痕粘连较重，挤压神经末梢也较严重。

## 【临床表现】

损伤初期，在冈下窝及肱骨大结节处多有明显胀痛，若冈下肌起始部损伤，冈下窝处常发作钻心样疼痛。上肢活动受限，若被动活动患侧上肢，有时会引起冈下肌痉挛性疼痛。

## 【诊断要点】

（1）多有劳损或受凉史。

（2）肩背部和上臂酸胀不适，逐渐发展为疼痛、剧痛。

（3）肩关节收展与旋转活动受限，渐加重。

（4）有的患者有肩背部沉重或背部、上臂凉麻及蚁行感，也有些患者上臂内侧有麻木感。

（5）冈下窝触及块状或条索状物，压痛明显。

（6）肩外展，内旋牵拉冈下肌而疼痛加重，内收、外旋阻抗力试验阳性，冈下窝处有压痛点，相当于肩胛冈中点下 3～4cm 处，即天宗穴处。

## 【针刀治疗】

### 1. 治疗原则

冈下肌损伤的部位主要是冈下窝，该肌在肱骨大结节上的止点。用针刀将其附着处的粘连松解、切开瘢痕，使冈下肌的力学平衡得到恢复。

### 2. 操作方法

（1）体位　端坐位。

（2）体表定位　冈下肌起点与止点。

（3）消毒　在施术部位，用活力碘消毒 2 遍，然后铺无菌洞巾，使治疗点正对洞巾中间。

（4）麻醉　用 1% 利多卡因局部浸润麻醉，每个治疗点注药 1ml。

（5）刀具　Ⅰ型 4 号直形针刀。

（6）针刀操作（图 7－44）

①第 1 支针刀松解冈下肌起点刀口线和冈下肌肌纤维平行，针刀体和肩胛骨平面呈 90°角，按四步进针刀规程进针刀，达骨面后，纵疏横剥 3 刀，范围 0.5cm。

②第 2 支针刀松解冈下肌止点刀口线与冈下肌肌纤维方向一致，针刀体与皮肤呈 90°角，按四步进针刀规程进针刀，直达肱骨大结节后面骨面，纵疏横剥 3 刀，范围 0.5cm。

图 7－44　针刀松解冈下肌损伤

③术毕，拔出针刀，局部压迫止血 3 分钟后，创可贴覆盖针眼。

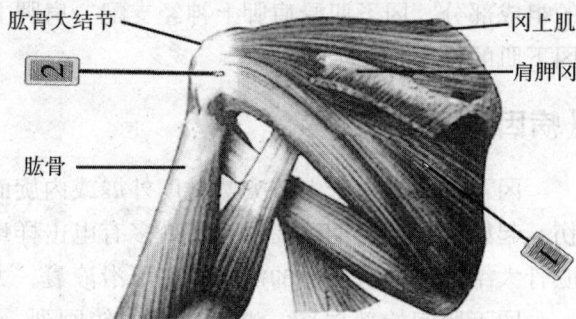

## 【针刀术后手法治疗】

应用阻抗抬肩手法。患者端坐位，医生用手掌压住患侧肘关节，嘱患者用力抬肩，当抬到最大位置时，医生突然放开按压的手掌，使冈下肌最大限度地收缩，1 次即可。

### 四、三角肌滑囊炎

外伤和劳损均可导致三角肌滑囊炎，因该滑液囊位于三角肌深面，痛点较深，患者主诉含糊，触诊不清楚，所以，有时也被误诊为肩峰下滑囊炎。三角肌滑液囊分泌的滑液主要是供给位于三角肌下面，冈上肌表面的冈上肌筋膜及冈下肌和小圆肌表面的冈下肌筋膜和小圆肌筋膜，使三角肌与上述这些肌肉的肌腱不会因摩擦而受损。一旦三角肌滑囊因外伤或劳损而发生病变，这些肌肉和筋膜都将失去润滑，肩部就会出现严重不适感。

## 【针刀应用解剖】

三角肌滑液囊是位于三角肌和肩关节之间的一个滑液囊，有时此囊与肩峰下滑液囊相通（图 7–45）。

## 【病因病理】

三角肌滑囊因受损（外伤和劳损），囊壁的膜性通道被自我修复的瘢痕组织堵塞，囊内的滑液不能排除，使滑囊膨胀，造成酸、胀、痛等感觉。

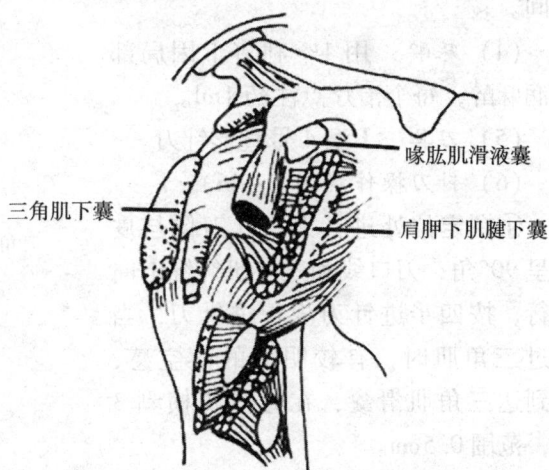

图 7–45　肩关节周围滑囊

由于滑液失去供应，冈上肌、冈下肌、小圆肌筋膜得不到润滑，使肩部肌肉欠灵活，而有不适感。

## 【临床表现】

患侧肩部酸痛不适，上肢上举、外展困难。慢性期，患者活动上肢时，肩部有摩擦音和弹响声。

## 【诊断要点】

（1）有外伤史和劳损史。

（2）在肩峰下滑囊下缘、肩关节下缘有摩擦音或弹响声。

（3）肩关节下缘三角肌中上部有轻度高起，皮肤发亮。

（4）让患侧上肢主动外展上举，可使患者肩部疼痛加重而拒绝做此动作。

（5）X 线检查可协助诊断该病，并排除其他肩部病变。

## 【针刀治疗】

**1. 治疗原则**

依据针刀医学关于人体弓弦力学系统及疾病病理构架的网眼理论，三角肌滑囊属于人体弓弦力学系统的辅助结构，滑囊损伤后，形成瘢痕堵塞滑囊，造成关节囊代谢障碍而产生上述临床表现。用针刀将滑囊切开，排出囊内液体，即可疏通堵塞。

**2. 操作方法**

（1）体位　端坐位。

（2）体表定位　肩关节外侧明显隆起处、三角肌腹部的压痛点。

（3）消毒　在施术部位，用活力碘消毒2遍，然后铺无菌洞巾，使治疗点正对洞巾中间。

（4）麻醉　用1%利多卡因局部浸润麻醉，每个治疗点注药1ml。

（5）刀具　Ⅰ型4号直形针刀。

（6）针刀操作（图7-46）

①在定位处进针刀。针刀体与皮肤呈90°角，刀口线和三角肌纤维走向平行，按四步进针刀规程进针刀，当穿过三角肌时，有较明显的落空感，即到达三角肌滑囊，在此纵疏横剥3刀，范围0.5cm。

②术毕，拔出针刀，局部压迫止血3分钟后，创可贴覆盖针眼。

（7）注意事项

针刀在滑囊处剥离，不能到达骨面，否则影响疗效。

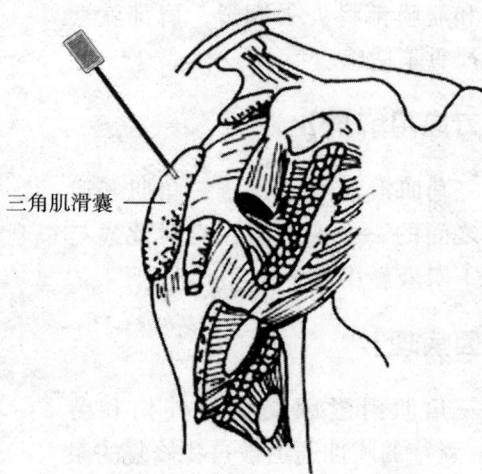

图7-46　针刀松解三角肌滑囊炎

## 【针刀术后手法治疗】

用手指垂直下压滑囊，使囊内的滑液向四周扩散。

### 五、肱二头肌短头肌腱炎

肱二头肌是上肢屈肌，由于上肢频繁的屈伸、后旋、易发生劳损。如果病变局限于肱二头肌短头，压痛点只局限在喙突一处，即可命名为肱二头肌短头肌腱炎。

## 【针刀应用解剖】

肱二头肌呈梭形，起端有两个头，长头以长腱起自肩胛骨盂上结节，通过肩关节囊，经结节间沟下降；肱二头肌短头起自肩胛骨喙突尖部，喙肱肌外上方，在肱骨下1/3处与肱二头肌长头肌腹融合，并以一腱止于桡骨粗隆。肱二头肌的主要功能是屈肘，当前臂处于旋前位时，能使其旋后。此外，还能协助屈上臂。

喙突部的解剖结构（图7-37）：肩胛骨喙突顶点范围只有0.8cm$^2$左右，却有5个解剖结构，喙突外1/3为肱二头肌短头起点，中1/3为喙肱肌起点，内1/3为胸小肌起点，外上缘为喙肩韧带，内上缘为喙锁韧带（即锥状韧带和斜方韧带）。

## 【病因病理】

肱二头肌短头和喙肱肌起始腱相邻并列，而肱二头肌短头和喙肱肌的作用和活动方向是不同的。喙肱肌可内收前臂，屈臂向前，而肱二头肌可屈肘，使前臂旋后。所以两块肌肉的肌腱经常交错摩擦而损伤。如遇突然的屈肘、后旋前臂的动作，也容易损伤肱二头肌短头肌腱。另外，如喙突滑液囊和喙肱肌滑液囊有病变而闭锁，使喙肱肌和肱二头肌短头失去润滑，肱二头肌短头就会严重磨损而发病。肱二头肌短头损伤或劳损后，局部瘢痕粘连，使局部血运和体液新陈代谢产生障碍，而引起肌腱部位的变性。

## 【临床表现】

患者多表现为肩部喙突处疼痛，也可蔓延到全肩部疼痛，肩关节外展后伸活动时疼痛加剧，内收、内旋位时疼痛可以缓解。随着疼痛的发展，肩关节逐渐僵硬，活动功能障碍，肩臂上举、外展、后伸及旋后摸背功能受限。

## 【诊断要点】

（1）肩部有急慢性损伤史。
（2）在喙突处有明显疼痛和压痛。
（3）上肢后伸、摸背和上举受限。
（4）注意和肩周炎及肩部其他软组织损伤疾患相鉴别。
（5）X线检查排除肩部其他病变。

## 【针刀治疗】

**1. 治疗原则**

依据针刀医学关于人体弓弦力学系统及疾病病理构架的网眼理论，肱二头肌短头肌腱起点损伤后导致起点处发生粘连、瘢痕和挛缩，同时造成喙突部位相邻组织如喙肱肌、胸小肌的粘连瘢痕，引起肩关节的力学平衡失调，产生上述临床表现。在慢性期急性发作时，有水肿渗出刺激神经末梢，使上述临床表现加剧。用针刀将其附着点处的粘连松解、切开瘢痕，使局部的力学平衡得到恢复。

**2. 操作方法**

（1）体位 端坐位。
（2）体表定位 肱二头肌短头起点的压痛点——喙突点。
（3）消毒 在施术部位，用活力碘消毒2遍，然后铺无菌洞巾，使治疗点正对洞巾中间。
（4）麻醉 用1%利多卡因局部浸润麻醉，每个治疗点注药1ml。
（5）刀具 Ⅰ型4号直形针刀。
（6）针刀操作（图7-47）
①针刀松解肱二头肌短头的起点即喙突的外1/3处 指压喙突压痛点，针刀体与皮

肤垂直，刀口线与肱骨长轴一致，按四步进针刀规程进针刀，直达喙突外 1/3 骨面，纵疏横剥 2 刀，范围 0.5cm，然后针刀再向内下方提插 3 刀，以松解肱二头肌短头与喙肱肌的粘连瘢痕。

②术毕，拔出针刀，局部压迫止血 3 分钟后，创可贴覆盖针眼。

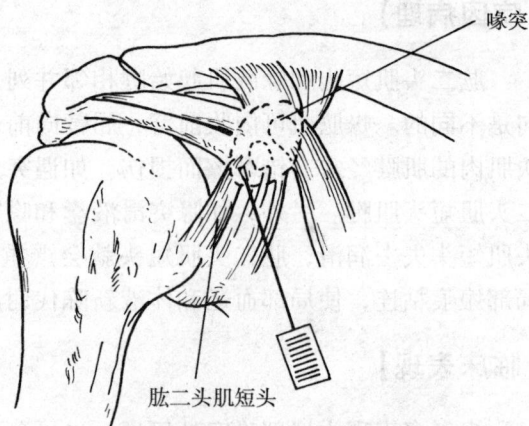

图 7 – 47　针刀松解肱二头肌短头起点

## 【针刀术后手法治疗】

针刀术后，将肘关节屈曲，肩关节外展、后伸、略外旋，在肱二头肌短头肌腱拉紧的情况下，用另一手拇指在喙突部用弹拨理筋法。接着在局部按压 5 分钟，再摇动肩关节。治疗后，应鼓励患者做肩关节功能锻炼。

## 六、肱二头肌长头腱鞘炎

肱二头肌长头在肱骨结节间沟处由于肩部外伤或者长期反复活动，使该处的肌腱与腱鞘摩擦增加，造成腱鞘粘连、瘢痕和挛缩，腱鞘管壁增厚、腱鞘间隙变窄，从而导致肌腱在腱鞘内的活动受限而出现临床症状。又称为肱二头肌长头肌腱炎。

## 【针刀应用解剖】

肱二头肌长头起于肩关节盂上粗隆，肌腱通过关节囊内，关节囊滑膜在肌腱的表面包绕，形成结节间沟滑液鞘，经结节间沟穿出后，滑膜附着于囊外。在肱骨结节间沟部，由肱二头肌长头滑液鞘、肱横韧带和肱骨结节间沟共同形成一个骨纤维管道（图 7 – 38）。由于肱横韧带损伤，粘连、瘢痕形成后，可引起肱二头肌长头在骨纤维管道内通过困难，导致肩关节功能障碍。

## 【病因病理】

在上肢活动时，肱二头肌长头除了在腱鞘内做上下滑动外，还做外展、内收的横向运动。但由于腱鞘被固定在肱骨结节间沟内，两侧有肱骨结节的骨性突起阻止，使肱二头肌长头保持在结节间沟内活动，但也因此常受到横向应力的损伤和摩擦力的损伤。

肱二头肌长头腱鞘炎的实质是一种慢性损伤性疾病。只有在上肢做频繁活动引起急性发作时，才引起炎性反应。

由于慢性损伤，腱鞘壁增厚瘢痕及肌腱本身的劳损变性，使腱鞘相对变窄，致使肌腱在结节间沟骨纤维管道内活动受限而发病。

## 【临床表现】

患病初期患肢活动时，在肩前内下方，约肩峰下 3cm 处，相当于肱骨结节间沟处疼痛不适。随病程的延长，症状逐渐加剧，疼痛明显，上肢活动受限，患肢携物、外展、内旋时，症状加剧，有时局部尚有轻度肿胀。

## 【诊断要点】

（1）肩关节疼痛和关节活动受限。

（2）结节间沟及其上方的肱二头肌长头肌腱压痛。

（3）Yergason 征阳性（抗阻力屈肘及前臂旋后时在肱二头肌长头肌腱处出现剧烈疼痛）。

（4）X 线肩部前后位片无异常。

## 【针刀治疗】

### 1. 治疗原则

依据针刀医学关于人体弓弦力学系统及疾病病理构架的网眼理论，肱二头肌长头狭长的腱在上肢活动时，在骨纤维管道内上下滑动，当异常应力引起肱二头肌的运动状态改变时，就可以引起肌腱在腱鞘内活动受限，产生临床表现。用针刀切开部分肱横韧带处的粘连瘢痕，使肱二头肌长头的力学平衡得到恢复。

### 2. 操作方法

（1）体位　端坐位。

（2）体表定位　肩关节肱骨结节间沟处的压痛点。

（3）消毒　在施术部位，用活力碘消毒 2 遍，然后铺无菌洞巾，使治疗点正对洞巾中间。

（4）麻醉　用 1% 利多卡因局部浸润麻醉，每个治疗点注药 1ml。

（5）刀具　Ⅰ型 4 号直形针刀。

（6）针刀操作（图 7-48）

①以结节间沟的压痛点为进针刀点，刀口线方向和肱二头肌长头方向平行，针刀体与皮肤呈 90°垂直，按四步进针刀规程进针刀，达结节间沟骨面，沿结节间沟前、后壁向后、向前分别铲剥 3 刀，以切开部分肱横韧带的粘连和挛缩。

②术毕，拔出针刀，局部压迫止血 3 分钟后，创可贴覆盖针眼。

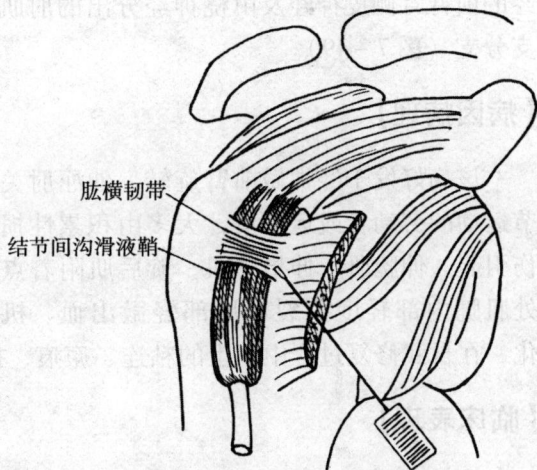

肱横韧带
结节间沟滑液鞘

图 7-48　针刀松解肱横韧带

## 【针刀术后手法治疗】

针刀术后，用推、按、擦法作用于肩前部肱二头肌长头肌腱处，或于局部轻轻弹拨。令患者屈曲肘关节，医生握住患肢腕上部做对抗牵拉，将患肢拉至伸直位。

### 七、肱骨外上髁炎

本病的主要原因是伸肌总腱起始部（即肱骨外上髁部）的损伤或撕裂所产生的无菌性炎症。也有学者认为，该病是肱骨外上髁部伸肌总腱起始处的慢性肌筋膜炎，还有学者通过开放性手术观察到穿出伸肌总腱处的血管、神经束受到卡压是本病的病因。

## 【针刀应用解剖】

肱骨外上髁形态扁平，位于肱骨下端的外侧、肱骨小头的外上方，与内上髁不在一条水平线上，而略高于内上髁。外上髁未包于关节囊内，其前外侧有一浅压迹，为前臂伸肌总腱的起始部。其前方上部为桡侧腕长伸肌腱的起始部，下部为桡侧腕短伸肌腱与指伸肌、小指伸肌腱的起始部；在其后面，由上向下依次为桡侧腕短伸肌、指伸肌、小指伸肌及旋后肌腱的起始部，其最内侧为肘肌的起点。肱骨外上髁的下部还有桡侧副韧带的起始部，并与桡侧腕短伸肌起始腱的纤维交织在一起。

肱骨外上髁的血供较恒定，其来源有二：一支为肱骨滋养动脉的降支；另一支为肱深动脉所发出的分支。

肱骨外上髁处的神经支配，主要有桡神经的前臂背侧皮神经及由桡神经分出的肘肌支分支（图7–49）。

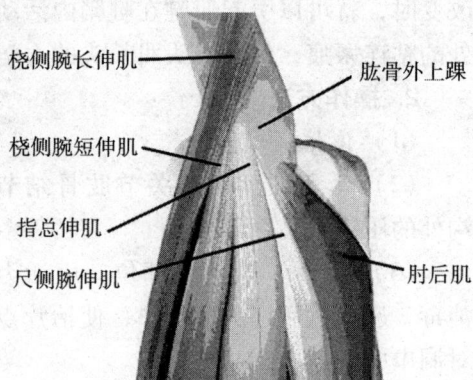

桡侧腕长伸肌
桡侧腕短伸肌
指总伸肌
尺侧腕伸肌
肱骨外上髁
肘后肌

图7–49　肱骨外上髁结构图

## 【病因病理】

该病好发于经常做前臂旋转、伸屈肘关节运动的劳动者或运动员，大多由积累性损伤引起。伸腕肌、伸指总肌、旋后肌附着点处肌腱内部轻度撕裂和局部轻微出血、机化，在自我修复过程中产生的粘连、瘢痕，挤压该处的神经血管束，引起疼痛。

## 【临床表现】

一般起病缓慢，因急性损伤而发病者较为少见。发病后疼痛涉及肩前部和前臂，局部有时会出现轻度的肿胀，活动前臂后疼痛加重，不能做握拳、旋转前臂动作，握物无力，严重者握在手中的东西会自行掉落。

## 【诊断要点】

（1）肱骨外上髁处疼痛。

（2）肱骨外上髁处压痛。

（3）密耳（Mill）征阳性。

（4）前臂伸肌紧张试验阳性。

（5）X线片检查阴性。

## 【针刀治疗】

### 1. 治疗原则

依据针刀医学关于人体弓弦力学系统及疾病病理构架的网眼理论，肱骨外上髁附着的肌腱损伤后引起代偿性的自我修复和自我调节，形成局部的粘连、瘢痕和挛缩，造成局部的力学平衡失调，产生临床表现。在慢性期急性发作时，有水肿渗出刺激神经末梢，而使上述临床表现加剧，用针刀将损伤的肌腱粘连松解、切开瘢痕，使局部的力学平衡得到恢复。

### 2. 操作方法

（1）体位 坐位，将肘关节屈曲90°平放于治疗桌面上。

（2）体表定位 肱骨外上髁顶点，肱骨外上髁远端2cm做伸指伸腕动作，找到桡侧腕长、短伸肌间隙定第2点，桡侧腕短伸肌与指总伸肌肌间隙定第3点。

（3）消毒 在施术部位，用活力碘消毒2遍，然后铺无菌洞巾，使治疗点正对洞巾中间。

（4）麻醉 用1%利多卡因局部浸润麻醉，每个治疗点注药1ml。

（5）刀具 Ⅰ型4号直形针刀。

（6）针刀操作（图7-50）

①第1支针刀松解伸指伸腕肌总起点的粘连和瘢痕 在肱骨外上髁压痛明显处定点，针刀刀口线和前臂纵轴方向一致，针刀体与皮肤呈90°垂直，严格按四步进针刀规程进针刀，针刀经皮肤、皮下组织，至肱骨外上髁顶点，先纵疏横剥3刀，然后向前沿肱骨外上髁前面的骨面紧贴骨面铲剥3刀，范围0.5cm。

②第2支针刀松解桡侧腕长、短伸肌之间的粘连和瘢痕 在第2定点处进针刀，针刀刀口线和前臂纵轴方向一致，针刀体与皮肤呈90°垂直，严格按四步进针刀规程进针刀，针刀经皮肤、皮下

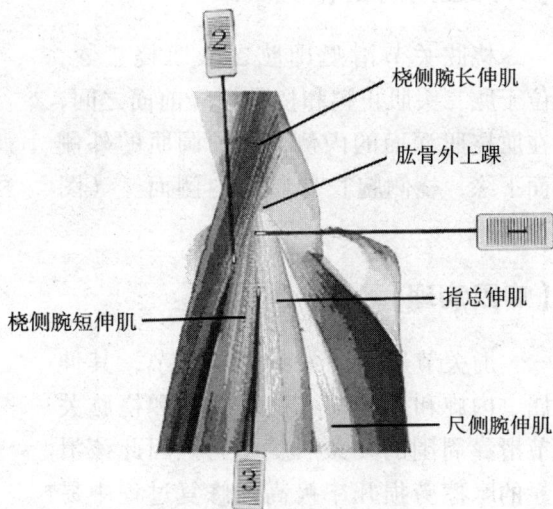

图7-50 针刀松解肱骨外上髁炎

（桡侧腕长伸肌、肱骨外上髁、指总伸肌、桡侧腕短伸肌、尺侧腕伸肌）

组织，达桡侧腕长、短伸肌肌间隙，纵疏横剥 3 刀，范围 0.5cm。

③第 3 支针刀松解桡侧腕短伸肌与指总伸肌之间的粘连和瘢痕　在第 3 定点处进针刀，针刀刀口线和前臂纵轴方向一致，针刀体与皮肤呈 90°垂直，严格按四步进针刀规程进针刀，针刀经皮肤、皮下组织，达桡侧腕短伸肌与指总伸肌肌间隙，纵疏横剥 3 刀，范围 0.5cm。

④术毕，拔出针刀，局部压迫止血 3 分钟后，创可贴覆盖针眼。

（7）注意事项

肱骨外上髁炎 3 次针刀治疗可痊愈，若 3 次针刀治疗后无明显疗效，就应考虑是否合并颈椎病，再仔细询问病史，检查患侧上肢有无感觉过敏或感觉迟钝，如有颈椎病等其他表现，应按颈椎病进行针刀治疗。

## 【针刀术后手法治疗】

患者正坐，医生坐于患者患侧，右手持患侧腕部使患者前臂处于旋后位，左手用屈曲的拇指端压于肱骨外上前方，其他四指放于肘关节内侧，医生以右手逐渐屈曲患者肘关节至最大限度，左手拇指用力按压患者肱骨外上前方，然后再伸直肘关节，同时医生左手拇指推至患肢桡骨头前面，沿桡骨头前外缘向后弹拨腕伸肌起点，术后患者有桡侧 3 指麻木感及疼痛减轻的现象。弹拨方法很多，亦可将患肢前臂旋后、屈肘，安置桌上，肘下垫以软物。医生以双手食指和中指将肱桡肌与伸腕肌向外扳，然后嘱患者将患侧前臂旋前，用拇指向外方推邻近桡侧腕长伸肌和桡侧腕短伸肌，反复 3 次。

## 八、肱桡关节滑囊炎

肱桡关节滑囊炎大多由肱桡关节滑液囊闭锁而成，主要表现为肘部疼痛。

## 【针刀应用解剖】

桡肱关节滑囊即肱二头肌桡骨囊，位于肱二头肌止腱和桡骨粗隆前面之间，在肱桡肌深面的内侧，旋前圆肌的外侧面下缘，桡侧腕长伸肌的内侧面。（图 7 - 51）

## 【病因病理】

肘关节是活动最频繁的关节，其伸屈、内旋和外旋都有桡肱关节和桡肱关节滑囊周围的几条肌腱参与。因此该滑囊的摩擦劳损几率极高，修复过程中易将其向外排出滑液的通道堵塞，造成滑囊闭锁、膨胀，从而引起胀痛不适。

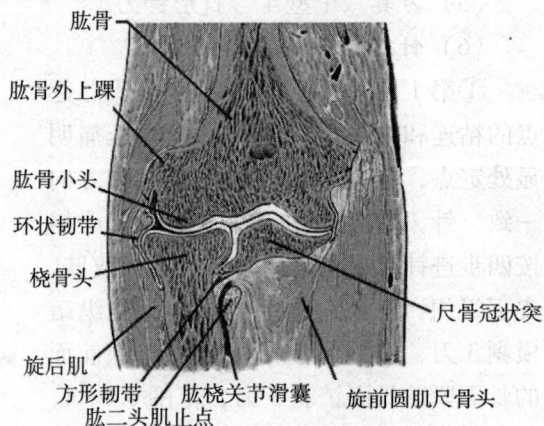

图 7 - 51　肱桡关节滑囊解剖图（冠状面）

## 【临床表现】

该病主要表现为肘关节酸胀不适，夜间或休息时加重，变动体位也不能缓解，常影响睡眠。

## 【诊断要点】

（1）在肘关节横纹，肱二头肌腱与肱桡肌之间、肱骨外上髁前内侧和桡骨小头的内侧有压痛点。

（2）将上肢伸直，在肘关节的掌侧，桡骨粗隆处有明显压痛。

（3）肘关节运动功能正常。

（4）X线检查，以排除肘关节骨质方面的病变。

## 【针刀治疗】

### 1. 治疗原则

依据针刀医学关于慢性软组织损伤的理论和慢性软组织损伤病理构架的网眼理论，当肘关节伸直，前臂旋后位时，肱二头肌止点的应力集中，导致附着于肌肉止点附近的肱桡关节滑囊压力增高，引起肱二头肌止点与滑囊的粘连、瘢痕和挛缩，造成肘关节的力学平衡失调，从而出现一系列临床表现，针刀松解肱二头肌止点处的高应力点及与滑囊的粘连。

### 2. 操作方法

（1）**体位** 俯卧位，肩关节前屈90°，肘关节保持伸直位并旋后。

（2）**体表定位** 肘关节平面，肱桡肌内侧深压痛点。

（3）**消毒** 在施术部位，用活力碘消毒2遍，然后铺无菌洞巾，使治疗点正对洞巾中间。

（4）**麻醉** 用1%利多卡因局部浸润麻醉，每个治疗点注药1ml。

（5）**刀具** Ⅰ型4号直形针刀。

（6）**针刀操作**（图7-52）

常规消毒铺巾，在定位点找到压痛最明显处，针刀刀口线和前臂纵轴方向一致，针刀体与皮肤呈90°，按照四步进针刀规程进针刀，针刀经皮肤、皮下组织，顺肌间隙，当刀下有韧性感时，即到达粘连点，先纵疏横剥3刀，范围0.5cm，然后针刀达桡骨粗隆骨面肱二头肌止点处，纵疏横剥3刀，范围0.5cm。5天后还未愈，再做1次治疗。术毕，拔出针刀，局部压迫止血3分钟后，创可贴覆盖针眼。

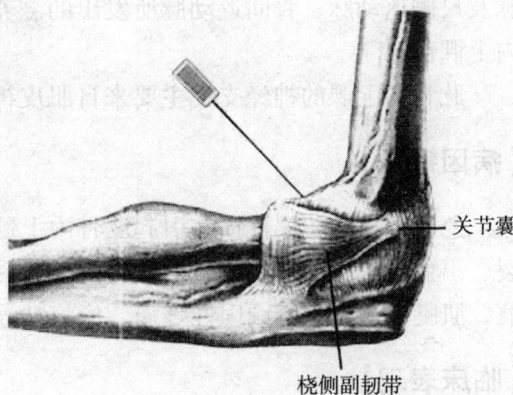

关节囊

桡侧副韧带

图7-52 针刀松解肱桡关节滑囊炎

## 【针刀术后手法治疗】

过度伸肘关节 2 次。

### 九、肱骨内上髁炎

肱骨内上髁炎常由损伤或劳损引起，表现为肱骨内上髁处及周围软组织疼痛。传统观念认为本病多见于学生，又称学生肘。

## 【针刀应用解剖】

肱骨的下端较宽扁，呈三角形，并微向前卷曲，与肱骨骨干的长轴形成一 50°~80° 的前倾角。肱骨的两端变宽而向两侧隆起的部分，称为肱骨内、外上髁。肱骨内上髁较大，突出显著，故易于皮下触及，但低于肱骨外上髁平面。与肱骨外上髁相同，肱骨内上髁亦位于关节囊外（图 7-53）。

肱骨内上髁前下的结构较粗糙，由上向下依次为旋前圆肌、桡侧腕屈肌、掌长肌及指浅屈肌的附着点。其后面最内侧的上方有尺侧腕屈肌附着，下方有尺侧副韧带附着。肱骨内上髁的后外侧部分较光滑，有一纵形的浅沟，称为尺神经沟，有同名神经走行于其内，该沟与肱骨内上髁、尺侧腕屈肌、尺侧副韧带等构成一管状结构，称为肘管，内有尺神经、尺侧返动脉等通过。尺神经于肘管的上方发出肘关节支，该神经在肘管处或在出肘管后发出肌支。

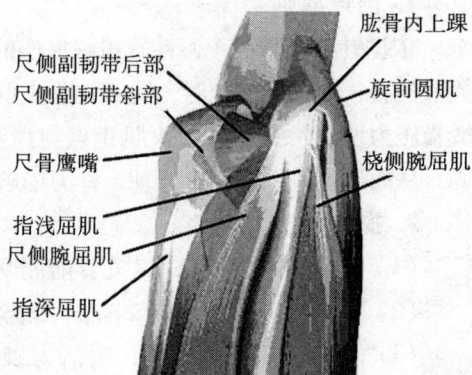

图 7-53　肱骨内上髁结构

肱骨内上髁的血供主要由尺侧上、下副动脉及尺侧返动脉、骨间返动脉所发出的滋养动脉的降支经肱骨内上髁的内侧与后侧进入内上髁部。

肱骨内上髁的神经支配主要来自肌皮神经所发出的骨膜支。

## 【病因病理】

急性牵拉和积累性损伤引起肱骨内上髁处的屈肌总腱和旋前圆肌腱起点部位部分断裂、出血或渗出。长期伏案使肱骨内上髁受压，引起缺血，在修复过程中形成粘连、瘢痕，肌腱挛缩，引起顽固性疼痛。瘢痕粘连也可挤压尺神经皮支，引起神经性疼痛。

## 【临床表现】

患者肘内侧疼痛，病情时轻时重。急性发作时，患肢肘关节屈曲和前臂旋前时疼痛加重，使肘关节活动受限，严重影响日常生活。

## 【诊断要点】

（1）疼痛，肘内侧无肿性酸胀疼痛，劳累、屈腕及前臂旋前时定位性疼痛加重，部分患者同时感到前臂酸困、乏力。

（2）压痛，肱骨内上髁尖部或其前下方有明显压痛。

（3）职业因素，多发病于前臂反复而持久地做伸屈旋转动作的工种，如纺织、刺绣等。

（4）特殊运动试验，如屈肌紧张试验阳性，前臂旋前抗阻试验阳性。

## 【针刀治疗】

### 1. 治疗原则

依据针刀医学关于人体弓弦力学系统及疾病病理构架的网眼理论，肱骨内上髁处附着的肌腱损伤后，引起粘连、瘢痕和挛缩，造成肘内侧端的力学平衡失调，产生上述临床表现。

用针刀将其附着点处的粘连松解、切开瘢痕，使肘内侧端的力学平衡得到恢复。

### 2. 操作方法

（1）体位　仰卧位，肩关节前屈90°，肘关节屈曲90°。

（2）体表定位　肱骨内上髁压痛明显处。

（3）消毒　在施术部位，用活力碘消毒2遍，然后铺无菌洞巾，使治疗点正对洞巾中间。

（4）麻醉　用1%利多卡因局部浸润麻醉，每个治疗点注药1ml。

（5）刀具　Ⅰ型4号直形针刀。

（6）针刀操作（图7-54）

①在定位点找到压痛最明显处，针刀刀口线和前臂纵轴方向一致，针刀体与皮肤呈90°角，按照四步进针刀规程进针刀，经皮肤、皮下组织，达肱骨内上髁顶点，先纵疏横剥3刀，然后调转刀口线，紧贴骨面铲剥3刀，范围0.5cm。

②术毕，拔出针刀，局部压迫止血3分钟后，创可贴覆盖针眼。

图7-54　针刀松解肱骨内上髁炎

（7）注意事项

治疗过程中注意勿伤及尺神经，如在施术过程中，患者前臂尺侧或者小指麻木，说明针刀碰到了尺神经，应将针刀退至皮下，稍调整角度后再进针刀（图7-55）。

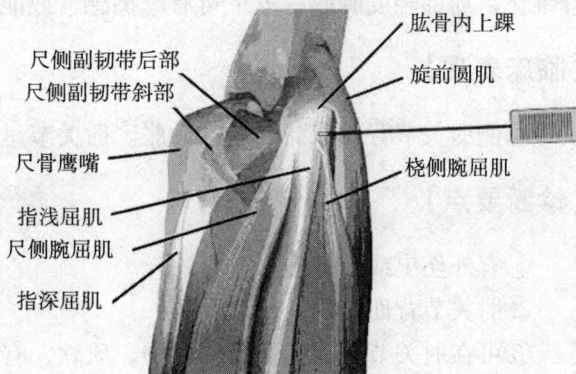

## 【针刀术后手法治疗】

针刀术毕，做主动伸腕伸指活动 3 次。

## 十、尺骨鹰嘴滑囊炎

尺骨鹰嘴滑囊炎又称肘后滑囊炎，由于在过去本病多发于矿工，故其又称为"矿工肘"。发病时，患肢肘关节功能严重受限，尤其是在作屈伸运动时，肘后的疼痛尤为明显。

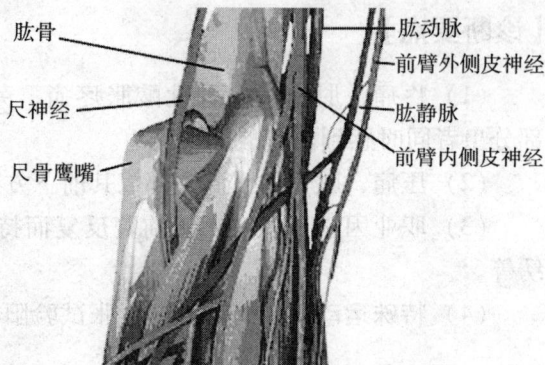

图 7-55　肱骨内上髁周围结构

## 【针刀应用解剖】

尺骨鹰嘴滑囊由 3 个滑液囊组成：① 鹰嘴皮下囊，在尺骨鹰嘴和皮肤之间，最为表浅；②鹰嘴腱内囊，在肱三头肌腱内；③肱三头肌腱下囊，在肱三头肌和尺骨鹰嘴之间，鹰嘴腱内囊的深部。

## 【病因病理】

在正常情况下，尺骨鹰嘴皮下囊、鹰嘴腱内囊和肱三头肌腱下囊可分泌滑液，润滑肱三头肌及有关筋膜。肘关节背面局部撞击可使滑囊发生急性损伤，滑液渗出增多，局部肿胀疼痛。待自我修复后，滑囊由于瘢痕闭锁不能正常分泌滑液而引起尺骨鹰嘴滑囊肿痛和肘关节滞动。肘部长期伏案磨损可引起积累性损伤，而使尺骨鹰嘴滑囊壁增厚、纤维化，局部轻度肿胀，皮下可有摩擦感，或能触及块状韧性结节。

## 【临床表现】

患侧肘关节背面胀痛，局部肿胀。肘关节呈半曲状态，伸肘时疼痛加剧。

## 【诊断要点】

①有外伤史或劳损史。

②肘关节背面疼痛，伸屈受限。

③可在肘关节背面扣及囊样肿物，质软，有轻度移动感、波动感，压痛轻微。

④注意与肱三头肌肌腱炎和尺骨鹰嘴骨折相鉴别。肱三头肌肌腱炎疼痛在肘关节背面，但无膨胀波动感，无囊样肿物，肱三头肌对抗阻力时疼痛加剧。尺骨鹰嘴骨折有明显外伤史，疼痛剧烈，压痛明显，可触及骨擦音，结合 B 超检查对该病的诊断有很大帮助。

## 【针刀治疗】

### 1. 治疗原则

依据针刀医学关于人体弓弦力学系统及疾病病理构架的网眼理论，尺骨鹰嘴滑囊属于弓弦力学系统的辅助结构，滑囊损伤后，滑液囊由于瘢痕而闭锁，产生上述临床表现。肱三头肌及有关筋膜失去滑液囊的润滑而表现为肿痛，用针刀将囊壁粘连松解，使肘关节背面的力学平衡得到恢复。

### 2. 操作方法

（1）体位　坐位，患肢屈曲45°角。

（2）体表定位　尺骨鹰嘴压痛明显处。

（3）消毒　在施术部位，用活力碘消毒2遍，然后铺无菌洞巾，使治疗点正对洞巾中间。

（4）麻醉　用1%利多卡因局部浸润麻醉，每个治疗点注药1ml。

（5）刀具　Ⅰ型4号直形针刀。

（6）针刀操作（图7-56）

①第1支针刀松解鹰嘴皮下囊　痛点如在肘关节背面皮下稍偏远侧者，为鹰嘴皮下囊，以痛点为进针点，针刀体与尺骨背面进针点的骨平面垂直，刀口线与肱三头肌走向平行，按照四步进针刀规程进针刀，经皮肤、皮下组织，达骨平面，切勿刺入肘关节囊，以免损伤尺神经，纵行切开3刀，再横行剥离后出针，覆盖好无菌纱布块后，以拇指腹按压进针点片刻，并将患肢过伸过屈2次即可。

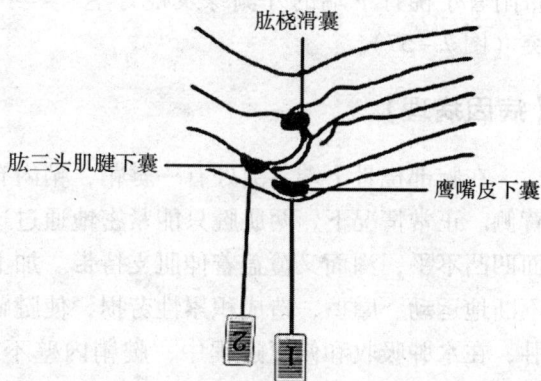

图7-56　针刀松解尺骨鹰嘴滑囊炎

②第2支针刀松解肱三头肌腱下囊或者鹰嘴腱内囊　痛点如在鹰嘴尖部的关节间隙处，即是鹰嘴腱内囊或肱三头肌腱下囊，较浅的为前者，较深的为后者。在痛点处进针刀，针刀体与进针处皮肤平面约呈90°角，略向近侧倾斜，刀口线和肱三头肌走向平行，按照四步进针刀规程进针刀，经皮肤、皮下组织，达鹰嘴尖部骨平面，切勿刺入肘关节囊，以免损伤尺神经，做切开剥离3刀后出针，覆盖好无菌纱布块，以拇指腹按压进针点片刻，并将患肢过伸过屈2次即可。

③术毕，拔出针刀，局部压迫止血3分钟后，创可贴覆盖针眼。

## 【针刀术后手法治疗】

术后用力垂直下压滑囊，以排出囊内液体。

### 十一、桡骨茎突狭窄性腱鞘炎

本病是指发生于桡骨茎突部骨－纤维管道的损伤性炎症，以该部位疼痛为主要表现，疼痛可放射到手指和前臂，多发生于新产妇及照顾婴幼儿的中老年妇女。

## 【针刀应用解剖】

桡骨下端外侧面粗糙，向远侧延伸为茎突，茎突基底稍上方有肱桡肌附着，茎突末端有桡侧副韧带附着。在桡骨茎突的外侧，有1条浅沟，拇长展肌腱及拇短伸肌腱共同经此沟外面的骨纤维性腱管到达拇指，腕背韧带附着于桡骨下端的外侧缘及桡骨茎突（图7-57）。

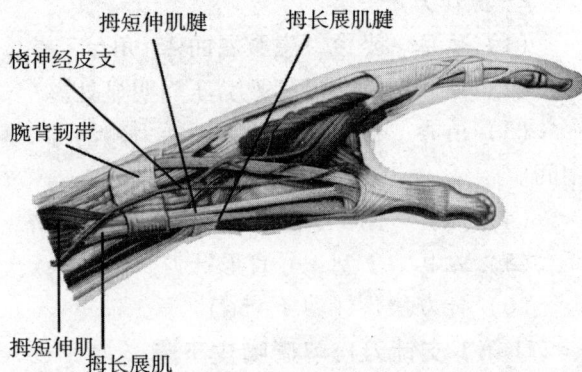

图 7-57　腕关节桡侧解剖结构图

## 【病因病理】

在腕部桡骨下端茎突处有一腱鞘，鞘内有拇长展肌腱和拇短伸肌腱通过，进入拇指背侧。正常情况下，两肌腱只能紧密地通过这一坚韧的腱鞘。由于腱沟表浅而狭窄，底面凹凸不平，沟面又覆盖着伸肌支持带。加上长时间外展拇指时，肌腱在狭窄的腱鞘内不断地运动、摩擦，造成积累性劳损，使腱鞘组织纤维轻度撕裂、破裂，轻度出血、水肿，在水肿吸收和修复过程中，腱鞘内壁不断瘢痕增厚而狭窄，使两肌腱受挤压和粘连。由于腱鞘内层不断瘢痕，在一定条件下，鞘内肌腱发生粘连，肌肉又受挤压，在拇指做勉强外展内收活动中，造成肌腱和鞘内壁的撕裂，使拇长展肌和拇短伸肌腱痉挛、疼痛、局部肿胀。

## 【临床表现】

一般发病缓慢，桡骨茎突周围疼痛，疼痛可放射到手指和前臂。常见腕部有肿胀或肿块，拇指和腕部活动受限。

## 【诊断要点】

（1）有劳损史，好发于家庭妇女及长期从事腕部操作者。

（2）桡骨茎突部疼痛、肿胀隆起、压痛，腕部劳累、寒冷刺激后疼痛加剧，局部腱鞘增厚，握物无力，活动受限。

（3）握拳尺偏试验阳性。

## 【针刀治疗】

### 1. 治疗原则

依据针刀医学关于人体弓弦力学系统及疾病病理构架的网眼理论，桡骨茎突部腱鞘损伤后，引起粘连和挛缩，造成鞘内外的力学平衡失调，而产生上述临床表现。在慢性期急性发作时，有水肿渗出刺激神经末梢，使上述临床表现加剧。用针刀切开部分腱鞘，使桡骨茎突部的力学平衡得到恢复。

### 2. 操作方法

（1）体位　坐位，患者握拳，将患侧腕部放于治疗桌面上。

（2）体表定位　桡骨茎突压痛明显处。

（3）消毒　在施术部位，用活力碘消毒2遍，然后铺无菌洞巾，使治疗点正对洞巾中间。

（4）麻醉　用1%利多卡因局部浸润麻醉，每个治疗点注药1ml。

（5）刀具　Ⅰ型4号直形针刀。

（6）针刀操作（图7-58）

①针刀刀口线和桡动脉平行，针刀体与皮肤垂直刺入，感觉刀下有韧性感，用提插刀法在纤维鞘管上切3刀。然后针刀达骨面，在腱鞘内纵疏横剥3刀。

②术毕，拔出针刀，局部压迫止血3分钟后，创可贴覆盖针眼。

（7）注意事项

①找准解剖位置，勿伤及桡动脉。

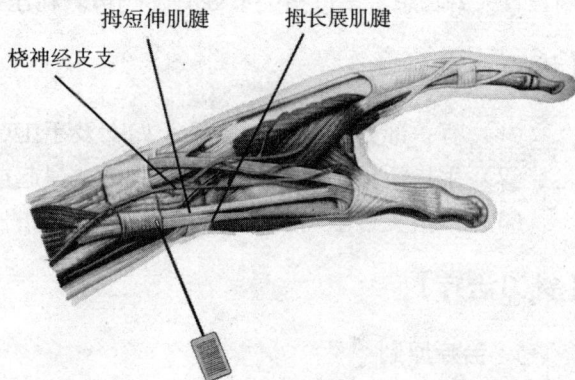

图7-58　针刀松解桡骨茎突狭窄性腱鞘炎

②如肿胀粘连严重，应注意勿损伤桡神经皮支，方法是进针刀速度不可太快，只要按四步进针刀规范操作，在进针过程中，完全可以避开桡神经皮支。针刀治疗1次后，未治愈者，5天后再做1次，一般不超过3次。

## 【针刀术后手法治疗】

先用拇指重点揉按桡骨茎突部及其上下方，达到舒筋活血的目的。然后一手握住患侧腕部，令患者握拳，作腕部尺偏动作，同时，缓缓旋转推按桡骨茎突，重复操作3次。

## 十二、屈指肌腱鞘炎

由于手指伸屈频繁，屈指肌腱和腱鞘因摩擦劳损而发病，尤其以拇指和食指腱鞘炎最为常见。另外由于手指掌侧指横纹处无皮下组织，皮肤直接与腱鞘相连。外伤直接可达腱鞘处造成腱鞘炎。因此，屈指肌腱鞘炎大多在手指掌侧指横纹处。

## 【针刀应用解剖】

屈指肌腱鞘包绕指浅屈肌腱和指深屈肌腱，此腱鞘由外层腱纤维鞘及内层滑液鞘组成。腱纤维鞘是由掌侧深筋膜增厚所形成的管道，附着于指骨关节囊的两侧，对肌腱起着固定和润滑的作用。肌腱滑液鞘是包绕肌腱的双层套管状的滑液鞘，分脏层和壁层。脏层包绕肌腱，壁层紧贴腱纤维鞘的内侧面。滑液鞘起着保护和润滑肌腱、避免摩擦的作用。

## 【病因病理】

屈指肌腱鞘炎由摩擦劳损引起。损伤后，腱鞘修复瘢痕，滑液分泌减少，使摩擦损伤加剧。

## 【临床表现】

患指伸屈受限，多在指掌侧，指横纹处疼痛，或有肿胀，严重者不能执筷和扣纽扣，病程日久者，患者多诉指关节处有弹响声。在压痛点处多可触及条索状、块状硬结。

## 【诊断要点】

（1）有手部劳损病史，多见于妇女及手工劳动者，好发于拇指、中指、无名指。
（2）手指活动不灵活，局限性酸痛，晨起或劳累后症状明显。
（3）掌指关节掌侧压痛，可触及结节，指伸屈活动困难，有弹响现象。

## 【针刀治疗】

### 1. 治疗原则

依据针刀医学关于人体弓弦力学系统及疾病病理构架的网眼理论，屈指肌腱鞘损伤后，引起粘连、瘢痕和挛缩，造成局部力学平衡失调，产生上述临床表现。该病的病理构架是一个半环状腱鞘卡压屈指肌腱，用针刀切开腱鞘纤维环，手指部的力学平衡就得到恢复。

### 2. 操作方法

（1）体位　坐位，拇指外展位，掌心向上平放于治疗台上。
（2）体表定位　在拇指及 2～5 指掌指关节掌侧触到串珠状硬结处。
（3）消毒　在施术部位，用活力碘消毒 2 遍，然后铺无菌洞巾，使治疗点正对洞巾中间。
（4）麻醉　用 1% 利多卡因局部浸润麻醉，每个治疗点注药 1ml。
（5）刀具　Ⅱ型 4 号斜刃针刀。
（6）针刀操作（图 7-59、7-60）
①第 1 支针刀松解拇指屈指肌腱鞘　摸清楚增厚的串珠状腱鞘，从串珠的近端进针刀，斜面刀刃向上，刀口线与拇指屈指肌腱走行方向一致，针刀体与皮肤呈 90° 角刺入。通过皮肤达皮下组织即有一落空感，此时，将针刀体向拇指近端倾斜，使针刀体与拇指

皮肤面呈0°角，刀下寻找到环状卡压腱鞘近侧后，将针刀推入腱鞘，边推边切，直到有落空感为止。

②第2支针刀松解环指的屈指肌腱鞘 摸清楚增厚的串珠状腱鞘，从串珠的近端进针刀，斜面刀刃向上，刀口线与示指屈指肌腱、环指屈指肌腱走行方向一致，针刀体与皮肤呈90°角刺入。通过皮肤达皮下组织即有一落空感，此时，将针刀体向手指近端倾斜，使针刀体与手指皮肤面呈0°角，刀下寻找到环状卡压腱鞘近侧后，将针刀推入腱鞘，边推边切，直到有落空感为止。

③术毕，拔出针刀，局部压迫止血3分钟后，创可贴覆盖针眼。

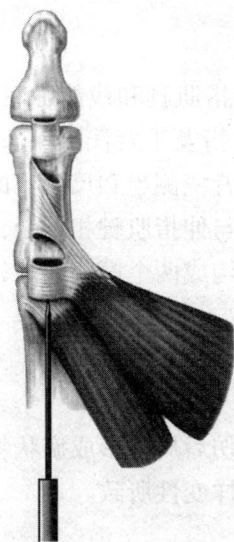

图7-59 针刀松解拇指屈指肌腱鞘炎

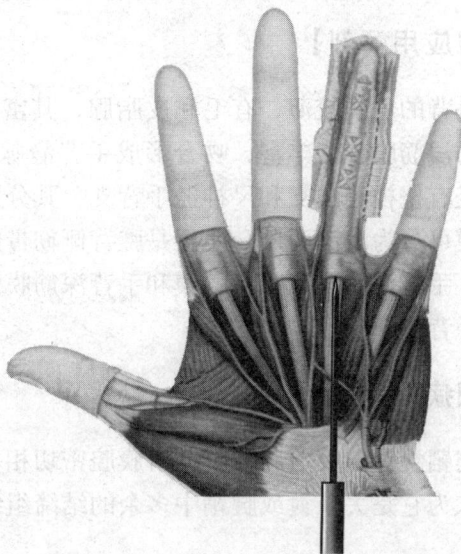

图7-60 针刀松解环指的屈指肌腱鞘炎

（7）注意事项

①针刀松解拇指的纤维鞘时，由于拇指处于外展位，故拇指肌腱的走行方向与其他4指肌腱的走行方向是不一致的。所以，针刀体要与拇指的肌腱走行一致，而不能与其他4指的肌腱走行方向一致。反之，在做其他4指的纤维鞘切开时，针刀体要与4指的肌腱走行方向一致，而不能与拇指肌腱的走行方向一致，否则容易切断肌腱，导致针刀手术失败，引起医疗事故的发生（图7-61）。

②针刀不穿过肌腱到骨面进行切割，因为环状卡压纤维鞘较厚，如想通过在骨面上的纵疏横剥将卡压环铲开，针刀必然要经过肌腱到骨面，纵疏横剥对肌腱的损伤就会明显加大，造成术后反应加重，功能恢复的时间明显延长。

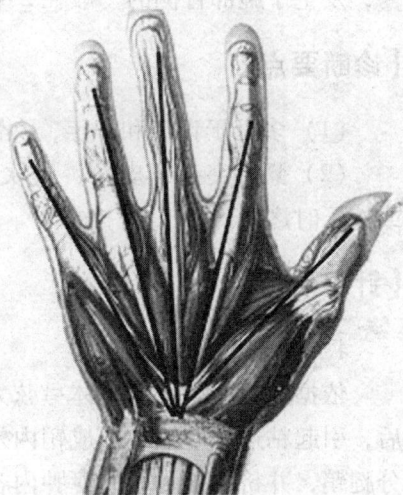

图7-61 各屈指肌腱走行方向

## 【针刀术后手法治疗】

嘱患者过度掌屈背屈手指3下。

### 十三、腕背侧腱鞘囊肿

本病是指关节囊或腱鞘附近某些组织的黏液变性所形成的囊肿，有单房性和多房性之分。囊肿壁的外壁为纤维组织构成，内壁与关节滑膜相似，囊内充满无色透明胶样黏液，与滑囊不同。囊腔可与关节腔或腱鞘相通，但也有与关节腔及腱鞘不相通而成闭锁。

## 【针刀应用解剖】

手背的皮肤较薄，有毛和皮脂腺，其富有弹性。伸指肌腱和浅静脉在皮下均可见。手背的浅筋膜较为丰富，吻合形成手背静脉网，收集手指及手背浅、深部的静脉血液。皮神经有桡神经浅支和尺神经手背支，其分别分布于手背桡侧半和尺侧半的皮肤。手背深筋膜可分为浅深两层，浅层是腕背侧韧带的延续，其与伸指肌腱相结合，构成了手背腱膜。手背浅筋膜、手背腱膜和手背深筋膜深层三者间构成两个筋膜间隙，即腱膜下间隙和手背皮下间隙。

## 【病因病理】

腱鞘囊肿与关节腔或腱鞘滑膜腔密切相关，可因外伤后局部形成瘀状物而成。多数学者认为它是关节囊或腱鞘中多余的结缔组织发生黏液样变性所致。

## 【临床表现】

囊肿生长缓慢，患者自觉局部酸痛或疼痛，发生于皮下，呈圆形或椭圆形，大小不一，发生于腕部背侧的一般在2~3cm。手握物或按压时疼痛。

## 【诊断要点】

（1）多见于青年和中年，女性多于男性。

（2）囊肿突起于皮面，质软而伴有张力感，呈圆形或椭圆形，大小不一，手握物或按压时疼痛。

## 【针刀治疗】

### 1. 治疗原则

依据针刀医学关于人体弓弦力学系统及疾病病理构架的网眼理论，腕背侧腱鞘损伤后，引起粘连和挛缩，造成鞘内外的力学平衡失调，而产生上述临床表现。针刀切开部分腱鞘，并挤压囊肿，使囊肿内容物进入组织间隙，人体将其吞噬吸收。

### 2. 操作方法

（1）体位　坐位，患肢屈腕位。

（2）**体表定位**　用记号笔在手腕背侧囊肿突出处定位。

（3）**消毒**　在施术部位，用活力碘消毒2遍，然后铺无菌洞巾，使治疗点正对洞巾中间。

（4）**麻醉**　用1%利多卡因局部浸润麻醉，每个治疗点注药1ml。

（5）**刀具**　Ⅰ型4号直形针刀。

（6）**针刀操作**（图7－62、7－63）

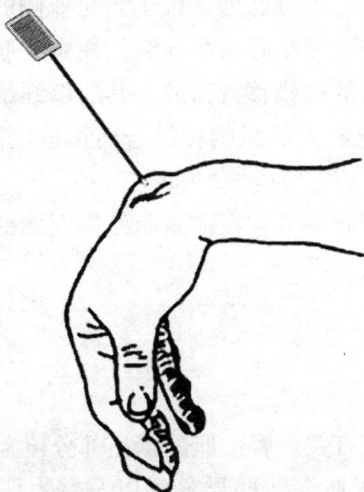

图7－62　针刀刺入腱鞘囊肿　　　　图7－63　针刀松解囊肿基底部

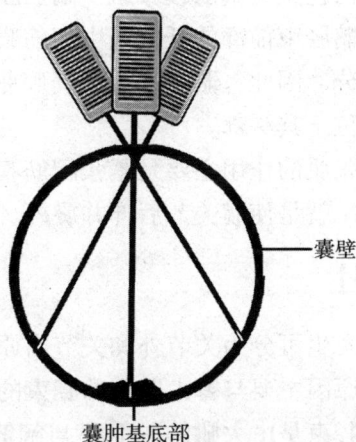

①于定位点进针刀，刀口线与伸指伸腕肌腱走行方向一致，针刀体与皮肤呈90°角刺入。通过皮肤达皮下组织，刺破囊壁，即有一落空感，此时，缓慢进针刀，感觉刀下有轻微阻塞感时，即达腱鞘囊肿的基底部，也是囊肿的生发组织层，纵疏横剥3刀，范围0.5cm，以破坏囊肿的生发细胞层，然后稍提针刀，按"十"字形分别穿破囊壁四周后出针刀。

②术毕，拔出针刀，局部压迫止血3分钟后，创可贴覆盖针眼。

## 【针刀术后手法治疗】

针刀术后于屈腕位，医生用拇指强力按压囊肿2次，用纱布块压在囊肿表面，加压包扎5天后再松开。

# 第三节　下肢部软组织损伤

## 一、弹响髋

本病是指髋关节在做屈曲、内收或内旋等动作时，紧张的筋膜束在股骨大粗隆的隆凸上滑动，在髋的外侧可听到甚至可触到弹响。临床上以后者多见，故在习惯上一般将关节外原因引起者称为弹响髋或阔筋膜紧张症。本病的发病率很高，多发于青壮年，尤其是女性，常为双侧性，多由慢性劳损引起髂胫束的后缘或臀大肌肌腱的前缘增厚等病理改变所致。

## 【针刀应用解剖】

位于大腿深部的深筋膜——阔筋膜，为全身最强厚的筋膜。其上缘附着于腹股沟韧带以及髂嵴的外唇，并向下与臀筋膜相延续。阔筋膜于大腿的外侧增厚而移行为纵行纤维，形成髂胫束。

髂胫束起自髂嵴外唇处，向下移行止于胫骨外侧髁处。位于大腿外侧的阔筋膜，分为两层，其内包裹有阔筋膜张肌。阔筋膜张肌止于髂胫束的前缘，而臀大肌则止于髂胫束的后缘，髂胫束前部的纤维系由阔筋膜张肌的腱膜移行而成，其后部纤维为臀大肌肌腱的延续部分。因此，髂胫束系阔筋膜张肌与臀大肌肌腱相结合而形成的腱膜性结构，股骨大转子位于其深部。

阔筋膜张肌的作用主要是紧张阔筋膜，使髋关节存在前扁而稍向内旋的趋势；而臀大肌的作用，就是使髋关节后伸并旋外。

## 【病因病理】

本病的发生可分为关节外和关节内原因。

关节外原因主要与臀大肌及髂胫束的病变有关。臀上肌的抵止部分覆盖在股骨大转子上面；髂胫束是由大腿的阔筋膜与阔筋膜张肌深浅两层筋膜以及臀大肌筋膜交织组成，向下穿过股骨大转子后方与大腿外侧肌间隔紧密连接，再向下止于胫骨外髁。由于慢性损伤引起臀大肌或髂胫束出现炎症，继而纤维化、增厚变形，在髋关节活动时与大转子相互接触、摩擦而发出弹响。另外，有的女性因骨盆大，两大转子间距离较宽，股骨后中线倾斜度加大，两侧大转子突出显著，使大转子与髂胫束摩擦诱发弹响。此外，大转子骨疣生长可导致弹响。

关节内原因如大转子滑囊炎可使囊壁增厚，引起纤维粘连；或髋关节囊和周围韧带等组织的钙化、瘢痕挛缩，组织粘连等使得活动时彼此之间相互摩擦而发出响音。另外，凡是引起股骨头和髋臼接触不良的因素，如臼缘的破损，髋臼的变形，臼窝内的游离体，股骨头的变形等，都可因活动时不合槽而发生弹响音。

## 【临床表现】

本病临床一般无特殊症状，只是活动时髋部有弹响。有时伴轻度酸胀感，患者常常感到精神紧张。弹响的产生可成随意性或习惯性，后者常出现疼痛。患者主动屈曲、内收或内旋髋关节时，可以触觉到大转子部有肥厚腱性组织的弹跳感。绝大多数患者没有自觉症状，少数患者在发出声响时有轻微钝痛。部分合并大粗隆滑囊炎患者，局部可有压痛。

## 【诊断要点】

（1）患者在屈伸髋关节时于转子后常有弹响发生。
（2）患侧下肢酸、胀、痛，有时向外下方放射，转体、伸髋等活动时尤为明显。

（3）臀部及转子后有压痛，压痛点皮下可触及条索状硬结。

（4）严重者髂胫束挛缩时，髂胫束挛缩试验为阳性（患者侧卧屈膝，使患腿外展背伸，内收大腿，不能并拢膝关节者为阳性）。

（5）X 线片一般为阴性。

## 【针刀治疗】

### 1. 治疗原则

依据针刀医学关于人体弓弦力学系统及疾病病理构架的网眼理论，该病是由髋部软组织的慢性劳损引起髂胫束的后缘或臀大肌肌腱的前缘增厚挛缩，引起临床表现，应用改造型弹响髋专用针刀，切断增厚及挛缩的部分肌腱及纤维结缔组织，从而恢复髋关节的力学平衡。

### 2. 操作方法

2.1 第 1 次针刀松解臀大肌与髂胫束之间的粘连和瘢痕

（1）体位 健侧卧位。

（2）体表定位 股骨大转子。

（3）消毒 在施术部位，用活力碘消毒 2 遍，然后铺无菌洞巾，使治疗点正对洞巾中间。

（4）麻醉 用 1% 利多卡因局部浸润麻醉，每个治疗点注药 1ml。

（5）刀具 弹响髋专用针刀。

（6）针刀操作（图 7-64）

①第 1 支针刀松解臀大肌与髂胫束的结合部前部的瘢痕挛缩点 将髋关节置于最大内收位，在股骨大粗隆上后方找到圆形的粘连、挛缩点的前部。刀口线与髂胫束走行方向一致，针刀经皮肤、皮下组织，刀下有坚韧感时，即到达臀大肌与髂胫束结合部挛缩点的前部，此时，调转刀口线 90°，向后用提插刀法切割粘连挛缩部，直到刀下有松动感。一般切割范围为 3cm，这是病变最关键的粘连瘢痕点，必须在第 1 次手术时完全松解。

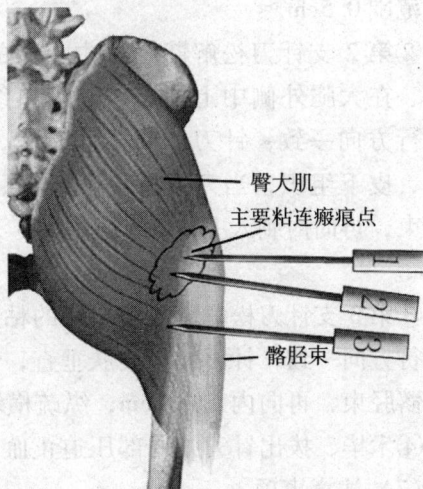

②第 2 支针刀松解臀大肌与髂胫束的结合部后部的瘢痕挛缩点 将髋关节置于最大内收位，在股骨大粗隆上后方找到圆形的粘连、挛缩点的后部。刀口线与髂胫束走行方向一致，针刀经皮肤、皮下组织，刀下有坚韧感时，即到达臀大肌与髂胫束结合部挛缩点的后部，此时，调转刀口线 90°，向前用提插刀法切割粘连挛缩部，直到刀下有松动感。一般切割范围为 3cm，这是病变最关键的粘连瘢痕点，必须在第 1 次手术时完全

臀大肌
主要粘连瘢痕点
髂胫束

图 7-64 针刀松解臀大肌与髂
胫束之间粘连和瘢痕

松解。

③第3支针刀松解臀大肌止点的挛缩点　在股骨的臀肌粗隆部定位。刀口线与髂胫束走行方向一致，针刀经皮肤、皮下组织、髂胫束，到达股骨骨面，纵疏横剥3刀，范围2cm。

④术毕，拔出针刀，局部压迫止血3分钟后，创可贴覆盖针眼。

2.2 第2次针刀松解髂胫束的粘连和瘢痕

（1）体位　健侧卧位。

（2）体表定位　髂胫束行经路线。

（3）消毒　在施术部位，用活力碘消毒2遍，然后铺无菌洞巾，使治疗点正对洞巾中间。

（4）麻醉　用1%利多卡因局部浸润麻醉，每个治疗点注药1ml。

（5）刀具　Ⅰ型3号直形针刀。

（6）针刀操作（图7-65）

①第1支针刀松解髂胫束在股骨大转子部的粘连和瘢痕　在股骨大转子尖部定位。刀口线与髂胫束走行方向一致，针刀体与皮肤垂直，针刀经皮肤、皮下组织，当刀下有韧性感时，即到达髂胫束，再向内刺入1cm，纵疏横剥3刀，范围0.5cm。

②第2支针刀松解髂胫束中上段的粘连和瘢痕　在大腿外侧中上段定位。刀口线与髂胫束走行方向一致，针刀体与皮肤垂直，针刀经皮肤、皮下组织，当刀下有韧性感时，即到达髂胫束，再向内刺入1cm，纵疏横剥3刀，范围0.5cm。

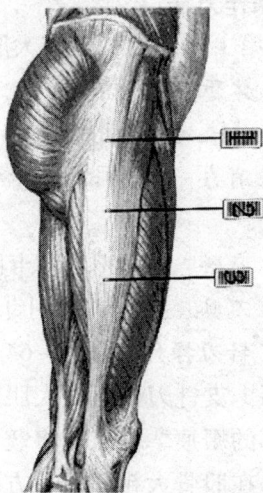

图7-65　针刀松解髂胫束的粘连和瘢痕

③第3支针刀松解髂胫束中段的粘连和瘢痕　在大腿外侧中段定位。刀口线与髂胫束走行方向一致，针刀体与皮肤垂直，针刀经皮肤、皮下组织，当刀下有韧性感时，即到达髂胫束，再向内刺入1cm，纵疏横剥3刀，范围0.5cm。

④术毕，拔出针刀，局部压迫止血3分钟后，创可贴覆盖针眼。

（7）注意事项

①第1次针刀手术必须松解到位，判断是否彻底松解臀大肌延续为髂胫束时的挛缩点的标志是针刀松解后髋关节的内收和屈髋功能几乎恢复正常，弹响声消失。未达到功能角度，则需在硬膜外麻醉下继续松解，否则，第2次及以后的针刀松解都在局部麻醉下进行，很难达到预期松解效果。

②熟悉局部解剖，准确掌握髂胫束及臀大肌的起点与止点及行经路线是手术成功的基础。

## 【针刀术后手法治疗】

针刀治疗后，手法拔伸牵引髋关节并旋转髋关节 3 次，当髋关节在最大内收内旋位时，术者再向相同方向弹压 2 次。在病床上进行间断下肢牵引 1 周，牵引重量 30kg，以进一步拉开残余的粘连和瘢痕。

## 二、臀中肌损伤

本病有急、慢性两种。急性损伤者，局部肿痛显著，无复杂的临床症状，极少数病例因损伤较重，内出血太多，影响附近的神经和血管，出现臀部麻木、发凉等症状。慢性者，肿胀不显著，但出现的症状较为复杂，除局部疼痛麻木外，还常常引起坐骨神经疼痛，行走受限。

## 【针刀应用解剖】

臀部的中层肌肉由上往下分别为：臀中肌、梨状肌、闭孔内肌、股方肌。臀中肌起于髂骨翼外侧、臀下线或臀后线之间，止于股骨大粗隆尖部的外侧面，作用是外展大腿，并协助前屈内旋，后伸外旋。臀中肌本身受臀上皮神经支配。梨状肌与臀中肌相邻，起于坐骨大切迹及骶骨的前面，止于大粗隆的上缘（即大粗隆尖部），其止点和臀中肌紧密相邻。梨状肌由坐骨大孔穿出后，将坐骨大孔分为梨状肌上下孔，此 2 孔是盆内神经、血管通往臀部及下肢的必经之门户。所以，臀中肌病变后必然要波及梨状肌及与它相关联的神经血管。（图 7-66）

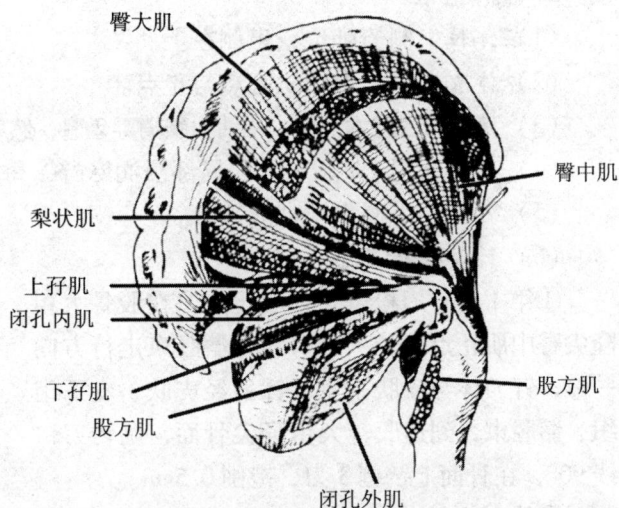

图 7-66 臀中肌解剖结构

## 【临床表现】

臀中肌损伤可根据臀中肌损伤所波及的范围和病理变化，分为两型，即单纯型和臀梨综合型。

（1）单纯型 臀中肌本身受损，并未波及其他软组织，臀中肌有 1~2 个单纯的压痛点，多不引起牵涉痛。患者疼痛较局限，下肢有轻微的疼痛和麻木感。

（2）臀梨综合型 臀中肌本身有痛点，压痛波及梨状肌，做梨状肌牵拉试验，引起臀中肌疼痛加重，梨状肌上有压痛点，但都较轻微，且疼痛范围不清楚，或有下肢疼痛。

## 【诊断要点】

（1）臀中肌有损伤史。

（2）臀中肌前外侧即髂前上棘的后缘处疼痛、压痛，疼痛部位局限，下肢可有轻微痛麻感，下肢主动外展引起症状加重，局部扣及条索状物。

（3）梨状肌紧张试验阳性。

（4）X线片排除骨盆诸骨之病变。

## 【针刀治疗】

### 1. 治疗原则

依据针刀医学关于人体弓弦力学系统及疾病病理构架的网眼理论，臀中肌损伤后，引起臀中肌起点与止点的粘连、瘢痕和挛缩，造成臀部的力学平衡失调，而产生上述临床表现。用针刀将其粘连松解、切开瘢痕，使臀中肌的力学平衡得到恢复。

### 2. 操作方法

（1）体位　侧俯卧位，患侧在上。

（2）体表定位　臀中肌起点与止点。

（3）消毒　在施术部位，用活力碘消毒2遍，然后铺无菌洞巾，使治疗点正对洞巾中间。

（4）麻醉　用1%利多卡因局部浸润麻醉，每个治疗点注药1ml。

（5）刀具　Ⅰ型3号直形针刀。

（6）针刀操作（图7-67）

①第1支针刀松解臀中肌止点　在股骨大粗隆尖臀中肌止点定位。刀口线与髂胫束走行方向一致，针刀体与皮肤垂直，针刀经皮肤、皮下组织、髂胫束，到达股骨大粗隆尖骨面，调转刀口线90°，在骨面上铲剥3刀，范围0.5cm。

②第2支针刀松解臀中肌前中部起点　在髂嵴中点定位。刀口线与臀中肌走行方向一致，针刀体与皮肤垂直，针刀经皮肤、皮下组织、髂嵴骨面，调转刀口线90°，在髂骨外板的骨面上向下外铲剥3刀，范围0.5cm。

③第3支针刀松解臀中肌后中部起点　在髂嵴中后1/3定位。针刀操作与第2支针刀操作相同。

④术毕，拔出针刀，局部压迫止血3分钟后，创可贴覆盖针眼。

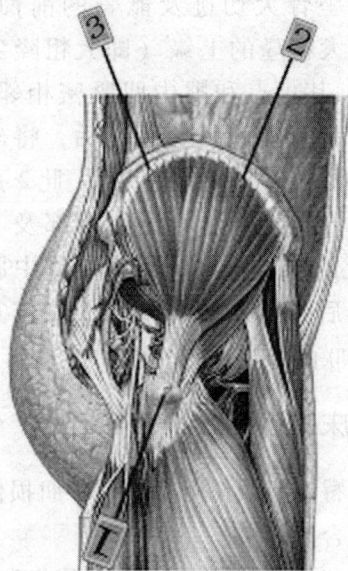

图7-67　针刀松解臀中肌

如合并梨状肌损伤，其针刀松解参照梨状肌综合征的针刀操作。

（7）注意事项

本病针刀治疗时，应在臀中肌起点和止点进行松解，尽量避免在其肌腹部松解，以免造成深部血肿。

## 【针刀术后手法治疗】

患者仰卧位，患侧下肢屈髋屈膝，医生将手压在膝关节髌骨下缘，向对侧膝关节猛压一下即可。

### 三、膝关节内侧副韧带损伤

本病是由于内侧副韧带受撞击、挤压、牵拉或其他各种外伤引起部分韧带撕裂、轻度内出血及肿胀等急性损伤后，由于没有得到正确及时的治疗，日久而遗留下来以股骨内侧髁至胫骨内侧髁顽固性疼痛为主要表现的疾病。

## 【针刀应用解剖】

膝关节内侧副韧带，又名胫侧副韧带，呈扁宽的三角形，基底向前，尖端向后，分为前纵部、后上斜部和后下斜部。前纵部起于股骨内上髁，向下斜行，止于胫骨上端内侧缘；后上斜部自前纵部后缘向后下，止于胫骨内侧关节边缘，并附着于内侧半月板的内缘；后下斜部自前纵部后缘斜向后上，止于胫骨髁后缘和内侧半月板的后缘（图7-68、7-69）。

在膝关节完全伸直时，内侧副韧带最紧张，可阻止膝关节的任何外翻与小腿旋转活动。

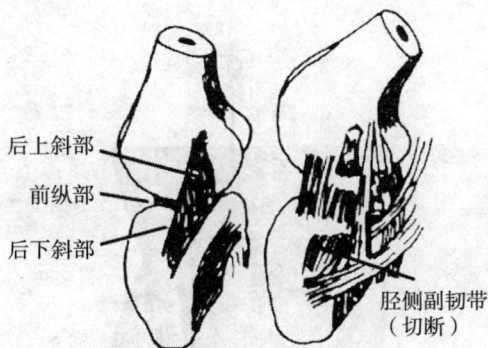

图7-68 膝关节内侧副韧带解剖结构图

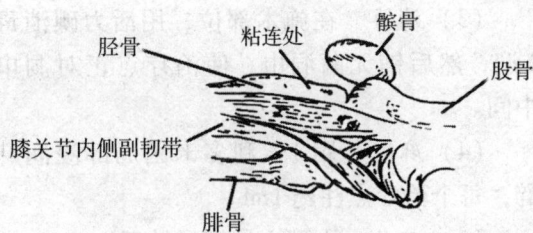

图7-69 膝关节内侧的稳定结构图

## 【病因病理】

该病多由于膝关节内侧副韧带急性损伤（但没有完全断裂），日久未得到正确治疗而发病。膝关节内侧副韧带损伤后，在修复过程中，引起韧带和股骨内侧髁或胫骨内侧髁处发生粘连、瘢痕，使韧带局部弹性降低，不能自由滑动而影响膝关节的功能。

当勉强走路，或勉强做膝部其他活动时，瘢痕受到牵拉，可引起新的损伤而使症状加重。

## 【临床表现】

患者膝部内侧疼痛，活动后加重。患腿伸直受限，跛行，严重时不能行走，下蹲困难。在股骨内侧髁或胫骨内侧髁，有时可摸到小的皮下结节。

## 【诊断要点】

患者有轻重不同的外伤史，常以小腿外翻扭伤多见。

（1）病程较长。

（2）在股骨内侧髁和胫骨内侧髁都可找到明显的压痛点。

（3）患腿伸直受限，跛行，严重时不能行走，下蹲困难。

（4）在股骨内侧髁或胫骨内侧髁，有时可摸到小的皮下结节。

（5）内侧副韧带分离试验阳性。

（6）X线检查可对本病进行辅助诊断，并排除膝关节其他病变。

## 【针刀治疗】

### 1. 治疗原则

依据针刀医学关于人体弓弦力学系统及疾病病理构架的网眼理论，膝关节受到异常应力的刺激，引起内侧副韧带起点与止点及行经路线上形成粘连和瘢痕，用针刀松解韧带起点与止点及行经途中的粘连、瘢痕，使膝部的力学平衡得到恢复。

### 2. 操作方法

（1）体位　仰卧位，膝关节屈曲60°。

（2）体表定位　膝内侧副韧带起点与止点、鹅足囊。

（3）消毒　在施术部位，用活力碘消毒2遍，然后铺无菌洞巾，使治疗点正对洞巾中间。

（4）麻醉　用1%利多卡因局部浸润麻醉，每个治疗点注药1ml。

（5）刀具　Ⅰ型4号直形针刀。

（6）针刀操作（图7-70）

①第1支针刀松解鹅足囊　针刀体与皮肤垂直，刀口线与小腿纵轴平行，按四步进针刀规程进针刀，经皮肤、皮下组织达鹅足囊部骨面，调转刀口线90°，铲剥3刀，范围0.5cm。

②第2支针刀松解膝内侧副韧带起点

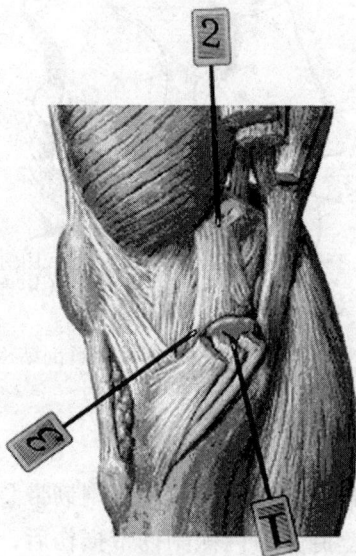

图7-70　针刀松解膝关节内侧副韧带损伤

针刀体与皮肤垂直，刀口线与大腿纵轴平行，按四步进针刀规程进针刀，经皮肤、皮下组织到达韧带起点骨面，向上、向下各铲剥3刀，范围0.5cm。

③第3支针刀松解膝内侧副韧带止点 针刀体与皮肤垂直，刀口线与大腿纵轴平行，按四步进针刀规程进针刀，经皮肤、皮下组织到达胫骨内侧髁内侧面该韧带止点的骨面上，铲剥3刀，范围0.5cm。

④术毕，拔出针刀，局部压迫止血3分钟后，创可贴覆盖针眼。

（7）注意事项

膝内侧副韧带损伤时，位于韧带止点附近的鹅足滑囊也有粘连和瘢痕，故做膝内侧副韧带松解时，需同时松解鹅足滑囊。

## 【针刀术后手法治疗】

患者仰卧，患肢伸直并外旋。医生在损伤部位及其上、下方施揉、摩、擦等手法。

## 四、髌韧带损伤

本病在临床上较为多见，且多为慢性损伤。急性轻伤者，常被患者忽视而不就诊。因为急性轻伤症状都不严重，重伤者髌韧带也不会离断，只有从胫骨结节处撕脱。这是由于髌韧带肥厚而坚韧的缘故。

## 【针刀应用解剖】

髌韧带是股四头肌延续的筋膜，由髌骨上面至髌骨下缘，延续为髌韧带，止于胫骨粗隆。此韧带肥厚而坚韧，位于膝关节囊的前面，当股四头肌收缩时，髌韧带受到牵拉，使膝关节伸直（图7-71）。

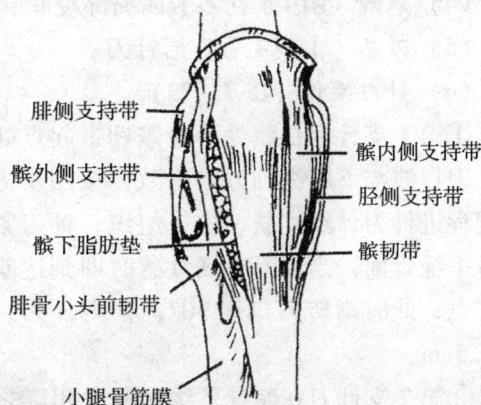

图7-71 髌韧带结构

## 【病因病理】

在以猛力突然伸腿时，股四头肌急剧收缩，致使髌韧带拉伤，或膝关节受到外力发生强制性屈曲，也容易拉伤髌韧带。但髌韧带肥厚而坚韧，一般不易被拉断。髌韧带被拉伤后，在该韧带的胫骨粗隆附着点处，有部分纤维撕脱或撕裂，可导致慢性少量的出血，病程日久，机化瘢痕，造成局部血运和代谢受阻，引起慢性顽固性疼痛。

## 【临床表现】

髌韧带的附着点——胫骨粗隆处有明显疼痛。膝关节不易伸直，走路跛行。

## 【诊断要点】

（1）患者有外伤史。

（2）髌韧带附着点——胫骨粗隆处有疼痛或压痛。

（3）股四头肌收缩时，引起疼痛加剧。

（4）X线检查可对本病辅助诊断，并排除膝关节其他病变。

## 【针刀治疗】

### 1. 治疗原则

依据针刀医学关于人体弓弦力学系统及疾病病理构架的网眼理论，髌韧带损伤后，韧带起点与止点及行经路线上形成粘连、瘢痕。用针刀将其精确松解，恢复膝部软组织的力学平衡。

### 2. 操作方法

（1）体位　仰卧位，膝关节屈曲60°。

（2）体表定位　髌韧带。

（3）消毒　在施术部位，用活力碘消毒2遍，然后铺无菌洞巾，使治疗点正对洞巾中间。

（4）麻醉　用1%利多卡因局部浸润麻醉，每个治疗点注药1ml。

（5）刀具　Ⅰ型4号直形针刀。

（6）针刀操作（图7-72）

①第1支针刀在髌骨下缘髌韧带起点处定位　刀口线与下肢纵轴方向一致，按四步进针刀规程进针刀，经皮肤、皮下组织，针刀紧贴髌骨下缘骨面，当刀下有韧性感时即到达髌韧带起点，此时调转刀口线90°，铲剥3刀，范围0.5cm。

②第2支针刀在髌骨下缘和胫骨粗隆之间的压痛点上定位　刀口线与下肢纵轴方向一致，按四步进针刀规程进针刀，经皮肤、皮下组织，当刀下有韧性感时即到达髌韧带，在此处再进针刀0.5cm，纵疏横剥3刀，范围0.5cm。

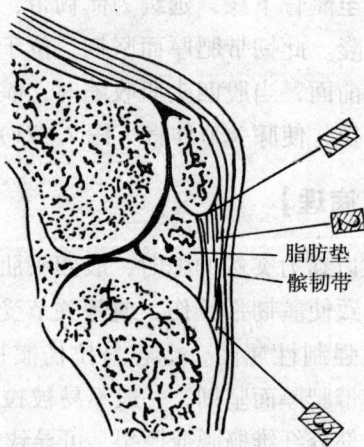

脂肪垫
髌韧带

图7-72　针刀松解髌韧带损伤

③第3支针刀在胫骨粗隆中点定位　刀口线与下肢纵轴方向一致，按四步进针刀规程进针刀，经皮肤、皮下组织，当刀下有韧性感时即到达髌韧带止点，穿过髌韧带，达胫骨粗隆骨面，调转刀口线90°，铲剥3刀，范围0.5cm。

④术毕，拔出针刀，局部压迫止血3分钟后，创可贴覆盖针眼。

## 【针刀术后手法治疗】

患者仰卧，术者双手握持小腿上部，嘱患者尽量屈膝，在屈膝至最大限度时，术者向相同方向弹压膝关节2次。

### 五、鹅足滑囊炎

缝匠肌、股薄肌及半腱肌经膝关节内侧止于胫骨结节内侧，相当于内侧膝关节间隙下4cm后3cm处，其外形类似鹅足而因此得名。鹅足的深面与膝内侧副韧带之间有一恒定的滑液囊，即鹅足滑囊。

本病是膝关节内侧受到直接打击，或膝关节反复屈伸、扭转造成摩擦劳损，或肌肉的反复牵拉，造成的鹅足滑囊无菌性炎症，称为鹅足滑囊炎。

## 【针刀应用解剖】

鹅足滑囊位于缝匠肌、股薄肌、半腱肌的联合腱止点与胫骨内侧副韧带之间的区域内，该处肌腱排列较为紧密。

## 【病因病理】

由于长期挤压、摩擦或损伤，致使滑囊壁发生充血、水肿、渗出、增生、肥厚及粘连。由于滑囊液分泌增多，造成滑囊膨大，引起慢性期囊壁水肿、肥厚及纤维化，滑膜增生成绒毛状。有的滑囊底或肌腱内有钙质沉着，从而严重影响膝关节的功能。

## 【临床表现】

在膝关节内侧，相当于胫骨结节水平处出现肿胀、疼痛。用力屈膝时，疼痛加重。严重者可出现跛行。被动伸直、外展及外旋膝关节时，局部疼痛加重，有时可有波动感。

## 【诊断要点】

（1）患者膝关节内侧相当于胫骨结节水平处有肿胀、疼痛，用力屈膝时疼痛加重。
（2）严重患者可出现跛行。
（3）被动伸直、外展及外旋膝关节时，局部疼痛加重，有时可有波动感。
（4）X线检查对本病可辅助诊断，并可排除其他膝关节病变。

## 【针刀治疗】

### 1. 治疗原则

依据针刀医学关于人体弓弦力学系统及疾病病理构架的网眼理论，鹅足滑囊是弓弦力学系统的辅助结构，鹅足损伤后，在局部形成瘢痕，不能润滑肌肉止点，造成上述症状。用针刀松解粘连、切开瘢痕，通过人体的自我代偿，恢复滑囊的功能，从而使膝部的力学平衡得到恢复。

## 2. 操作方法

（1）体位　仰卧位，膝关节屈曲 60°。

（2）体表定位　胫骨上段内侧部。

（3）消毒　在施术部位，用活力碘消毒 2 遍，然后铺无菌洞巾，使治疗点正对洞巾中间。

（4）麻醉　用 1% 利多卡因局部浸润麻醉，每个治疗点注药 1ml。

（5）刀具　Ⅰ型 4 号直形针刀。

（6）针刀操作（图 7-73）

①针刀松解鹅足的挛缩点　在胫骨上段内侧部定位。刀口线与下肢纵轴方向一致，针刀经皮肤、皮下组织，到达胫骨内侧骨面，先提插刀法切割 3 刀，然后贴骨面分别向上、中、下做扇形铲剥 3 刀，范围 0.5cm。

②术毕，拔出针刀，局部压迫止血 3 分钟后，创可贴覆盖针眼。

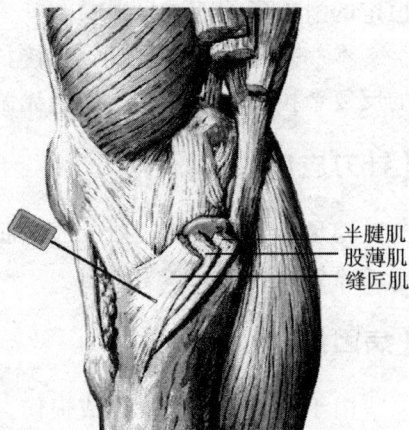

半腱肌
股薄肌
缝匠肌

图 7-73　针刀松解鹅足滑囊炎

## 【针刀术后手法治疗】

针刀术后，患者仰卧，膝关节取伸直位，一助手按住股骨下端外侧，医生一手握持踝部，一手弹压膝关节外侧 3 次。

## 六、踝关节陈旧性损伤

本病是指踝关节韧带损伤或断裂的一种病证。可发生于任何年龄，尤以运动员发病较多，急性期足外翻时疼痛明显。如果是韧带撕裂，则可有内、外翻畸形。急性损伤后引起局部出血、水肿，通过人体的自我修复和自我调节，最终形成粘连瘢痕、韧带挛缩，严重者引起踝关节强直。

## 【针刀应用解剖】

### 1. 踝足部表面解剖

（1）内踝与外踝　胫骨皮下内侧面相当于小腿平坦的前内侧面。远端与胫骨内踝可见的隆凸相延续。腓骨外踝在踝部的外侧面形成一显著的凸出，它比内踝下行至更远的水平，且位于更靠后的平面。外踝外侧面在上部与腓骨体下部伸长的皮下三角形区相延续。

（2）足背部　在足背部，外踝稍前面可确定跟骨上面前部。当足被动内翻时，胫骨远端前面 3.0cm 处可见并触摸到距骨头上部和外侧部；当趾背屈时因伸肌腱使其不明显。跖骨体背侧面或多或少可清楚地扪到，虽然趾伸肌腱使其趋向于不明显。第 5 跖骨粗隆形成明显的突出，沿足部外侧缘的中部可见并触摸到。

（3）足外侧 跟骨平坦的外面在足跟的外侧面可扪到，并可延伸到外踝下，该处其被腓骨长肌和腓骨短肌掩盖。当腓骨结节足够大时，在外踝顶端2.0cm下可以触摸到。外踝正前面一个可触知的凹陷通向跗骨窦外侧端。

（4）足内侧 在足内侧，内踝垂直向下2.0cm可触到跟骨的载距突。在载距突的后下面可触摸到（不是很明显）跟骨内侧面。足内侧最显著的骨性标志是足舟骨，其常常可见并在载距突前2.5cm总是可扪到。在足舟骨前，追踪胫骨前肌腱可识别内侧楔骨，因该腱止于此。内侧楔骨和第1跖骨间关节的上部和内侧部可触之为一狭窄的沟。

（5）足底 当足着地时，它依靠跟骨后部的下面和距骨头，在较少程度上依赖足外侧缘。足背，相当于足内侧纵长弓从地面升起。在跟骨下面的后部可辨别跟骨内、外侧结节，但强厚的纤维脂肪垫覆盖其上使其模糊不清。距骨头由相似的厚脂肪垫覆盖，该脂肪垫形成足球。这一水平是足的最宽处，表现为前行时跖骨轻微地张开。

### 2. 踝部骨骼

（1）胫骨下端 胫骨外观呈三棱柱形，下端（图7-74）逐渐扩大，呈四边形，其终末端称为平台，即胫骨远端关节面，是踝关节的主要负重关节面。内侧面向下延伸，形成一坚强的钝锥状骨突，称为内踝。内踝的关节软骨与胫骨远端关节面的软骨相连。内踝可分为前丘部和后丘部，两者以球部结节间沟为界，前球部明显低于后球部。大隐静脉从其前侧通过，内踝处行针刀治疗时要注意勿刺破大隐静脉。胫骨下端的外侧面有一切迹，称为腓切迹。其下方粗糙的凹陷面为下胫腓韧带附着处。切迹前后缘隆起，前方隆起称为胫骨前结节，后方隆起称为胫骨后结节。腓切迹的后面粗糙，有浅、深两沟，外侧为浅沟，有拇长屈肌腱通过，内侧沟较深，称为踝沟，有胫骨后肌与趾长屈肌腱通过。胫骨下端关节面自前向后凹成弧形，后缘骨突形成一骨性突起，称为后踝，有些学者称其为"第三踝"。胫骨下端的前缘形成的骨突，有少数学者称其为前踝，是构成踝穴的前侧部分。

（2）腓骨下端 虽然腓骨的重要性不如胫骨，但其下端向下突出的部分，即外踝，是构成踝关节不可缺少的部分，其外形呈锥形，约低于内踝1cm。腓骨下端在临床上是容易发生撕脱性骨折的常见部位，也对踝关节的稳定性起着辅助地加固作用。腓骨下端内侧面的前上部有微凹的关节面，称为踝关节面，与距骨相关节。其关节面多数呈梨形或三角形，少数呈菱形，外踝关节面的后下方为外踝窝，为胫腓后韧带及距腓后韧带的附着部。

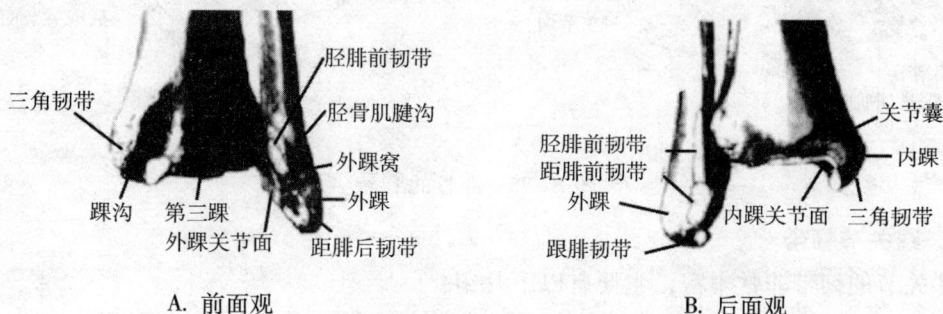

A. 前面观　　　　　B. 后面观

图7-74 胫骨下端

C. 下面观                                    D. 相对面

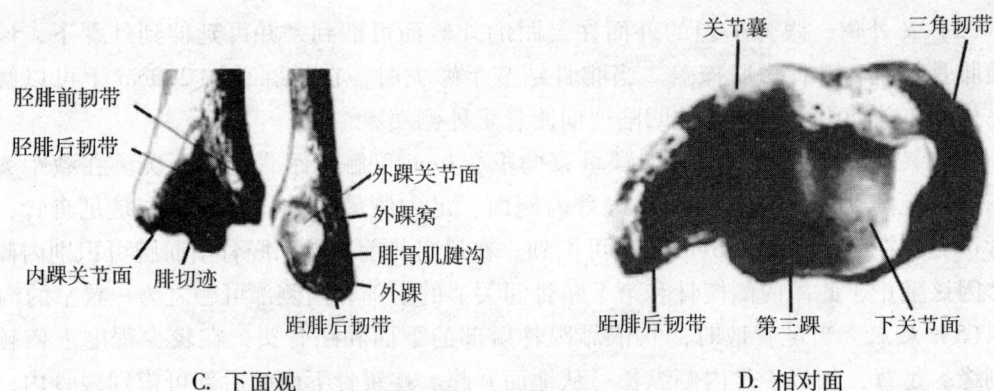

图 7 - 74  胫骨下端

（3）距骨  距骨（图 7 - 75）位于胫骨、腓骨下端与跟骨之间的踝穴内，分为距骨头、距骨颈、距骨体 3 部分，距骨体的上部称为滑车，与胫骨下端构成踝关节，内侧的半月形关节面与内踝相关节，外侧的三角形关节面与外踝构成关节。下方的 3 个关节面分别与跟骨上相应关节面形成距下关节，前方与舟骨相关节。

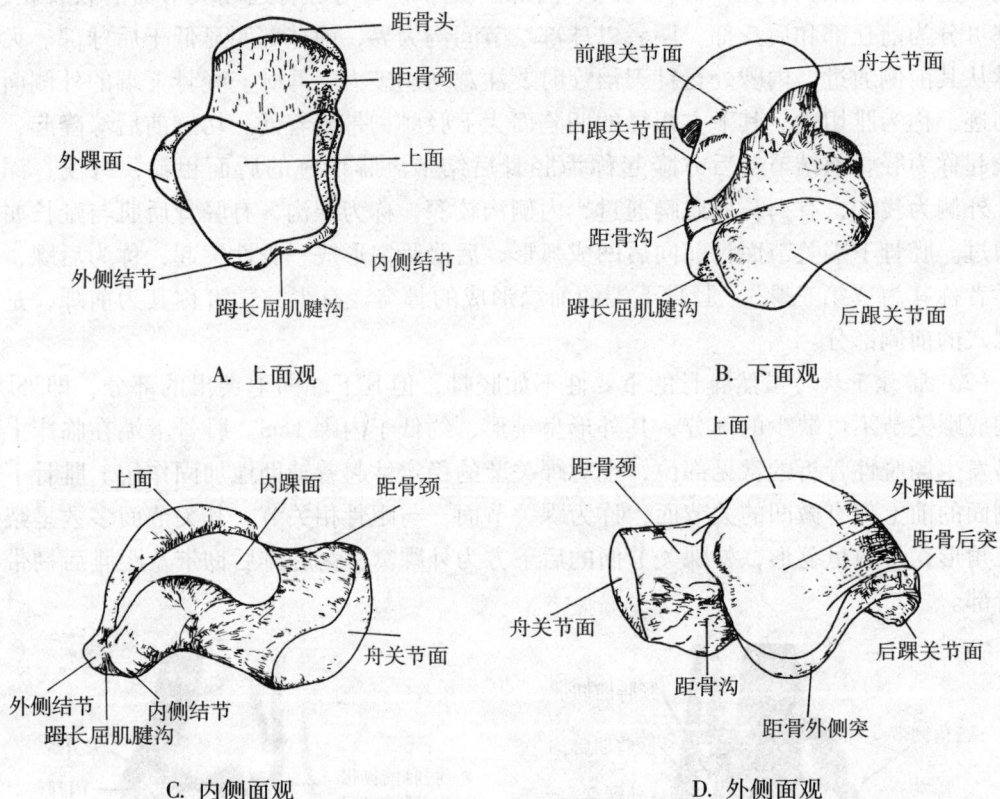

A. 上面观                                    B. 下面观

C. 内侧面观                                  D. 外侧面观

图 7 - 75  距骨的形态

## 3. 踝关节韧带

踝关节的韧带非常丰富，主要有以下几组：

（1）前、后侧韧带即关节囊的前、后部，较薄弱，这样便于踝关节前后的屈伸运动。

（2）内侧韧带 踝关节内侧主要为内踝韧带，又称三角韧带，位于胫后肌腱的深面，由深、浅两部分组成。三角韧带的浅层纤维呈三角形，近端起于内踝之前丘部，远端止于舟骨、弹簧韧带、载距突的上部，小部分止于距骨；三角韧带的深层主要起于内踝之后丘部及前后丘部间沟，呈尖朝上底朝下的扇形分布，止于距骨滑车的内侧缘，由后部的内侧结节至距骨颈，并有少量纤维达舟骨粗隆。三角韧带被胫后肌穿过，并为胫骨后肌及趾长屈肌所加强。该韧带根据附着点的不同共分为4束，分别是胫跟韧带、胫舟韧带、胫距前韧带及胫距后韧带（图7-76）。

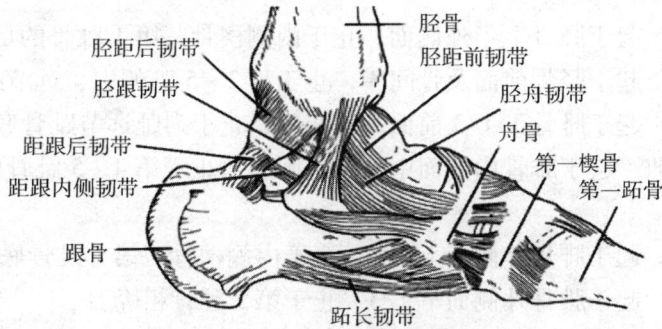

图7-76 踝关节内侧主要韧带

（3）外侧韧带 踝关节的外侧韧带又称腓侧副韧带，不如内侧的三角韧带坚强，该韧带可分为前、中、后3束，即距腓前韧带、距腓后韧带、跟腓韧带，分别起自外踝的前、后及尖部，止于距骨和跟骨（图7-77）。

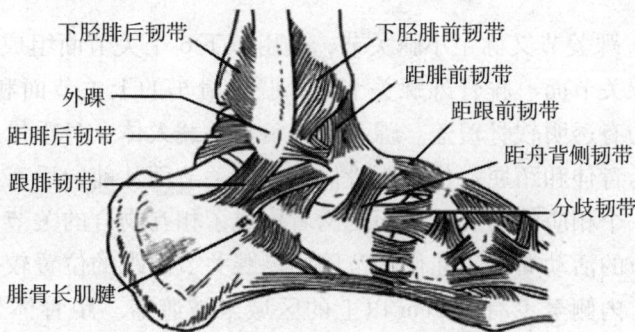

图7-77 踝关节外侧主要韧带

（4）下胫腓韧带 或称为胫腓联合韧带。下胫腓韧带紧连胫腓骨下端，加深由胫腓骨下端所形成的关节窝，是维持下胫腓关节乃至踝关节稳定的重要韧带。该韧带十分坚强，有以下四部分组成，分别是：下胫腓前韧带、下胫腓后韧带、骨间韧带和下胫腓横韧带。

**4. 踝关节关节囊**

踝关节的关节囊前侧由胫骨下端前缘至距骨颈，后侧由胫骨下端后缘至距骨后结节。关节囊前后松弛软弱，前侧的韧带只有少量纤维，后侧关节囊韧带最薄弱，仅有少量纤维连接于胫骨后面、下胫腓后韧带及距骨后面。关节囊左右两侧坚实紧张，附于关节软骨的周围，内侧与三角韧带纤维相连，并得到加强，外侧由距腓前韧带、距腓后韧带加固。虽然跟腓韧带位于关节囊之外，如同膝关节的侧副韧带一样，但可使踝关节囊更加坚强。其后部也有少量纤维，起自内、外踝后缘并向中央集合，再向下止于距骨后突的后内侧结节，充填于胫距后韧带及腓距后韧带的间隙内，在下面与前面附于距骨头之后，使距骨颈位于关节囊内。

### 5. 踝部肌肉

（1）前群

①胫骨前肌　起于胫骨上半外侧面，止于内侧楔骨、第1趾骨的足底面。

②姆长伸肌　起于胫骨前面及骨间膜，止于第2~5趾的中、远节趾骨底。

③趾长伸肌　起于腓骨下1/3前面及骨间膜，止于姆趾远节趾骨底。

④第三腓骨肌　起于腓骨内侧面中份、骨间膜，止于第4、5趾骨底背面。

（2）外侧群

①腓骨长肌　起于腓骨外侧面上2/3，止于内侧楔骨、第1趾骨底。

②腓骨短肌　起于腓骨外侧面下1/3，止于第5趾骨粗隆。

（3）后群

①姆长屈肌　起于腓骨后面中1/3，止于第2~5趾远节。

②趾长屈肌　起于腓骨后面下2/3，止于姆趾远节趾骨底。

③胫骨后肌　起于胫骨、腓骨及骨间膜后面，止于舟骨粗隆及第1~3楔骨跖面。

腓肠肌、比目鱼肌、跖肌、腘肌在膝关节处已叙述。

### 6. 踝部关节

（1）踝关节　踝关节又称距小腿关节，是由以下6个关节面组成的，分别是：胫骨的下关节面、内踝关节面、腓骨外踝关节面、胫骨滑车的上关节面和内、外侧关节面，并且各个关节面均有透明软骨覆盖。踝关节担负着承载人体全身重量的重任，属于屈戍关节，主要功能为背伸和跖屈。位于距骨体上面的关节面从前向后有一定的凹度，而胫骨下端关节面有一个相应的凸度，从而使两者构成了相互吻合的关节。正是这样的凹凸关系保证了踝关节的活动局限于屈伸的范围内。踝关节内踝的位置较外踝高，外踝把距骨体的外侧遮盖，内侧至少有1.5cm以上的区域未被遮盖。距骨体外侧有2/3是关节面，内侧只有1/3是关节面。经过内外踝的韧带、肌腱均在其前后通过，这样的解剖特点有利于踝关节的前后运动。使足背伸的小腿前侧肌群有使足跟着地的趋势，两者相互协调共同维持踝关节的运动平衡。但由于踝关节周围的肌腱中，除跟腱外，其止点均位于中跗关节之前，因此当肌肉收缩时，胫骨下端有前脱位的倾向。尤其是站立时身体的重量使这种倾向更为明显，这正是后踝骨折多于前踝骨折的原因之一。

（2）下胫腓关节　下胫腓关节由胫骨下端的腓切迹与腓骨下端的内侧面组成。腓切迹位于胫骨下端外侧略靠后，切迹面向后成角约30°。腓切迹的深度与下胫腓关节的稳定有直接关系，深度越深该关节越稳定。下胫腓关节内部没有关节软骨，两者靠下胫腓韧带连接，该韧带非常有力，又分为 4 个韧带，分别是下胫腓前韧带、骨间韧带、下胫腓后韧带和下胫腓横韧带。下胫腓关节偶尔有一关节腔，其滑膜多为踝关节内滑膜向上的延伸部。

下胫腓关节是一个微动的弹性关节，生理状态时可随踝关节的运动而出现相应运动，运动模式是旋转和平移的复合运动，发生于 X、Y、Z 轴三个方向，这使踝关节既保持紧固又有一定的弹性和适应性，从而使踝关节更加稳定。下胫腓关节还具有调节腓骨负重的作用；约 10% ~ 17% 的体重可通过下胫腓关节传至腓骨，并通过腓骨与胫骨的相对运动和位置关系调节腓骨的负荷比例，维持踝关节的力学稳定。

## 【病因病理】

踝关节扭伤多在行走、跑步、跳跃或下楼梯时，踝关节跖屈位，突然向外或向内翻，外侧或内侧副韧带受到强大的张力作用，致使踝关节的稳定性失去平衡与协调，而发生踝关节扭伤。其中最多发生在外侧副韧带，尤其是距腓前韧带损伤较多。

踝关节扭伤最重要的康复治疗原则是防止和消除肿胀。在致病因素的反复作用下出现滑膜水肿、充血与渗出增加，进而导致关节面软骨的坏死，甚至软骨下骨质也遭受破坏；与此同时，发生关节囊的粘连与挛缩，最终形成纤维化，甚至骨性强直。

## 【临床表现】

（1）外侧韧带损伤由足部强力内翻引起。因外踝较内踝长和外侧韧带薄弱，使足内翻活动度较大，临床上外侧韧带损伤较为常见。外侧韧带损伤多为部分撕裂伤，表现为踝外侧疼痛、肿胀、走路跛行；有时可见皮下瘀血；外侧韧带部位有压痛；使足内翻时，引起外侧韧带部位疼痛加剧。

（2）内侧韧带损伤由足部强力外翻引起，发生较少。其临床表现与外侧韧带损伤相似，但位置和方向相反。表现为踝关节内侧及前侧疼痛、肿胀、压痛，足外翻时引起内侧韧带部位疼痛。X 线片也可发现有撕脱骨折。

## 【诊断要点】

（1）多有急性外伤史，踝关节反复扭伤史。
（2）踝关节内外侧疼痛、肿胀、压痛。
（3）X 线片排除骨折和脱位。

## 【针刀治疗】

### 1. 治疗原则

依据针刀医学关于人体弓弦力学系统及疾病病理构架的网眼理论，踝关节陈旧性损伤是踝关节软组织受到异常应力刺激后，人体对踝关节损伤的不断修复和调节过程中所形成的粘连和瘢痕，破坏了踝关节的力学平衡，运用针刀整体松解、剥离粘连瘢痕及挛缩组织，配合手法治疗，恢复关节力平衡。

**2. 操作方法**

2.1 第1次针刀松解趾长伸肌腱鞘和跬长伸肌腱鞘的粘连瘢痕

（1）体位　仰卧位。

（2）体表定位　踝关节前侧，趾长伸肌腱鞘和跬长伸肌腱鞘。

（3）消毒　在施术部位，用活力碘消毒2遍，然后铺无菌洞巾，使治疗点正对洞巾中间。

（4）麻醉　用1%利多卡因局部浸润麻醉，每个治疗点注药1ml。

（5）刀具　Ⅰ型4号直形针刀。

（6）针刀操作（图7-78）

①第1支针刀松解趾长伸肌腱鞘的粘连瘢痕　在踝关节平面、足背动脉外侧1cm处定位。刀口线与2~5趾长伸肌腱方向一致，针刀体与皮肤呈90°角，按四步进针刀规程，从定位处刺入，针刀经皮肤、皮下组织，当刀下有阻力感时，即到达趾长伸肌腱鞘的粘连瘢痕，继续进针刀1mm，纵疏横剥3刀，范围0.5cm。

②第2支针刀松解跬长伸肌腱鞘上部的粘连瘢痕　在踝关节平面、足背动脉内侧1cm处定位。刀口线与跬长伸肌腱方向一致，针刀体与皮肤呈90°角，按四步进针刀规程，从定位处刺入，针刀经皮肤、皮下组织，当刀下有阻力感时，即到达跬长伸肌腱鞘上部的粘连瘢痕，继续进针刀1mm，纵疏横剥3刀，范围0.5cm。

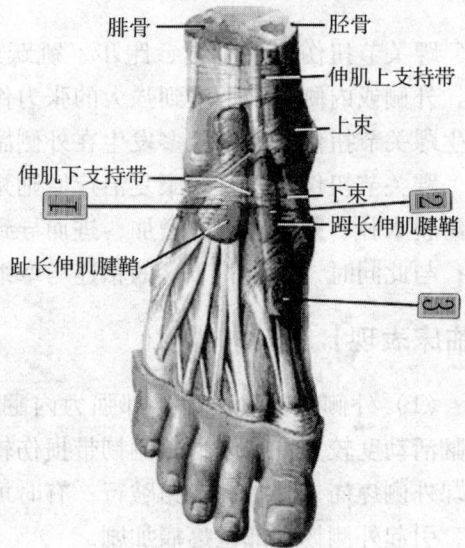

图7-78　针刀松解趾长伸肌腱鞘
和跬长伸肌腱鞘

③第3支针刀松解跬长伸肌腱鞘下部的粘连瘢痕　在第2支针刀远端2cm、足背动脉内侧1cm处定位。刀口线与跬长伸肌腱方向一致，针刀体与皮肤呈90°角，按四步进针刀规程，从定位处刺入，针刀经皮肤、皮下组织，当刀下有阻力感时，即达跬长伸肌腱鞘下部的粘连瘢痕，继续进针刀1mm，纵疏横剥3刀，范围0.5cm。

④术毕，拔出针刀，局部压迫止血3分钟后，创可贴覆盖针眼。

（7）注意事项　针刀术前必须先将足背动脉的走行路线标记出来，在动脉的内外侧各1cm处作为进针刀点。否则可能损伤足背动脉，造成严重的并发症。

2.2 第2次针刀松解伸肌下支持带的粘连瘢痕

（1）体位　仰卧位。

（2）体表定位　踝关节前侧，伸肌下支持带。

（3）消毒　在施术部位，用活力碘消毒2遍，然后铺无菌洞巾，使治疗点正对洞巾中间。

（4）麻醉　用1%利多卡因局部浸润麻醉，每个治疗点注药1ml。

（5）刀具　Ⅰ型4号直形针刀。

（6）针刀操作（图7-79）

①第1支针刀松解伸肌下支持带外侧上部的粘连瘢痕　在外踝尖定位。刀口线与小腿纵轴方向一致，针刀体与皮肤呈90°角，按四步进针刀规程，从定位处刺入，针刀经皮肤、皮下组织，当刀下有阻力感时，即到达伸肌下支持带上部的粘连瘢痕，提插刀法切割3刀，深度达骨面，然后纵疏横剥3刀，范围0.5cm。

②第2支针刀松解伸肌下支持带外侧下部的粘连瘢痕　在第1支针刀远端1cm处定位。刀口线与小腿纵轴方向一致，针刀体与皮肤呈90°角，按四步进针刀规程，从定位处刺入，针刀经皮肤、皮下组织，当刀下有阻力感时，即到达伸肌下支持带下部的粘连瘢痕，提插刀法切割3刀，刀下有落空感即停止，然后纵疏横剥3刀，范围0.5cm。

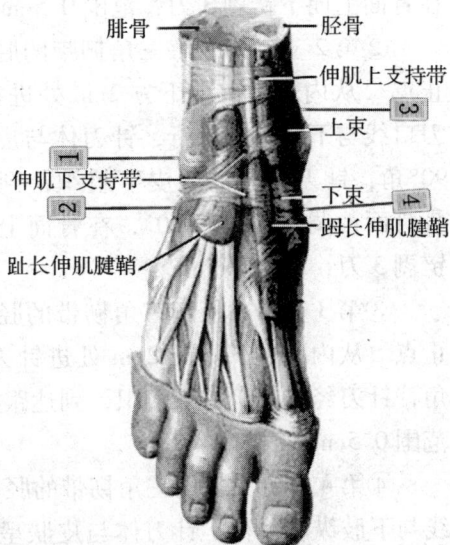

图7-79　针刀松解伸肌下支持带

③第3支针刀松解伸肌下支持带上束的粘连瘢痕　在内踝尖上2cm处定位。刀口线与小腿纵轴方向一致，针刀体与皮肤呈90°角，按四步进针刀规程，从定位处刺入，针刀经皮肤、皮下组织，当刀下有阻力感时，即到达伸肌下支持带上部的粘连瘢痕，提插刀法切割3刀，深度达骨面，然后纵疏横剥3刀，范围0.5cm。

④第4支针刀松解伸肌下支持带下束的粘连瘢痕　在内踝尖下2cm处定位。刀口线与小腿纵轴方向一致，针刀体与皮肤呈90°角，按四步进针刀规程，从定位处刺入，针刀经皮肤、皮下组织，当刀下有阻力感时，即到达伸肌下支持带下部的粘连瘢痕，提插刀法切割3刀，刀下有落空感即停止，然后纵疏横剥3刀，范围0.5cm。

⑤术毕，拔出针刀，局部压迫止血3分钟后，创可贴覆盖针眼。

2.3 第3次针刀松解踝关节内侧副韧带的粘连瘢痕

（1）体位　仰卧位。

（2）体表定位　踝关节内侧，三角韧带。

（3）消毒　在施术部位，用活力碘消毒2遍，然后铺无菌洞巾，使治疗点正对洞巾中间。

（4）麻醉　用1%利多卡因局部浸润麻醉，每个治疗点注药1ml。

（5）刀具　Ⅰ型4号直形针刀。

（6）针刀操作（图7-80）

①第1支针刀松解三角韧带的起点　从内踝尖部进针刀，刀口线与下肢纵轴平行，针刀体与皮肤呈90°角，针刀经皮肤、皮下组织，到达内踝尖骨面，调转刀口线90°，

在骨面上向下铲剥 3 刀，范围 0.5cm。然后退针刀至皮下，针刀体分别向前向后至内踝尖前部及后部，再调转刀口线 90°，在骨面上向下铲剥 3 刀，范围 0.5cm。

②第 2 支针刀松解三角韧带的胫舟部止点 从内踝尖部前下方 2cm 处进针刀，刀口线与下肢纵轴平行，针刀体与皮肤呈 90°角，针刀经皮肤、皮下组织，到达舟骨骨面，调转刀口线 90°，在骨面上向下铲剥 3 刀，范围 0.5cm。

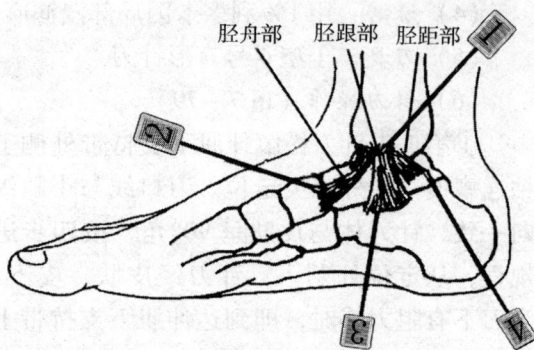

图 7-80 针刀松解踝关节内侧副韧带

③第 3 支针刀松解三角韧带的胫跟部止点 从内踝尖部下方 2cm 处进针刀，刀口线与下肢纵轴平行，针刀体与皮肤呈 90°角，针刀经皮肤、皮下组织，到达跟骨骨面，调转刀口线 90°，在骨面上向下铲剥 3 刀，范围 0.5cm。

④第 4 支针刀松解三角韧带的胫距部止点 从内踝尖部后下方 2cm 处进针刀，刀口线与下肢纵轴平行，针刀体与皮肤呈 90°角，针刀经皮肤、皮下组织，到达距骨骨面，调转刀口线 90°，在骨面上向下铲剥 3 刀，范围 0.5cm。

⑤术毕，拔出针刀，局部压迫止血 3 分钟后，创可贴覆盖针眼。

2.4 第 4 次针刀松解踝关节外侧副韧带的粘连瘢痕

（1）体位 仰卧位。

（2）体表定位 踝关节外侧。

（3）消毒 在施术部位，用活力碘消毒 2 遍，然后铺无菌洞巾，使治疗点正对洞巾中间。

（4）麻醉 用 1% 利多卡因局部浸润麻醉，每个治疗点注药 1ml。

（5）刀具 Ⅰ型 4 号直形针刀。

（6）针刀操作（图 7-81）

①第 1 支针刀松解外侧副韧带的起点 从外踝尖部进针刀，刀口线与下肢纵轴平行，针刀体与皮肤呈 90°角，针刀经皮肤、皮下组织，到达外踝尖骨面后，调转刀口线 90°，在骨面上向下铲剥 3 刀，范围 0.5cm，以松解跟腓韧带的起点；然后退针刀至皮下，针刀体分别向前、向后至外踝尖前部及后部，再调转刀口线 90°，在骨面上向下铲剥 3 刀，范围 0.5cm，以松解距腓前韧带的起点和距腓后韧带的起点。

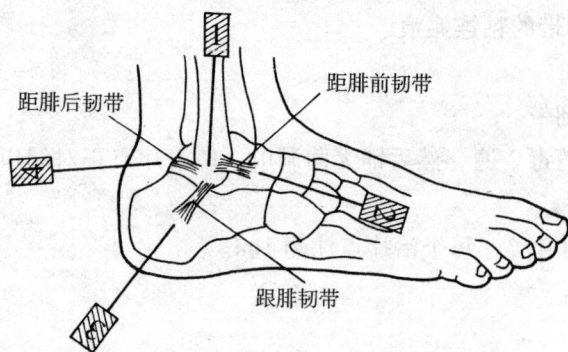

图 7-81 针刀松解踝关节后侧外侧副韧带粘连瘢痕

②第2支针刀松解距腓前韧带的止点　从外踝尖部前下方2cm处进针刀，刀口线与下肢纵轴平行，针刀体与皮肤呈90°角，针刀经皮肤、皮下组织，到达距骨外侧骨面，调转刀口线90°，在骨面上向下铲剥3刀，范围0.5cm。

③第3支针刀松解跟腓韧带的止点　从外踝尖部下方2cm处进针刀，刀口线与下肢纵轴平行，针刀体与皮肤呈90°角，针刀经皮肤、皮下组织，到达跟骨外侧骨面，调转刀口线90°，在骨面上向下铲剥3刀，范围0.5cm。

④第4支针刀松解距腓后韧带的止点　从外踝尖部后下方2cm处进针刀，刀口线与下肢纵轴平行，针刀体与皮肤呈90°角，针刀经皮肤、皮下组织，到达跟骨后方骨面，调转刀口线90°，在骨面上向下铲剥3刀，范围0.5cm。

⑤术毕，拔出针刀，局部压迫止血3分钟后，创可贴覆盖针眼。

（7）注意事项

对于踝关节功能严重障碍者，参照踝关节强直的针刀松解方法松解。

## 【针刀术后手法治疗】

在助手的协助下行踝关节的对抗性牵引，使关节充分背屈、跖屈5次后，施关节弹压术以促使关节恢复到正常角度。

### 七、慢性跟腱炎

慢性跟腱炎是一种以跟腱及其周围部位疼痛为主要临床表现的疾病。多因外伤、劳损、感染或跟骨骨刺等刺激等所致。

## 【针刀应用解剖】

跟腱（图7-82）上端起始于小腿中部，由腓肠肌和比目鱼肌组成，向下止于跟骨结节后面中点。它是人体中最粗、最强大的肌腱，可承受相当大的张力，其上宽下窄，但从跟骨结节上方4cm处开始向下又逐渐增宽。跟腱有两个鞘，外鞘由肌腱的深部筋膜组成，内鞘直接贴附于跟腱，其结构很似滑膜，内、外鞘之间可相互滑动、摩擦，长期过度的活动可产生炎症。

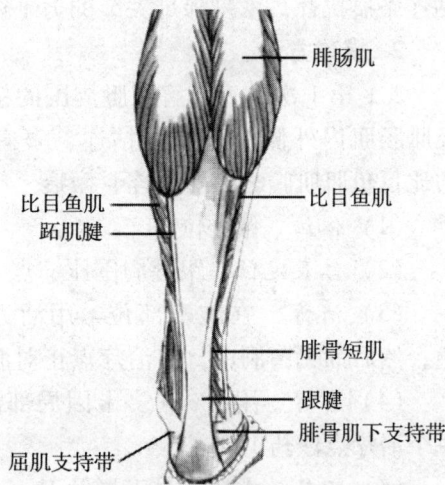

图7-82　跟腱结构

## 【病因病理】

由于跟腱的慢性劳损如长距离行走、慢跑、跟腱处的外伤以及穿太紧的鞋长期摩擦刺激等引起跟腱及其轴位组织的充血、水肿、炎性渗出，病程迁延日久可致纤维性增生，跟腱轴位组织粘连或增厚。

## 【临床表现】

主要表现为跟腱处疼痛。当走路或跑跳时跟腱紧张，可使疼痛明显加重。

## 【诊断要点】

(1) 跑跳时跟腱疼痛，重者走路时也会疼痛。

(2) 跟腱周围变粗，呈梭形变形。

(3) 跖屈抗阻痛。

(4) 跟腱周围压痛。

(5) 主动背伸或主动跖屈痛。

(6) 足尖蹬地痛。

## 【针刀治疗】

### 1. 治疗原则

慢性跟腱炎是由于在跟腱损伤后的修复过程中，其起点与止点及周围形成粘连和瘢痕所致。运用针刀整体松解，剥离粘连、挛缩及瘢痕组织，以及术后配合手法将残余的粘连瘢痕拉开，恢复踝足关节的力平衡。

### 2. 操作方法

2.1 第1次针刀松解跟腱周围的粘连、瘢痕及腓肠肌内外侧头起点的粘连、瘢痕及腓肠肌与比目鱼肌肌腹之间的粘连、瘢痕

(1) 体位　俯卧位。

(2) 体表定位　跟腱周围压痛点。

(3) 消毒　在施术部位，用活力碘消毒2遍，然后铺无菌洞巾，使治疗点正对洞巾中间。

(4) 麻醉　用1%利多卡因局部浸润麻醉，每个治疗点注药1ml。

(5) 刀具　Ⅰ型4号直形针刀。

(6) 针刀操作（图7-83）

①第1支针刀松解跟腱止点中部的粘连、瘢痕　在跟腱止点中部压痛点定位。刀口线与下

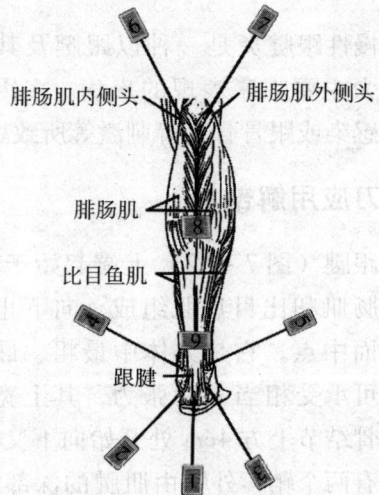

图7-83　针刀松解跟腱周围组织

肢纵轴平行，针刀体与皮肤呈90°角，针刀经皮肤、皮下组织，当刀下有阻力感时即到达跟腱，继续进针刀1cm，纵疏横剥3刀，范围0.5cm，以松解跟腱内部的粘连和瘢痕，然后再进针刀达跟骨骨面，调转刀口线90°，在骨面上向上铲剥3刀，范围0.5cm，以松解跟腱止点的粘连和瘢痕。

②第2支针刀松解跟腱止点内侧的粘连、瘢痕　在第1支针刀内侧0.5cm处定位。刀口线与下肢纵轴平行，针刀体与皮肤呈90°角，针刀经皮肤、皮下组织，当刀下有阻

力感时即到达跟腱，继续进针刀1cm，纵疏横剥3刀，范围0.5cm，以松解跟腱内部的粘连和瘢痕，然后再进针刀达跟骨骨面，调转刀口线90°，在骨面上向上铲剥3刀，范围0.5cm，以松解跟腱止点内侧的粘连和瘢痕。

③第3支针刀松解跟腱止点外侧的粘连、瘢痕　在第1支针刀外侧0.5cm处定位。刀口线与下肢纵轴平行，针刀体与皮肤呈90°角，针刀经皮肤、皮下组织，当刀下有阻力感时即到达跟腱，继续进针刀1cm，纵疏横剥3刀，范围0.5cm，以松解跟腱内部的粘连和瘢痕，然后再进针刀达跟骨骨面，调转刀口线90°，在骨面上向上铲剥3刀，范围0.5cm，以松解跟腱止点外侧的粘连和瘢痕。

④第4支针刀松解跟腱与内侧软组织之间的粘连、瘢痕　在第2支针刀上面2cm处定位。刀口线与下肢纵轴平行，针刀体与皮肤呈90°角，针刀经皮肤、皮下组织，当刀下有阻力感时即到达跟腱，针刀沿跟腱内缘向外探寻，当刀下有落空感时，即到达跟腱与内侧软组织的粘连瘢痕处，提插刀法切割3刀，深度1cm，然后纵疏横剥3刀，范围0.5cm。

⑤第5支针刀松解跟腱与外侧软组织之间的粘连、瘢痕　在第3支针刀上面2cm处定位。刀口线与下肢纵轴平行，针刀体与皮肤呈90°角，针刀经皮肤、皮下组织，当刀下有阻力感时即到达跟腱，针刀沿跟腱外缘向内探寻，当刀下有落空感时，即到达跟腱与外侧软组织的粘连瘢痕处，提插刀法切割3刀，深度0.5cm，然后纵疏横剥3刀，范围0.5cm。

⑥第6支针刀松解腓肠肌内侧头的粘连、瘢痕　在股骨内侧髁后部压痛点定位。刀口线与下肢纵轴平行，针刀体与皮肤呈90°角，针刀经皮肤、皮下组织，直达骨面，纵疏横剥3刀，范围0.5cm，然后调转刀口线90°，在骨面上向下铲剥3刀，范围0.5cm。

⑦第7支针刀松解腓肠肌外侧头的粘连、瘢痕　在股骨外侧髁后部压痛点定位。刀口线与下肢纵轴平行，针刀体与皮肤呈90°角，针刀经皮肤、皮下组织，直达骨面，纵疏横剥3刀，范围0.5cm，然后调转刀口线90°，在骨面上向下铲剥3刀，范围0.5cm。

⑧第8支针刀松解小腿中段腓肠肌与比目鱼肌肌腹之间的粘连、瘢痕　在小腿后侧中部寻找压痛点定位。刀口线与下肢纵轴平行，针刀体与皮肤呈90°角，针刀经皮肤、皮下组织，当刀下有阻力感时，即到达腓肠肌，继续进针刀，当刀下有突破感时，即到达腓肠肌与比目鱼肌间隙，在此纵疏横剥3刀，范围0.5cm。

⑨第9支针刀松解小腿下段腓肠肌与比目鱼肌肌腹之间的粘连、瘢痕　在小腿后侧下段寻找压痛点定位。刀口线与下肢纵轴平行，针刀体与皮肤呈90°角，针刀经皮肤、皮下组织，当刀下有阻力感时，即到达腓肠肌，继续进针刀，当刀下有突破感时，即到达腓肠肌与比目鱼肌间隙，在此纵疏横剥3刀，范围0.5cm。

⑩术毕，拔出针刀，局部压迫止血3分钟后，创可贴覆盖针眼。

2.2 第2次针刀松解腓肠肌与比目鱼肌内外侧缘之间的纵形粘连、瘢痕

（1）体位　俯卧位。

（2）体表定位　小腿后侧下段。

（3）消毒　在施术部位，用活力碘消毒2遍，然后铺无菌洞巾，使治疗点正对洞巾

中间。

（4）麻醉　用1%利多卡因局部浸润麻醉，每个治疗点注药1ml。

（5）刀具　Ⅰ型4号直形针刀。

（6）针刀操作（图7-84）

①第1支针刀在跟腱止点上方5cm、跟腱内侧
定点。刀口线与下肢纵轴平行，针刀体与皮肤呈
90°角，针刀经皮肤、皮下组织，当刀下有阻力感时
即到达跟腱，针刀沿跟腱内缘向内下探寻，当刀下
有落空感时，即到达跟腱内缘，向内侧转动针刀体，
使针刀体与冠状面平行，针刀刃端从内向外，沿跟
腱内侧前缘与比目鱼肌的肌间隙进针刀，一边进针
刀，一边纵疏横剥，每次纵疏横剥范围0.5cm，直
至小腿后正中线。

②第2支针刀在跟腱止点上方5cm、跟腱外侧
定点。刀口线与下肢纵轴平行，针刀体与皮肤呈

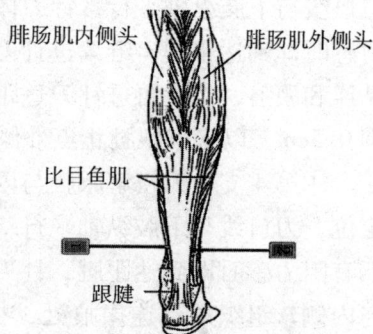

图7-84　针刀松解腓肠肌与
比目鱼肌内外侧缘

90°角，针刀经皮肤、皮下组织，当刀下有阻力感时即到达跟腱，针刀沿跟腱外缘向外
下探寻，当刀下有落空感时，即到达跟腱外缘，将针刀体与冠状面平行，针刀刃端从外
向内，沿跟腱外侧前缘与比目鱼肌的肌间隙进针刀，一边进针刀，一边纵疏横剥，每次
纵疏横剥范围0.5cm，直至小腿后正中线，与第1支针刀会合。

③术毕，拔出针刀，局部压迫止血3分钟后，创可贴覆盖针眼。

## 【针刀术后手法治疗】

针刀术毕，嘱患者仰卧位，医生双手握足底前部，嘱患者踝关节尽量背屈，在背屈
到最大位置时，术者用力将踝关节背屈1次。

## 八、跟痛症

跟痛症主要是指患者在行走或站立时足底部疼痛。多由慢性损伤引起，常伴有跟骨
结节部的前缘骨刺。本病多发生于中老年人。

## 【针刀应用解剖】

（1）跟骨　近似长方形，后方跟骨体的后面呈卵圆形隆起，分上、中、下三部。上部
光滑，中部为跟腱抵止部，跟腱止点上方的前后有大小滑囊，下部移行于跟骨结节，有踇
展肌、趾屈肌、小趾展肌及跖腱膜附着，起维持足弓的作用。跟骨结节的下方有滑囊存
在。足跟下皮肤较厚，皮下组织由弹力纤维和脂肪组织构成，又称为脂肪纤维垫。

（2）跖腱膜　又称为足底腱膜，由纵行排列的致密结缔组织构成，其间有横向纤
维交织，分为内外侧部和中央部，内外侧部分别覆盖足踇趾和小趾的固有肌，中央部最
强最厚，起于跟骨结节内侧突，继而呈腱膜状分为5个束支至各趾。在跖骨头的近端

各束浅层支持带与皮肤相连。

（3）足弓 足弓包括内侧纵弓、外侧纵弓和足横弓，内侧纵弓包括跟骨、距骨、足舟骨、楔骨和内侧三块跖骨，内侧纵弓比外侧纵弓高，活动性大，并且更有弹性，其变扁平逐渐拉紧跟舟足底韧带和足底筋膜；外侧纵弓包括跟骨、骰骨和外侧二块跖骨，骨性结构低于内侧纵弓；足横弓由跖骨头及沿足外侧缘的软组织组成，横弓不通过其下面的软组织进行力的传递。腓骨长肌腱是维持横弓的重要力量。

## 【病因病理】

长期站立的工作和负重的搬运工，以及长途行军的军人、来回走动的纺织工等，使跖腱膜长期处于绷紧状态，时久就产生了劳损性病变。病变最容易发生在跖腱膜的跟骨附着区。老年人跖腱膜和其他组织一样趋于老化状态，弹性较差，因此稍长时久站立和行走就会产生跖腱膜病变而产生足跟痛症状。

此外，由高处坠落时足尖着地支撑，跳跃时足先蹬地，在这一瞬间对跖腱膜的猛烈牵扯或足底受硬而锐利垫衬的挤磕等作用，就发生了跖腱膜创伤性炎症。

## 【临床表现】

跟部局部疼痛、肿胀，走路时加重。足跟底前内侧压痛，有时可触及骨性隆起，跟骨侧位 X 线片可能有骨刺。

## 【诊断要点】

（1）本病起病缓慢，可有数月至数年的病史。

（2）每天晨起踏地行走时足跟跖面刺痛，行走片刻后疼痛缓解，行走过多时疼痛又加重。病程日久则呈持续性疼痛，甚至每走一步疼痛难忍，尤其是走在不平路面或踩在石头上疼痛更甚。

（3）查体见足跟着力部软组织坚韧，压痛以足跟跖面偏内侧最为明显。

（4）X 线摄片初期无异常改变，后期可有鸟嘴状骨刺形成。

## 【针刀治疗】

### 1. 治疗原则

跟痛症是由于跖腱膜的劳损，引起跖腱膜起点的粘连、瘢痕，长期应力集中，导致跟骨结节骨质增生，根据软组织损伤病理构架的网眼理论，慢性软组织损伤是由病变关键点连接成线、由线网络成面的原理，分析跟痛症的病理基础，发现它的病变关键点有两个，即跖腱膜中央部和跖腱膜内侧部，要破坏它的病理构架，就应该松解跖腱膜中央部和内侧部。

### 2. 操作方法

（1）体位 仰卧位。

（2）体表定位 跟骨结节前下缘和内缘。

（3）**消毒**　在施术部位，用活力碘消毒2遍，然后铺无菌洞巾，使治疗点正对洞巾中间。

（4）**麻醉**　用1%利多卡因局部浸润麻醉，每个治疗点注药1ml。

（5）**刀具**　Ⅰ型4号直形针刀。

（6）**针刀操作**（图7-85）

①第1支针刀松解跟骨结节前下缘跖腱膜的中央部　从跟骨结节前下缘进针刀，刀口线与跖腱膜方向一致，针刀体与皮肤呈90°角，针刀经皮肤、皮下组织、脂肪垫，到达跟骨结节前下缘骨面，调转刀口线90°，在骨面上向前下铲剥3刀，范围0.5cm。

②第2支针刀松解跟骨结节内缘跖腱膜的内侧部　在第1支针刀内侧2cm的压痛点定位。针刀从跟骨结节内缘进针刀，刀口线与跖腱膜方向一致，针刀体与皮肤呈90°角，针刀经皮肤、皮下组织、脂肪垫，

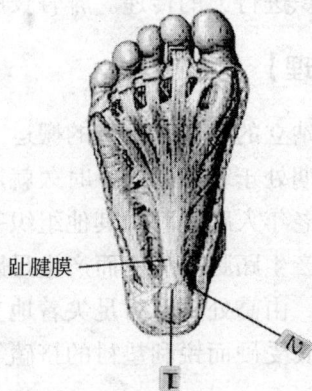

趾腱膜

图7-85　跖腱膜结构及针刀松解示意图

到达跟骨结节内缘骨面，调转刀口线90°，在骨面上向前下铲剥3刀，范围0.5cm。

③术毕，拔出针刀，局部压迫止血3分钟后，创可贴覆盖针眼。

（7）**注意事项**

针刀治疗跟痛症是对挛缩的跖腱膜进行松解，不是用针刀去刮除、切断骨质增生。骨质增生是人体对力平衡失调的自我修复和自我调节的结果，它本身不是引起疼痛的主要原因，跖腱膜的粘连瘢痕、起点处的应力集中才是引起疼痛的根本原因，故针刀松解跖腱膜的粘连和挛缩后，疼痛即可消失，骨质增生会逐渐变钝，不再影响患者的功能。

## 【针刀术后手法治疗】

针刀术毕，嘱患者仰卧位，医生双手握足底前部，嘱患者踝关节尽量背屈，在背屈到最大位置时，术者用力将踝关节背屈1次。

# 第八章  骨关节疾病

## 第一节  颈  椎  病

颈椎病病因及临床表现各异，病程缠绵难愈，已成为与现代社会相伴的一种常见病和多发病。不仅长期折磨患者本人，严重影响患者的生活质量，也给整个家庭、社会带来沉重的经济负担，是影响人们健康的常见疑难病症之一。有学者预测，到21世纪中期，颈椎病将取代以体力劳动为主要诱因的腰腿痛而成为整个脊椎病在临床与基础研究方向上的主要研究对象。

在病因病理方面，是因颈椎间盘退化引起骨质增生、骨赘形成，黄韧带肥厚，以及后纵韧带骨化等因素刺激神经根或者颈脊髓，造成颈、肩、项背、上肢疼痛，甚至发生脊髓受压的临床征象；颈椎病的诊断目前主要采用的是西医分型，如颈型、椎动脉型、神经根型、脊髓型、交感型及混合型。

### 【针刀应用解剖】

**1. 枕骨**

枕骨位于顶骨之后，并延伸至颅底。在枕骨的下面中央有一个大孔，叫枕骨大孔，脑和脊髓在此处相续。以枕骨大孔为中心，枕骨可分为四个部分：后为鳞部，前为基底部，两侧为侧部。枕骨与顶骨、颞骨、及蝶骨相接。在枕骨大孔两侧有椭圆形隆起的关节面，叫枕骨髁，与环椎的上关节窝组成环枕关节。大孔前方有隆起的咽结节，大孔后方有枕外嵴延伸至枕外隆凸，隆凸向两侧有上项线，其下方有与之平行的下项线。在枕骨骨面上有众多软组织的附着点（图8-1）。

**2. 颈椎骨**

颈椎共有7个，除第1、2、7颈椎因结构有所差异，属于特殊颈椎外，余下4节称为普通颈椎（图8-2）。

（1）普通颈椎  普通颈椎的每节椎骨均包括椎体、椎弓和突起等3部所组成（图8-3、8-4）。

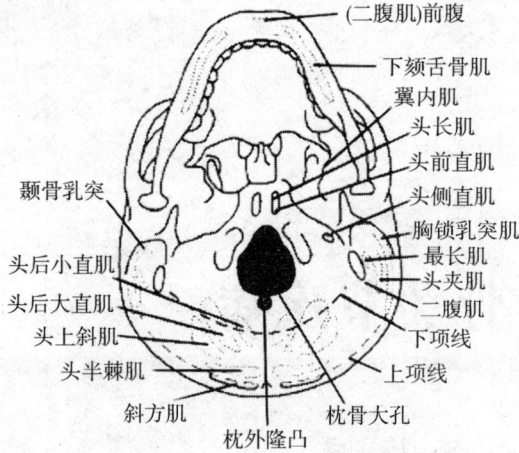

图 8-1　颅骨下面观

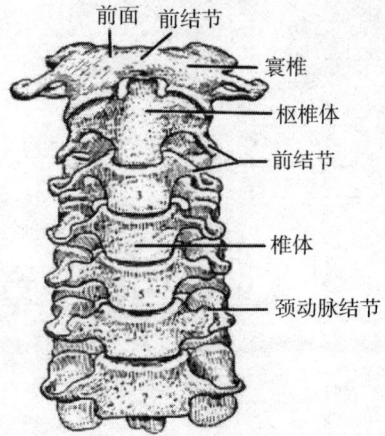

图 8-2　颈椎前面观

①椎体　椎体是支持体重的主要部分，颈椎椎体较胸、腰椎明显为小，其横径大于矢状径，上面较下面略小。一般下位颈椎较上位颈椎大。椎体主要由松质骨构成，表层的密质骨较薄，受伤时，可被压扁。

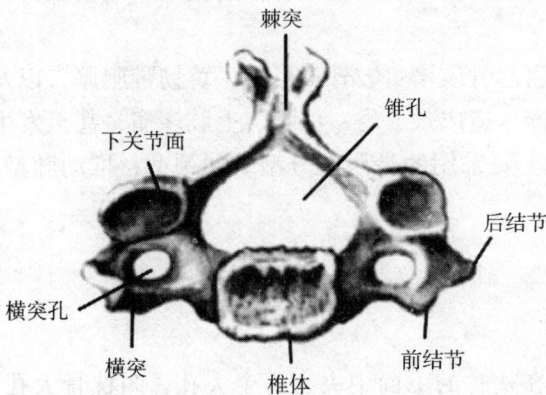

图 8-3　第 4 颈椎上面观

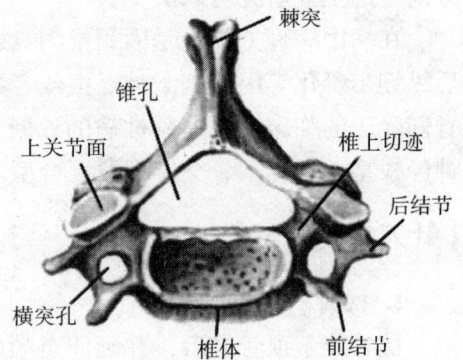

图 8-4　第 4 颈椎下面观

②椎弓　椎弓自椎体侧后方发出，呈弓状。由两侧 1 对椎弓根和 1 对椎板所组成。椎弓根短而细，与椎体的外后缘呈 45°相连接，上下缘各有一较狭窄的凹陷，分别称为颈椎椎骨上切迹和颈椎椎骨下切迹。在相邻两个颈椎上、下切迹之间形成椎间孔，有脊神经和伴行血管通过。

椎弓板是椎弓根向后延伸部分，呈板状，较胸、腰椎狭长。其在椎体后缘与两侧椎弓根合拢构成椎管。侧面观呈斜坡状，上缘靠近前方使椎管与神经根管入口处的矢状径略小，而下方则较远离椎管，而使椎管与神经根管的矢状径略大，在下缘前面有弓间韧带或称黄韧带附着，并向下延伸，止于下一椎节椎弓板的上缘，于两节椎弓根之间构成椎管后壁，当其肥厚或松弛时，可突向椎管而压迫脊髓。

③突起　突起分横突、上关节突、下关节突和棘突。

横突 起自椎体侧后方与椎弓根处，短而宽。中央部有圆形横突孔，有椎动脉与椎静脉通过。横突孔的横径较前后径对椎动脉受压更为重要，因此在减压时，应以扩大横径为主。紧贴横突孔的后方有一自内上向外下走行的斜形深沟，即脊神经沟，有脊神经经此穿出。于脊神经沟的终端分成前后 2 个结节，即前结节和后结节。行颈椎侧前方手术时，勿超过前结节，否则易误伤脊神经根和伴行的血管。$C_6$ 前结节较为隆起粗大，又称颈动脉结节，正好位于颈总动脉后方，用于头颈部出血时的压迫止血。

颈椎横突及其后的关节突有许多肌肉附着，自前向后有颈长肌、头长肌、前斜角肌、中斜角肌、后斜角肌、肩胛提肌、颈夹肌、颈髂肋肌、颈最长肌、头最长肌、头半棘肌、颈半棘肌及多裂肌等（图 8 - 5）。

横突对脊柱侧屈及旋转运动起杠杆作用。颈部活动时，特别是椎骨间不稳定时，横突孔内部结构容易受到牵拉和挤压。横突孔周围结构的改变，如钩突增

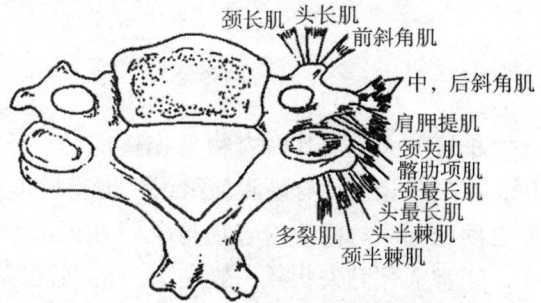

图 8 - 5 颈椎横突及关节突的肌肉附着

生、孔内骨刺、上关节突增生均可影响横突孔的大小，尤其是钩突增生，更易压迫椎动脉。

棘突居于椎弓的正中。$C_3 \sim C_6$ 多呈分叉状，突向侧、下、后方，以增加与项韧带和肌肉的附着面积，对颈部的仰伸和旋转运动起杠杆作用。

关节突分为上关节突和下关节突，左右各一，呈短柱状，起自椎弓根与椎板的交界处。关节面呈卵圆形，表面平滑，与椎体纵轴呈 45°角，因此易受外力作用而导致脱位。此关节属滑膜囊关节，其表面有软骨面，周围为较松弛的关节囊。在其周围有丰富的肌群附着，以增加其稳定性。其前方直接与脊神经根相贴，因此当该处增生、肿胀或松动时，则易压迫脊神经根。

④椎间孔 椎间孔或称椎间管，其内有颈神经根和血管通过，其余空隙为淋巴管和脂肪组织所占据。在枕骨与寰椎之间，寰枕关节后面与寰枕后膜前缘间形成一孔，有第 1 颈神经和椎动脉穿行。在寰椎与枢椎之间，寰枢关节后面与黄韧带前缘之间也形成一孔，有第 2 颈神经穿行。$C_3 \sim C_7$ 椎间孔（图 8 - 6）上、下壁分别为上一椎骨的椎下切迹和下一椎骨的椎上切迹；前壁为椎体后面侧部的下半、椎间盘后外侧面和钩椎关节；后壁为椎间关节囊。椎间孔实际为一向前、下、外方的斜行管，长度为 6 ~ 8mm，内通椎管的外侧角。

⑤椎孔 椎孔或称椎管，由椎体与椎弓围成，颈椎的椎孔呈三角形，其内有颈段脊髓通过。相当于颈丛和臂丛发出处，椎孔显得较大。颈椎椎孔矢径平均为 15.47mm ± 1.11mm，横径为 22.58mm ± 1.22mm，男性大于女性。颈椎椎管矢径以 $C_1$ 及 $C_2$ 最大。一般认为，如颈椎椎管矢状径小于 12mm，横径 $C_1 \sim C_2$ 小于 16 ~ 17mm，$C_3 \sim C_7$ 小于 17 ~ 19mm，即可认为颈椎椎管狭窄。

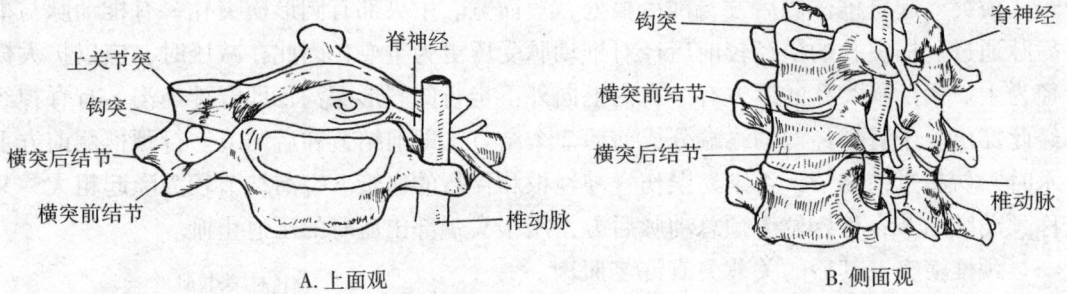

图 8-6 颈椎间管

椎管的大小与其内容物是相适应的，椎管各段大小不一，其内容物的体积亦有变化，在矢状径上，有硬膜前组织、硬膜后组织、硬脊膜囊。硬脊膜囊内包含脊髓和各层膜之间的间隙。椎管内容物与椎管在矢状径上的比值越大，缓冲余地越小，越容易受压。正常人颈髓矢状径一般在 7.5mm 左右，与椎管壁间有一定缓冲间隙。颈段脊柱屈伸时，颈椎椎管的长度发生改变。当颈椎前屈时椎管拉长，硬膜后移，同时脊髓亦拉长变细，横截面积变小；颈椎后伸时，硬膜前移靠近椎间盘，脊髓缩短变粗，横截面积可增加 9%～17%。而椎管与硬膜矢状径反而缩小，硬膜囊前后壁紧靠脊髓，缓冲间隙消失，脊髓易于受到挤压，故脊髓型颈椎病后伸时症状会加重。

（2）特殊颈椎

①寰椎　即第 1 颈椎（图 8-7），呈不规则环形。它由一对侧块，一对横突和前后两弓组成，上与枕骨相连，下与枢椎构成关节。

侧块　位于寰椎的两侧，相当于一般颈椎的椎弓根与上下关节突，为一对肥厚而坚硬的骨块。与枕骨髁构成寰枕关节。

横突　侧块的两端为一三角形的横突，尖端向外，表面粗糙，稍厚，而无分叉，有肌肉与韧带附着，对头颈部的旋转活动起平衡作用。横突孔位于横突基底部偏外，较大，有椎动脉和椎静脉穿行。

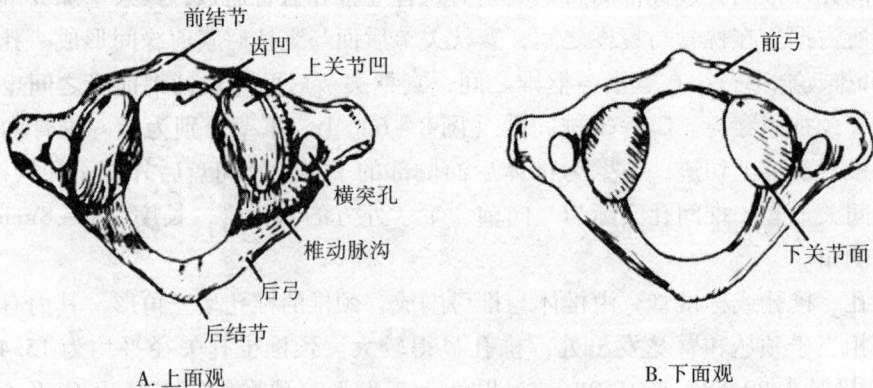

图 8-7　寰椎上、下面观

前弓 短而稍平，呈板状与侧块前方相连接。前方正中的隆突称为前结节，有颈前肌与前纵韧带附着。后方正中有圆形的齿突关节面，与枢椎的齿突构成寰齿前关节。在前弓的上下两缘分别有寰枕前膜和前纵韧带附着。

后弓 长而曲度较大，呈不规则的圆棍状与侧块后方相连。后面正中部为粗糙的后结节，与普通颈椎的棘突相似，有项韧带和头后小肌附着，限制头部过度后伸。后弓上方偏前各有一斜形深沟通向横突孔，因有椎动脉出第1颈椎横突孔后沿此沟走行，故名椎动脉沟，此沟尚有枕下神经通过。

②枢椎（图8-8） 即第2颈椎，椎体上方有柱状突起，称"齿突"。除齿突外，枢椎外形与普通颈椎相似。

枢椎椎体较普通颈椎为小，于齿突两旁各有一朝上的圆形上关节面，与寰椎的下关节面构成寰枢外侧关节。椎体前方中部两侧微凹，为颈长肌附着部。

椎弓根短而粗，其上方有一浅沟，与寰椎下面之浅沟形成椎间孔。其下方有面向前下方的下关节突，与第3颈椎的上关节突构成关节。在关节的前方为枢椎下切迹与第3颈椎上切迹构成的椎间孔，有第3颈脊神经经此穿出。

横突较短小，前结节缺如，故不分叉，亦无沟槽。横突孔由内下斜向外上方走行。椎弓板呈棱柱状，较厚，其下切迹较深，故椎间孔较大。棘突粗而大，呈分叉状，下方有纵行深沟。

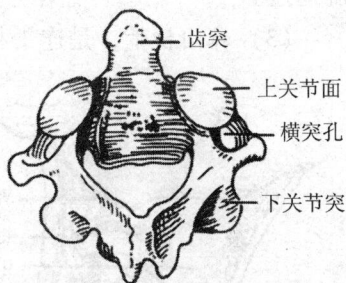

图8-8 枢椎后上面观

齿突长1.5cm左右，呈乳头状，顶部稍粗而根部较细。其前后分别有椭圆形之前关节面和后关节面。前者与寰椎前弓后面的齿突关节面构成寰齿前关节。后者则与寰椎横韧带构成寰齿后关节。齿突的顶端称为齿突尖，上有齿突韧带，两侧则有翼状韧带附着。因齿突根部较细，在外伤时易骨折而引起危及生命的高位截瘫。

③隆椎 即第7颈椎，其大小与外形均介于普通颈椎与胸椎之间（图8-9、8-10）。但其棘突长而粗大，无分叉。因明显隆起于颈项部皮下，故又名隆椎。在临床上常以此作为辨认椎骨顺序的标志。

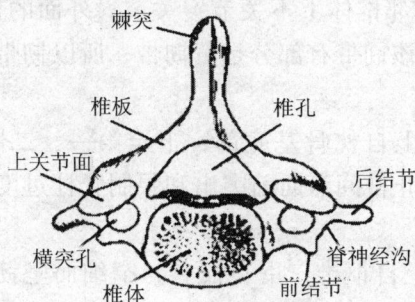

图8-9 隆椎上面观

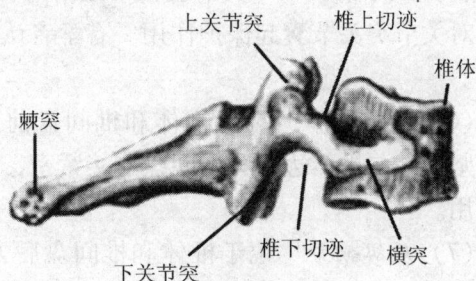

图8-10 隆椎侧面观

横突较粗大，后结节大而明显，但前结节较小或缺如，如横突过长，且尖端向下，或有肋骨出现（即颈肋），则可引起胸腔出口狭窄证候群。横突孔较小，且畸形较多，其中通常没有椎动脉通过，仅有椎静脉通过。

**3. 颈项部韧带**

（1）**项韧带**　（图8-11、8-12）

项韧带呈三角形，它的基底部向上，附着于枕外隆凸和枕外嵴，尖部向下，同寰椎后结节及$C_1 \sim C_6$棘突的尖部相连，后缘游离而肥厚，有斜方肌附着，它的功能主要是维持头颈部的直立体位，防止头部过度前屈。

（2）**黄韧带**　又称弓间韧带，是连于相邻两椎弓板之间的阶段性的弹性结缔组织膜，参与围成椎管的后外侧壁。在颈段薄而宽，两侧韧带间在中线处有一窄隙，有小静脉通过。

（3）**棘间韧带**　是连于相邻棘突之间的韧带，有限制脊柱过屈的作用。

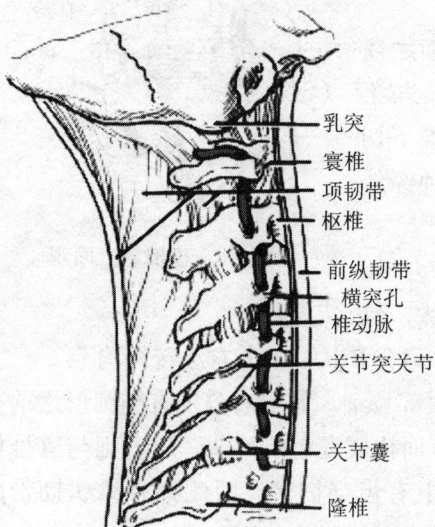

图8-11　项韧带示意图

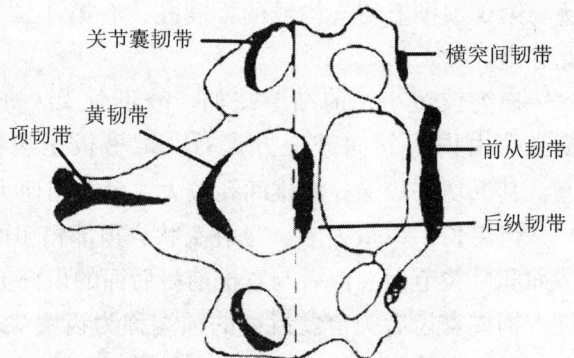

图8-12　颈椎韧带示意图

（4）**横突间韧带**　位于相邻颈椎横突之间，呈扁平膜状束带编织，可使颈椎保持在正常中立位，如该韧带粘连、挛缩，可造成颈椎倾斜或者旋转错位。

（5）**关节囊韧带**　关节囊韧带是指附着于相邻椎体上下关节突关节囊外面的韧带。韧带对关节突关节囊起保护作用。有学者认为，该韧带有部分是黄韧带，所以韧带略带黄色。

（6）**前纵韧带**　位于椎体和椎间盘前方，上自枕骨基底部，下至第一、二骶椎，宽而坚韧，与椎体边缘和椎间盘连接紧密，有防止椎间盘向前突出和限制脊柱过度后伸的作用。

（7）**后纵韧带**　位于椎体和椎间盘后方，上自枢椎，下自骶骨，窄细而坚韧，尤以腰段者为窄，与椎体边缘和椎间盘连接紧密，而与椎体连接疏松。有防止椎间盘向后突出和限制脊柱过度前屈的作用。由于此韧带窄细，椎间盘的后外侧部相对较为薄弱，是椎间盘突出的好发部位。有时后纵韧带可骨化肥厚，向后压迫脊髓。

### 4. 颈部筋膜

颈筋膜可分为颈固有筋膜、脏器筋膜和颈血管鞘等3部分。颈固有筋膜分为浅、中、深3层，包被颈部肌肉，各层之间又形成若干间隙（图8-13、8-14）。

（1）颈筋膜浅层比较疏松　位于颈阔肌的表面，后侧从斜方肌浅面的项筋膜移行而来，下缘附着于锁骨柄的前面，上缘附着于下颌底，并在下颌后窝内形成腮腺囊，包被腮腺。浅深两叶形成一个包被胸锁乳突肌的筋膜鞘，又在下颌下三角内形成一个包被下颌下腺的筋膜囊。在舌骨处，浅层又与舌骨体和舌骨大角的骨膜愈合。

（2）颈筋膜中层也很薄弱　包被于舌骨

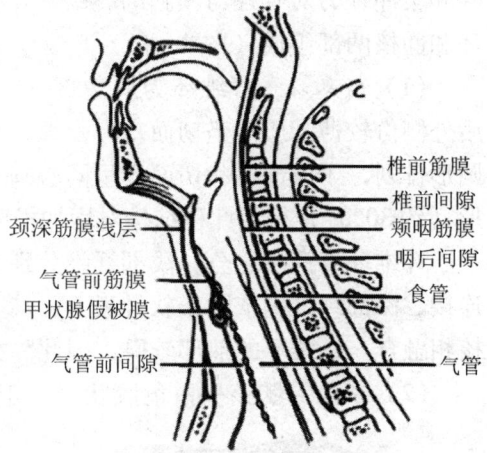

图8-13　颈筋膜（矢状断面）

下肌群的前面和后面，上缘附着于舌骨体，下缘附着于锁骨及胸骨柄后面的上缘，外侧缘在肩胛舌骨肌的外侧缘翻转于该肌的后面。中层的前面在胸锁乳突肌处与颈筋膜浅层愈合，在胸骨柄上方形成一个筋膜间隙，叫做胸骨上间隙，内填有疏松结缔组织和颈静脉弓。间隙的两侧到胸锁乳突肌为止，间隙上缘只距胸骨柄上方3cm，再向上浅层与中层在前正中线上互相愈合，形成颈白线。

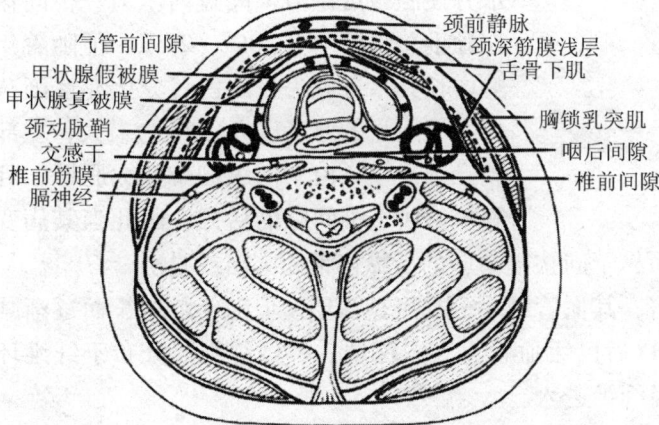

图8-14　颈筋膜（横断面）

（3）颈筋膜深层较中层强韧　位于脊柱颈部前侧，贴在颈深肌群的表面，又叫椎前筋膜。上缘附着于颅底中部，两侧缘向后移，上缘向下移行到第三胸椎处为止。颈筋膜深层的前方与咽壁筋膜之间，是一个疏松结缔组织间隙，叫做椎前间隙。

（4）颈部脏器筋膜　包被颈部脏器，分壁层及脏层，脏层紧贴于各个脏器表面，壁层包在全部脏器的外围。它的两侧方与颈血管连接，其前侧部又叫气管前筋膜，与脏器之间有疏松结缔组织及脂肪填充，并有静脉通过。颈血管鞘包在颈部大血管、神经索的周围，它与颈固有筋膜的浅、中、深3层以及气管前筋膜等都有连接。

### 5. 椎间盘

又名椎间纤维软骨盘，由纤维软骨组成，并连接于上下两个椎体之间，自第2颈椎下方至第1胸椎上方，共6个。椎间盘的生理功能除连接椎体外，还因富有弹性，可减轻和缓冲外力对脊柱与颅脑的震荡，并参与颈椎的活动及增加运动幅度。椎间盘由纤维环和髓核两部组成（图8-15）。

（1）纤维环　纤维环为周边部的纤维软骨组织，围绕于髓核周围，其前份较厚，后外侧份较薄，质地坚韧而富有弹性，将上下2个椎体紧密连接。在横切面上，呈同心圆形排列，于中部冠状切面亦呈同心圆形的外观，于其切线位观察，则呈正反交错的斜形（约30°）走行。此种结构对增加椎间关节的弹性、扭曲与旋转等十分有利。

纤维环有深浅之分，浅部纤维分别与椎体前部的前纵韧带和椎体后方的后纵韧带相连接。深部纤维则依附于软骨板上，甚至部分纤维可穿至椎体内骨质，在中心部则与髓核相融合。纤维环的前部较厚，因此髓核偏后，并易使髓核向后方突出或脱出。

（2）髓核　髓核呈白色胶状，位于纤维环的中央偏后，为富有水分、类似粘蛋白物，内含有软骨细胞与成纤维细胞。幼年时含水量达80%以上，随着年龄增加而水分递减，至老年时甚至可低于70%。此种水分使髓核可调节椎间盘内压力。椎间盘在颈椎总长度中占20%～24%，但随着年龄增长其水分脱失，所占百分比亦逐渐减少。椎间盘的厚度以$C_6$～$C_7$为最大，上部颈椎则最小。由于前纵韧带宽大肥厚，且髓核偏居于椎间隙的后方，因此当其病变或遭受外力时不易从前方脱出，而易于向狭窄薄弱的后纵韧带处突出或脱出。

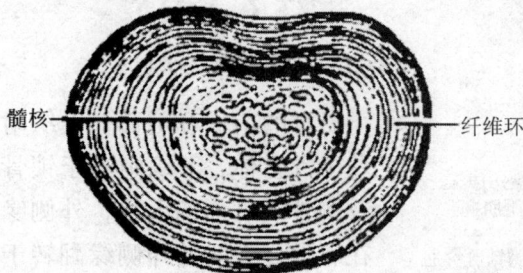

髓核　　　　　纤维环

图8-15　椎间盘横切面

椎间盘血供以幼年时最为丰富，其血管细小分支可达深层。但随年龄增长而逐渐减少，血管口径变细，一般在13岁以后已无血管再穿入深层。神经纤维仅分布于纤维环浅层，而其深层及髓核部并无神经纤维进入。

**6. 颈项部肌肉**

颈部固有肌指颈前外侧的颈肌，后部的外来肌为来自背肌向上附于颈部的肌肉，又称项部肌肉。颈部肌肉可运动寰枕关节和颈部脊椎关节。其中，头长肌、头前直肌、头侧直肌使头前俯；斜方肌、胸锁乳突肌、头夹肌、头最长肌、头半棘肌、头后大、小直肌和头上斜肌等使头后仰。使头侧倾为同侧颈部屈肌和伸肌的共同动作。运动寰枢关节，使头侧旋（运动寰枕关节），为同侧头夹肌、头最长肌、头下斜肌和对侧胸锁乳突肌的共同动作。现将颈部各肌肉分述如下：

（1）颈肌　颈肌枕下肌群分为颈浅肌、颈中肌和颈深肌等3群，其功能为运动头颈、舌骨、喉软骨和胸廓。大部分颈肌起源于颈肌节的轴下部分，故受颈神经前支支配；一小部分起源于鳃弓肌结，受脑神经支配（图8-16）。

①颈浅层肌　颈浅肌位于浅层，有颈阔肌和胸锁乳突肌等。

胸锁乳突肌　参见第七章第一节中胸锁乳突肌肌腱炎的针刀应用解剖。

颈阔肌很薄，位于颈前外侧部。其直接位于颈部浅筋膜中，与皮肤密切结合，属于皮肌范畴，呈长方形。其下缘起自胸大肌和三角肌筋膜，肌纤维斜向上内方，越过锁骨和下颌骨至面部，前部肌纤维止于下颌骨的下颌缘和口角，其最前部的肌纤维左、右相互交错，后部肌纤维移行于腮腺咬肌筋膜和降下唇肌及笑肌表面。颈阔肌受面神经颈支支配，在此肌的深面有浅静脉、颈横神经及面神经颈支等（图 8 - 17）。此肌收缩时，牵拉口角向后下方，或张口，或上提颈部皮肤，并于颈部皮肤上形成许多皱纹。

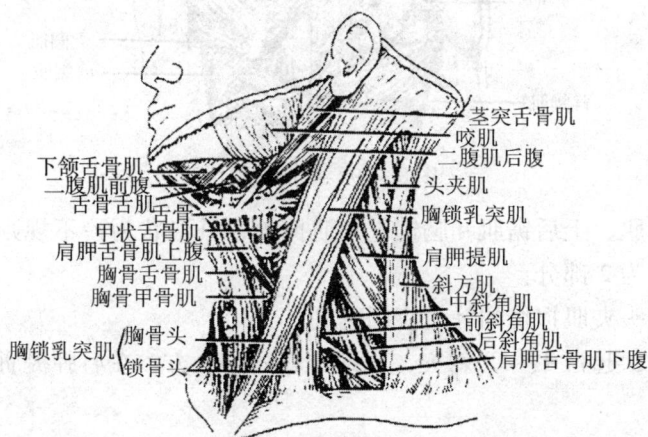

图 8 - 16　颈肌侧面观　　　　　图 8 - 17　颈阔肌侧面观

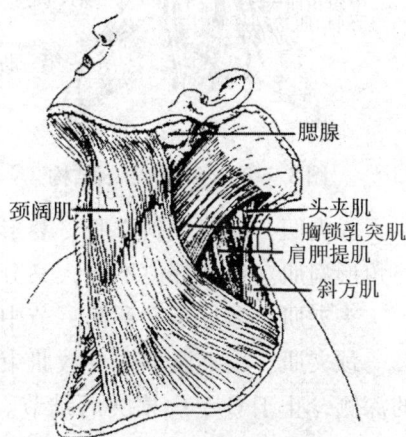

②颈中层肌　颈中层肌介于下颌骨、舌骨与胸廓三者之间，分舌骨上肌群和舌骨下肌群。

③颈深层肌　颈深层肌分为内、外侧 2 群（图 8 - 18）。

内侧群即椎前肌，位于脊柱前面、正中线的两侧，共有 4 块肌肉，即颈长肌、头长肌、头前直肌及头外侧直肌。

外侧群　位于脊柱颈部的两侧，包括前斜角肌、中斜角肌和后斜角肌 3 个斜角肌，是肋间肌在颈区的延续部分，共同形成一个不完整的圆锥面，遮盖着胸廓上口的外半部。前斜角肌位于胸锁乳突肌的深面和颈外侧三角内，起自 $C_3 \sim C_6$ 横突的前结节，肌纤维斜向外下方，止于第 1 肋骨上面的斜角肌结节，由 $C_5 \sim C_7$ 神经的前支支配。中斜角肌位于前斜角肌的后方，起自 $C_2 \sim C_6$ 横突的后结节，肌纤维斜向外下方，止于第 1 肋骨上面、锁骨下动脉沟以后的部分，由 $C_2 \sim C_8$ 神经的前支支配。后斜角肌居中斜角肌的后方，为中斜角肌的一部分，起自 $C_5 \sim C_7$ 横突的后结节，肌纤维斜向外下方，止于第 2 肋的外侧面中部的粗隆，由 $C_5$、$C_6$ 神经的前支支配。

（2）项部肌肉（图 8 - 19）

①斜方肌　参见第七章第一节中斜方肌损伤的针刀应用解剖。

②肩胛提肌　参见第七章第一节中肩胛提肌损伤的针刀应用解剖。

③菱形肌　参见第七章第一节中菱形肌损伤的针刀应用解剖。

④上后锯肌　上后锯肌位于菱形肌的深面，为很薄的菱形扁肌，以腱膜起自项韧带下部和下两个颈椎棘突，以及上两个胸椎棘突。肌纤维斜向外下方，止于第 2～5 肋骨肋角的外侧面。在肋角之外，为小菱形肌所覆盖。此肌收缩时，可上提上部肋骨以助吸气。

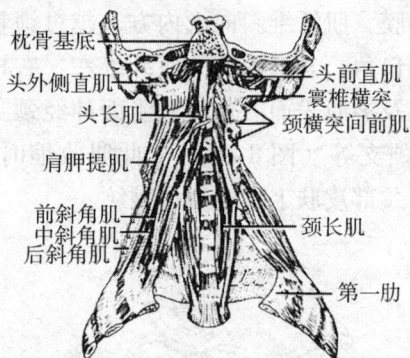

图 8 - 18　颈深肌解剖结构

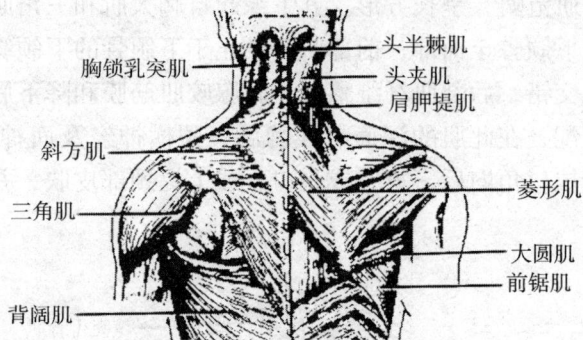

图 8 - 19　项部的浅层肌

⑤夹肌　夹肌被斜方肌、菱形肌、上后锯肌和胸锁乳突肌掩盖，其形状为一不规则三角形扁肌。依其部位不同，又分为 2 部分：

头夹肌　参见第七章第一节中头夹肌损伤的针刀应用解剖。

颈夹肌　头夹肌下方少数肌束，起自 $T_3$ ~ $T_6$ 棘突，肌纤维斜向外上方，在肩胛提肌的深侧，止于 $C_2$、$C_3$ 横突后结节。

夹肌单侧收缩时，使头转向同侧，两侧共同收缩时，使头后仰。夹肌受 $C_2$ ~ $C_5$ 神经的后支的外侧支支配。

⑥竖脊肌　参见第七章第一节中竖脊肌下段损伤的针刀应用解剖。

⑦头半棘肌和颈半棘肌　头半棘肌位于头和颈夹肌的深侧，其起于上位胸椎横突和下位数个颈椎的关节突，向上止于枕骨上、下项线间的骨面。颈半棘肌位于头半棘肌的深侧，起于上位数个胸椎横突尖，跨越 4 ~ 6 个脊椎骨，止于上位数个颈椎棘突尖，大部分肌束止于 $C_2$ 的棘突尖。头半棘肌和颈半棘肌两侧收缩时，使头后伸，单侧收缩时使其转向对侧。

⑧颈部多裂肌　位于半棘肌的深侧，起于下位 4 个颈椎的关节突，跨越 1 ~ 4 个椎骨，每条肌束向内上走行，止于上位数个颈椎棘突的下缘，肌束长短不一，浅层者最长，止于上 3 ~ 4 个棘突，中层者止于上 2 ~ 3 个棘突，深层者止于上 1 个棘突。

⑨颈部回旋肌　位于多裂肌的深面，为节段性小方形肌，起自颈椎横突下后部，止于上一椎骨椎弓板下缘及外侧面，直至棘突根部。

⑩棘间肌　棘间肌起止于上、下相邻棘突的分叉部。其作用为协助伸直脊柱。

颈后部上述肌肉位置较深，作用在于稳定各椎骨节段，以利于颈段脊柱有顺序而又协调地做链状运动，一侧肌肉收缩使脊柱转向对侧，两侧共同收缩能伸直脊柱。

⑪横突间肌　起止于相邻的横突。此肌在颈部和腰部比较发达，其作用为使脊柱侧屈。

⑫椎枕肌　椎枕肌是连接颈椎和枕骨的肌肉，共 4 块（图 8 - 20），即 2 对直肌和 2 对斜肌，皆位于头半棘肌的深侧，由枕下神经（$C_1$、$C_2$）后支支配。头后大、小直肌参与寰枕关节的仰头活动，头上、下斜肌斜肌参与寰椎沿枢椎旋转。

头后大直肌呈三角形，以一尖的腱起于枢椎棘突，止于下项线外侧和枕骨。功能：

一侧收缩，使头向同侧旋转；两侧同时收缩，使头后仰。

头后小直肌呈三角形，以腱起于寰椎后结节，止于下项线内侧及下项线与枕骨大孔之间的枕骨，且与硬膜之间有结缔组织相连。功能：仰头。

头下斜肌呈粗柱状，起于枢椎棘突的外侧和邻近的椎板上部，止于寰椎横突下外侧面。功能：使头向同侧旋转并屈曲。

头上斜肌　呈粗柱状，以腱起于寰椎横突的上面，止于枕骨上下项线之间。功能：一侧收缩，使头向对侧旋转；两侧同时收缩，使头后仰。

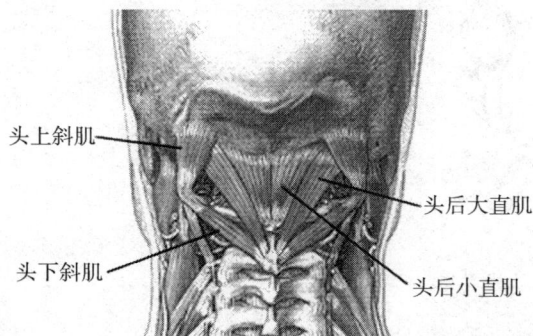

图 8 – 20　椎枕肌解剖

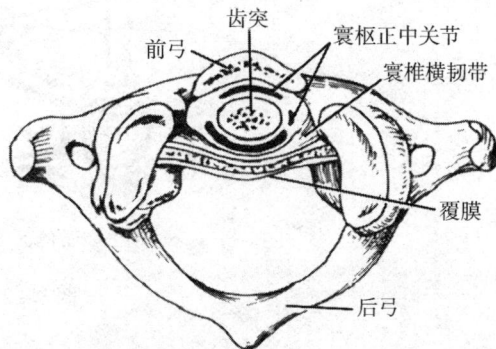

图 8 – 21　寰枢关节解剖关系

### 7. 颈部关节

关节是弓弦力学系统的基本运动单位，以下是颈部的关节。

（1）寰枕关节　寰枕关节系由寰椎的上关节凹与枕骨髁构成，借寰枕前、后膜加强关节的稳定性。其动脉主要来自椎动脉和脑膜后动脉的分支，主要由枕下神经的分支支配。头后大、小直肌参与在寰枕关节上的仰头活动。枕寰关节囊的后部和外侧较肥厚，内侧薄弱，有时缺如，呈松弛状，可使头部做屈伸和侧屈运动。

（2）寰枢关节 （图 8 – 21）

包括 3 个小关节和 2 组韧带。3 个小关节分别为寰枢外侧关节、寰齿前关节、寰齿后关节，寰齿前关节与寰齿后关节又合称寰枢正中关节。2 组韧带分别为寰枢关节间的韧带（寰枢前膜、寰枢后膜、寰椎横韧带）及枢椎与枕骨间的韧带（覆膜、翼状韧带、齿突间韧带）。

（3）钩椎关节　钩椎关节（图 8 – 22）又称 Luschka 关节。在 2 ~ 6 的椎体上面的侧方有嵴样隆起，称为钩突，与上位椎体下面侧方相应斜坡的钝面形成钩椎关节。该关节属于滑膜关节，其表层有软骨覆盖，周围有关节囊包绕，随着年龄的增长而出现退行性改变。钩椎关节参与颈椎的活动，并限制椎体向侧方移动而增加椎体间的稳定性。当发生错位时，可引起血管、神经压迫，产生相应的临床症状。钩椎关节骨质增生是引起颈椎病的主要原因之一。

（4）关节突关节

颈椎关节突分为上关节突和下关节突，左右各一，呈短柱状。上关节突关节面的方向朝前，下关节突关节面的方向朝上后方，与椎体轴呈 45°夹角（图 8 – 23）。

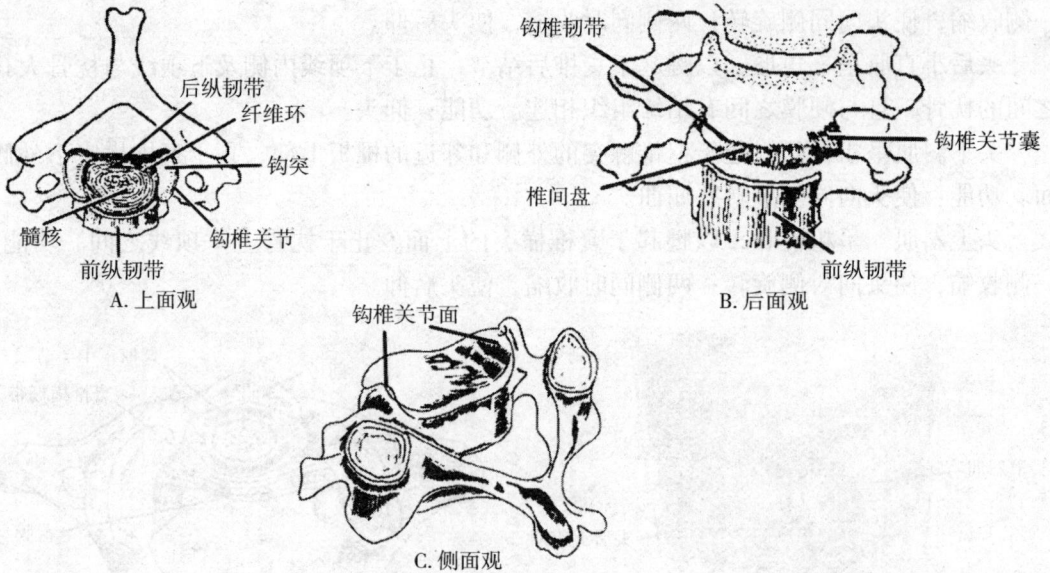

图 8－22　钩椎关节

### 8. 颈部神经

颈部神经包括脑神经和颈神经两部分即脑神经和颈神经。颈部所见脑神经有第 9、10、11、12 对。颈神经　共有 8 对，第 1 对在寰椎与枕骨间，第 2～7 对依次在同序椎骨上侧，第 8 对由第七颈椎下侧的椎间孔穿出，其后支较前支细。唯第 2 颈神经后支粗大，叫枕大神经，除分布项肌以外，穿头肌到皮下，上升到头顶。第 1 颈神经后支叫枕下神经，分布于项部深肌，第 3 颈神经后支的皮

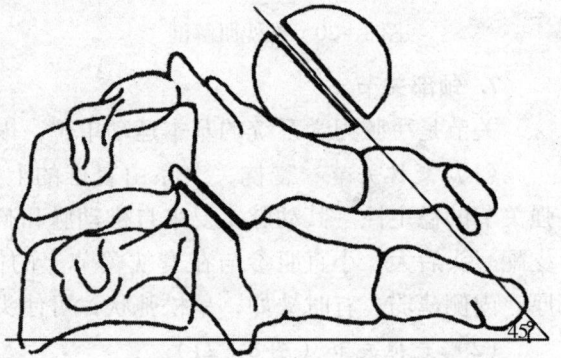

图 8－23　颈椎关节突与水平面的角度

支在项部中线返行。其他各后支均符合一般脊神经后支分布，分内、外侧支。总而言之，内侧支属皮神经，外侧支属肌神经。颈神经前支主要组成二大神经丛，即颈丛和臂丛。

（1）颈丛　颈丛为上 4 对颈神经前支所构成。每一神经接受来自颈上交感神经节的灰交通支，它们形成一系列不规则的菱形，位于胸锁乳突肌深面、头长肌下和中斜角肌上，其前面覆被以椎前筋膜，它的诸终支穿过椎前筋膜，分布于肌肉，并和其他神经相交通。

颈丛的分支除在浅层解剖中述及的枕小神经、耳大神经、颈前皮神经和锁骨上神经等皮神经外，其肌支有至中斜角肌、肩胛提肌和斜方肌 3 支。颈丛的主要分支为膈神经，它的主要纤维发自第 4 颈前支，也接受第 3 和第 5 颈神经的纤维。此神经下经胸腔布于膈肌，如需做膈神经切断术时，可在锁骨中点上 3cm 左右处切口，将胸锁乳突肌向前牵开后，于前斜角肌的浅面即可寻得。有时在膈神经的附近，另有副膈神经，20%～

30%之人有这种变异，平常发自第5颈神经，然亦有时发自锁骨下神经或肩胛上神经。

颈神经的后支除第1颈神经外，其他颈神经的后支均分为内侧支与外侧支。所有颈神经的后支均支配肌肉，只有第2、3、4或第5颈神经后支的内侧支支配皮肤。

第1颈神经的后支称枕下神经，较前支大，于寰椎后弓的椎动脉沟内，椎动脉的下侧，自干分出。向后行，进入枕下三角，于此分支分布于枕下三角周围诸肌（头上斜肌、头后大直肌、头下斜肌）；并发一支横越头后大直肌的后侧，至头后小直肌；还有分支至覆盖着枕下三角的头半棘肌。此外，有分支穿过头下斜肌，或经该肌表面，与第2颈神经后支的内侧支（枕大神经）相连接。枕下神经一般属于运动神经，但有时亦发皮支支配项上部的皮肤，或与枕动脉伴行，分布于颅后下部的皮肤。

第2颈神经的后支为所有颈神经后支中最大者，也比该神经的前支粗大得多，称枕大神经。于寰椎后弓与枢椎弓板之间，头下斜肌的下侧穿出，发一细支至头下斜肌，并与第1颈神经后支交通。然后分为较小的外侧支及较大的内侧支。外侧支支配头长肌、夹肌、头半棘肌，并与第3颈神经相应的分支连接。内侧支斜向上升，经头半棘肌之间，在头半棘肌附着于枕骨处，穿过该肌，再穿过斜方肌腱及颈部的颈固有筋膜，在上项线下侧，分为几支感觉性终支，与枕动脉伴行，分布于上项线以上，可达颅顶的皮肤。自枕大神经亦分出一或二运动性小支，至头半棘肌。有时发一支至耳廓后面上部的皮肤。当枕大神经绕过头下斜肌时，发一支与第1及第3颈神经后支的内侧支连接。因此，在头半棘肌下侧，形成颈后神经丛。

第3颈神经的后支比该神经的前支小，比第2颈神经的后支小，但大于第4颈神经的后支。绕第三颈椎的关节突向后行，经横突间肌的内侧，然后分为内侧支及外侧支。外侧支为肌支，并与第2颈神经的外侧支相连接。内侧支经过头半棘肌与项半棘肌之间，再穿夹肌及斜方肌，终末支分布于皮肤。当其在斜方肌深侧时，发一支穿过斜方肌，终于颅后下部近正中线处，枕外隆突附近的皮肤，此支称为第3枕神经。此神经位于枕大神经内侧，与枕大神经之间有交通支相连。

其余5对（4～8）颈神经的后支绕过各相应的椎间关节后，分为内侧支及外侧支。外侧支均为肌支，支配项髂肋肌、项最长肌、头最长肌及头夹肌。第4、5颈神经的内侧支，经项半棘肌与头半棘肌之间，达椎骨的棘突，穿夹肌及斜方肌，终于皮肤（有时第5颈神经的内侧支的末梢支未达皮肤）。第6、7、8颈神经的内侧支细小，分布于项半棘肌、头半棘肌、多裂肌及棘间肌。

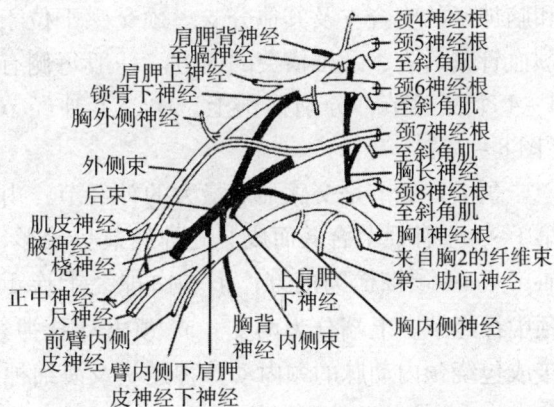

图8-24 臂丛神经根、干、股、束、支组成

（2）**臂丛神经**（图8-24） 臂丛神经由颈5、6、7、8颈神经前支及第1胸神经前支组成。偶尔也有第1胸神经和第3胸神经的分支参与。颈5～6组成臂丛神经上干，

颈7组成中干，颈8和胸1神经组成臂丛神经下干，位于第1肋表面。干的平均长度为1cm，分为前后两股，各股位于锁骨平面，每股的平均长度为1cm。臂丛上干和中干的两侧支前股组成外侧束，位于锁骨下动脉的外侧；臂丛神经的下干的前股组成内侧束，位于锁骨下动脉的内侧。3干的后股共同组成后侧束，位于锁骨下动脉的后侧。束支的长度约为3cm。各束在喙突平面分为上肢的主要神经支，外侧束分为肌皮神经与正中神经外侧根，后束分为桡神经和腋神经，内侧束分为尺神经与正中神经内侧根。正中神经内侧根与外侧根分别行走在腋动脉内、外侧2～3cm后，在腋动脉前下方组成正中神经主干。

由臂丛根发出的支在前、中斜角肌之间穿出，包括至颈长肌和斜角肌之支、肩胛背神经和胸长神经，组成臂丛各神经根发出至颈长肌和斜角肌之支，肩胛背神经循肩胛骨的脊柱缘下行，行于肩胛提肌，大、小菱形肌之深面。胸长神经共有3根，分别起于5、6、7颈神经，上二根在臂丛深面穿中斜角肌，下根行于中斜肌之上面，经腋窝达于前锯肌。

由臂丛干发出之背支来自上干，包括肩胛上神经和锁骨下肌的神经。肩胛上神经由上干外侧发出，下行经肩胛上切迹，支配冈上、下肌和肩关节。至锁骨下肌的神经甚细，在肩胛舌骨肌后腹的上方，由上干前面发出，经锁骨下动脉第3段之前，达于锁骨下肌。

由外侧束发出者，大支有肌皮神经和正中神经外侧头，小支有胸前外侧神经至胸大肌；由内侧束发出有尺神经和正中神经内侧头，有胸外侧神经、臂外侧皮神经和前臂外侧皮神经；由后束发出腋神经和桡神经、上下肩胛下神经和胸背神经。

（3）颈部交感神经　颈部的交感神经节通常有4对，由这些神经出来的分支，除上述灰交通支（颈部没有白交通支）之外，还有和脑神经的吻合支及其他分支。颈交感干位于颈血管鞘后方、颈椎横突的前方。一般每侧有3～4个交感节，分别称颈上、中、下神经节（图8－25）。

颈上神经节是交感干上最大的神经节，由第1～4干神经节合并而成。此神经节呈梭形，居第2～4颈椎横突前方，下端由神经干连于

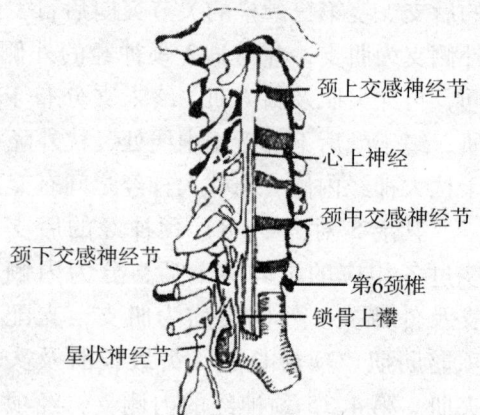

图8－25　颈交感神经节

颈中神经节。上端分为两支：a. 颈内动脉神经，随颈内动脉入颅腔，它的分支互相连接成包绕颈内动脉的颈内动脉神经丛及海绵神经丛，由这些丛发出分丛，随颈内动脉的分支走向周围。b. 颈内静脉神经，随颈内静脉经颈静脉孔连于舌咽及迷走神经的神经节。

颈上神经节有许多侧支，其中比较大的有：a. 颈外动脉神经，由节下端发出，分成包绕颈外动脉及其分支的神经丛。b. 心上神经，循颈动脉鞘下穿到胸腔，左侧的经

主动脉弓的左面入心浅丛，右侧的到气管下端前面，连于心深丛，分布于心肌。c. 咽支，有数支，内进到咽壁，和迷走及咽神经的咽支合成咽丛。

颈中神经节存缺不定，平常位于第六颈椎的高度，甲状腺下动脉的附近。

颈下神经节，较恒定在第七颈椎横突与第 1 肋骨颈之间、椎动脉后侧。其上由节间支连于颈中神经节，下和第 1 胸神经节非常接近，有时两者合而为一，称星状神经节。颈下神经节发出两支：a. 心下神经，经锁骨下动脉后侧，与迷走神经的返神经所发出的心支合并下降，加入心深丛。b. 到锁骨下动脉的分支，在该动脉上成丛，随该动脉到上肢，并随椎动脉成椎动脉神经丛。此外还有灰交通支连于下位 2 个颈神经。

**9. 颈部血管**

颈部动脉起源于主动脉，在颈部的主干即颈总动脉和锁骨下动脉，右侧发自头臂干，左侧直接发自主动脉弓。颈部静脉与动脉伴行。

（1）**颈总动脉及其分支**　颈总动脉由胸锁关节后入颈，在胸锁乳突肌前缘向上后行，全程与颈内静脉和迷走神经同居于颈血管鞘内，静脉在动脉之外，迷走神经则介于两者之间，同时居于较后之平面。颈总动脉的后壁和颈交感神经链、椎前筋膜、椎前肌和颈椎横突面相邻。右颈总动脉可缺如，如此右颈内外动脉则直接自头臂干发出。颈总动脉上 2/3 在前方和颈部蜂窝组织相邻，下 1/3 在前方则与气管前筋膜相邻。颈总动脉在肩胛舌骨肌下部因与颈基底的大静脉干有密切关系，故在外科手术中是一个危险部位。

（2）**椎动脉**　起于锁骨下动脉后上部，正对前斜角肌和头长肌之间隙，上行进入第六颈椎横突孔，随后入颅和颈内动脉形成脑底动脉环。椎动脉起点甚少变化。据报道，椎动脉的口径几乎 60% 是不对称的。行走中有以下分支：肌支分布于深项肌；脊支经椎间孔至脊髓及被膜；脊髓后动脉自颅腔内分出，绕过延髓向后下方，经枕骨大孔入椎管，左右并行地沿脊髓背面下降，末端以多数分支终于马尾；脊髓前动脉，于左右椎动脉合并部的附近发出，经枕骨大孔下降入椎管，左右合成一细干，沿脊髓前面的前正中裂下降。椎动脉在颈段行走过程中有 4 个生理性弯曲，其中 1 个在下颈段，3 个在上颈段，当颈部旋转时，一侧椎动脉松弛，一侧曲度增加，血流减少。有研究证明，这是引起椎动脉型颈椎病的原因之一。

## 【病因病理】

项韧带挛缩大多为长期低头工作的人积累性损伤引起，急性外伤引起的较为少见。头的过度前屈、高角度仰卧或持续低头工作（前屈），造成项韧带受到持续反复的牵拉性损伤，引起前、中斜角肌、肩胛提肌、斜方肌等软组织的联合损伤，损伤软组织之间出现粘连、瘢痕、挛缩、堵塞，导致软组织动态平衡失调，而引起相关肌肉损伤的临床表现。故这一类型的颈椎病主要属于西医学颈椎病分型中的颈型颈椎病。严重的项韧带损伤可以引起韧带中部力平衡失调，出现项韧带硬化、钙化、骨化，项韧带挛缩的常见部位有颈椎的起点、枕骨粗隆下缘附着点和项韧带两侧肌肉的附着点。

椎枕肌包括头后大、小直肌以及头下斜肌、头上斜肌，前两者参与在寰枕关节上的仰头活动，后两者参与头在寰椎和枢椎平面上的旋转。

由于在椎枕肌的行进途中有椎动脉的第 2 段末端和第 3 段通过，所以椎枕肌挛缩后，压迫椎动脉，引起椎动脉型颈椎病的临床表现。

寰枢关节移位型颈椎病，是由于椎枕肌（头上、下斜肌，头后大、小直肌）损伤以后，形成的四大病理因素压迫和牵拉通过枕下三角内椎动脉、枕大神经、耳小神经及颈上交感神经节。发病初期，肌肉的粘连瘢痕可直接挤压神经血管，此时，放射影像学无异常表现，但患者可出现椎动脉型颈椎病和交感神经型颈椎病的临床表现，随着病情发展，损伤的椎枕肌可牵拉寰枢椎，使之错位，加重椎动脉的压迫，出现严重的椎动脉型颈椎病的临床表现。此时，颈椎张口位 X 片可见寰齿间隙不对称，寰枢关节面不对称，枢椎旋转移位等寰枢椎错位的影像学表现。通过上述分析可以看出，如果完全按照西医的颈椎病的分型，完全依据影像学表现，即使用开放性手术摘除了椎间盘，切除了骨质增生，扩大了颈椎椎管，扩大了横突孔，但由于软组织的卡压没有解除，所以不能完全解除神经根的压迫。虽然 2～6 颈椎横突前后结节之间约有 1cm 距离，但却有十几块肌肉的起点与止点，每块肌肉的起点与止点只有 1mm 到数毫米。这些细小解剖结构在颈椎病发病过程中有重要作用，也是针刀松解的关键病变点。从颈椎前结节到椎板后外侧的肌肉排列顺序是颈长肌、头长肌、前斜角肌、中斜角肌、后斜角肌、肩胛提肌、颈夹肌、髂肋项肌、颈最长肌、头最长肌、头半棘肌、颈半棘肌、多裂肌。

钩椎关节参与颈椎活动并限制椎体向侧方移动，可维持椎体间的稳定性。当 2～6 颈椎棘突部、椎板部、横突部的软组织起点与止点损伤，如项韧带、前、中斜角肌及肩胛提肌损伤，头夹肌等肌肉、韧带损伤后，造成局部的应力集中，导致颈椎在矢状面、冠状面、纵轴、横轴等多方向的移位，压迫重要神经血管，引发临床症状。

钩椎关节移位可引起骨关节相对位置的变化，而引起神经血管的卡压，第一，由于软组织的牵拉，颈椎骨关节应力集中，导致应力集中部骨质的骨质增生，如钩椎关节骨质增生、椎体前后缘的骨质增生等，根据受压的组织结构不同，引起相应的表现；第二，可引起椎间孔的位置变化，导致臂丛神经受压，出现神经根型颈椎病的表现；第三，可引起横突孔的位置变化，导致椎动脉扭曲，出现椎动脉型颈椎病的表现；第四，椎体错位，使椎管容积发生相对位置变化，引起椎间盘突出，出现脊髓型颈椎病的表现；第五，钩椎关节仰旋或者俯旋移位，牵拉椎体前侧方的交感神经，出现交感神经型颈椎病的表现。

## 【临床表现】

**1. 软组织损伤型**

1.1 症状

（1）早期可有头颈、肩背部疼痛，有的疼痛剧烈，颈项部肌肉可有肿胀和痉挛。

（2）眩晕，多伴有复视、眼震、耳鸣、恶心呕吐等症状。

（3）头痛，呈间歇性，每次疼痛可持续数分钟或数小时。疼痛多位于枕部，呈跳痛，可向枕顶部放射。

（4）感觉障碍，可有面部、舌体、四肢或半身麻木，有的伴有针刺感、蚁行感。

### 1.2 体征

枕外隆凸、枕骨上项线、颈椎棘突及棘旁有压痛，触诊检查颈项部肌肉痉挛或出现硬结条索。

### 1.3 脑血流图

显示流入时间延长，主峰角增大，形成平顶或三峰波，提示脑血流量减少。

### 1.4 诊断要点

（1）具有较典型的根型症状（麻木、疼痛），且范围与颈脊神经所支配的区域相一致。

（2）压颈试验或臂丛牵拉试验阳性。

（3）影像学所见与临床表现相符合。

（4）痛点封闭无显效（诊断明确者可不做此试验）。

（5）排除颈椎外病变（胸廓出口综合征、网球肘、腕管综合征、肘管综合征、肩周炎、肱二头肌腱鞘炎）所致以上肢疼痛为主的疾患。

**2. 骨关节移位型**

### 2.1 症状

（1）椎动脉受压

①中重度眩晕患者只能向一侧转头，向对侧转易导致发作，再转向对侧则又使症状减轻，总之，头颈部活动和姿势改变诱发或加重眩晕是本病的一个重要特点。严重者可发生晕厥或猝倒。

②眼部症状　如视力减退、一过性黑蒙、暂时性视野缺损、复视、幻视以及失明等。

（2）枕大神经受压　持续性头痛，往往在晨起、头部活动、乘车颠簸时出现或加重。持续数小时甚至数日。疼痛多位于枕部、枕顶部或颞部，呈跳痛（搏动性痛）、灼痛或胀痛，可向耳后、面部、牙部、枕顶部放射。发作时可有恶心、呕吐、出汗、流涎、心慌、憋气以及血压改变等自主神经功能紊乱的症状。

（3）臂丛神经根受压　颈项肩臂疼痛，颈部活动受限，病患上肢沉重无力，颈项神经窜痛，伴有针刺样或过电样麻痛，握力下降或持物落地。同时可伴有与臂丛神经分布区相一致的感觉、运动及反射障碍，如以前根受压为主者，肌力改变较明显；以后根受压为主者，则感觉障碍症状较重。感觉障碍与运动障碍两者往往同时出现，但由于感觉神经纤维的敏感性较高，因而更早地表现出症状。

（4）颈脊髓受压

①脊髓单侧受压　肌张力增强，肌力减弱，浅反射减弱，腱反射亢进，并出现病理反射；对侧肢体无运动障碍，但浅感觉减退。颈部和患侧肩部疼痛。

②脊髓双侧受压　主要表现为缓慢进行性双下肢麻木、发冷、疼痛和步态不稳、步态笨拙、发抖、无力，如踩棉花感，头重脚轻。症状可逐渐加剧并转为持续性。后期可引起偏瘫、三肢瘫、四肢瘫和交叉瘫等多种类型。

### 2.2 体征

（1）软组织损伤的体征　斜方肌、菱形肌、冈上肌、冈下肌、肩胛提肌或大、小圆肌起点与止点及肌腹部位有压痛点。

（2）臂丛神经根压迫表现　如果以前根受压为主者，肌力改变较明显；以后根受压为主者，则感觉障碍症状较重。感觉障碍与运动障碍两者往往同时出现。

（3）脊髓受压表现

①脊髓单侧受压　为肌张力增强，肌力减弱，浅反射减弱，腱反射亢进，并出现病理反射；对侧肢体无运动障碍，但浅感觉减退。

②脊髓双侧受压　可有偏瘫、三肢瘫、四肢瘫和交叉瘫等多种类型。

### 2.3 脑血流图

显示流入时间明显延长，主峰角增大，形成平顶或三峰波，提示脑血流量明显减少。

### 2.4 影像学表现

（1）颈椎正位 X 线片显示颈椎生理曲度变直或者反弓，单一或者多个颈椎错位，钩椎关节骨质增生，椎间隙变窄。

（2）MRI 显示颈椎管狭窄或（和）颈椎间盘突出，压迫脊髓。

## 【针刀治疗】

依据针刀医学关于人体弓弦力学系统及疾病病理构架的网眼理论，颈椎病是由于颈段的弓弦力学系统受损后，颈部的软组织形成粘连瘢痕和挛缩，病情进一步发展引起颈段骨关节的移位，卡压神经血管，引发临床表现。应用针刀整体松解颈段软组织的粘连瘢痕挛缩，调节颈段的力学平衡，消除软组织对神经血管的卡压。

### 1. 软组织损伤型

#### 1.1 治疗原则

针刀整体松解枕部、项部软组织的粘连、瘢痕组织，恢复颈段软组织的力学平衡。

#### 1.2 操作方法

（1）术式设计　"T"形针刀整体松解术，这种术式包括了枕部及颈后侧主要软组织损伤的松解，包括项韧带部分起点及止点的松解，同时松解头夹肌起点、斜方肌起点、部分椎枕肌起点与止点、颈夹肌起点以及项韧带。各松解点的排列与英文字母 T 相似，故称之为"T"形针刀整体松解术（图 8 - 26）。

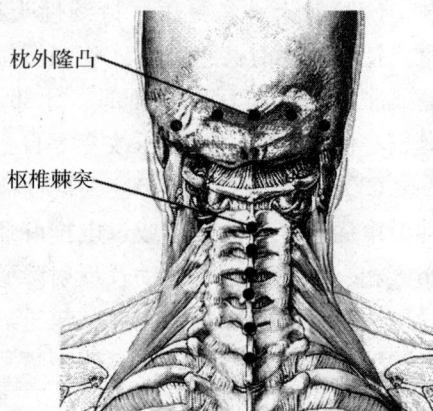

枕外隆凸

枢椎棘突

图 8 - 26　"T"形针刀术体表定位

（2）体位　俯卧低头位。

（3）体表定位

①横线为 5 个点，中点为枕外隆凸，在上项线上距离后正中线向两侧分别旁开

2.5cm 定两点，在上项线上距离后正中线向两侧分别旁开 5cm 定两点。

②竖线为 6 个点，分别为 $C_2 \sim C_7$ 棘突顶点。将选定的治疗点用记号笔标明。

（4）消毒　在施术部位，用活力碘消毒 2 遍，然后铺无菌洞巾，使治疗点正对洞巾中间。

（5）麻醉　用 1% 利多卡因局部浸润麻醉，每个治疗点注药 1ml。

（6）刀具　Ⅰ型 4 号直形针刀。

（7）针刀操作（图 8 – 27、8 – 28）

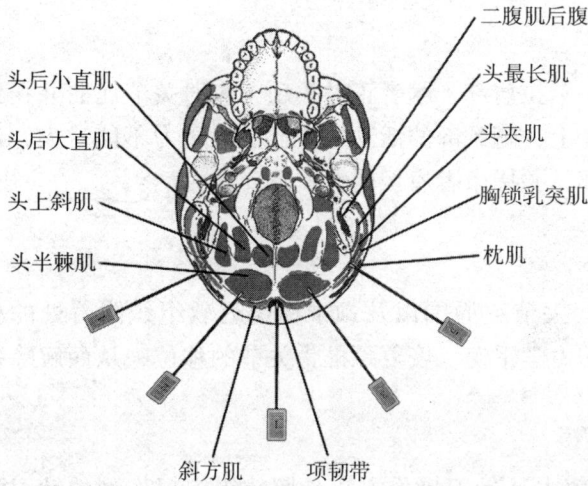

| 图 8 – 27 "T"形针刀术横线松解 | 图 8 – 28 "T"形针刀术竖线松解 |

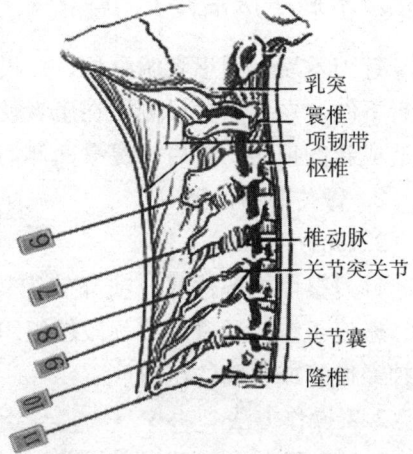

①第 1 支针刀在枕外隆凸定点　刀口线与人体纵轴一致，针刀体向脚侧倾斜 45°，与枕骨垂直，严格按照四步进针刀规程进针刀。针刀经皮肤、皮下组织、项筋膜达枕骨骨面后，纵疏横剥 3 刀，然后调转刀口线 90°，向下铲剥 3 刀，范围 0.5cm。然后提针刀于皮下组织，向左右呈 45°角贴枕骨向下铲剥 3 刀，范围 0.5cm，以松解斜方肌起点和头半棘肌止点。

②第 2、3 支针刀在上项线上枕外隆凸左右各 2.5cm 处定点　以左侧为例加以介绍，刀口线与人体纵轴一致，针刀体向脚侧倾斜 45°，与枕骨垂直，严格按照四步进针刀规程进针刀。针刀经皮肤、皮下组织、项筋膜达枕骨骨面后，纵疏横剥 3 刀，然后调转刀口线 90°，向下铲剥 3 刀，范围 0.5cm。右侧第 3 支针刀操作与左侧相同。

③第 4、5 支针刀在上项线上枕外隆凸左右各 5cm 处定点　刀口线与人体纵轴一致，针刀体向脚侧倾斜 45°，与枕骨垂直，严格按照四步进针刀规程进针刀。针刀经皮肤、皮下组织、项筋膜达枕骨骨面后，纵疏横剥 3 刀，然后调转刀口线 90°，向下铲剥 3 刀，范围 0.5cm。右侧第 5 支针刀操作与左侧相同。

④ "T"字形竖线即 $C_2 \sim C_7$ 棘突顶点　以第 6 支针刀松解 $C_2$ 棘突顶点加以介绍，刀口线与人体纵轴一致，针刀体向头侧倾斜 45°，与棘突呈 60°，严格按照四步进针刀规程进针刀。针刀经皮肤、皮下组织、项筋膜达 $C_2$ 棘突顶点骨面后，纵疏横剥 3 刀，然后将针刀体逐渐向脚侧倾斜与 $C_2$ 棘突走行方向一致，调转刀口线 90°，沿棘突上缘向内

切 2 刀，范围 0.5cm，以切开棘间韧带。第 7～11 支针刀操作方法与第 6 支针刀操作方法相同。

⑤术毕，拔出针刀，局部压迫止血 3 分钟后，创可贴覆盖针眼。

（8）注意事项　初学针刀的医生，不宜做颈椎针刀松解，因为颈部神经血管多，结构复杂，由于对解剖关系不熟悉，勉强做针刀造成的严重并发症和后遗症在临床上时有发生。熟悉颈部的局部解剖，牢记神经、血管走行方向，针刀操作均在骨面上进行，针刀手术的安全性才有保证。

## 【针刀术后手法治疗】

针刀术后，嘱患者俯卧位，一助手牵拉肩部，术者正对头项，右肘关节屈曲并托住患者下颌，左手前臂尺侧压在患者枕骨上，随颈部的活动施按揉法。用力不能过大，以免造成新的损伤。最后，提拿两侧肩部，并搓患者肩至前臂反复 3 次。

**2. 骨关节移位型**

2.1 治疗原则

针刀整体松解枕部、项部软组织，关节突周围以及颈椎横突处软组织附着处的粘连、瘢痕组织，通过调节颈段软组织的力学平衡，恢复颈椎骨关节的移位，从而解除颈部神经血管或脊髓的压迫。

2.2 操作方法

2.2.1 第 1 次 "T" 形针刀整体松解术（针刀操作方法参照软组织损伤型的针刀治疗）

2.2.2 第 2 次针刀松解两侧肩胛提肌止点及头夹肌起点的粘连和瘢痕

（1）体位　俯卧低头位。

（2）体表定位

①肩胛提肌止点——肩胛骨内上角。

②头夹肌起点——$C_3$ 至 $T_3$ 棘突最明显压痛点。将选定的治疗点用记号笔标明。

（3）消毒　在施术部位，用活力碘消毒 2 遍，然后铺无菌洞巾，使治疗点正对洞巾中间。

（4）麻醉　用 1% 利多卡因局部浸润麻醉，每个治疗点注药 1ml。

（5）刀具　Ⅰ型 4 号直形针刀。

（6）针刀操作

①第 1 支针刀松解右侧肩胛提肌止点　刀口线方向与脊柱纵轴平行，针刀体和颈部皮肤垂直，严格按照四步进针刀规程进针刀，针刀经皮肤、皮下组织、筋膜肌肉达肩胛骨内上角骨面，调转刀口线 90°，向肩胛骨内上角边缘铲剥 3 刀，范围 0.5cm（图 8-29）。

②第 2 支针刀松解左侧肩胛提肌止点　针刀松解方法与右侧相同。

③第 3 支针刀松解头夹肌起点　以 $C_3$ 至 $T_3$ 棘突最明显压痛点作为进针刀点，刀口线与人体纵轴一致，针刀体与皮肤垂直，严格按照四步进针刀规程进针刀，针刀经皮

肤、皮下组织、筋膜达棘突顶点，纵疏横剥3刀，范围0.5cm（图8-30）。

④术毕，拔出针刀，局部压迫止血3分钟后，创可贴覆盖针眼。

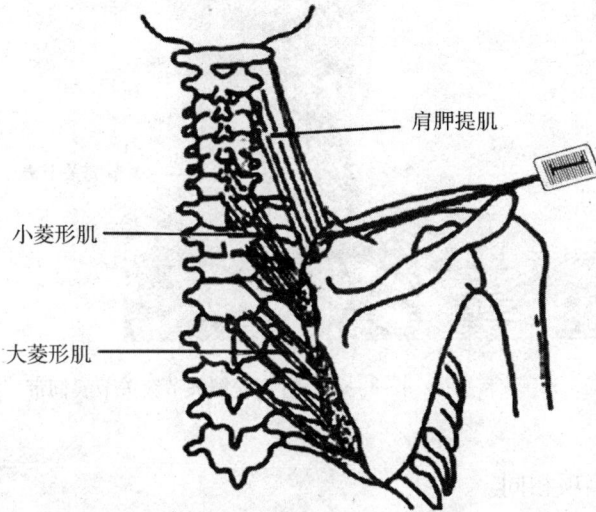

图8-29 针刀松解肩胛提肌止点　　　　图8-30 针刀松解头夹肌起点

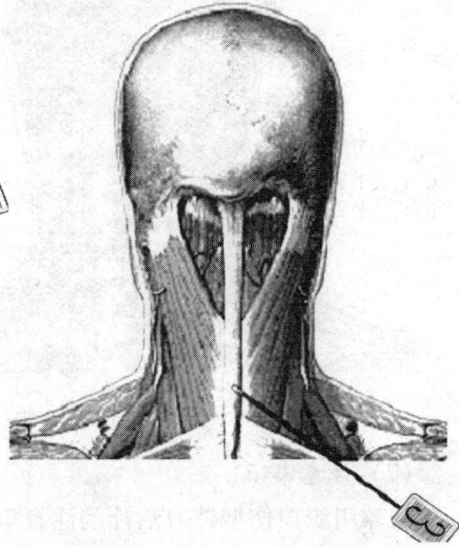

（7）注意事项　对肥胖患者，确定肩胛骨内上角困难时，让患者上下活动肩关节，医生用拇指先摸到肩胛冈，然后向上寻找到肩胛骨的内上角。如不能确定解剖位置，不能盲目做针刀松解，否则，可能因为解剖位置不清，造成创伤性气胸等严重后果。针刀操作时，铲剥一定要在骨面上进行，不能脱离骨面。

2.2.3 第3次针刀松解病变颈椎及上、下相邻关节突关节囊及关节突韧带

（1）体位　俯卧低头位。

（2）体表定位　根据颈椎正侧位X线片确定病变颈椎，在病变颈椎及上、下颈椎关节突部及横突后结节实施针刀松解。如 $C_4 \sim C_5$ 钩椎关节移位，针刀松解 $C_3 \sim C_4$、$C_4 \sim C_5$、$C_5 \sim C_6$ 关节突韧带。从颈椎棘突顶点向两侧分别旁开2cm，作为左右关节突关节囊及韧带体表定位点，共6个治疗点（图8-31）。将选定的治疗点用记号笔标明。

（3）消毒　在施术部位，用活力碘消毒2遍，然后铺无菌洞巾，使治疗点正对洞巾中间。

（4）麻醉　用1%利多卡因局部浸润麻醉，每个治疗点注药1ml。

（5）刀具　Ⅰ型4号直形针刀。

（6）针刀操作（图8-32）

①第1支针刀松解病变颈椎左侧上、下关节突关节囊韧带　从病变颈椎关节突关节体表定位点进针刀，刀口线与人体纵轴一致，针刀体先向头侧倾斜45°，与颈椎棘突呈60°，严格按照四步进针刀规程进针刀。针刀经皮肤、皮下组织、筋膜肌肉直达关节突骨面，然后将针刀体逐渐向脚侧倾斜，与颈椎棘突走行方向一致，在骨面上稍移位，寻找到落空感时，即为关节囊韧带，提插刀法切3刀，范围0.5cm。

②其他 5 支针刀的操作方法　与第 1 支针刀操作方法相同。

③术毕，拔出针刀，局部压迫止血 3 分钟后，创可贴覆盖针眼。

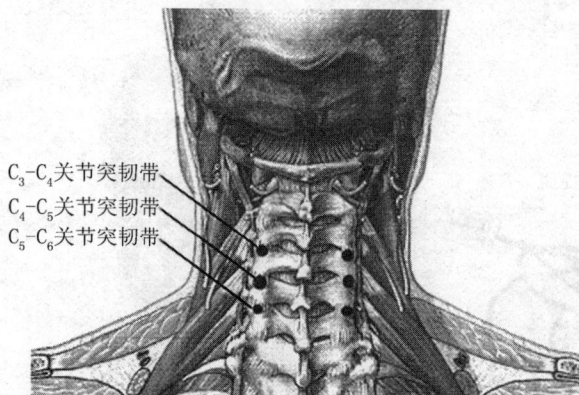

C₃–C₄关节突韧带
C₄–C₅关节突韧带
C₅–C₆关节突韧带

关节突关节囊

图 8 – 31　关节突韧带体表定位　　　　　图 8 – 32　针刀松解关节突关节囊韧带

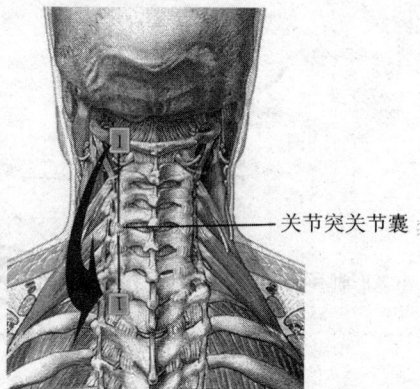

（7）注意事项

与软组织损伤型针刀治疗的注意事项相同。

2.2.4　第 4 次针刀松解两侧颈椎横突后结节及结节间沟软组织附着处的粘连

（1）体位　仰卧位，做左侧横突松解时，头偏向右侧，做右侧横突松解时，头偏向左侧。

（2）体表定位　颞骨乳突与锁骨中点连线上。从乳突斜下 2cm 为寰椎横突，然后每间隔 1.5cm 为下一位颈椎横突。将选定的治疗点用记号笔标明。

（3）消毒　在施术部位，用活力碘消毒 2 遍，然后铺无菌洞巾，使治疗点正对洞巾中间。

（4）麻醉　用 1% 利多卡因局部浸润麻醉，每个治疗点注药 1ml。

（5）刀具　Ⅰ型 4 号直形针刀。

（6）针刀操作（图 8 – 33）

①第 1 支针刀松解右侧寰椎横突处组织的粘连和瘢痕　刀口线与人体纵轴一致，严格按照四步进针刀规程进针刀，从右侧寰椎横突体表定位处进针刀。针刀经过皮肤、皮下组织、筋膜、肌层达寰椎横突骨面，然后沿骨面调转刀口线 90°，分别沿横突上下缘骨面铲剥 3 刀，范围 0.5cm。

②第 2 支针刀松解右侧枢椎横突处组织的粘连和瘢痕　刀口线与人体纵轴一致，严格按照四步进针刀规程进针刀，从右侧枢椎横突体表定位处进针刀。针刀经过皮肤、皮下组织、筋膜、肌层达枢椎横突结节间沟，贴骨面向前、后铲剥 3 刀，范围 0.5cm。

③第 3 ~ 7 支针刀松解右侧第 3 ~ 7 颈椎横突处的软组织粘连和瘢痕　针刀操作方法与第 2 支针刀相同。左侧颈椎横突松解方法与右侧相同。

④术毕，拔出针刀，局部压迫止血 3 分钟后，创可贴覆盖针眼。

（7）注意事项

与软组织损伤型针刀治疗的注意事项相同。

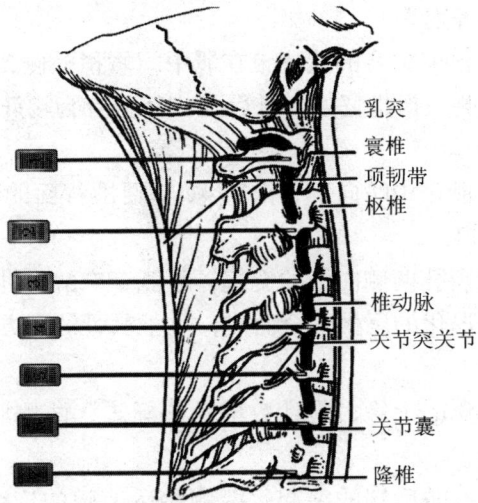

图 8 - 33 横突后结节软组织松解示意图

**【针刀术后手法治疗】**

与软组织损伤型术后手法治疗相同。

# 第二节 腰椎间盘突出症

本病是腰椎间盘因外伤或腰部软组织慢性劳损所致纤维环破裂，髓核从破裂处突出或脱出，压迫脊神经或者马尾神经，而出现的以腰腿放射性疼痛、下肢及会阴区感觉障碍为主要症状的疾病，严重时可引起下肢瘫痪。

**【针刀应用解剖】**

1. **体表标志**（图8-34）

（1）**腰椎棘突** 在后正中线上，可以摸到腰椎棘突，其棘突呈水平位，第4腰椎棘突平两侧髂嵴最高点。其上有背阔肌、竖脊肌、横突棘肌、棘上韧带、棘间韧带、胸腰筋膜等附着。

（2）**骶正中嵴** 骶骨背面后正中线上，有一列纵行隆起，即骶正中嵴，由骶椎棘突融合而成。骶正中嵴上有3~4个后结节，以第2、3最显著，其附着结构同腰椎棘突。

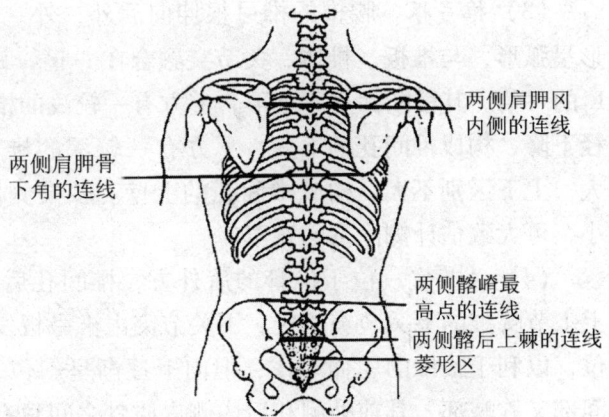

图 8 - 34 脊柱区表面标志

（3）**骶中间嵴** 在骶正中嵴外侧，有一列不明显的粗线，为关节突愈合的遗迹。

有竖脊肌、骶髂后韧带等附着。

（4）骶外侧嵴　为横突愈合的遗迹，在骶中间嵴稍外侧，4个隆起形成一断续的粗线，即骶外侧嵴，其内侧一拇指宽处为骶后孔。其上有胸腰筋膜、骶髂后韧带、骶结节韧带等附着。

（5）骶管裂孔　沿骶正中嵴向下，由第4、5腰椎背面的切迹与尾骨围成的孔称为骶管裂孔，是椎管的下口。

（6）骶角　为骶管裂孔两侧向下的突起，是骶管麻醉进针的标志。

（7）尾骨　由4块退化的尾椎融合而成，位于骶骨的下方。肛门后方，有肛尾韧带附着：

（8）髂嵴　为髂骨翼的上缘，是计数椎骨的标志，两侧髂嵴最高点的连线平对$L_4$棘突。

（9）髂后上棘　是髂嵴后端的突起，两侧髂后上棘的连线平$S_2$棘突，其上有骶结节韧带、骶髂后长韧带及多裂肌附着。

（10）第三腰椎横突　横突较粗大，在腰部易触及。其上有竖脊肌，腹内、外斜肌及腰方肌等附着。

### 2. 腰椎（图8-35）

（1）椎体　腰椎椎体因为负重关系在所有脊椎椎骨中，体积最大，$L_1 \sim L_2$椎体的横断面呈肾形，L3椎体或$L_4$椎体过度为椭圆形，$L_5$椎体则成橄榄形。

（2）椎弓板　腰椎椎弓板较厚，并略向后下倾斜，椎孔在下部比上部大；两侧椎弓板会合成椎弓板夹角，夹角变小可影响椎管的狭窄程度。

（3）椎弓根　腰椎的椎弓根伸向后外，外

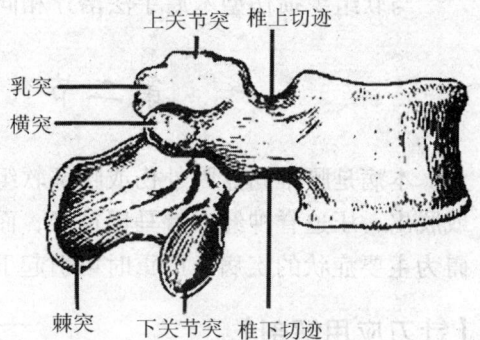

图8-35　腰椎侧面观

形呈弧形，与椎板、椎体、关节突融合在一起。其厚度自上而下逐渐递增，$L_5$约为$L_1 \sim L_2$的一倍。其横断面呈卵圆形，上方有一较浅的椎弓根上切迹，切迹较小，自$L_1$向下矢径下降，构成椎间孔的下壁，下方有一较深的椎弓根下切迹，切迹较深，椎下切迹较大，上下区别不大，构成椎间孔的上壁。腰椎侧位X线片上，根据椎上切迹矢径的大小，可大致估计侧隐窝的宽窄。

（4）关节突　位于椎管的后外方，椎间孔后方，上关节突由椎弓根发出，向内与上1节腰椎的下关节突相接，下关节突由椎弓板发出，向外由此椎间关节的方向呈矢状位，以利于腰椎的屈伸动作，但向下逐渐呈斜位，至于$L_5$几乎呈冠状位。腰椎关节突间部又称峡部，其前外侧和后内侧皮质骨之间只有少量骨小梁，较坚固。当身体前屈时发生的力，作用于腰骶部的关节突间部时，由于关节突的方向与作用力垂直，相邻2个关节被挤压很紧；如果关节突间部长期承受这种压力，可能发生峡部不连，甚至滑脱，是引起腰痛的原因之一。

（5）横突　横突起源于椎弓根的后部，由椎弓根与椎弓板汇合处向外突出。前部代表肋部。腰椎横突较薄，呈带状，与腹壁外形相适应。在上关节突的后缘有一卵圆形隆起，称乳突，横突根部的后下侧有一小结节，为副突，乳突与副突之间可形成浅沟、切迹、孔或管。腰神经后内侧支则由此骨孔或管穿行，骨质增生则可压迫相应神经。

$L_3$横突最长，其次为$L_2$和$L_4$横突，$L_5$横突最短，并向后方倾斜，$L_3$横突弯度大，活动多，所以受到的杠杆作用最大，受到的拉应力也最大。其上附着的筋膜、韧带、肌肉承受的拉力也较大，损伤机会也相对较多。

腰椎的横突有众多大小不等的肌肉附着，在相邻横突之间有横突间肌，横突尖端与棘突之间有横突棘肌，横突前侧有腰大肌及腰方肌，$L_2$横突前尚有膈肌，横突的背侧有竖脊肌，还有腹内、外斜肌和腹横肌，借助胸腰筋膜起于$L_1 \sim L_4$横突。腰神经后支自椎间孔发出后，其外侧支穿横突间韧带骨纤维孔后，沿横突的背面和上面走行，并穿过起于横突的肌肉至其背侧。

（6）棘突　腰椎的棘突由两侧椎板在中线处汇合而成，呈长方形骨板，腰椎的棘突宽并且水平向后。其末端膨大，下方如梨状，为多裂肌肌腱附着处。腰椎的棘突有众多肌肉、韧带附着其上，更增加了脊柱的稳定性。相邻棘突间空隙较大，适于穿刺，$L_3 \sim L_5$棘突间是腰椎穿刺或麻醉的常用进针部位。

（7）腰椎椎管　各腰椎椎孔连成椎管。$L_1 \sim L_2$呈卵圆形，$L_3$呈三角形，$L_5$呈三叶形，其余可呈橄榄形。

①中央椎管　腰椎中央椎管前界为椎体、椎间盘纤维环后面及后纵韧带；后界为椎弓板、棘突基底及黄韧带；两侧为椎弓根；后外侧为关节突。腰椎椎管自$L_1 \sim L_2$间隙以下包含马尾神经根，其被硬脊膜包围的部分形成硬膜囊，各神经根自硬膜鞘袖发出后在椎管内行程的一段骨性结构称为神经根管，以后分别自相应椎间孔穿出。

②盘黄间隙　即椎间盘与黄韧带之间的间隙。

③椎孔　由椎体后方和椎弓围绕而成，椎孔的形状一般分为卵圆形、三角形和三叶形。

④侧隐窝（图 8 - 36）　又称为侧椎管，是神经根通过的管道。其前界为椎体的后缘，后面为上关节突前面与椎弓板和椎弓根连接处，外面为椎弓根的内面，内侧入口相当于上关节突前线平面，向下外续于椎间孔。

⑤椎间孔即腰神经根出椎管处，实际为一管道。其上、下界为椎弓根，前界为椎体和椎间盘的后外侧面；后界为椎间关节的关节囊，部分为黄韧带外侧缘。椎间孔自上而下逐渐变小。

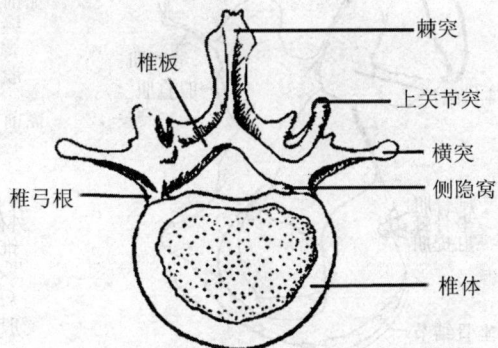

图 8 - 36　侧隐窝

### 3. 骶骨

骶骨呈扁平的三角形，其底向上，尖向下，向后下方弯曲，由 5 个骶椎愈合而成。两侧与髋骨相关节，可分为骶骨底、侧部、背侧面、骨盆面及尖端。骶骨背侧面向后上方，粗糙而凸隆。在正中线上，有 3 ~ 4 个结节连接而成的纵形隆起，称为骶正中嵴，为棘突融合的遗迹。骶正中嵴两侧的骨板略为凹陷，由椎弓板相互融合而成。其外侧，有一列不太明显的粗线，称为骶中间嵴，为关节突愈合的遗迹嵴的下端突出，称为骶角，相当于 $S_5$ 的下关节突，与尾骨角相关节。骶骨背面上、下部，各有一缺损，名腰骶间隙和骶尾间隙，腰骶间隙高 1cm，宽 2cm。骶尾间隙成 "ᴧ" 形，居两骶角之间，这个间隙亦叫骶管裂孔或骶管裂隙，为骶管的下口。骶关节嵴的外侧，有 4 个大孔称为骶后孔，与骶前孔相对，但比后者略小，亦借椎间孔与骶管相通，有骶神经的后支及血管通过，临床上常用来行骶神经的阻滞麻醉（图 8 - 37）。

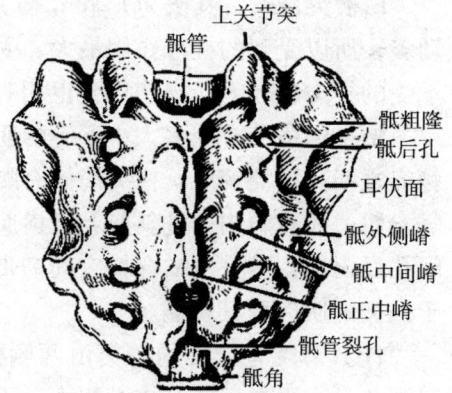

图 8 - 37　骶骨后面观

### 4. 髂骨

髂骨是髋骨的组成部分，占髋骨的上部，呈扇形，上部为髂嵴，髂嵴前、后端突出分别称之为髂前上棘和髂后下棘，三者能在体表摸到，是重要的骨性标志。髂骨上有众多与腰段弓弦力学系统相连接的弓弦结合部（软组织的附着点）与腰段弓弦力学共同组成脊——腰弓弦力学系统（图 8 - 38，图 8 - 39）。

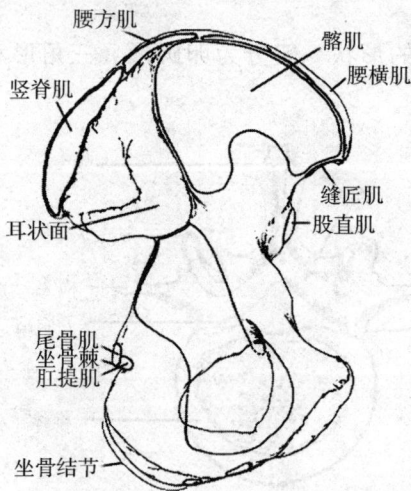

图 8 - 38　髂骨外面观

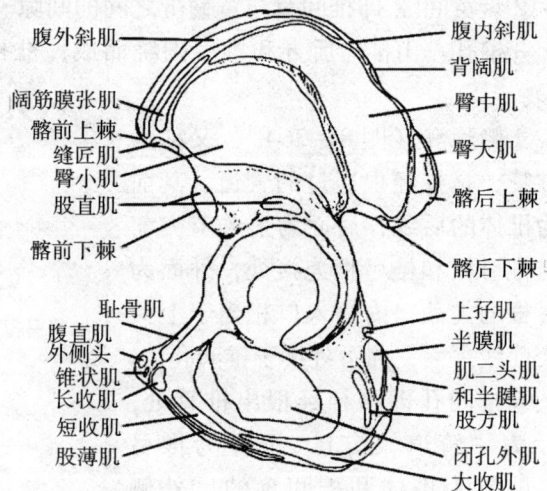

图 8 - 39　髂骨内面观

### 5. 腰骶尾部的韧带

（1）关节突关节囊

该关节的关节囊滑膜层呈光滑半透明状，贴在纤维层内面，不易分开，滑膜层约1/3起自关节软骨边缘，约2/3滑膜起点至关节软骨有一定距离，滑膜起点与关节软骨缘间由结缔组织连接，关节腔狭小密闭。滑膜层在相邻关节面之间2层突入形成滑膜皱襞，伸至关节腔内，滑膜皱襞根部连滑膜层。

（2）前纵韧带　在椎体前面，位于椎体和椎间盘前方，上端起于枕骨大孔底部和第一颈椎前结节，向下经寰椎前结节及各椎体的前面，止于骶椎的上部。前纵韧带与椎间盘及椎体的上、下缘紧密相连，但与椎体之间则连接疏松。前纵韧带有限制脊柱过度后伸的作用，能帮助防止因体重作用而增加腰部弯曲的趋势。前纵韧带还有防止椎间盘向前突出的作用。

（3）后纵韧带　后纵韧带（图8-40）在椎管内椎体后方，细长而坚韧，起自 $C_2$ 向下沿各椎体的后面至骶管，与骶尾后深韧带相移行。韧带的宽窄与厚薄各部也不同，于颈椎、上部胸椎及椎间盘的部分较宽；而下部胸椎、腰椎和各椎体的部分则相反。在较宽处，韧带的中部较厚而向两侧延展部较薄，故椎间盘向两侧突出者较多。

（4）黄韧带　黄韧带（图8-41）又名弓间韧带，呈膜状，走行于相邻两椎板之间，主要由黄色弹性纤维构成。在上附着于上一椎弓板下缘的前面，向外至下关节突构成椎间关节囊的一部分，再向外附于横突的根部，向下附着于下一椎板上缘的后面及上关节突前下缘的关节囊，其正中部有裂隙，有少许脂肪填充，连接椎骨后静脉丛与椎管内静脉丛的小静脉从中通过。在外侧黄韧带与椎间关节的关节囊相融合，并参与椎间关节囊前部的构成，它的侧缘作成椎间孔的软性后壁。因此，除椎间孔和后方正中线的小裂隙外，黄韧带几乎充满整个椎弓间隙，占据椎管背侧3/4的面积。此韧带由上而下增强，胸椎部的窄而略厚，以腰椎部的最厚，约为2~3cm，黄韧带限制脊柱的过度前屈，同时也有维持身体直立姿势的作用。

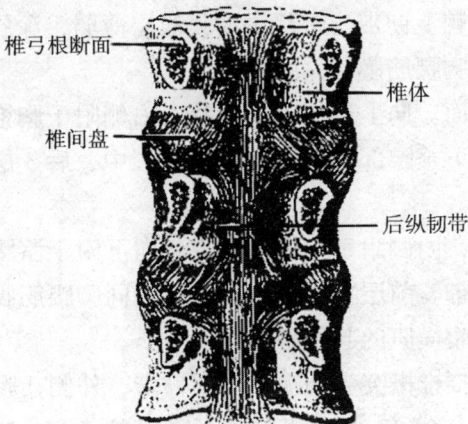

图8-40　后纵韧带　　　　　图8-41　黄韧带

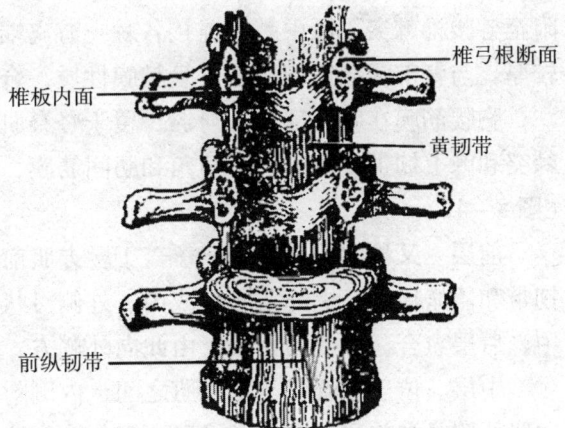

（5）棘上韧带　参见第七章第一节中棘上韧带损伤的针刀应用解剖。

（6）棘间韧带　参见第七章第一节中棘间韧带损伤的针刀应用解剖。

（7）横突间韧带　位于2相邻的横突之间，其颈椎部常缺如，胸椎部的呈细索状，腰椎部的发育较好，该韧带分内、外两部。在上腰椎横突间隙，外侧部发育不良，仅为薄的筋膜层，在下2个腰椎横突间隙，参与构成髂腰韧带，内侧部作腱弓排列，保护脊神经后支和血管，其厚度由上向下逐渐增厚，在 $L_5$ 与 $S_1$ 间，横突间韧带即髂腰韧带的腰骶部。

（8）关节囊韧带　加强关节突关节，主要为胶原纤维，背侧较薄。在下腰部，关节囊下部有坚强纤维性结构至椎弓板，并部分为棘间韧带所代替。

（9）髂腰韧带　参见第七章第一节中髂腰韧带损伤的针刀应用解剖。

（10）腰骶韧带　上部与髂腰韧带相连，起自 $L_5$ 椎体与横突，纤维呈扇形，向下附于髂骨和骶骨的盆面，与骶髂前韧带相混，它的内侧锐缘有第5腰神经的前支通过。腰骶连接位于腰骶角的顶点，身体的重量很容易使 $L_5$ 向前滑脱，正常时因为关节突关节、椎间盘的存在以及髂腰韧带的维持而得以防止这种倾向。如因外伤或发生变异，这些支持组织变软弱时，可以引起关节不稳。腰骶连接为人体躯干和下肢的桥梁，负重大，活动多，遭受外伤机会较多，有时可发生关节突骨折或腰部急性损伤。90%多发于骶关节或骶髂关节。

（11）椎间盘　参见本章第一节颈椎病的针刀应用解剖。

（12）筋膜

①浅筋膜　腰骶尾部的浅筋膜是皮下筋膜同相邻区浅筋膜层的连续，致密而厚实，通过结缔组织纤维束与深筋膜相连，其结缔组织纤维分隔形成的小房含大量脂肪。浅筋膜层中有皮神经和皮血管，它们都是小支，发自深层的神经和血管。

②深筋膜　深筋膜即固有筋膜，骶尾区的深筋膜薄弱，与骶骨背面骨膜相愈合。深筋膜分浅、深2层，浅层很薄弱，是一层薄的纤维膜，上续胸廓背面的深筋膜浅层，侧方连腹前外侧壁的深筋膜，向下附着于髂嵴，并和臀筋膜延续，内侧方于人体正中平面附至各腰椎棘突、骶中棘和连接各棘突游离端的棘上韧带。腰部深筋膜浅层薄弱，深层较厚，与背部深层筋膜相续，呈腱膜性质，合称胸腰筋膜。

胸腰筋膜在胸背部较为薄弱，覆于竖脊肌表面。向上连接于项筋膜，内侧附于胸椎棘突和棘上韧带，外侧附于肋角和肋间筋膜，向下至腰部增厚，并分为前、中、后3层（图8-42）。

前层　又称腰方肌筋膜，覆盖于腰方肌前面，内侧附于腰椎横突尖，向下附于髂腰韧带和髂嵴后份，上部增厚形成内、外侧弓状韧带。前层在腰方肌外侧缘处同胸腰筋膜中、后层愈合，形成筋膜板，由此向外侧方，是腹横肌的起始腱膜。

中层　位于竖脊肌与腰方肌之间，内侧附于腰椎横突尖和横突之间韧带，外侧在腰方肌外侧缘与前层愈合，形成腰方肌鞘，向上附于第12肋下缘，向下附于髂嵴，此层上部附于第12肋和 $L_1$ 横突之间的部分增厚，形成腰肋韧带（图8-43）。此韧带的锐利边缘是胸膜下方返折线的标志。

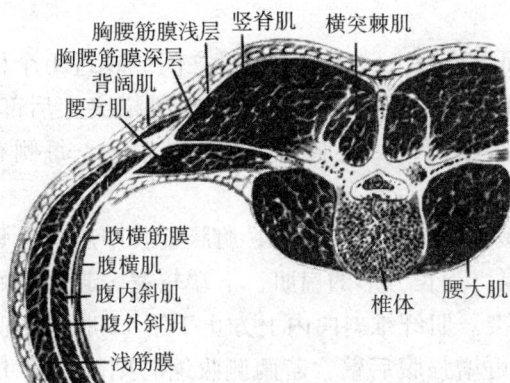

图 8-42 胸腰筋膜

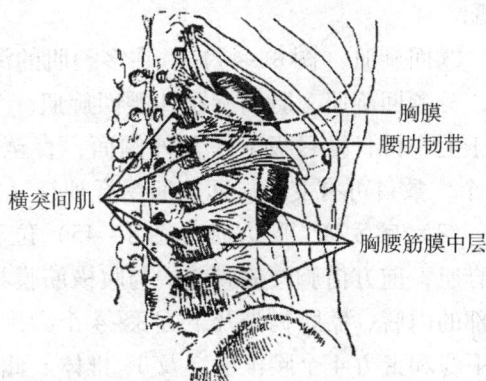

图 8-43 腰肋韧带

**后层** 在竖脊肌表面，与背阔肌和下后锯肌腱膜愈着，向下附着于髂嵴和骶外侧嵴，内侧附于腰椎棘突、棘上韧带和骶正中嵴，外侧在竖脊肌外侧缘与中层愈合，形成竖脊肌鞘，后层与中层联合成一筋膜板续向外侧方，至腰方肌外侧缘前层也加入，共同形成腹横肌及腹内斜肌的腱膜性肌肉起始。腹横肌的起始腱膜比腹内斜肌的筋膜起始宽很多。由上可以看出，胸腰筋膜即是间隔各肌的筋膜，也是一些骨骼肌腱膜性肌肉起始的附着部位。胸腰筋膜后层在髂后上棘连线以上与竖脊肌总腱间隔以少量疏松结缔组织及脂肪，形成胸腰筋膜下间隙，腰神经后外侧皮支穿行其中。腰部活动度很大，在剧烈活动中胸腰筋膜可被扭伤。

**6. 腰骶尾部的肌肉**

分布于腰骶尾部的肌肉主要有背阔肌、下后锯肌、竖脊肌、横突棘肌、腰方肌、腰大肌、腰小肌等。

（1）竖脊肌

参见第七章第一节中竖脊肌下段损伤的针刀应用解剖。

（2）横突棘肌

横突棘肌由多数斜行的肌束组成，被竖脊肌所覆盖，其肌纤维起自下位椎骨的横突，斜向内上方止于上位椎骨棘突。由浅入深可分为 3 层，即半棘肌、多裂肌和回旋肌。横突棘肌两侧同时收缩，使脊柱伸直；单侧收缩时，使脊柱转向对侧。

①半棘肌 按其止点和分布位置，分为胸半棘肌、颈半棘肌和头半棘肌，胸半棘肌起于下位胸椎横突尖，跨过 4~6 节脊椎骨，止于上位数个胸椎和下位数个颈椎棘突尖，为脊椎骨旋转肌，受脊神经（$T_1 \sim T_{11}$）后支支配。

②多裂肌（图 8-44） 位于半棘肌的深面，为多束小的肌性腱束，形状类似半棘肌，但较短，分布于 $S_4 \sim C_2$ 之间。在骶部，起自骶骨后面、髂后上棘及骶髂后韧带；在腰部，起自乳突；在胸部，起自横突；在颈部，起自下位 4 个颈椎的关节突。跨过 1~4 个椎骨，止于上位数个棘突的下缘。肌束长短不一，浅层者最长，止于上 3~4 个棘突，中层者止于上 2~3 个棘突，深层者止于上一个棘突。多裂肌是脊椎的背伸肌，可以加大腰椎前凸，在颈、胸部，尚可以防止脊椎向前滑脱。多裂肌受脊神经（$C_3 \sim S_5$）后支

支配。

③回旋肌（图8-44）　在多裂肌的深面，连接上、下2个椎骨之间或越过1个椎骨，分颈回旋肌、胸回旋肌和腰回旋肌。为节段性小方形肌，起自各椎骨横突上后部，止于上一椎骨椎弓板下缘及外侧面，直至棘突根部，回旋肌在胸段比较发达，每侧有11个，数目可有变化。回旋肌受脊神经（$T_1 \sim T_{11}$）后支支配。

（3）腰方肌　腰方肌（图8-45）位于腹腔后壁腰椎的两旁，胸腰筋膜中层、后邻竖脊肌；前方借胸腰筋膜前层与腹横筋膜相隔，为长方形的扁肌，下端较宽。起自髂嵴后部的内唇、髂腰韧带及下方3~4个腰椎横突。肌纤维斜向内上方止于第12肋骨内侧半下缘和上方4个腰椎横突及$T_{12}$椎体。此肌可增强腹后壁，若两侧收缩时则降低第12肋，还有协助伸脊柱腰段的作用，一侧收缩时使脊柱侧屈，两侧收缩时可以稳定躯干。腰方肌受腰丛（$T_{12} \sim L_3$）支配。

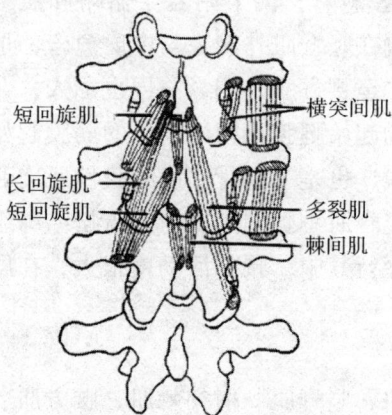

图8-44　多裂肌及回旋肌

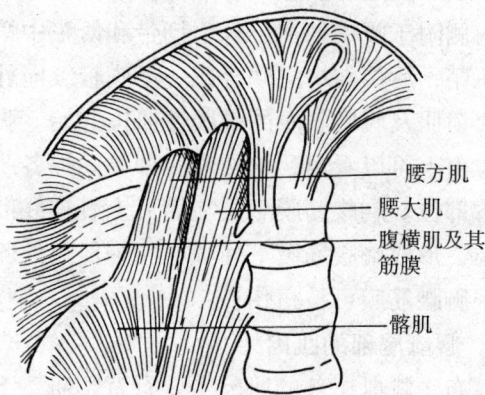

图8-45　腰方肌

（4）腰大肌　腰大肌（图8-46）位于腰椎侧面，脊柱腰段椎体与横突之间的深沟内，纺锤状。起自$T_{12}$椎体下缘至$L_5$椎体上缘和椎间盘的侧面，以及全部腰椎横突肌束向下逐渐集中，联合髂肌的内侧部，形成一个肌腱，穿过腹股沟韧带与髋关节囊之间（肌腔隙），贴于髂耻隆起的前面及髋关节囊的前内侧而下行，止于股骨小转子。此肌收缩时，可屈曲大腿并旋外，当大腿被固定时，则屈脊柱腰段而使躯干前屈。腰大肌受腰丛的肌支（$T_{12}$、$L_1 \sim L_4$）支配。

（5）腰小肌

此肌肌腹很小，呈菱形，肌腱较长，位于腰大肌的前面，上端起自$T_{12}$椎体及$L_1$椎体的侧面，下端止于髂耻隆起，并以腱移行于髂筋膜和耻骨梳韧带。此肌收缩时，使脊柱腰段屈向

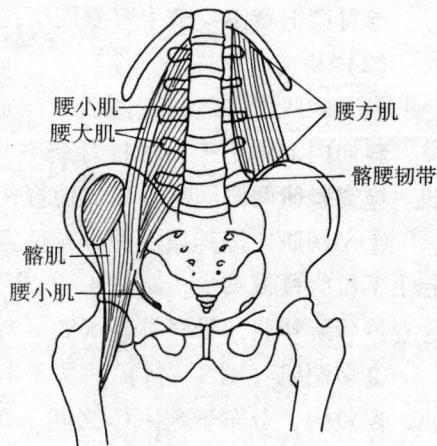

图8-46　腰大肌

同侧（与腰大肌共同作用），并紧张髂筋膜；腰小肌受腰丛的肌支（$L_1 \sim L_2$）支配。

### 7. 腰部关节

（1）关节突关节

又称椎间关节，属于滑膜关节，由上、下相邻关节突的关节面构成，从 $C_2 \sim S_1$，每2个相邻椎骨间左、右各有1个关节突关节。关节突关节构成椎间孔的后界，不同平面腰椎间盘的后面与关节突的关系有差异。当直立时，在下腰部，特别是 $L_5 \sim S_1$ 或 $L_4 \sim L_5$，椎间盘的后面与下脊柱骨的关节突前面相对，这部分椎间盘正常位于椎间管的下部。

（2）腰骶关节

由 $L_5$ 椎体与骶骨底以及 $L_5$ 两侧下关节突与 $S_1$ 上关节突的关节面构成。具有关节腔和关节囊，关节面上覆盖有透明软骨，关节面的方向较其他腰椎的关节面倾斜，近似额状位，这样就可以防止 $L_5$ 在骶骨上向前滑动，同时在运动上具有较多的灵活性。$L_5 \sim S_1$ 之间的椎间盘较其他腰椎间的椎间盘为厚，前侧较后侧尤厚，以加大腰椎前凸。

腰骶连接周围的韧带大致与其他腰椎间关节相同，前、后纵韧带向下分别止于骶骨的前、后，在椎弓板之间以及棘突之间也有黄韧带、棘间韧带和棘上韧带。此外，尚有髂腰韧带和腰骶韧带，在位置上相当于横突间韧带。

### 8. 腰部神经

（1）腰丛

腰丛（图8-47）由第1~3腰神经前支及第4腰神经前支的大部组成。第1腰神经可能接受第12胸神经束的1束纤维。腰丛位于腰方肌的内侧缘，腰大肌后侧，腰椎横突前侧。

腰神经前支构成腰丛的方式在不同个体间有差别，一般情况下，第1腰神经前支在第12胸神经发支加入后，分为上、下2支，上支较粗，又分成髂腹股沟神经和髂腹下神经；下支较细，同第2腰神经前支的1支合并形成生殖股神经。第2腰神经前支

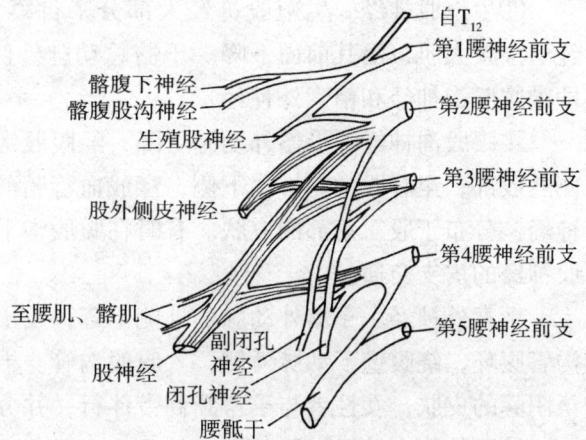

图8-47 腰丛的构成

余部、第3腰神经前支全部和第4腰神经参与腰丛的构成，均分为腹侧支和背侧支。腹侧支联合成闭孔神经，有时，第3、4腰神经前支的腹侧支还另外形成一副闭孔神经。第2、3腰神经的背侧支各分一小部和一大部，2者的大部与第4腰神经的背侧支形成股神经，小部则合并成股外侧皮神经。另外，腰丛还发出肌支。

①髂腹股沟神经 髂腹股沟神经较细小，含有第1腰神经的纤维，常有第12胸神经的纤维加入。髂腹股沟神经出现于腰大肌的外侧缘，与髂腹下神经前支共干，位于该神经的下侧。沿腰方肌前面，肾的后面，经髂嵴内唇后部的内侧，继沿髂肌前面前进，

当其行近髂嵴前部时，则穿腹横肌；又于髂前上棘下侧稍前处，穿腹内斜肌，进入腹股沟管。沿精索的外下侧下降，穿出腹股沟管皮下环至浅筋膜，分布于大腿上部内侧的皮肤。并发支分布于阴茎根部及阴囊部的皮肤，称为阴囊前神经，在女性分布于阴唇的皮肤，称为阴唇前神经。髂腹股沟神经的分支有肌支和交通支。其中肌支分布于该神经所经过的腹壁肌。髂腹股沟神经经腹内斜肌与腹横肌之间时，常与髂腹下神经的前皮支有交通支。髂腹股沟神经可以与髂腹下神经共干，向前行至腹横肌与腹内斜肌之间，2 条神经才开始分开。有时髂腹股沟神经缺如，则由髂腹下神经或生殖股神经代替。

②髂腹下神经    髂腹下神经起于第 1 腰神经，亦有第 12 胸神经的纤维加入。自腰大肌上部外侧缘突出，斜经肾下部的背侧，在腰方肌的腹侧，髂嵴上方，穿过腹横肌后部的腱膜，经腹横肌与腹内斜肌之间，发出分支。其分支有前皮支、外侧皮支及交通支。

前皮支即腹下支，经腹内斜肌与腹横肌之间，斜向前下方。在髂前上棘内侧约 2cm 处穿出腹内斜肌，在腹外斜肌腱膜的下侧向内下方行，在腹股沟管皮下环的上侧约 3cm 处穿出腹外斜肌腱膜，支配耻骨区的皮肤。此支经行于腹横肌与腹内斜肌之间时，发肌支至该两肌。

外侧皮支    即髂支，在髂嵴前、中 1/3 交界处的上侧，于第 12 胸神经外侧皮支的后侧，穿腹内斜肌及腹外斜肌，下降于浅筋膜层，分布于臀区后外侧皮肤。

交通支髂腹下神经常与肋下神经及髂腹股沟神经之间有交通支。

③生殖股神经    生殖股神经大部分来自第 2 腰神经，小部分纤维束来自第 1 腰神经。穿腰大肌，沿其前面下降。于髂总动脉外侧、输尿管后侧分为股支及生殖支 2 支，即腰腹股沟神经和精索外神经。

腰腹股沟神经    沿髂外动脉下降，经腹股沟韧带深侧，在股血管鞘内，沿股动脉外侧达股部；至腹股沟韧带稍下侧，穿股血管鞘前壁及阔筋膜，或自卵圆窝穿出，成为皮神经，分布于股三角部的皮肤。有时在腹股沟下方，发出分支与股外侧皮神经的前支和股神经的皮支交通。

精索外神经    于髂外动脉的外侧下降，发出分支至腰大肌。精索外神经下降经腹股沟管腹环，绕腹壁下动脉外侧，入腹股沟管。男性者与精索伴行，支配提睾肌，并分支至阴囊的皮肤；女性者与子宫圆韧带伴行，并分支至大阴唇的皮肤。

④股外侧皮神经    股外侧皮神经来自第 2、3 腰神经前支的后股。出现于腰大肌外侧缘，斜向外下方，经髂肌前面，在髂前上棘内侧的近旁，穿经腹股沟韧带深侧至股部；经缝匠肌的前面，或穿过该肌上部，分为前、后 2 支。先在阔筋膜的深面行走，继穿出阔筋膜，至浅筋膜内。

前支    在髂前上棘下侧约 10cm 处，穿出阔筋膜下降，常分为 2 支，分布于大腿前外侧，直达膝关节的皮肤。其终末支可与股神经的股前皮神经及隐神经的髌下支，形成髌神经丛。

后支    在前支的稍上方，穿出阔筋膜，又发出分支，分布于大腿外侧部的皮肤。

⑤股神经    股神经为腰丛中最大的一支，由第 2~4 腰神经前支的后股组成。穿腰

大肌，在该肌下部外侧缘穿出，在髂筋膜后面，沿髂肌前面下降，经腹股沟韧带深面的肌腔隙至股部，于股三角内，先分为前、后2股，再各分为肌支和皮支。其分支如下：

在腹股沟韧带以上所发的肌支，至髂肌，并发细支至股动脉。

股神经前股的终末支常为2~3支，有至耻骨肌、缝匠肌的肌支及股前皮神经，股前皮神经可分为股中间皮神经及股内侧皮神经2部分。

股神经后股的终末支有6个分支，包括隐神经（即股神经中最长的皮神经），其他为支配股四头肌的肌支和膝关节肌支。

⑥闭孔神经 闭孔神经（图8-48）起于第2~4腰神经前支的前股，来自第3腰神经的纤维最多、第2腰神经的纤维最少。闭孔神经行于腰大肌内侧缘，在髂总动脉后侧、骨盆入口的后部，穿盆筋膜入小骨盆，沿骨盆侧壁，在髂内动脉与输尿管外侧，贴闭孔内肌及其筋膜内侧，经腹膜下组织间，于闭孔血管上侧前进，至闭孔膜的下部，与闭孔血管共同穿闭膜管至股部。在闭膜管内，分为前、后2支。

前支 为浅支，于闭孔外肌的前侧下降，经行于短收肌及耻骨肌、长收肌之间。在长收肌下缘有分支与隐神经、股内侧皮神经的分支结合，于缝匠肌下侧加入缝匠肌下丛，其行径中发出关节支、肌支、皮支及至股动脉的分支。在近闭孔处发关节支至髋关节；可发出至股薄肌、长收肌及短收肌的肌支；皮支粗细不定，有时缺如，在股中部经股薄肌与长收肌之间穿至浅层，支配肌内侧下2/3的皮肤；至股动脉的分支分布于股动脉下部。

后支 为深支，穿闭孔外肌的上部，于短收肌及大收肌之间下降，其分支有肌支和关节支。肌支至闭孔外肌、大收肌的斜纤维部及短收肌。至闭孔外肌的肌支，发自闭膜管内。至短收肌支，当其前支不发支支配时，则由后支发支支配，或前、后支均有分支至该肌。关节支常发一细长的膝关节支，穿大收肌的下部向后行，或穿大收肌被股深动脉交通支穿行的收肌腱裂孔向后，至腘窝。在腘动脉的深侧，并与之并行下降，穿腘窝底的腘斜韧带入膝关节，分布于膝关节囊、交叉韧带及附近结构。

⑦副闭孔神经 副闭孔神经为一小支，起于第3、4腰神经前支的前股，沿腰大肌内侧缘下降，跨过耻骨上支，在耻骨肌深侧分成3支。一支自耻骨肌的深面进入该肌；一支为关节支，入髋关节；另一支可与闭孔神经的前支连接。有时副闭孔神经为唯一支配耻骨肌的神经。

⑧肌支 至腰小肌的肌支起于第1腰神经。至髂肌的肌支，起于第2、3腰神经。至腰大肌的肌支，起于第2、3腰神经，有

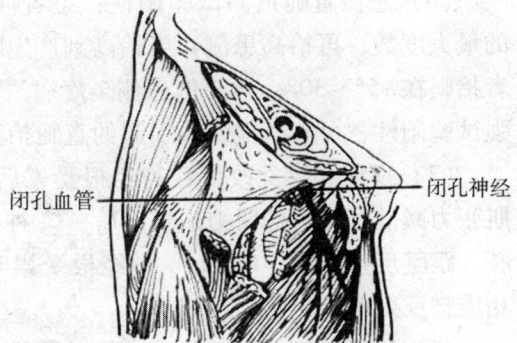

图8-48 闭孔神经的分支情况

时亦起于第4腰神经。至腰方肌的肌支，起于第12胸神经至第4腰神经。

（2）骶丛 骶丛是由腰骶干、第1~3骶神经的前支及第4骶神经前支的一部分构成。此丛位于盆腔后壁，梨状肌前面。骶丛略呈三角形，尖向坐骨大孔下部集合，向下

移行于坐骨神经。

（3）尾丛　尾丛主要由第5骶神经及尾神经的前支构成，第4骶神经前支以一小支加入其中。第5骶神经前支自骶管裂孔穿出后，在骶角的下侧绕骶骨外侧转向前，穿尾骨肌到达盆面，与第4骶神经前支的降支结合，形成小干，在尾骨肌的盆面下行。尾神经前支经骶管裂孔穿出后，绕尾骨的外侧缘，穿尾骨肌，在该肌盆面与上述第4、5骶神经的分支所合成的干相结合，形成尾丛。并自此丛分出肛尾神经，穿骶结节韧带，分布于尾骨附近的皮肤。

## 【病因病理】

在退变的基础上，当椎间盘后部压力增加时发生纤维环破裂，髓核向后外侧突出，压迫神经根导致腰腿痛。西医根据影像学检查，证实了突出的节段，以及突出的范围和大小，但在临床上常见到有的患者腰椎间盘摘除以后，数月至数年或者更长时间，患者又出现和以前一样的症状，甚至加重，说明椎间盘突出本身致病的理论不完善，还有其他原因引起了临床表现。

## 【临床表现】

（1）多发生于30~50岁的青壮年，男女无明显区别。患者多有反复腰痛发作史。

（2）腰痛伴坐骨神经痛是本病的主要症状。腰痛常局限于腰骶部附近，程度轻重不一。坐骨神经痛常为单侧。疼痛沿大腿后侧向下放射至小腿外侧、足跟部或足背外侧。行走时间长、久站或咳嗽、打喷嚏、排便等腹压增高时均可使症状加重，休息后可缓解。疼痛多为间歇性，少数为持续性。

（3）下肢麻木：多局限于小腿后外侧、足背、足外侧缘麻木或皮肤感觉减退。

（4）多数患者有程度不同的脊柱侧弯，侧弯多突向健侧。

（5）压痛伴放射痛，用拇指深压棘突旁，患部常有压痛，并向患侧下肢放射。

（6）患侧直腿抬高试验阳性：患者仰卧，两下肢放平，先抬高健侧，记录能抬高的最大度数；再抬高患侧，当抬高到产生腰痛和下肢放射痛时，记录其抬高度数，严重者抬腿在15°~30°。再降低患侧至疼痛消失时，将踝关节背屈，症状立即出现，此为加强试验阳性，可与其他疾病引起的直腿抬高试验阳性相鉴别。

（7）反射和感觉改变：神经根受累后，可发生运动功能和感觉功能障碍。腓肠肌肌张力减低，趾背伸肌力减弱。$L_2$~$L_3$神经根受累时，膝反射减低；$L_4$神经根受累时，膝、跟腱反射减弱；$L_5$和$S_1$神经根受累时，跟腱反射减弱。神经根受累严重或过久，相应腱反射可消失。

（8）X线检查：在正位平片上，腰椎侧弯是重要的X线表现，侧弯多数是由突出的间隙开始向健侧倾斜，患侧间隙较宽。侧位片可见腰椎生理前凸减小或消失，甚至向后凸，椎间盘突出的后方较宽，所谓前窄后宽表现。早期突出的椎间隙多无明显改变，晚期椎间隙可明显变窄，相邻椎体边缘有骨赘生成。

## 【诊断要点】

（1）有腰部外伤、慢性劳损或受寒湿史，大部分患者在发病前有慢性腰痛史。

（2）常发生于青壮年。

（3）腰痛向臀部及下肢放射，腹压增加（如咳嗽、打喷嚏）时疼痛加重。

（4）脊柱侧弯，腰生理弧度消失，病变部位椎旁有压痛，并向下肢放射，腰活动受限。

（5）下肢受累神经支配区有感觉过敏或迟钝，病程长者可出现肌肉萎缩，直腿抬高或加强试验阳性，膝、跟腱反射减弱或消失、趾背伸力减弱。

（6）X线摄片检查：脊柱侧弯，腰生理前凸消失，病变椎间盘可能变窄，相邻边缘有骨赘增生。CT检查可显示腰椎间盘突出的部位及程度。

## 【针刀治疗】

### 1. 治疗原则

依据针刀医学关于人体弓弦力学系统及疾病病理构架的网眼理论，腰椎间盘突出症的根本病因是腰部的软组织损伤后，引起腰椎错位及椎管容积的改变，导致腰段力平衡失调以及神经根与周围软组织的粘连瘢痕所致。应用针刀整体松解腰段软组织的粘连瘢痕挛缩，针刀术后辅以手法调节腰椎的微小错位，从而调节腰椎管的形态结构，改善腰椎管容积，恢复神经根的正常通道。

### 2. 操作方法

2.1 第1次针刀松解为"回"字形针刀整体松解术（图8-49）

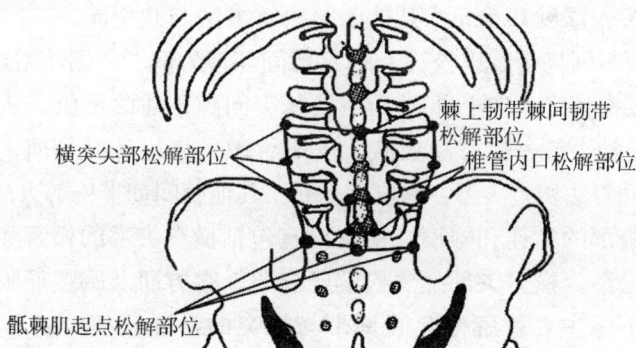

图8-49 "回"字形针刀整体松解术各松解部位

"回"字形针刀整体松解术适用于 $L_3 \sim L_4$、$L_4 \sim L_5$、$L_5 \sim S_1$ 的腰椎间盘突出症、腰椎间盘脱出症、多发性腰椎管狭窄症及腰椎骨性关节炎的治疗。如为 $L_3 \sim L_4$ 椎间盘突出症，椎管内外口松解为 $L_3 \sim L_4$、$L_4 \sim L_5$ 间隙，如为 $L_4 \sim L_5$、$L_5 \sim S_1$ 椎间盘突出症，椎管内外口松解为 $L_4 \sim L_5$、$L_5 \sim S_1$ 间隙。腰部的整体松解包括 $L_3 \sim L_5$ 棘上韧带、棘间韧带；左右 $L_3 \sim L_5$ 横突松解，胸腰筋膜的松解，髂腰韧带的松解，在骶正中嵴上和两侧骶骨后面竖脊肌起点的松解以及 $L_4 \sim L_5$、$L_5 \sim S_1$ 两侧黄韧带松解。从各个松解点的分布上看，很像"回"字形状。棘上韧带点、棘间韧带点、左右 $L_3 \sim L_5$ 腰椎横突点、骶正中嵴上和两侧骶骨后面竖脊肌起点的连线共同围成"回"字外面的"口",而两侧4点黄韧带松解点的连线围成"回"字中间的"口",故将腰部的针刀整体松解术称为"回"字形针刀松解术。这种式式不仅是腰椎间盘突出症针刀松解的基础式式,也是腰椎管狭窄症的针刀整体松解的基础式式,只是在治疗腰椎管狭窄症时,椎管内松解的部位有所不同。下面从每个松解点阐述"回"字形针刀整体松解术的针刀操作方法。

(1)体位

①俯卧位,腹部置棉垫,使腰椎前屈缩小。适用于一般患者。

②俯卧位,在治疗床上进行骨盆大剂量牵引,牵引重量为50kg,目的是使腰椎小关节距离拉大,棘突间隙增宽,便于针刀操作。牵引5分钟后进行针刀治疗。适用于肥胖患者或者腰椎间隙狭窄的患者。

(2)体表定位  $L_3$、$L_4$、$L_5$ 棘突及棘间,$L_3$、$L_4$、$L_5$ 横突,骶正中嵴及骶骨后面,$L_3 \sim L_4$ 或 $L_4 \sim L_5$、$L_5 \sim S_1$ 黄韧带。

(3)消毒  在施术部位,用活力碘消毒2遍,然后铺无菌洞巾,使治疗点正对洞巾中间。

(4)麻醉  用1%利多卡因局部浸润麻醉,每个治疗点注药1ml。

(5)刀具  Ⅰ型4号直形针刀。

(6)针刀操作(图8-50)

①$L_3$、$L_4$、$L_5$ 棘上韧带及棘间韧带松解,以第3腰椎为例加以介绍。从棘突顶点进针刀,刀口线与脊柱纵轴平行,针刀经皮肤、皮下组织,直达棘突骨面,在骨面上纵疏横剥3刀,范围0.5cm,然后,贴骨面向棘突两侧分别用提插刀法切割3刀,以松解两侧棘肌的粘连、瘢痕,深度0.5cm。其他棘突松解方法与此相同。

第2支针刀松解棘间韧带,以松解 $L_3 \sim L_4$ 棘间韧带为例。两侧髂嵴连线最高点与后正中线的交点为第4腰椎棘突,向上即到 $L_3 \sim L_4$ 棘突间隙,在此定位,从 $L_4$ 棘突上缘进针刀,刀口线与脊柱纵轴平行,针刀经皮肤、皮下组织,直达棘突骨面,调转刀口线90°,沿 $L_4$ 棘突上缘用提插刀法切割3刀,深度0.5cm。其他棘间韧带松解方法与此相同。

②针刀松解横突部的粘连和瘢痕  横突松解包括横突尖部的松解和横突上下缘的松解以及横突根部的松解。横突尖部主要松解竖脊肌、腰方肌及胸腰筋膜在横突尖部的粘连和瘢痕,横突上下缘主要松解横突间韧带与横突的粘连瘢痕。以 $L_3$ 横突为例。针刀操作方法参照第3腰椎横突综合征针刀操作方法。

③针刀松解黄韧带  黄韧带为连接相邻两椎板间的韧带,左右各一,由黄色弹力纤维组织组成,坚韧而富有弹性,协助围成椎管。黄韧带有限制脊柱过度前屈并维持脊柱于直立姿势的作用。在后正中线上,左右黄韧带之间存在 1~2mm 的黄韧带间隙(图8-51),偶尔有薄膜相连,即后正中线上是没有黄韧带的,或者只有很薄的黄韧带,所以在此处做椎管内松解,要找到突破黄韧带的落空感较困难。因此,做椎管内松解,不在后正中线上定位,而是在后正中线旁开1cm处定位。若针刀切破黄韧带时,可感觉到明显的落空感。

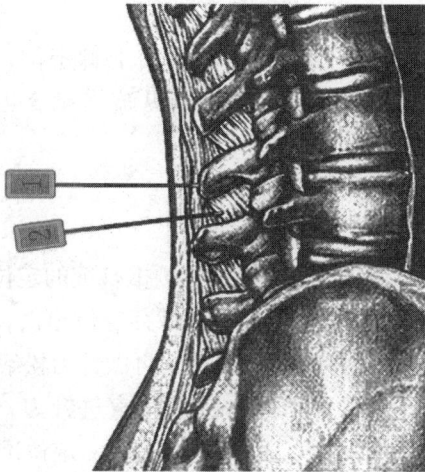

图 8-50 针刀松解棘上韧带与棘间韧带

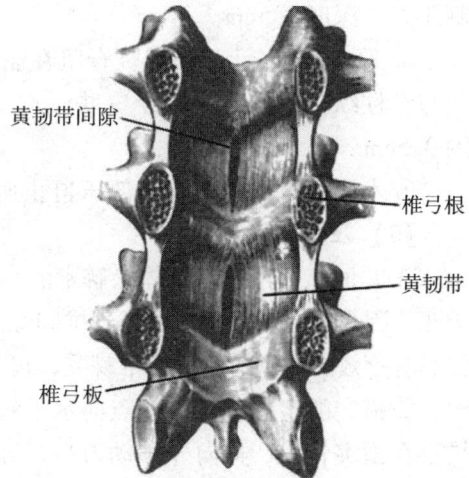

黄韧带间隙

椎弓根

黄韧带

椎弓板

图 8-51 黄韧带间隙示意图

以松解 $L_4 \sim L_5$ 椎管内口为例（图 8-52）。摸准 $L_4 \sim L_5$ 棘突间隙，从间隙中点旁开 1cm 定位。刀口线与脊柱纵轴平行，针刀体向内，与矢状轴呈 20° 角。针刀经皮肤、皮下组织、胸腰筋膜浅层、竖脊肌，当刺到有韧性感时，即达黄韧带。稍提针刀，寻找到 $L_5$ 椎板上缘，调转刀口线 90°，在 $L_5$ 椎板上缘切开部分黄韧带。当有明显落空感时，停止进针刀。其他节段黄韧带松解与此相同。

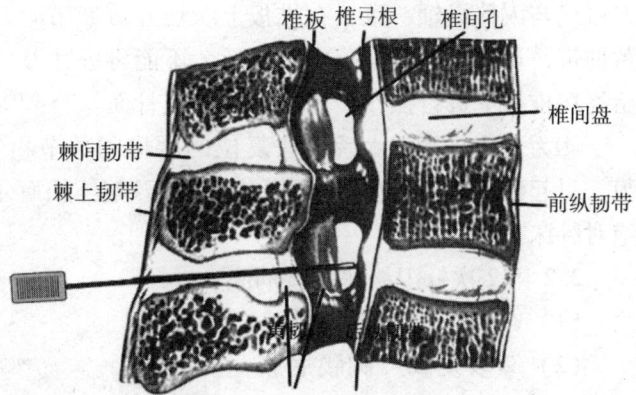

椎板 椎弓根 椎间孔

椎间盘

棘间韧带

棘上韧带

前纵韧带

图 8-52 针刀松解黄韧带

④髂腰韧带起点与止点松解（参照髂腰韧带损伤的针刀松解方法）

⑤竖脊肌起点松解（图 8-53）

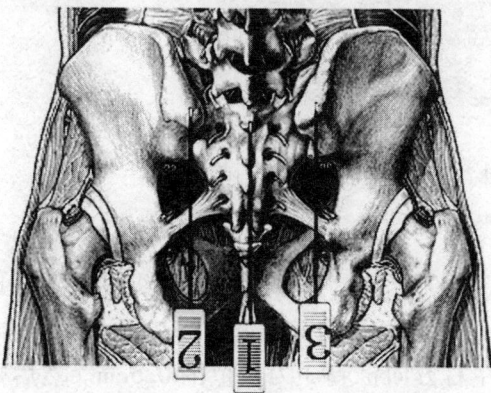

图 8-53 针刀松解竖脊肌起点

a. 第 1 支针刀松解竖脊肌骶正中嵴起点 两侧髂嵴连线最高点与后正中线的交点为第 4 腰椎棘突，向下摸清楚 $L_5$ 棘突顶点，顺 $L_5$ 棘突沿脊柱纵轴在后正中线上向下摸到的骨突部即为骶正中嵴，在此定位，从骶正中嵴顶点进针刀，刀口线与脊柱纵轴平行，针刀经皮肤、皮下组织，直达骶正中嵴骨面，在骨面上纵疏横剥 3 刀，范围 0.5cm，然后，贴骨面向骶正中嵴两侧分别用提插刀法切割 3 刀，深度 0.5cm。

b. 第 2、3 支针刀松解竖脊肌在髂后上棘的起点　分别在两侧髂后上棘定位，刀口线与脊柱纵轴平行，针刀经皮肤、皮下组织，直达骨面，在骨面上纵疏横剥 3 刀，范围 0.5cm。

⑥术毕，拔出针刀，局部压迫止血 3 分钟后，创可贴覆盖针眼。

（7）注意事项

①"回"字形针刀整体松解术的第 1 步是要求定位准确，特别是腰椎棘突的定位十分重要，因为棘突定位直接关系到椎间隙的定位和横突的定位。所以若棘突定位错误，将直接影响疗效。如果摸不清腰椎棘突，可先在电视透视下将棘突定位后，再做针刀松解。

②横突的定位：棘突中点向水平线方向旁开 3cm，针刀体与皮肤垂直进针刀，针刀均落在横突骨面，再向外移动刀刃，即能准确找到横突尖，此法简单实用，定位准确。

③切断部分黄韧带，可以扩大椎管容积，降低椎管内压，从而缓解神经根周围的粘连、瘢痕。但在具体操作时，第一要注意刀口线的方向。针刀进入皮肤、皮下组织时，刀口线与人体纵轴一致，在椎板上缘切开黄韧带时，需调转刀口线 90°，否则不能切开黄韧带，切开黄韧带有落空感以后，不能再进针刀。第二是在切断部分黄韧带时，针刀始终在椎板上进行操作，不能离开椎板骨面。

④为了防止针刀术后手法复位的腰椎间关节再错位，以及防止针刀不慎刺破硬脊膜，引起低颅压性头痛，"回"字形针刀整体松解术后，要求患者 6 小时内不能翻身，绝对卧床 7 日。

2.2 第 2 次针刀松解胸腰筋膜

（1）体位　俯卧位。

（2）体表定位　胸腰筋膜（图 8-54）。

（3）消毒　在施术部位，用活力碘消毒 2 遍，然后铺无菌洞巾，使治疗点正对洞巾中间。

（4）麻醉　用 1% 利多卡因局部浸润麻醉，每个治疗点注药 1ml。

（5）刀具　Ⅰ型 4 号直形针刀。

胸腰筋膜移行处

图 8-54　针刀松解胸腰筋膜体表定位

（6）针刀操作（图 8-55）

①第 1 支针刀松解上段胸腰筋膜　在第 12 肋尖定位，刀口线与人体纵轴一致，针刀体与皮肤呈 90°角。针刀经皮肤、皮下组织，直达第 12 肋骨，调转刀口线 45°，使之与第 12 肋骨走行方向一致，在肋骨骨面上向左右方向铲剥 3 刀，范围 0.5cm。然后贴骨面向下到肋骨下缘，提插刀法切割 3 刀，范围 0.5cm。

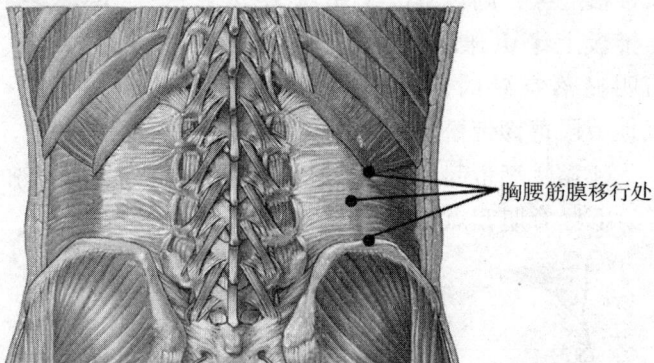

②第 2 支针刀松解中段胸腰筋膜　在第 3 腰椎棘突旁开 10cm 处定位，刀口线与人体纵轴一致，针刀体与皮肤呈 90°角。针刀经皮肤、皮下组织，达肌层，当有突破感时即到达胸腰筋膜移行处，在此纵疏横剥 3 刀，范围 0.5cm。

③第 3 支针刀松解下段胸腰筋膜　在髂嵴中份压痛点定位，刀口线与人体纵轴一致，针刀体与皮肤呈 90°角。针刀经皮肤、皮下组织，直达髂嵴，调转刀口线 90°，在髂嵴骨面上向内外前后方向铲剥 3 刀，范围 0.5cm。

图 8 - 55　针刀松解胸腰筋膜

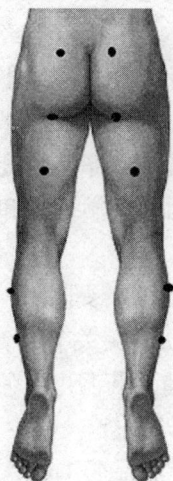

④术毕，拔出针刀，局部压迫止血 3 分钟后，创可贴覆盖针眼。

2.3 第 3 次针刀松解坐骨神经行经路线

（1）体位　俯卧位。

（2）体表定位　坐骨神经行经路线（图 8 - 56）。

（3）消毒　在施术部位，用活力碘消毒 2 遍，然后铺无菌洞巾，使治疗点正对洞巾中间。

（4）麻醉　用 1% 利多卡因局部浸润麻醉，每个治疗点注药 1ml。

（5）刀具　Ⅰ型 3 号、4 号直形针刀。

（6）针刀操作（图 8 - 57）

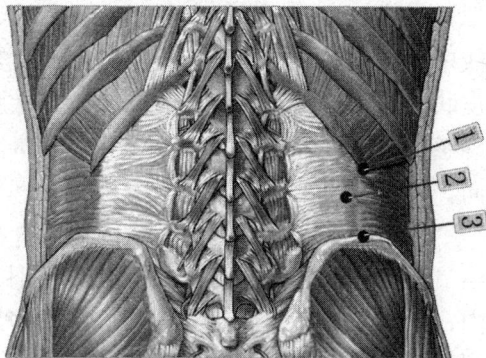

图 8 - 56　针刀松解坐骨神经行经路线体表定位

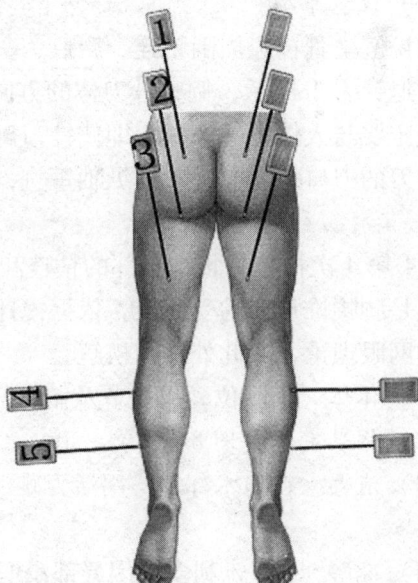

图 8 - 57　针刀松解坐骨神经行经路线

①第 1 支针刀松解梨状肌处坐骨神经的粘连、瘢痕、挛缩　在髂后上棘和尾骨尖连线中点与股骨大转子尖连线中内 1/3 的交点处进针刀，刀口线与人体纵轴一致，针刀经皮肤、皮下组织、筋膜、肌肉，达梨状肌下孔处，提插刀法切割 3 刀。如患者有下肢窜麻感，说明针刀碰到了坐骨神经，此时，停止针刀操作，退针刀 2cm，稍调整针刀方向，再进针刀，即可避开坐骨神经。

②第 2 支针刀松解臀下横纹处坐骨神经的粘连、瘢痕、挛缩　在股骨大粗隆与坐骨结节连线中点处进针刀，刀口线与人体纵轴一致，针刀经皮肤、皮下组织、筋膜、肌肉，达坐骨神经周围，提插刀法切割 3 刀。如患者有下肢窜麻感，说明针刀碰到了坐骨神经，此时，停止针刀操作，退针刀 2cm，稍调整针刀方向，再进针刀，即可避开坐骨神经。

③第 3 支针刀松解大腿中段坐骨神经的粘连、瘢痕、挛缩　在大腿中段后侧正中线上进针刀，刀口线与人体纵轴一致，针刀经皮肤、皮下组织、筋膜、肌肉，达坐骨神经周围，提插刀法切割 3 刀。如患者有下肢窜麻感，说明针刀碰到了坐骨神经，此时，停止针刀操作，退针刀 2cm，稍调整针刀方向，再进针刀，即可避开坐骨神经。

④第 4 支针刀松解腓总神经行经路线上的粘连、瘢痕、挛缩　在腓骨头下 5cm 处进针刀，刀口线与人体纵轴一致，针刀经皮肤、皮下组织、筋膜、肌肉，直达腓骨面，纵疏横剥 3 刀，范围 0.5cm。

⑤第 5 支针刀松解腓浅神经行经路线上的粘连、瘢痕、挛缩　在腓骨头与外踝尖连线的中下 1/3 处进针刀，刀口线与人体纵轴一致，针刀经皮肤、皮下组织、筋膜、肌肉，直达腓骨面，纵疏横剥 3 刀，范围 0.5cm。

⑥术毕，拔出针刀，局部压迫止血 3 分钟后，创可贴覆盖针眼。

（7）注意事项

在松解坐骨神经周围粘连、瘢痕、挛缩时，有时会碰到坐骨神经，此时，停止针刀操作，退针刀 2cm 后，调整针刀体的方向再进针刀即可。应该特别注意的是，针刀的刀口线一定要与人体纵轴一致，即使针刀碰到坐骨神经也不会造成该神经的明显损伤，但如果针刀的刀口线方向与人体纵轴垂直，就可能切断坐骨神经，造成不可逆的严重医疗事故。

2.4 第 4 次松解胸腰结合部的粘连和瘢痕　由于胸腰结合部是胸腰椎生理曲线转折点，也是胸腰椎重要的受力点，依据慢性软组织损伤病因病理学理论和软组织损伤病理构架的网眼理论，对此处进行松解。

（1）体位　俯卧位，肩关节及髂嵴部置棉垫，以防止呼吸受限。

（2）体表定位（图 8 – 58）　$T_{11} \sim L_1$ 棘突、棘间、肋横突关节及 $L_1$ 关节突关节。

（3）消毒　在施术部位，用活力碘消毒 2 遍，然后铺无菌洞巾，使治疗点正对洞巾中间。

（4）麻醉　用 1% 利多卡因局部浸润麻醉，每个治疗点注药 1ml。

（5）刀具　Ⅰ型 4 号直形针刀。

（6）针刀操作（图8-59）

①第1支针刀松解$T_{12}$~$L_1$棘上韧带、棘间韧带 在$T_{12}$棘突顶点下缘定位，刀口线与人体纵轴一致，针刀体先向头侧倾斜45°，与胸椎棘突呈60°角，针刀经皮肤、皮下组织，直达棘突骨面，纵疏横剥3刀，范围0.5cm，然后将针刀体逐渐向脚侧倾斜，与胸椎棘突走行方向一致，从$T_{12}$棘突下缘骨面沿$T_{12}$~$L_1$棘间方向用提插刀法切割棘间韧带3刀，范围0.5cm。

②第2支针刀松解$T_{12}$左侧肋横突关节囊韧带 从$T_{12}$~$L_1$棘间中点旁开3cm进针刀，刀口线与人体纵轴一致，针刀体与皮肤呈90°角，针刀经皮肤、皮下组织、胸腰筋膜浅层、竖脊肌达横突骨面，沿横突骨面向外达肋横突关节囊，纵疏横剥3刀，范围0.2cm。

③第3支针刀松解$T_{12}$右侧肋横突关节囊韧带 针刀松解方法参照第2支针刀松解方法。$T_{11}$~$T_{12}$、$L_1$~$L_2$棘上韧带、棘间韧带、关节突关节韧带及肋横突关节囊韧带的松解参照$T_{12}$~$L_1$的针刀松解操作进行。

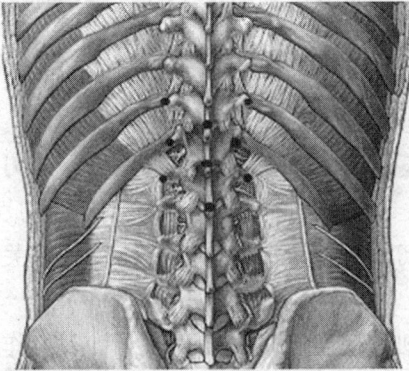

图8-58 针刀松解胸腰结合部定位图　　图8-59 针刀松解胸腰结合部

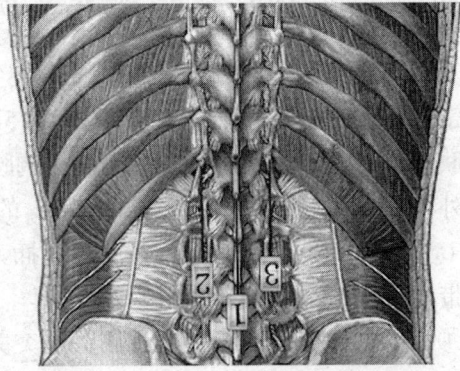

④术毕，拔出针刀，局部压迫止血3分钟后，创可贴覆盖针眼。

2.5 第5次针刀松解腰椎关节突关节韧带

（1）体位 让患者俯卧于治疗床上，肌肉放松。

（2）体表定位 $L_4$~$L_5$、$L_5$~$S_1$关节突关节（图8-60）。

（3）消毒 在施术部位，用活力碘消毒2遍，然后铺无菌洞巾，使治疗点正对洞巾中间。

（4）麻醉 用1%利多卡因局部浸润麻醉，每个治疗点注药1ml。

（5）刀具 Ⅰ型3号直形针刀。

（6）针刀操作（图8-61）

①第1支针刀松解$L_5$~$S_1$左侧关节突关节韧带粘连、瘢痕、挛缩 摸准$L_5$棘突顶点处定位，在$L_5$棘突中点向左旁开2~2.5cm进针刀，刀口线与脊柱纵轴平行，针刀体与皮肤垂直，针刀经皮肤、皮下组织、胸腰筋膜浅层、竖脊肌，到达骨面，刀刃在骨面上向外移动，可触及一骨突部，此为$L_5$的下关节突，再向外移动，刀下有韧性感时，即

达 $L_5 \sim S_1$ 关节突关节韧带，在此用提插刀法切割 3 刀，深度 0.5cm，以松解关节突关节韧带的粘连、瘢痕和挛缩。

②第 2 支针刀松解 $L_5 \sim S_1$ 右侧关节突关节韧带粘连、瘢痕、挛缩　针刀操作方法同第 1 支针刀。

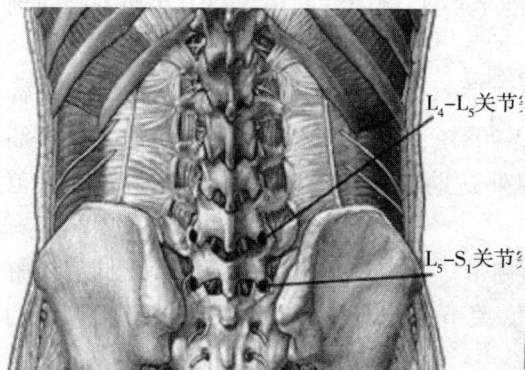

图 8-60　针刀松解腰椎关节突关节韧带体表定位　　图 8-61　针刀松解腰椎关节突关节韧带

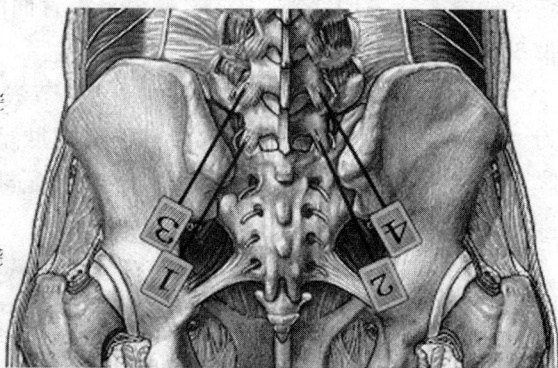

③第 3 支针刀松解 $L_4 \sim L_5$ 左侧关节突关节韧带粘连、瘢痕、挛缩　摸准 $L_5$ 棘突顶点处定位，在 $L_4$ 棘突中点向左旁开 2 ~ 2.5cm 进针刀，刀口线与脊柱纵轴平行，针刀体与皮肤垂直，针刀经皮肤、皮下组织、胸腰筋膜浅层、竖脊肌，到达骨面，刀刃在骨面上向外移动，可触及一骨突部，此为 $L_4$ 的下关节突，再向外移动，刀下有韧性感时，即达 $L_4 \sim L_5$ 关节突关节韧带，在此用提插刀法切割 3 刀，深度 0.5cm，以松解关节突关节韧带的粘连、瘢痕和挛缩。

④第 4 支针刀松解 $L_4 \sim L_5$ 右侧关节突关节韧带粘连、瘢痕、挛缩　针刀操作方法同第 3 支针刀。

⑤术毕，拔出针刀，局部压迫止血 3 分钟后，创可贴覆盖针眼。

## 【针刀术后手法治疗】

针刀术毕，依次做以下 3 种手法：①腰部拔伸牵引法；②腰部斜扳法；③直腿抬高加压法。

# 第三节　膝关节骨性关节炎

本病是由于膝关节的局部损伤、炎症及慢性劳损引起关节面软骨变性，软骨下骨板反应性损伤，导致膝关节出现一系列症状和体征，称为增生性关节炎。由于上述病理改变的存在，临床上又常把增生性关节炎称为骨性关节炎。

西医学把膝关节骨性关节炎分为继发性和原发性两种。所谓继发性是指该病继发于关节的先天或后天畸形及关节损伤；而原发性则多见于老人，发病原因多为遗传和体质虚弱等。

## 【针刀应用解剖】

### 1. 体表标志

（1）髌骨 髌骨是人体最大的籽骨，位于膝关节前方皮下，股四头肌腱扩展部内，其表面界限极为明显，可摸清其下方的髌尖及上方的髌底。当股四头肌松弛时，髌骨可向上、下及左、右作适当的活动，当股四头肌收缩时，髌骨可随之向上、向下移动，且较固定。

（2）股骨内侧髁与外侧髁 股骨的下端膨大，形成内侧髁与外侧髁，两髁几乎全部位于皮下，外侧髁较内侧髁尤为显著，于下关节的内上方和外上方均易触及。在膝关节屈曲时能摸到股骨髁接触髌骨的关节面，该面的外侧缘在皮下有一隆起的骨嵴。

（3）股骨内上髁与外上髁 在股骨内侧髁的内侧面及外侧髁的外侧面均有一粗糙的凸隆，分别称为股骨内上髁和股骨外上髁。股骨内上髁较大，为膝关节胫侧副韧带附着部，内上髁的顶部有一三角形的小结节，为收肌结节，有大收肌腱附着，收肌结节相当于股骨下端骨骺线的平面，用指尖沿股部的内侧缘向下，首先摸到的骨性隆起即是收肌结节。股骨外上髁较小，有膝关节腓侧副韧带附着。

（4）胫骨内外侧髁 胫骨内外侧髁为胫骨上端内外两侧的膨大处，位于膝关节内外侧的下方，并分别与股骨内外侧髁相对，内侧髁较大，外侧髁较突出，均易在皮下触及。在外侧髁的表面可触及一明显的结节，为髂胫束的主要附着处。

（5）胫骨粗隆 胫骨粗隆位于胫骨上端与胫骨体连接处的前方，为一呈三角形的粗糙的骨性隆起，在膝关节的前下方可清楚地观察到，因为胫骨粗隆是髌韧带的抵止点，顺着髌韧带向下（或顺着胫骨前缘向上）很容易触及该结构。

（6）胫骨前缘和内侧面 从胫骨粗隆向下触摸，可扪及胫骨前缘或前嵴，其上部较锐，至小腿下 1/3 段则变钝。胫骨的内缘不如前缘显著，但仍可触及，特别是下段较为明显。在胫骨前缘与内缘之间，为胫骨内侧面。自缝匠肌及半腱肌止点以下，胫骨的内侧面仅覆盖有皮肤和浅筋膜，故容易触及。

（7）腓骨头 腓骨头为腓骨上端的锥形膨大，又称为腓骨小头，体表位于胫骨外侧髁后外稍下方，与胫骨粗隆处于同一平面上。当膝关节屈曲时，可在膝关节的外侧下方看见腓骨头形成的隆起。腓骨头的顶部呈结节状，称为腓骨头尖，有股二头肌腱及腓侧副韧带附着，腓骨头及股二头肌腱均易触及。

（8）膝关节的力线（图 8 - 62）

①冠状胫股角（膝外翻角） 股骨和胫骨轴线是通过骨干中心所描画的线。正常情况下它们相互呈 4°~9° 的角，称为冠状胫股角。

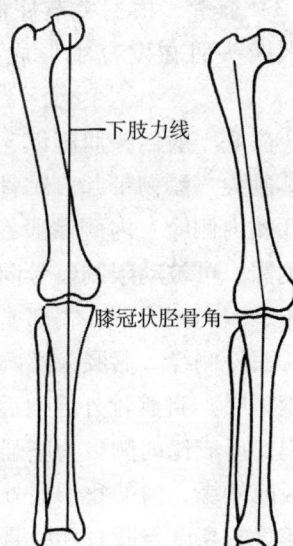

下肢力线

膝冠状胫骨角

图 8 - 62 下肢力线及膝外翻角

②下肢力学的轴线　是经股骨头中心至踝关节中心的连线。正常时，该线通过膝关节中心。

（9）体表投影

①腓总神经　腓总神经位于股二头肌腱的下方，下行至腓骨头，在其下2.5cm处，绕小腿前外侧分为浅支及深支：浅支主要为感觉神经，沿小腿外侧向下，绕过足背外侧及前侧；深支为肌支，穿过肌层，与足背1、2趾间穿出至皮下。

②腘动脉　平股部的中下1/3交点作一环线，此线与股后正中线相交处内侧约2.5cm处为起点，该点至腘窝中点的连线，即为腘动脉斜行段的投影，经腘窝中点向下的垂线，即为腘动脉垂直段的投影。

③胫前动脉　胫骨粗隆与腓骨头连线的中点，该点与内外侧髁经足背连线的中点的连线，为胫前动脉的体表投影。

④胫后动脉　腘窝中点下方约7～8cm处为起点，内髁后缘与跟腱内缘之间连线的中点与该点的连线，即为胫后动脉的投影。

**2. 膝部骨骼**

（1）股骨　股骨的关节部分包括两个髁。在后侧，它们呈圆形并相互平行；在前面，两个髁向前变平，而且内侧向外倾斜，以致内髁更长。正常时外髁的髌骨面比内髁更为突出，该突出的大小也有所不同。内髁表面呈"V"形切迹，而外髁呈沟形。位于股骨前侧的这些切迹与胫骨互为关节。在膝关节完全伸直时，两半月板前角恰好嵌入这些切迹内。

（2）胫骨　胫骨上面有两个圆形的髁，但是内髁呈椭圆形，而且从一侧到另一侧和前后侧，呈轻度凹陷。外髁较接近圆，左右呈凹陷，两个髁被关节软骨覆盖，并进一步延伸向胫骨的内侧后面。

（3）髌骨　根据关节屈曲的程度，髌骨与股骨关节面的上面呈不同程度的接触。其为股四头肌在发育中形成的籽骨。髌骨主要由髌底、髌尖、髌内侧缘及髌外侧缘组成。

①髌底　股四头肌腱以3个分离层抵于髌底。

②髌尖　髌韧带起自髌骨下缘及后面下部，内侧起点比外侧起点低1cm。

③髌内侧缘　内侧髌股韧带（髌内侧支持带深层）起于髌骨内侧缘，向后止于股骨内侧髁，可被动限制髌骨向外侧移位。内侧半月板髌韧带起于内侧半月板前内侧缘，向前止于髌内侧缘下1/3部，同时有膝固有筋膜附着于髌骨内侧缘前面。

④髌外侧缘　髂胫束及阔筋膜部分纤维止于髌骨外缘前面，外侧髌股韧带（髌外侧支持带深层）自髌骨外缘向后，止于股骨外侧髁；它与外侧半月板髌韧带和髂胫束融合在一起，形成比内侧更为坚强的纤维组织韧带，在体表可扪及。外侧半月板髌韧带起于半月板前外缘，向前止于髌外侧缘下1/3部。

髌骨的高度与股骨和胫骨的关系是非常固定的，通过膝关节侧位片观察，在正常情况下，髌骨的高度（从最上缘到下缘的尖端）等于髌韧带的长度。髌骨的稳定性主要靠肌肉、肌腱、韧带、筋膜等动静力装置增强。

从力学上分析，髌骨加强了股四头肌的功能，同时又是保护膝关节前面的一个重要装置。髌骨由中央嵴分成内侧和外侧两个面。在髌骨内缘有个小关节面，仅在屈曲到最后时，才与股骨髁相接；通过关节面的横嵴，将髌骨再分为上、中、下3个面，只有当膝关节充分伸直时，最下方的关节面才能和股骨相接连。当膝关节屈曲约30°时，才与中面相接触。当膝关节屈曲约90°或以上时，髌骨的上面才与股骨相接触。

### 3. 膝部的韧带

（1）**前交叉韧带** 起于股骨外侧髁内面的后部，韧带的平均长度为38mm，平均宽度为11mm（图8-63、8-64）。以一种半环形片段的形式与髁间切迹相连。韧带附着点前边界平直，后边界为凸形。韧带向前、远侧及向内侧走行，止于胫骨。在它的整个行程中，韧带的纤维轻度向外旋转。在股骨止点下方大约10mm，韧带呈直立状态，韧带的胫骨止点呈宽阔下陷区域，位于髁间窝胫骨棘的前外侧。韧带的胫骨止点呈斜向，比股骨止点更牢固。它与外侧半月板的前角之间通过小束相连。

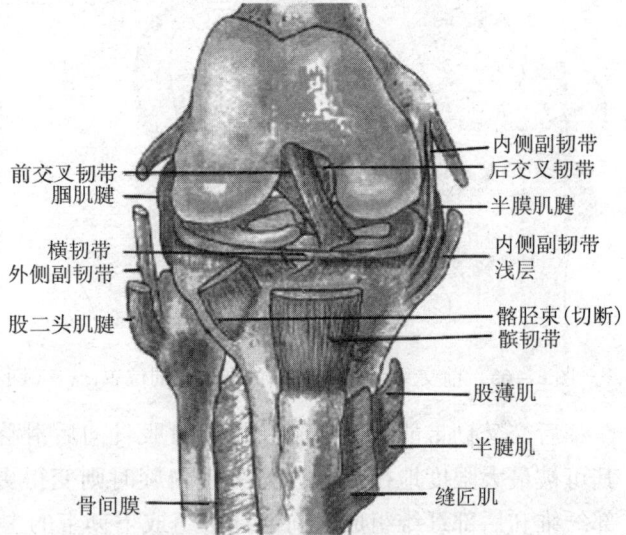

图8-63 前交叉韧带（前面观）

前交叉韧带可以限制胫骨在皮骨上向前滑动。伸膝时，它与关节囊、两侧副韧带及后交叉韧带一起限制侧方及旋转运动；屈膝时，则与胫侧副韧带、关节囊及后交叉韧带一同限制侧方运动及旋转运动（图8-65）。其与后交叉韧带一同限制过度屈曲，与后交叉韧带、两侧副韧带、关节囊及腘斜韧带共同限制过度伸直。当伸膝达最后阶段时，可限制胫骨旋转。前交叉韧带的最大牵张力约为1725N±270N，这远小于许多剧烈体育活动所产生的应力。

膝关节的稳定性需要一些动态稳定结构，如肌肉通过膝关节产生稳定力，可使肌肉能辅助稳定膝关节。前交叉韧带分布有大量的本体感受器和游离神经末梢，发挥重要的本体感觉功能。前交叉韧带运动由胫后神经的分支来支配。

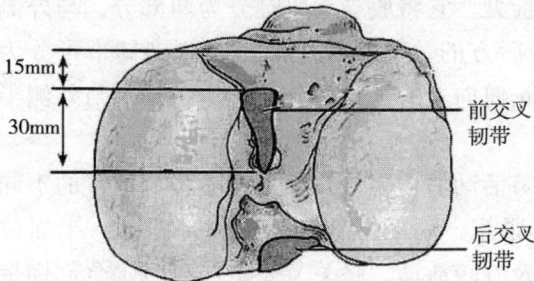

图8-64 前后交叉韧带（水平面观）

（2）**后交叉韧带** 起于股骨内髁外面偏前无关节面处，平均长度为38mm，平均宽度为13mm。与前交叉韧带一样，其起点也呈半环状，水平走向，附着点的上边界平直，下边界呈凸形。其中部最窄，呈扇形向两边延伸，上部比下部稍宽。韧带纤维以内外方向止于胫骨，以前后方向附着于股骨。韧带在胫骨的附着点位于关节内胫骨上关节面后部的凹处。胫骨附着点向远端延伸至相邻胫骨后面达1cm处。在紧靠胫骨附着点处，后交叉韧带发出一小束与外侧半月板的后角混合在一起。

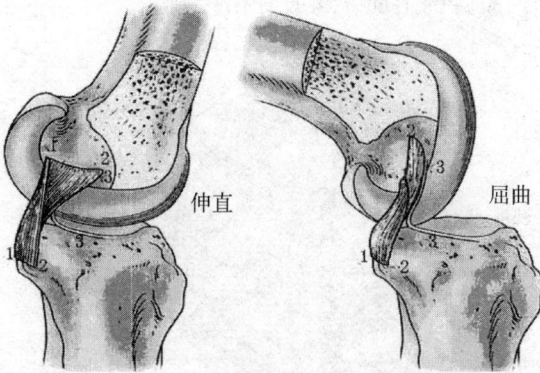

图8-65　前交叉韧带伸直和屈曲位解剖位置　　　图8-66　后交叉韧带伸直和屈曲位解剖位置

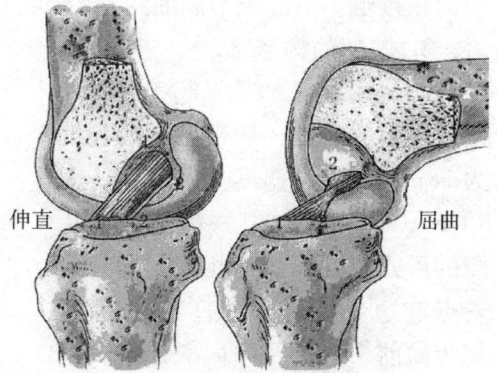

后交叉韧带能提供限制胫骨相对股骨向后滑移的大部分限制力。当膝关节屈曲时，其可被最大限度地拉紧，当膝关节内旋时则变得更紧张（图8-66）。后交叉韧带由前部纤维和后部纤维组成，前部纤维组成下韧带的主体，在膝关节屈曲时紧张，在膝关节伸直时松弛。后部纤维较薄弱，组成韧带较细部分。后交叉韧带与侧副韧带及腘肌腱共同起到稳定膝关节的作用。一旦断裂，可产生胫骨向后不稳。切断试验表明，单独切断后交叉韧带时，膝关节屈曲时的后移位明显增加。

后交叉韧带损伤比前交叉韧带损伤较少见，损伤多发生于膝关节屈曲位或过屈时前方受击打的情况下。这类损伤很少导致症状性的不稳定，但可能导致慢性疼痛。膝关节内侧间室显著退变的患者，往往会发生慢性后交叉韧带损伤。由于交叉韧带上部附着点的特点，可导致韧带屈曲时沿纵轴扭转。前交叉韧带与后交叉韧带附着在相对面上，所以会沿相反方向扭转。

（3）胫侧副韧带　参见第七章第三节中膝关节内侧副韧带损伤的针刀应用解剖。

（4）腓侧副韧带　腓侧副韧带呈圆条状，长约5cm。其近端附着于股骨外上髁，位于腘肌沟的近侧，向下后方止于腓骨头尖稍前处。它将股二头肌腱分为两部分，与外侧半月板之间被关节囊和腘肌腱隔开，该韧带后方的关节囊较肥厚。腓侧副韧带可分为深、浅两部，深部为外短韧带，浅部为腓骨长肌向上的延长部分。腓侧副韧带与外侧半月板被腘肌腱分开。

胫侧副韧带具有保持关节稳定和调节关节活动的功能，其紧张度随关节位置的不同而改变。膝关节完全屈曲时，韧带的前纵部紧张，后上斜部和后下斜部松弛；半屈位时，大部分韧带松弛，膝关节可以轻度外翻及旋转活动。膝关节完全伸直时，全部韧带紧张，通过神经调节可使膝关节周围肌群发生反射性收缩而加强关节的稳定。膝在全屈或全伸位时相对稳定而不易损伤，而在半屈位时比较松弛，易受损伤。

胫腓侧副韧带的位置均偏于膝关节的后方。屈膝时侧副韧带松弛，胫骨可有稍许旋转活动，不能限制内收、外展或旋转活动；伸膝时侧副韧带紧张，膝关节变得稳定，可防止膝过度伸直。小腿外旋时，腓侧副韧带松弛，有时可扭转、卷曲或突出。

（5）髌韧带  参见第七章第三节中髌韧带损伤的针刀应用解剖。

**4. 膝关节前侧肌肉**

（1）股四头肌  股四头肌是膝周围最强大的肌肉，股四头肌附着在髌骨的近端，为伸膝装置。它包括股直肌、股外侧肌、股内侧肌及股中间肌四个不同的部分，有共同的肌腱止点。

①股直肌  股直肌有两个头，直接（或间接）起于髂骨，然后融合形成肌腹，在大腿前部向远端走行，然后逐渐变细，在髌骨上极近端5～8cm处形成肌腱。股直肌大约占股四头肌横切面的15%（图8－67）。

②股外侧肌  起点为宽带状，从转子线近端开始，沿粗线向下延伸。股外侧肌远端有一纤维性增宽部分与髌骨外侧支持带相混合。并通过它与胫骨直接相连。

③股内侧肌  起于转子线的远端，沿螺旋线走行至粗线内侧唇。该肌肉最远端的纤维起于大收肌肌腱，几乎水平向前走行，加入共同的肌腱，止于髌骨的内侧缘，这部分肌肉为股内斜肌。与股外侧肌一样，股内斜肌也有一个远端纤维性扩大部分，与髌内侧支持带混合。

④股中间肌  起于股骨干的前外侧面，在内侧，其部分肌纤维与股内侧肌混合。

这四块肌肉在远端混合在一起形成股四头肌腱，向前延伸至髌骨形成髌韧带（图8－68）。

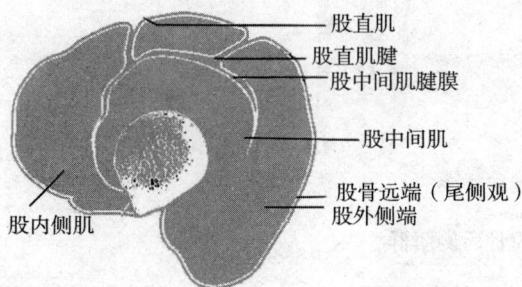

图 8－67  股四头肌的分布

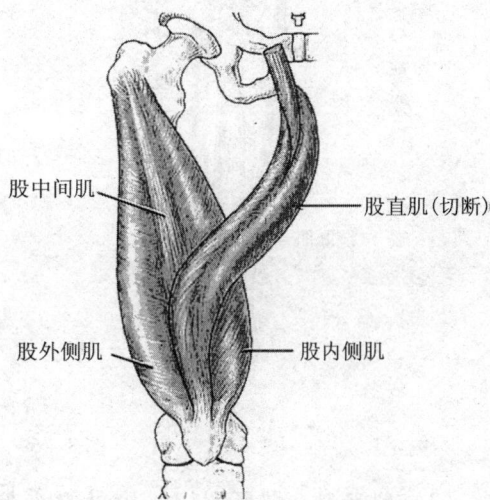

图 8－68  股四头肌肌群分布

股中间肌和股直肌几乎垂直止于髌骨上缘，而股内侧肌和股外侧肌纤维则斜行止于髌骨。股四头肌腱分为三层结构：浅层由股直肌组成，中间层由股内侧肌和股外侧肌组成，深层由股中间肌组成。

股四头肌腱在远端通过一个扩张部向前连于髌骨。在大部分情况下，只有来自股直肌部分的肌腱纤维与髌骨上的远端相延续。然而在一些情况下，来自股外侧肌的纤维可直接与远端相连。另外，股内侧肌和股外侧肌形成的扩张部通过髌骨支持带与胫骨相连。股四头肌群的最主要功能是伸膝、屈髋，维持人体直立、行走及跪跳等功能活动。

（2）缝匠肌　缝匠肌为全身最长的肌肉，起自髂前上棘，向远端和内侧走行于大腿的前部，形成收肌管的顶部，止于胫骨上端内侧面。在远端，缝匠肌肌腱变得宽大，分散分布的肌腱纤维与膝内侧第一层混合在一起。缝匠肌、股薄肌和半腱肌的肌腱共同组成鹅足。缝匠肌肌腱扩展部较表浅，覆盖股薄肌和半腱肌的止点。

缝匠肌收缩时能屈髋、屈膝，并可使已屈的小腿内旋，对膝关节内侧起稳定作用。缝匠肌由股神经分支支配。

### 5. 膝关节后侧肌肉

（1）股二头肌　股二头肌长头起于坐骨结节，短头起于股骨嵴外侧之下部及外髁上线，二者融合一起，止于腓骨小头及其前部之筋膜，功能为伸髋屈膝，并使膝微外旋。

（2）半腱肌与半膜肌　半腱肌起于坐骨结节，向远端走行，位于半膜肌表面内侧；半膜肌起于坐骨结节上部和外侧凹陷处，二肌下行，与缝匠肌、股薄肌形成鹅足。半腱肌的止点正位于胫骨上股薄肌止点的远端，形成平均宽度约为20mm的联合结构。半腱肌、半膜肌有伸髋屈膝及内旋膝的作用（图8-69、8-70）。

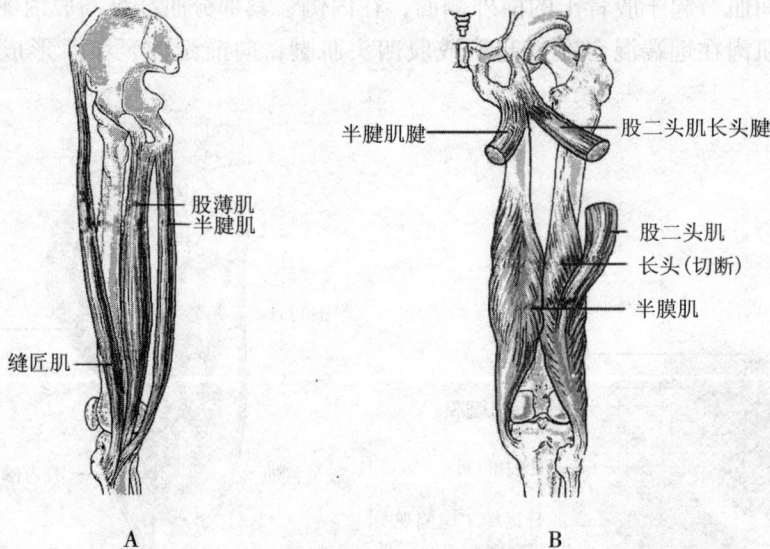

图8-69　股骨后侧肌群

（3）腓肠肌　腓肠肌以一个外侧头起于股骨外侧髁，以一个大的内侧头起于股骨的腘面和股骨内侧髁（图8-70）。外侧头有一大的肌性起点，但内侧头起于内侧髁与内侧副韧带的附着点相邻部分，为腱性结构。在膝关节以下，两头向中线靠拢，再向下与比目鱼肌合成为小腿三头肌，在下端形成约为15cm长的跟腱，止于跟骨结节。

腓肠肌的主要功能为跖屈踝关节和屈膝。

（4）跖肌　跖肌有一小的肌腹，起于股骨外上髁线，位于腓肠肌外侧头的深面。

它形成一条非常细长的肌腱，向远端走行位于腓肠肌内侧头的深面。大约7%的人跖肌缺如，形成一退化的结构。

### 6. 膝关节内侧肌肉

（1）股薄肌 股薄肌宽而薄，起于耻骨下支，沿大腿内侧向远端走行，止于鹅掌。股薄肌能屈膝并使之内旋。

（2）耻骨肌 耻骨肌位于内收肌之上。起自耻骨梳，止于股骨粗隆至股骨嵴一线的上半。

（3）长收肌 长收肌起于耻骨体前面，止于股骨嵴内侧唇。

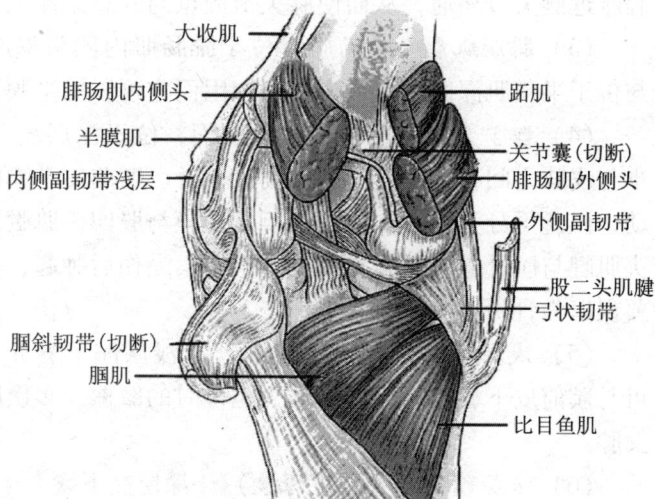

图 8 - 70　膝关节后侧肌群

（4）短收肌 短收肌起于耻骨体及其下支的前面，止于股骨嵴的内侧。

（5）大收肌 大收肌分两部分，内侧部及坐骨部。前者起于耻骨下支及坐骨支，后者主要起于坐骨结节，该肌止于股骨嵴全长及股骨内髁的内收肌结节。

内收诸肌的主要功能是使大腿内收。耻骨肌、长收肌、短收肌、大收肌又能屈股并使其外旋。

### 7. 膝关节外侧肌肉

（1）腘肌 腘肌起于股骨外侧髁的前方，向后下越过关节时居关节纤维囊与滑膜之间。腘肌的作用主要是在膝关节屈曲时，与半月板股骨韧带共同控制半月板的活动，并能在膝关节负重位时，通过使股骨外旋转，从而使膝关节解锁以允许屈曲，在收缩时拉小腿内旋，防止内收。

（2）阔筋膜张肌 参见第七章第三节中弹响髋的针刀应用解剖。

（3）股二头肌长头与半腱肌 股二头肌长头与半腱肌共同起于坐骨结节及骶结节韧带，短头起于股骨嵴下半外唇，在长头深面与之相结合。当膝关节屈曲时，股二头肌肌腱可在外侧皮下摸到。在内侧，有两条肌腱非常明显。

### 8. 膝部滑囊（图8－71）

（1）髌上囊 位于股四头肌肌腱深面，髌底之上方，为膝部最大的滑膜囊。往往与膝关节腔相通，而被视为膝关节滑膜腔的一部分。该滑囊与股骨之间有一层脂肪，可避免髌上囊与股骨粘连。起于股骨下端之膝肌附于髌上囊。屈曲时髌骨向下移则髌上囊随之下移；伸膝时膝肌可拉髌上囊向上。膝关节腔的上界大约在髌骨上缘上方3cm处，但如果与髌上囊相连则可高出髌骨上缘达7～8cm。

（2）腘肌腱囊 腘肌腱囊与膝关节外髁腔相通，位于腘肌腱和外侧半月板、胫骨外髁、胫腓近侧关节之间，能减缓腘肌腱和其他坚硬结构间的摩擦及撞击。有时该囊与胫腓近侧关节相通，从而使膝关节腔也与胫腓近侧关节相交通。

（3）腓肠肌囊　腓肠肌囊位于腓肠肌内侧头深面，通常与内侧髁腔相通。该囊还与位于半膜肌深面的一个囊交通，因而它可以使半膜肌囊与膝关节交通。

（4）髌前囊　髌前囊在髌骨前面，位于深层皮下组织内，在髌骨下半及髌韧带上半与皮肤之间，有时其范围可高过髌骨。髌前皮下囊的存在可以允许膝前的皮肤自由活动，该囊可分为两个：浅层位于阔筋膜与股四头肌腱之间为髌前筋膜下囊；深层在股四头肌腱与髌骨骨膜之间为髌前腱下囊。受伤后肿起，有时髌前皮下囊可分成两部分，不要误以为骨折。

（5）浅层髌下囊（髌下浅囊）　浅层髌下囊介于皮肤与髌韧带、胫骨结节之间，可与髌前皮下囊相通连，可减少跪位时的摩擦。多次跪位摩擦导致该囊发炎时，称为侍女膝。

（6）深层髌下囊（髌下深囊）　深层髌下囊介于髌韧带深面与胫骨上端前面之间，为固有滑囊。

（7）鹅足囊　参见第七章第三节中鹅足滑囊炎的针刀应用解剖。

（8）半膜肌囊　半膜肌囊位于半膜肌与腓肠肌内侧头浅部之间。

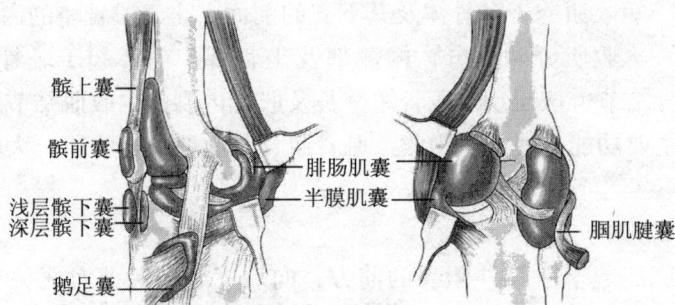

图 8 – 71　膝关节滑囊

## 【病因病理】

西医学认为，裸露的软骨下骨板反复受到应力冲击后产生反应性骨质增生。针刀医学认为，膝关节的骨性关节炎根本的病因主要是继发性的，是由于膝关节周围的软组织损伤后，引起膝关节的力平衡失调导致疾病的发生。有研究证实，膝关节的骨性关节炎是受外在因素的影响而形成的。一是膝关节周围的软组织损伤引起粘连、牵拉，破坏了膝关节的力平衡，使关节内产生了高应力点；二是由于某种疾病，如类风湿关节炎，破坏了关节周围的软组织，从而使关节内力平衡失调而出现了骨刺。这是针刀医学对这一疾病的新认识。

为了说明膝关节骨性关节炎是由于力平衡失调引起的，首先分析一下膝关节正常的力学表现过程。膝关节是由股骨和胫骨形成的。胫骨关节在矢状面上的活动幅度最大，它在矢状面从完全伸直到完全屈曲的幅度为 0°～140°。从膝关节完全伸直到 90°屈曲，胫骨关节在横断面上的活动增加，完全伸直时它在横断面上基本上没有活动，而屈曲90°时，外旋幅度为0°～45°，内旋幅度为0°～30°左右。膝关节屈曲90°以后，横截面的活动幅度减少，这主要是由于软组织的制约作用引起的。在冠状面上也有类似的情况。膝关节完全伸直时，几乎不可能有外展或内收活动，其屈曲到30°时，冠状面活动增加，这时被动外展和被动内收的最大值均仅几度。屈曲超过30°后，同样是由于软组织的制约作用，冠状面上的活动减少。

当软组织损伤后，就失去对膝关节的控制能力，膝关节就失去稳定，关节面的压力的分布就不平衡。这就是膝关节骨性关节炎形成的根本原因。

## 【临床表现】

膝关节疼痛，行走不便，关节伸屈受限，下蹲及上下楼困难，或突然活动时有刺痛，并常伴有腿软的现象。膝关节伸直到一定程度时引起疼痛，并且在膝关节的伸屈过程中往往发出捻发音，并可出现关节积液。另外，严重者甚至有肌肉萎缩。

## 【诊断要点】

（1）临床表现
①就诊前一个月大多数时间有膝痛；
②有骨摩擦音；
③晨僵<30分钟；
④年龄>38岁；
⑤有骨性膨大。
满足1+2+3+4条，或1+2+5条，或1+4+5条者可诊断为膝关节骨性关节炎。
（2）临床+实验室检查+放射学
①就诊前一个月大多数时间有膝痛；
②骨赘形成；
③关节液检查符合骨性关节炎；
④年龄>40岁；
⑤晨僵<30分钟；
⑥有骨摩擦音。
满足1+2条，或1+3+5+6条，或1+4+5+6条者可诊断为膝关节骨性关节炎。
（3）X线分级标准 按sasaKiT膝关节骨性关节炎X线分级标准制定：
Ⅰ级：仅有骨刺产生；
Ⅱ级：关节间隙变窄（少于正常关节间隙的1/2）；
Ⅲ级：关节间隙变窄（多于正常关节间隙的1/2）；
Ⅳ级：关节间隙消失，或轻度骨磨损（小于1cm）；
Ⅴ级：重度骨磨损（大于1cm），合并半脱位或对侧关节的骨关节炎。

## 【针刀治疗】

### 1. 治疗原则

依据针刀医学关于人体弓弦力学系统及疾病病理构架的网眼理论，膝关节骨性关节炎首先是由于膝关节周围软组织起点与止点及行经路线产生广泛的粘连、瘢痕、挛缩和堵塞，使膝关节内部产生高应力点，导致膝关节受力的力线发生变化，病情进一步发展，在膝关节周围软组织起点与止点处形成硬化、钙化和骨化，最终形成骨刺、骨节错位及关节间隙变窄。依据上述理论，通过针刀整体松解膝关节周围的肌肉、韧带及关节囊的起点与止点及滑液囊等软组织，针刀术后配合手法，从而调节膝关节内的拉应力、压应力和张应力的平衡，以恢复膝关节正常受力线。

### 2. 操作方法

（1）体位　仰卧位，膝关节屈曲60°，膝关节后方置垫。

（2）体表定位　五指体表定位法。

医生立于患者患侧，用同侧手做五指定位。如病变在右膝关节，医生用右手定位，左侧膝关节病变，医生用左手定位。掌心正对髌骨中心，五指尽力张开，手指半屈位，中指正对的是髌韧带中部，食指、环指分别对应内、外膝眼，拇指正对胫侧副韧带起点及股内侧肌下段，小指正对髂胫束行经线上，掌根对准髌上囊。此外，在食指下4cm处向内3cm即为鹅足囊止点。分别用记号笔在上述7点定位。（图8-72）

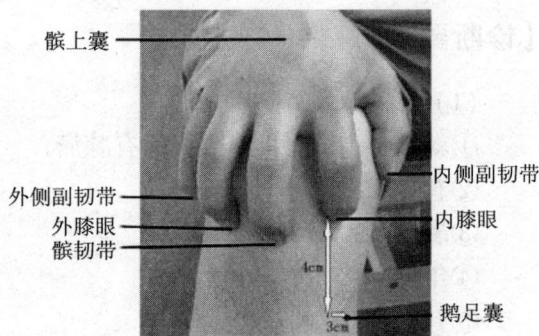

图8-72　五指体表定位法

（3）消毒　在施术部位，用活力碘消毒2遍，然后铺无菌洞巾，使治疗点正对洞巾中间。

（4）麻醉　用1%利多卡因局部浸润麻醉，每个治疗点注药1ml。

（5）刀具　Ⅰ型3号、4号直形针刀。

（6）针刀操作（图8-73）

①第1支针刀松解胫侧副韧带的粘连和瘢痕　刀口线与下肢纵轴方向一致，针刀体与皮肤垂直，严格按四步进针刀规程进针刀，针刀经皮肤、皮下组织，当刀下有韧性感时，即到达胫侧副韧带，先纵疏横剥3刀，然后调转刀口线90°，提插切割3刀。

②第2支针刀松解髌内侧支持带的粘连和瘢

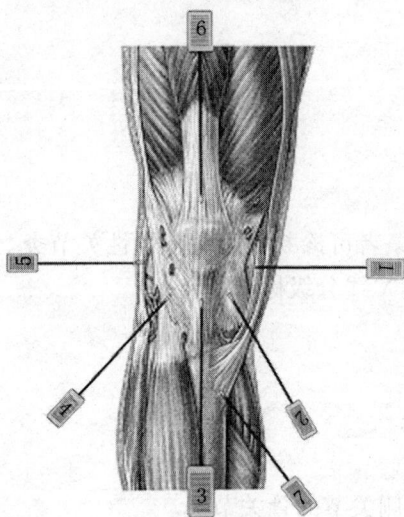

图8-73　针刀松解膝关节骨性关节炎

痕 刀口线与下肢纵轴方向一致，针刀体与皮肤垂直，严格按四步进针刀规程进针刀，针刀经皮肤、皮下组织，当刀下有韧性感时，即到达髌内侧支持带，先纵疏横剥 3 刀，然后调转刀口线 90°，"十"字提插切割 3 刀。

③第 3 支针刀松解髌韧带的粘连和瘢痕 刀口线与下肢纵轴方向一致，针刀体与皮肤垂直，严格按四步进针刀规程进针刀，针刀经皮肤、皮下组织，当刀下有韧性感时，即到达髌韧带，进针刀 1cm，纵疏横剥 3 刀。

④第 4 支针刀松解髌外侧支持带的粘连和瘢痕 刀口线与下肢纵轴方向一致，针刀体与皮肤垂直，严格按四步进针刀规程进针刀，针刀经皮肤、皮下组织，当刀下有韧性感时，即到达髌外侧支持带，先纵疏横剥 3 刀，然后调转刀口线 90°，"十"字提插切割 3 刀。

⑤第 5 支针刀松解腓侧副韧带及髂胫束的粘连和瘢痕 刀口线与下肢纵轴方向一致，针刀体与皮肤垂直，严格按四步进针刀规程进针刀，针刀经皮肤、皮下组织，当刀下有韧性感时，即到达腓侧副韧带和髂胫束，纵疏横剥 3 刀。

⑥第 6 支针刀松解股四头肌腱及髌上囊的粘连和瘢痕 刀口线与下肢纵轴方向一致，针刀体与皮肤垂直，严格按四步进针刀规程进针刀，针刀经皮肤、皮下组织，当刀下有韧性感时，即到达股四头肌腱，先纵疏横剥 3 刀，再调转刀口线 90°，"十"字提插切割 3 刀，然后继续进针刀，当刀下有落空感时即已穿过股四头肌腱，纵疏横剥 3 刀，范围 0.5cm。

⑦第 7 支针刀松解鹅足的粘连和瘢痕 刀口线与下肢纵轴方向一致，针刀体与皮肤垂直，严格按四步进针刀规程进针刀，针刀经皮肤、皮下组织，直达骨面，纵疏横剥 3 刀。对 IV 期患者，在硬膜外麻醉下进行针刀整体松解。

⑧术毕，拔出针刀，局部压迫止血 3 分钟后，创可贴覆盖针眼。

（7）注意事项

对于有"O"形腿或者"X"形腿的患者，手术复位后，选用两块长条托板，固定于膝关节的内外侧，长度上至臀横纹，下至踝关节上缘。用 3 条纱布绷带固定，其中两条固定于托板两端，另一条固定于中间膝关节下方胫骨结节下缘。注意在固定时，一定要将患肢的畸形矫正。一般采取在手法矫正后，医生不放下患肢即将托板固定的办法。托板一般固定 14 日，固定期间，应密切观察下肢血供，防止因为夹板太紧引起下肢缺血坏死。

## 【针刀术后手法治疗】

让患者仰卧，医生一手握住踝关节上方，另一手托住小腿上部，在牵拉状态下，摇晃、旋转伸屈膝关节，然后用在牵引状态下的推拿手法，将内、外翻和轻度屈曲畸形纠正。此即纠正膝关节内部的力平衡失调。

# 第四节 髌骨软化症

本病是髌骨软骨面及其相对的股骨髁面的关节软骨损伤所致，以膝部不适、髌骨后方疼痛、膝内侧隐痛为主要表现，X 线片显示髌骨关节面不平以及髌骨移位。

## 【针刀应用解剖】

参见本章第三节膝关节骨性关节炎的针刀应用解剖。

## 【病因病理】

股四头肌为稳定髌骨的动力成分，其中股内侧肌更为重要。因其附于髌骨上缘和内缘上 2/3，当其收缩时，有向上内牵引髌骨的作用。其可视为髌骨的内收肌，对防止髌骨脱位起重要的作用。髌骨面纵嵴与股骨凹形滑车面相对应，可阻止髌骨左右滑动（图 8–74）。

膝关节的活动每时每刻都有髌骨参加，而髌骨下面有 7 个小关节面，在下肢伸屈过程中，在不同的角度时，都有一个小关节面和股骨关节面相吻

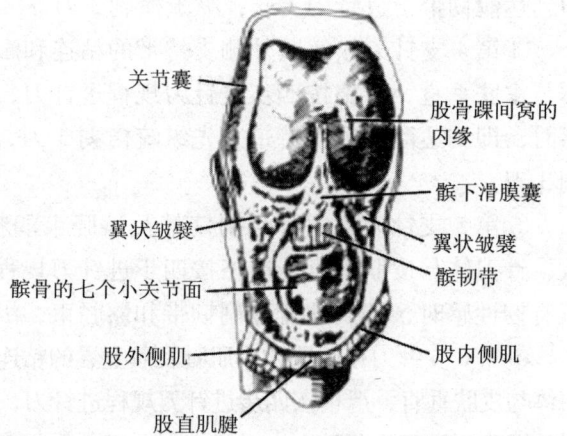

图 8–74 髌股关节

合，如髌骨周围的软组织有一处因损伤而发生挛缩或弛缓，这都将影响髌骨关节面和股骨关节面的吻合。如果髌骨周围的软组织有一处挛缩或弛缓，髌股关节就出现不吻合，而髌骨下面的各个小关节面边缘均有突起的骨嵴，关节不吻合时，这些骨嵴就和股骨关节面互相摩擦而损伤关节软骨，使之渐渐变得粗糙。髌骨运行轨道全靠周围软组织的互相协调，软组织功能出现障碍，髌骨则偏离原来的运行轨道，与股骨关节面发生摩擦、撞击。关节周围的滑囊也因此受到继发性损伤，致使脂肪垫充血和肥厚，影响髌骨关节面和周围软组织的滑液供应，引起疼痛和运动障碍。

此外，由于髌骨软骨缺乏滑液的供应，并且微循环障碍可导致髌骨缺乏营养，再加之摩擦撞击的损伤，使髌骨出现损伤和退变。

综上所述，髌骨软化症的主要问题不是髌骨软骨本身的问题，而是其周围软组织的损伤导致力平衡失调而造成的。

## 【临床表现】

患侧膝关节疼痛，上、下楼或半蹲位时可加重疼痛。有时可出现"假绞锁"征象，轻微活动髌骨时即发出清脆的响声，即可"解锁"，这是由于髌骨软骨面损伤后，与关节面不吻合而引起的。有时患者可出现软腿现象。

## 【诊断要点】

（1）有膝部外伤史或长期膝关节过度剧烈运动史；

（2）上下楼梯时疼痛加重，或有"打软腿"或"假绞锁征"现象；

（3）髌下脂肪垫压痛阳性，髌骨研磨试验阳性；

（4）单腿半蹲痛阳性；

（5）MRI 显示髌骨软骨内信号改变和髌骨软骨表面形态改变。凡符合以上第 2～4 项，即可诊断为髌骨软化症。必要时可行 X 线或 MRI 检查排除骨折、半月板或韧带损伤。

## 【针刀治疗】

### 1. 治疗原则

依据针刀医学关于人体弓弦力学系统及疾病病理构架的网眼理论，髌骨周围软组织损伤后，造成髌骨弓弦力学系统的力学平衡失调，髌骨周围软组织的拉力明显增加，导致髌骨在髌股关节面上磨损。用针刀将髌骨周围软组织附着点处的粘连、瘢痕进行整体松解，使髌骨及膝关节的力学平衡得到恢复。

### 2. 操作方法

（1）体位　仰卧位。

（2）体表定位　髌骨内、外侧支持带，内、外侧髌股韧带。

（3）消毒　在施术部位，用活力碘消毒 2 遍，然后铺无菌洞巾，使治疗点正对洞巾中间。

（4）麻醉　用 1% 利多卡因局部浸润麻醉，每个治疗点注药 1ml。

（5）刀具　Ⅰ型 3 号、4 号直形针刀。

（6）针刀操作（图 8-75）

①第 1 支针刀松解髌上囊（图 8-75）针刀体与皮肤垂直，刀口线与股四头肌方向一致，按四步进针刀规程进针刀，经皮肤、皮下组织，当穿过股四头肌有落空感时，即到达髌上囊，先纵疏横剥 3 刀，然后将针刀体向大腿方向倾斜 45°，针刀沿股骨凹面提插 3 刀，以疏通髌上囊与关节囊的粘连点，范围 0.5cm。

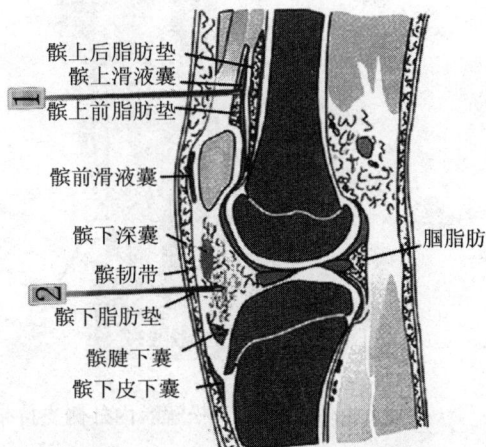

髌上后脂肪垫
髌上滑液囊
髌上前脂肪垫
髌前滑液囊
髌下深囊
髌韧带
髌下脂肪垫
髌腱下囊
髌下皮下囊
腘脂肪

图 8-75　髌上囊、髌下脂肪垫针刀松解示意图

②第 2 支针刀松解髌下脂肪垫（图 8-75）　针刀体与皮肤垂直，刀口线与髌韧带走行方向一致，按四步进针刀规程进针刀，经皮肤、皮下组织，当穿过髌韧带有明显落空感时，再进针刀 1cm，即到达髌下脂肪垫，纵疏横剥 3 刀，范围 0.5cm。

③第 3 支针刀松解髌外侧支持带（图 8-76）　在髌骨中点外缘旁开 2cm 处定位，针刀体与皮肤垂直，刀口线与下肢纵轴平行，按四步进针刀规程进针刀，经皮肤、皮下组织，刀下有韧性感时，深入其中，纵疏横剥 3 刀，范围 0.5cm。

④第 4 支针刀松解髌内侧支持带（图 8-76）　在髌骨中点内缘旁开 2cm 处定位，针刀体与皮肤垂直，刀口线与下肢纵轴平行，按四步进针刀规程进针刀，经皮肤、皮下

组织，刀下有韧性感时，深入其中，纵疏横剥3刀，范围0.5cm。

⑤第5支针刀松解外侧髌股韧带外上缘（图8-77）　髌股韧带是髌内外侧支持带的深层，起于髌骨侧缘，止于股骨内外髁。在髌骨外上缘定位，刀口线与下肢纵轴平行，按四步进针刀规程进针刀，针刀紧贴髌骨外上缘骨面铲剥3刀，深度0.5cm。

⑥第6支针刀松解外侧髌股韧带外下缘（图8-77）　在髌骨外缘下份定位，刀口线与下肢纵轴平行，按四步进针刀规程进针刀，针刀紧贴髌骨外下缘骨面，铲剥3刀，深度0.5cm。

⑦第7支针刀松解内侧髌股韧带内上缘（图8-77）　在髌骨内缘上份定位，刀口线与下肢纵轴平行，按四步进针刀规程进针刀，针刀紧贴髌骨内上缘骨面，铲剥3刀，深度0.5cm。

⑧第8支针刀松解内侧髌股韧带内下缘（图8-77）　在髌骨内缘下份定位，刀口线与下肢纵轴平行，按四步进针刀规程进针刀，针刀紧贴髌骨内下缘骨面，铲剥3刀，深度0.5cm。

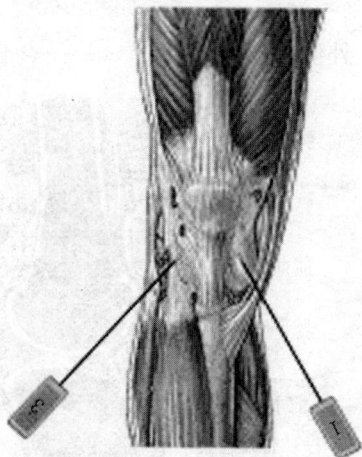

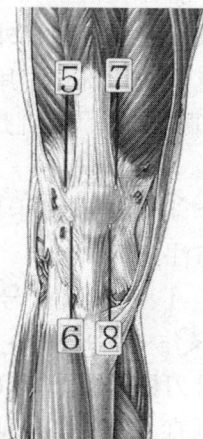

图8-76　针刀松解髌内外侧支持带　　　　图8-77　针刀松解髌股韧带

⑨术毕，拔出针刀，局部压迫止血3分钟后，创可贴覆盖针眼。

## 【针刀术后手法治疗】

患者仰卧，患肢伸直，医生拇指和其他四指张开，抓握住髌骨，用力上下（沿肢体纵轴）滑动髌骨，这样可使关节囊、支持韧带进一步松解。医生一手拿住患肢踝关节上缘，令患者屈膝屈髋，另一手拇指顶住髌骨上缘，再令患肢伸直，同时拇指用力向下顶推髌骨，用力方向为直下方和斜下方。对膝关节伸屈障碍者，用过伸过屈膝关节的镇定手法，在过伸过屈位置上各停留30秒。

# 第五节 膝关节创伤性滑膜炎

膝关节损伤、手术刺激等积累性损伤及膝关节周围软组织损伤，均可刺激并损伤滑膜使之充血、渗出，产生大量积液，因此本病又称为膝关节渗出性关节炎。

## 【针刀应用解剖】

参见本章第三节膝关节骨性关节炎的针刀应用解剖。

## 【病因病理】

在人体全身关节中，膝关节滑膜是滑膜面积最大的，其可布满整个膝关节囊的内壁。由于膝部损伤和手术刺激以及积累性损伤等因素，刺激滑膜，使之受到连续性的摩擦损伤，使之充血、渗出。滑液大量的渗出是滑膜的一种保护性机制。膝关节滑膜的损伤通常伴有髌下脂肪垫的损伤。髌下脂肪垫位于翼状皱襞与髌滑膜皱襞之间，因此脂肪垫的损伤，必然累及上述两个皱襞，造成水液代谢通道堵塞，影响滑液的排泄吸收，使渗出的滑液积聚起来，从而产生大量的积液。

由于渗出物的增多，关节内压增高，阻碍淋巴回流，形成恶性循环。同时积液日久，纤维素沉淀，可导致纤维性机化的发生，关节滑膜在长期慢性刺激下逐渐增厚，形成粘连，影响关节活动。积液日久还可发生变性而侵蚀滑膜，抽积液时常见到的黑褐色的液体，即为变性的积液。

## 【临床表现】

患者的膝关节呈现膨隆、饱满状，多有胀痛。膝关节不能自由伸屈，致使行走困难，甚至不能行走。

## 【诊断要点】

（1）有外伤史或劳损史。

（2）症状：膝关节疼痛、肿胀，活动受限。

（3）体征：压痛，浮髌试验阳性。

（4）关节穿刺为淡黄色或粉红色液体，表面无脂肪滴。

## 【针刀治疗】

### 1. 治疗原则

依据针刀医学关于人体弓弦力学系统及疾病病理构架的网眼理论，膝关节创伤性滑膜炎是由于膝关节周围软组织的损伤所致。软组织的损伤可引起关节微小错位，导致膝关节受力不均，关节力平衡失调，而人体为了传导重力，并防止关节相互碰撞，使滑膜产生代偿性的增厚、粘连和挛缩，并分泌大量滑液以保持关节的润滑；同时，人体通过限制膝关节的活动以减轻关节的损伤，从而引发临床表现。通过针刀整体松解膝关节周围软组织的粘连瘢痕，调节膝关节内张应力、拉应力和压应力平衡。

**2. 操作方法**

2.1 第1次针刀松解膝关节前侧、内侧、外侧软组织的粘连和瘢痕（针刀操作方法参照膝关节骨性关节炎针刀整体松解术）

2.2 第2次针刀松解髌内、外侧支持带及膝关节前侧滑膜的瘢痕和挛缩

（1）体位　仰卧位，膝关节屈曲60°。

（2）体表定位　内膝眼、外膝眼。

（3）消毒　在施术部位，用活力碘消毒2遍，然后铺无菌洞巾，使治疗点正对洞巾中间。

（4）麻醉　用1%利多卡因局部浸润麻醉，每个治疗点注药1ml。

（5）刀具　Ⅰ型4号直形针刀。

（6）针刀操作（图8-78）

①第1支针刀松解髌外侧支持带及前外侧滑膜

在外膝眼定位，针刀体与皮肤垂直，刀口线与大腿纵轴平行，严格按四步进针刀规程进针刀，针刀经皮肤、皮下组织，刀下有韧性感时提插切割3刀，然后穿过髌外侧支持带后有落空感时即到达膝关节前外侧滑膜，提插刀法切割3刀，范围0.5cm。

②第2支针刀松解髌内侧支持带及前内侧滑膜

在内膝眼定位，针刀体与皮肤垂直，刀口线与大腿纵轴平行，严格按四步进针刀规程进针刀，针刀经皮肤、皮下组织，刀下有韧性感时提插切割3刀，然后穿过髌内侧支持带后有落空感时即到达膝关节前内侧滑膜，提插刀法切割3刀，范围0.5cm。

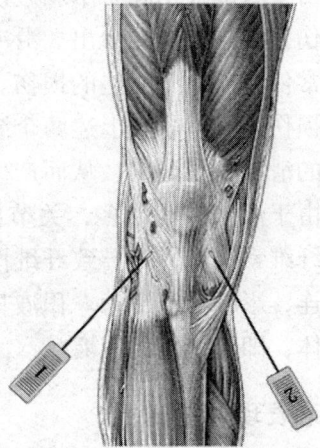

图8-78　膝关节前内、外侧滑膜针刀松解示意图

③术毕，拔出针刀，局部压迫止血3分钟后，创可贴覆盖针眼。

## 【针刀术后手法治疗】

患者仰卧，屈膝屈髋90°，一助手握住股骨下端，施术者双手握持踝部，两者相对牵引，医生内、外旋转小腿，在牵引下，使膝关节尽量屈曲，再缓缓伸直。

# 第九章　类风湿关节炎

类风湿关节炎（RA）是一种慢性、全身性的炎性自身免疫疾病。主要侵犯全身各处关节，呈多发性、对称性、慢性、增生性滑膜炎，继而引起关节囊和软骨破坏、骨侵蚀，造成关节畸形，这些是该病的特点。除关节外，全身其他器官或组织也可受累，包括心、肺、血管、脾、淋巴结、皮下组织、眼和浆膜等处。

类风湿关节炎病程多样，表现为自限性到进行性破坏的临床症状，常导致关节活动受限、行动不便和残疾。遗传和环境因素共同影响着炎性反应的进程、范围和类型。绝大多数患者血浆中有类风湿因子（RF）及其免疫复合物存在。

## 【针刀应用解剖】

见以下各部位类风湿关节炎的针刀应用解剖。

## 【病因病理】

类风湿关节炎是一种自身免疫性疾病，病因至今不明。遗传因素造成了类风湿关节炎的易感性，感染可触发此病的发生，多种复杂的因素参与了类风湿关节炎关节和全身免疫反应的紊乱过程。

根据分子模拟学说，外来抗原分子的结构和抗原性与机体某些抗原相似，造成与自身抗原的交叉反应。人自身抗原可能有软骨的 II、IV、VI 型胶原及其他的软骨细胞抗原，但真正导致类风湿关节炎的抗原还不清楚。这种自身抗原经过携带 HLA－DR 分子的抗原呈递细胞的吞噬、加工，激活了 T 细胞，释放多种细胞因子，促使发生更强的免疫反应。B 细胞和浆细胞过度激活产生大量免疫球蛋白和类风湿因子，形成免疫复合物并沉积在滑膜组织上。局部由单核、巨噬细胞产生的白细胞介素－1（IL－1）、肿瘤坏死因子 $\alpha$（TNF－$\alpha$）和白三烯 $B_4$（$LTB_4$）能刺激多形核细胞进入滑膜。局部产生前列腺素 $E_2$（$PGE_2$）的扩血管作用也能促进炎症细胞进入炎症部位，吞噬免疫复合物及释放溶酶体酶，如中性蛋白酶和胶原酶，破坏胶原组织，使滑膜表面及关节软骨受损。类风湿因子还可见于浸润滑膜的浆细胞、增生的淋巴滤泡及滑膜细胞内，同时也能见到 IgG－RF 复合物。故即使感染因素不存在，仍能不断产生类风湿因子，使病变反应发展成为慢性炎症，包括滑膜炎、滑膜增生、软骨和骨的损害，以及类风湿关节炎的全身表现。这是类风湿关节炎的起始。

### 1. 关节病理表现（图9-1）

关节滑膜炎是类风湿关节炎的基本病理表现，滑膜微血管增生、水肿、血管损伤和血栓形成是滑膜炎的早期表现。滑膜衬里细胞由1~2层增生至8~10层，滑膜间质有大量表现含Ia+抗原的T淋巴细胞以及浆细胞、巨噬细胞、中性粒细胞等炎性细胞的浸润。常有浅表滑膜细胞坏死并覆有纤维素样沉积物，其中含有少量γ球蛋白的补体复合物，关节腔内有含中性粒细胞的渗出液。炎症细胞和血管侵入软骨或骨组织，形成侵蚀性血管翳，软骨破坏明显，软骨细胞减少。修复期可形成纤维细胞增生和纤维性血管翳。血管翳可以自关节软骨边缘处的滑膜逐渐向软骨面延伸，覆盖于关节软骨面上，阻断软骨和滑液的接触，影响其营养。也可由血管翳中释放一些水解酶对关节软骨、软骨下骨、韧带和肌腱中的胶原成分造成侵蚀性损坏，使关节腔遭到破坏，上下关节面融合，关节发生纤维化强直、错位，甚至骨化，关节功能完全丧失。

### 2. 血管病理表现

基本病理表现为血管炎。主要表现为小动脉的坏死性全层动脉炎，有单核细胞浸润，内膜增生及血栓形成，还可有小静脉炎及白细胞破碎性血管炎。血管炎为关节外表现的主要病理基础，可造成皮肤、神经和多种内脏的损伤。

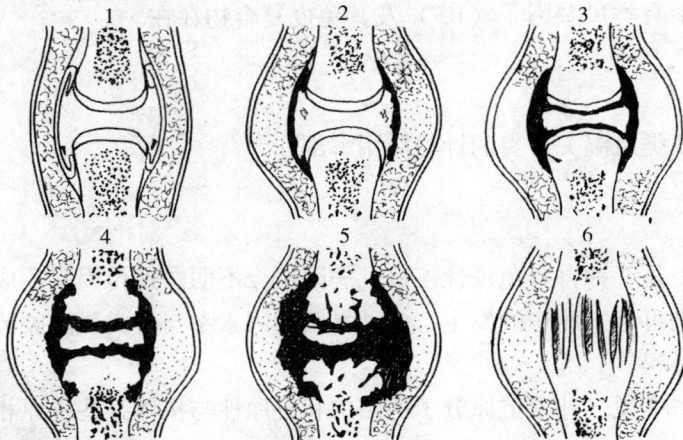

1. 正常的关节可见关节软骨和滑膜　2. 关节早期病变包括滑膜增生（空心箭头示）、软组织水肿（实心箭头示）以及骨质疏松　3. 中期发炎的滑膜组织或血管翳（空心箭头示）、从软骨表面延伸，导致软骨的侵蚀，还可见关节囊肿胀、软组织水肿和骨质疏松，关节边缘可出现小的骨侵蚀　4、5. 后期可见骨边缘或中央形成巨大的侵蚀和囊肿　6. 发展到晚期关节的纤维性强直是典型特征

图9-1　类风湿关节炎的病理变化示意图

### 3. 类风湿结节的病理表现

类风湿结节的中心是在血管炎基础上形成的纤维素样坏死区，中间为呈多层放射状或栅栏状排列的组织细胞及携带HLA-DR抗原的巨噬细胞，最外层为肉芽组织及淋巴细胞、浆细胞等慢性炎性细胞，多在摩擦部位的皮下或骨膜上出现。

针刀医学认为，类风湿关节炎发病的真正原因是由于人体有关部位电生理线路的功能紊乱，造成关节周围耐受潮湿、寒冷的能力下降。而在发病过程中由于关节软骨周围软组织的慢性损伤，引起关节内炎性反应，产生大量的渗出液，关节囊以及周围软组织由此遭到破坏，造成严重的微循环障碍。又由于渗出液不断增加而不能及时排出关节，使关节内承受巨大的张力。根据针刀医学骨质增生的理论可知，任何软组织长期受到过度的力的刺激，必然产生变性（变硬→硬化→钙化→骨化），最终导致关节功能完全丧失。

## 【临床表现】

初发时病情发展缓慢，患者先有几周到几个月的疲倦乏力、体重减轻、胃纳不佳、低热、手足麻木与刺痛等前驱症状。随后发生某一关节疼痛、僵硬，以后关节肿大日渐显著，周围皮肤温热、潮红，自动或被动运动都引起疼痛。开始时可能1个或少数几个关节受累，且往往是游走性，以后可发展为对称性多关节炎。

关节的受累常从四肢远端的小关节开始，以后再累及其他关节。主要累及有滑膜的关节、可活动的周围小关节和大关节（图9-2）。近侧的指间关节的发病几率最高，呈梭状肿大，其次为掌指、趾、腕、膝、肘、踝、肩和髋关节等。95%的患者晨间可有关节僵硬、肌肉酸痛，表现为病变关节在静止不动后出现较长时间的僵硬，维持半小时至数小时，适度活动后僵硬现象可减轻。晨僵时间与关节炎严重性呈正比，可作为疾病活动指标之一。

关节疼痛与压痛往往是最早的症状。手、腕、足、踝、膝、肩、肘、髋、颈椎、寰枢、寰枕关节均可受累。骶髂关节、耻骨联合可有侵蚀，但常无症状。胸椎、腰椎、骶椎常不受累。疼痛多呈对称性、持续性，且疼痛的严重程度不稳定。

多发生关节肿胀，原因是关节积液和周围软组织炎，滑膜肥厚。常见部位是腕、近指、掌指、膝关节等，多呈对称性分布。

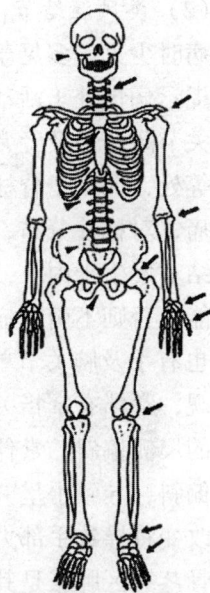

图9-2 类风湿关节炎最易累及的关节

箭头所指为膝关节、肘关节、腕关节、髋关节、肩关节及踝关节等周围关节及中轴关节

由于关节肿痛和运动的限制，关节附近肌肉的僵硬和萎缩也日益显著。以后即使急性炎症消失，由于关节内已有纤维组织增生，关节周围组织也变得僵硬。病变关节最后变得僵硬而畸形，膝、肘、手指、腕部都固定在屈位。手指常在掌指关节处向外侧成半脱位，形成特征性的尺侧偏向畸形。近侧指间关节呈梭状肿大，小指指间关节屈曲畸形。10%～30%患者在关节的隆凸部位出现皮下类风湿结节。

晚期患者多见关节畸形，这是由于滑膜炎的绒毛破坏了软骨和软骨下的骨质，形成关节纤维化或骨性强直。肌腱、韧带受损，肌肉萎缩使关节不能保持在正常位置，造成关节脱位，这样关节功能可完全丧失。

关节病变只能致残，罕有致死，但关节外表现则有致死的可能。关节外病变的病理基础是血管炎。

（1）类风湿血管炎　此症状常在恶性类风湿性关节炎（约占类风湿性关节炎的1%）中表现，病情严重，病程长。病理表现为坏死性血管炎，主要累及动脉并伴血栓形成，可出现严重的内脏损伤。血清中常有高滴度的类风湿因子，冷球蛋白阳性，补体水平降低，免疫复合物水平增高。临床上可出现心包炎、心内膜炎、心肌炎、冠状动脉炎或急性主动脉瓣关闭不全。侵犯肝脾可出现 Felty 综合征，侵犯胃肠道出现肠系膜动脉栓塞，侵犯神经系统表现为多发性神经炎，侵犯眼部可出现巩膜炎和角膜炎。可引起坏死性肾小球肾炎、急性肾功能衰竭，还可出现指尖或甲周出血点，严重的雷诺现象，指端坏死、血栓等。恶性类风湿性关节炎病情严重，可威胁患者生命，一旦出现上述症状，应在抗生素控制感染的基础上，选择中药及其他药物治疗。

（2）类风湿结节　为含有免疫复合物的类风湿性因子聚积所致。在类风湿性关节炎起病时少见，多见于晚期和有严重全身症状者，类风湿因子常呈阳性。类风湿结节的存在提示病情处于活动期。临床上将其分为深部结节和浅表结节两种。浅表结节好发部位在关节隆凸部及经常受压处，如前臂伸侧、肘部、腕部、关节鹰嘴突、骶部、踝部、跟腱等处，偶见于脊柱、头皮、足跟等部位。一至数个，直径数毫米至数厘米，质硬、无疼痛，对称性分布，黏附于骨膜上，增大后稍活动。可长期存在，少数软化后消失。深部结节发生于内脏，好发于胸膜和心包膜的表面及肺和心脏的实质组织。除非影响脏器功能，否则不引起症状。几乎所有的类风湿性关节炎患者都累及手和腕关节（图 9 - 3），也有手及腕关节单独或最先发病。典型的早期特征是近端指间关节因肿胀产生的梭形外观，常伴有掌指关节对称性肿胀，远端指间关节很少受累。软组织松弛无力可产生手指的尺侧偏斜，常伴有近端指骨掌侧半脱位；掌指关节的尺侧偏斜常合并桡掌关节的桡侧偏斜，导致手呈"之"字变形。晚期患者，可出现"鹅颈"畸形及"钮花"畸形。这些改变将导致手部力量丧失。腕部受累在中国人类风湿性关节炎中尤其常见，无痛性的尺骨茎突区肿胀是其早期征象之一。掌侧的滑膜增厚和腱鞘炎可压迫腕横韧带下的正中神经，引起"腕管综合征"，出现拇指、食指、中指掌侧面，无名指桡侧皮肤感觉异常与迟钝，也可伴有大鱼际肌的萎缩。在晚期，由于纤维性强直或骨性强直，腕部变得不能活动，桡尺远端关节受累常使旋前和旋后运动严重障碍。尺骨头综合征（包括疼痛、运动受限、尺骨末端背侧突出等症状）在类风湿性关节炎可见到。手和腕关节的病变可出现以下畸形：琴键征（下桡尺关节向背侧脱位，突出的尺骨茎突受压后可回缩，放松后可向上回复，伴剧痛，如同弹钢琴键）、尺侧偏移、鹅颈畸形、钮花畸形、望远镜手、槌状指等。

膝关节是最常受累和致残最多的关节之一。滑膜的肥厚及积液常见，临床症状包括关节僵硬、疼痛，行走及蹲坐、起立困难。髌骨下压痛及肿胀提示滑膜炎的存在。在膝关节病变数周后，股四头肌可发生萎缩而迅速影响伸膝功能，后期并发症有屈曲牵缩、外翻、畸形和程度不等的韧带不稳定。膝关节腔内积液，可使屈膝时腔内压力增高，此

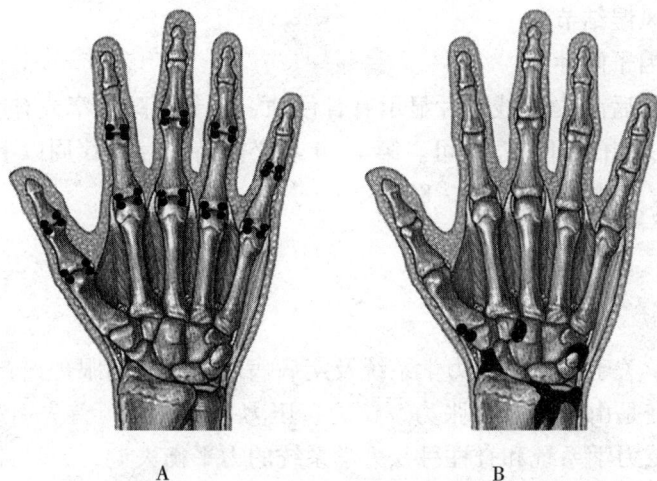

A　　　　　　　　　　　B

图9-3　类风湿关节炎手（A）、腕部（B）常受累部位示意图

时积液被挤入关节后侧的腓肠肌-半膜肌滑液囊，致使此滑液囊向腘窝腔扩大而形成腘窝囊肿，又称 Baker 囊肿。此处可触及有弹性的软组织肿块，患者主诉有膝后疼痛和发胀，偶尔囊肿生长迅速或分隔破裂，可引起假性血栓静脉炎。关节腔内小量积液时可有"膨出征"（右手掌沿膝内侧向上压迫时，积液流向外侧，内滑膜囊出现凹陷；以左手掌沿膝外侧向下按压时，内侧凹陷消失并又露出膨胀），但积液多时此征消失。正常膝体温较大腿、小腿为低，即"凉髌征"。体检时以手触髌骨、大腿及腓肠肌，如温度相等即凉髌征消失，提示炎症存在。膝关节炎时患者为求舒适常取膝屈曲位，时间久后加以四头肌萎缩，形成挛缩畸形。

前足部的病变特别常见，有80%～90%的患者累及，在10%～20%的患者发病的最初阶段即有此表现。足侧部跖趾关节最常累及，间歇或持续的疼痛、压痛和软组织肿胀，即使在发病的早期也能常见。

后足跗骨及舟状骨常受累，但多不易被察觉。患者诉疼痛发僵，继发性足肌痉挛时间较久后，常导致外翻畸形和强直性扁平足。足跟痛在强直性脊柱炎是重要症状，提示附着点炎，在类风湿性关节炎亦可存在，主要是由于腓肠肌下滑囊炎或足跟外滑囊炎，常与腓肠肌结节并发。前足跖骨头常受侵蚀而引起疼痛。

足畸形多发生于跖趾关节炎及其内缩肌腱鞘炎后。由于足掌痛患者常以足跟行走，足呈背伸，导致足趾呈爪样，最后跖趾关节脱位。跖骨头侵蚀，足变宽出现外翻畸形。

## 【诊断要点】

（1）晨僵持续至少1小时。

（2）有3个或3个以上的关节同时肿胀或有积液。这些关节包括双侧近端指间关节、掌指关节、腕关节、肘关节、膝关节、踝关节和跖趾关节。

（3）掌指关节、近端指间关节或腕关节中至少有1个关节肿胀或有积液。

（4）在第2项所列举的关节中，同时出现关节对称性肿胀或积液。

（5）皮下类风湿结节。

（6）类风湿因子阳性。

（7）手和腕的后前位 X 线照片显示有骨侵蚀、关节间隙狭窄或有明确的骨质疏松。

第 2~5 项必须由医师观察认可。第 1~4 项必需持续存在 6 周以上。此标准的敏感性为 91%~94%，特异性为 88%~89%。

## 【针刀治疗】

### 治疗原则

依据针刀医学关于人体弓弦力学系统及疾病病理构架的网眼理论，类风湿性关节炎所造成的关节病变是由于关节内张力、拉力、压力平衡失调，首先引起小关节的变形，然后导致脊肢弓弦力学系统和脊柱弓弦力学系统的力平衡失调，通过针刀整体松解关节周围软组织的粘连瘢痕，可调节关节内张力、拉力和压力平衡。

### （一）类风湿关节炎腕手关节病变的针刀治疗

#### 1. 第 1 次针刀松解腕关节前侧浅层软组织的粘连、瘢痕

（1）体位 坐位，手放在手术台上，掌心向上。

（2）体表定位 先标记尺、桡动脉走行路线，在腕关节掌侧各定位点定位。

（3）消毒 在施术部位，用活力碘消毒 2 遍，然后铺无菌洞巾，使治疗点正对洞巾中间。

（4）麻醉 用 1% 利多卡因局部浸润麻醉，每个治疗点注药 1ml。

（5）刀具 Ⅰ型 4 号直形针刀。

（6）针刀操作（图 9-4）

①第 1 支针刀松解腕横韧带远端尺侧的粘连、瘢痕点 在腕远横纹尺动脉内侧 0.5cm 处定点。刀口线与前臂纵轴平行，针刀体与皮肤呈 90°角，按四步进针刀规程，从定位处刺入，刀下有韧性感时，即到达腕横韧带远端尺侧的粘连、瘢痕点，提插刀法松解 3 刀，提插深度为刀下有落空感，距离 0.5cm。

②第 2 支针刀松解腕横韧带近端尺侧的粘连、瘢痕点 在第 1 支针刀近端 2cm 处定点。刀口线与前臂纵轴平行，针刀体与皮肤呈 90°角，按四步进针刀规程，从定位处刺入，刀下有韧性感时，即到达腕横韧带近端尺侧的粘连、瘢痕

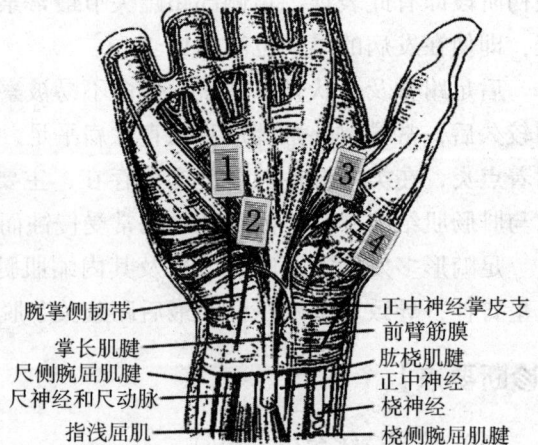

腕掌侧韧带 —— 正中神经掌皮支
掌长肌腱 —— 前臂筋膜
尺侧腕屈肌腱 —— 肱桡肌腱
尺神经和尺动脉 —— 正中神经
指浅屈肌 —— 桡神经
—— 桡侧腕屈肌腱

图 9-4 针刀松解腕关节前侧
浅层软组织的粘连、瘢痕

点，提插刀法松解 3 刀，提插深度为刀下有落空感，范围 0.5cm。

③第 3 支针刀松解腕横韧带远端桡侧的粘连、瘢痕点　在腕远横纹桡动脉外侧 0.5cm 处定点。刀口线与前臂纵轴平行，针刀体与皮肤呈 90°角，按四步进针刀规程，从定位处刺入，刀下有韧性感时，即到达腕横韧带近端桡侧的粘连、瘢痕点，提插刀法松解 3 刀，提插深度为刀下有落空感，范围 0.5cm。

④第 4 支针刀松解腕横韧带近端桡侧的粘连、瘢痕点　在第 3 支针刀近端 2cm 处定点。刀口线与前臂纵轴平行，针刀体与皮肤呈 90°角，按四步进针刀规程，从定位处刺入，刀下有韧性感时，即到达腕横韧带近端桡侧的粘连、瘢痕点，提插刀法松解 3 刀，提插深度为刀下有落空感，范围 0.5cm。

⑤术毕，拔出针刀，局部压迫止血 3 分钟后，创可贴覆盖针眼。

（7）注意事项　在体表定位时，应先标出尺桡动脉的走行路线，以便选定治疗点时避开。

**2. 第 2 次针刀松解腕关节后侧浅层软组织的粘连、瘢痕**

（1）体位　坐位，手放在手术台上，掌心向下。

（2）体表定位　在腕关节背侧各定位点定位。

（3）消毒　在施术部位，用活力碘消毒 2 遍，然后铺无菌洞巾，使治疗点正对洞巾中间。

（4）麻醉　用 1% 利多卡因局部浸润麻醉，每个治疗点注药 1ml。

（5）刀具　Ⅰ型 4 号直形针刀。

（6）针刀操作（图 9-5）

①第 1 支针刀松解腕背侧韧带尺侧远端的粘连、瘢痕点　在相当于掌侧腕远横纹平面的钩骨背面定位。刀口线与前臂纵轴平行，针刀体与皮肤呈 90°角，按四步进针刀规程，从定位处刺入，刀下有韧性感时，即到达腕横韧带近端尺侧的粘连、瘢痕点，提插刀法松解 3 刀，提插深度为刀下有落空感，范围 0.5cm。

②第 2 支针刀松解腕背侧韧带尺侧中部的粘连、瘢痕点　在第 1 支针刀上方 0.5cm 处定位。刀口线与前臂纵轴平行，针刀体与皮肤呈 90°角，按四步进针刀规程，从定位处刺入，刀下有韧性感时，即到达腕背侧韧带的粘连、瘢痕，进针刀 2mm，纵疏横剥 3 刀，范围 0.5cm。

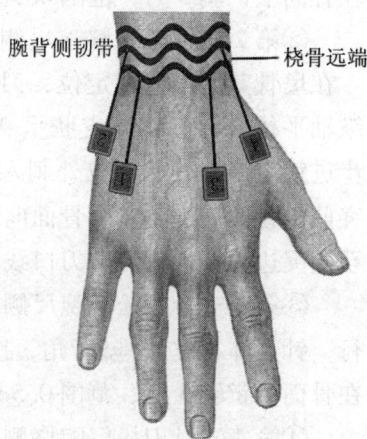

图 9-5　针刀松解腕关节后侧浅层软组织的粘连、瘢痕

③第 3 支针刀松解腕背侧韧带桡侧远端的粘连、瘢痕点　在相当于掌侧腕远横纹平面的桡骨茎突背面定位。刀口线与前臂纵轴平行，针刀体与皮肤呈 90°角，按四步进针刀规程，从定位处刺入，刀下有韧性感时，即到达腕背侧韧带远端桡侧的粘连、瘢痕点，提插刀法松解 3 刀，深度到骨面。

④第 4 支针刀松解腕背侧韧带桡侧中部的粘连、瘢痕点　在第 3 支针刀上方 0.5cm

处定位。刀口线与前臂纵轴平行，针刀体与皮肤呈90°角，按四步进针刀规程，从定位处刺入，刀下有韧性感时，即到达腕背侧韧带中部桡侧的粘连、瘢痕点，提插刀法松解3刀，深度到骨面。

　　⑤术毕，拔出针刀，局部压迫止血3分钟后，创可贴覆盖针眼。

**3. 第3次针刀松解腕关节前侧深层软组织的粘连、瘢痕**

　　（1）体位　坐位，手放在手术台上，掌心向上。

　　（2）体表定位　尺桡骨茎突，腕关节压痛点。

　　（3）消毒　在施术部位，用活力碘消毒2遍，然后铺无菌洞巾，使治疗点正对洞巾中间。

　　（4）麻醉　用1%利多卡因局部浸润麻醉，每个治疗点注药1ml。

　　（5）刀具　I型4号直形针刀。

　　（6）针刀操作（图9-6）

　　①第1支针刀松解桡腕掌侧韧带起点

　　在桡骨茎突前侧压痛点定位，刀口线与前臂纵轴平行，针刀体与皮肤呈90°角，按四步进针刀规程，从定位处刺入，达桡骨茎突骨面后，沿茎突骨面向下进针刀，当刀下有落空感时，即穿过茎突边缘，退针刀至茎突边缘骨面，调转刀口线90°角，在骨面上铲剥3刀，范围0.5cm。

　　②第2支针刀松解腕尺侧副韧带起点

　　在尺骨茎突压痛点定位，刀口线与前臂纵轴平行，针刀体与皮肤呈90°角，按四步进针刀规程，从定位处刺入，达尺骨茎

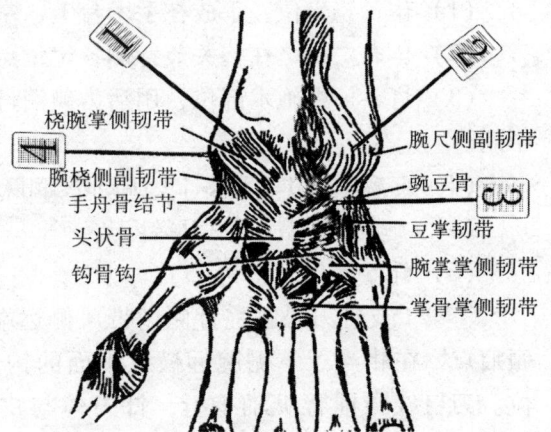

图9-6　针刀松解腕关节前侧深层软组织

突前侧骨面后，沿茎突骨面向下进针刀，当刀下有落空感时，即穿过茎突边缘，退针刀至茎突边缘骨面，调转刀口线90°，在骨面上铲剥3刀，范围0.5cm。

　　③第3支针刀松解腕尺侧副韧带止点　在豌豆骨压痛点定位，刀口线与前臂纵轴平行，针刀体与皮肤呈90°角，按四步进针刀规程，从定位处刺入，达豌豆骨前侧骨面后，在骨面上铲剥3刀，范围0.5cm。

　　④第4支针刀松解腕桡侧副韧带起点　在桡骨茎突外侧压痛点定位，刀口线与前臂纵轴平行，针刀体与皮肤呈90°角，按四步进针刀规程，从定位处刺入，达桡骨茎突外侧骨面后，沿茎突外侧骨面向下进针刀，当刀下有落空感时，即穿过茎突外侧边缘，退针刀至茎突外侧边缘骨面，调转刀口线90°，在骨面上铲剥3刀，范围0.5cm。

　　⑤术毕，拔出针刀，局部压迫止血3分钟后，创可贴覆盖针眼。

**4. 第4次针刀松解腕关节背侧深层软组织的粘连、瘢痕**

　　（1）体位　坐位，手放在手术台上，掌心向下。

　　（2）体表定位　尺桡骨茎突，腕关节压痛点。

（3）消毒　在施术部位，用活力碘消毒2遍，然后铺无菌洞巾，使治疗点正对洞巾中间。

（4）麻醉　用1%利多卡因局部浸润麻醉，每个治疗点注药1ml。

（5）刀具　Ⅰ型4号直形针刀。

（6）针刀操作（图9-7）

①第1支针刀松解桡腕背侧韧带起点　在桡骨茎突后侧压痛点定位，刀口线与前臂纵轴平行，针刀体与皮肤呈90°角，按四步进针刀规程，从定位处刺入，达桡骨茎突后侧骨面后，沿茎突骨面向下进针刀，当刀下有落空感时，即穿过茎突边缘，退针刀至茎突边缘骨面，调转刀口线90°，在骨面上铲剥3刀，范围0.5cm。

②第2支针刀松解腕掌背侧韧带起点　在腕关节中部背侧压痛点定位，刀口线与前臂纵轴平行，针刀体与皮肤呈90°角，按四步进针刀规程，从定位处刺

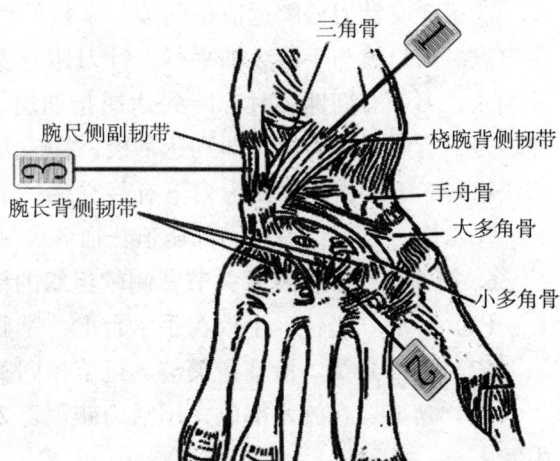

图9-7　针刀松解腕关节背侧深层软组织

入，刀下有韧性感时，即到达腕掌背侧韧带，进针刀1cm，纵疏横剥3刀，范围0.5cm。

③第3支针刀松解腕尺侧副韧带起点　在尺骨茎突背侧压痛点定位，刀口线与前臂纵轴平行，针刀体与皮肤呈90°角，按四步进针刀规程，从定位处刺入，达尺骨茎突背侧骨面后，沿茎突背侧骨面向下进针刀，当刀下有落空感时，即穿过茎突边缘，退针刀至茎突边缘骨面，调转刀口线90°，在骨面上铲剥3刀，范围0.5cm。

④术毕，拔出针刀，局部压迫止血3分钟后，创可贴覆盖针眼。

**5. 第5次针刀松解手关节掌侧软组织的粘连、瘢痕**

（1）体位　坐位，手放在手术台上，掌心向上。

（2）体表定位　沿掌指关节、节指间关节、远节指间关节平面掌侧指横纹正中定3点。

（3）消毒　在施术部位，用活力碘消毒2遍，然后铺无菌洞巾，使治疗点正对洞巾中间。

（4）麻醉　用1%利多卡因局部浸润麻醉，每个治疗点注药1ml。

（5）刀具　Ⅰ型4号直形针刀。

（6）针刀操作（图9-8）

①第1支针刀松解掌指关节掌板的粘连、瘢痕　在掌指关节掌侧正中定点。刀口线与手指纵轴平行，针刀体与皮肤呈90°角，按四步进针刀规程，从定位处刺入，刀下有韧性感时，即到达屈指肌腱，向下直刺，穿过肌腱有突破感，再进针刀，刀下有明显阻力感，即到达掌板，提插刀法松解3刀，然后调转刀口线90°，提插刀法松解3刀，提插深度为刀下有落空感。

②第2支针刀松解近节指间关节掌板的粘连、瘢痕　在近节指间关节平面指掌侧正中定点。刀口线与手指纵轴平行，针刀体与皮肤呈90°角，按四步进针刀规程，从定位处刺入，刀下有韧性感时，即到达屈指肌腱，向下直刺，穿过肌腱有突破感，再进针刀，刀下有明显阻力感，即到达掌板，提插刀法松解3刀，然后调转刀口线90°，提插刀法松解3刀，提插深度为刀下有落空感。

③第3支针刀松解远节指间关节掌板的粘连、瘢痕　在远节指间关节平面指掌侧正中定点。刀口线与手指纵轴平行，针刀体与皮肤呈90°角，按四步进针刀规程，从定位处刺入，刀下有韧性感时，即到达屈指肌腱，向下直刺，穿过肌腱有突破感，再进针刀，刀下有明显阻力感，即到达掌板，提插刀法松解3刀，然后调转刀口线90°，提插刀法松解3刀，提插深度为刀下有落空感。

④术毕，拔出针刀，局部压迫止血3分钟后，创可贴覆盖针眼。

**6. 第6次针刀松解手关节背侧软组织的粘连、瘢痕**

（1）体位　坐位，手放在手术台上，掌心向下。

（2）体表定位　沿掌指关节、近节指间关节、远节指间关节背侧定3点。

（3）消毒　在施术部位，用活力碘消毒2遍，然后铺无菌洞巾，使治疗点正对洞巾中间。

（4）麻醉　用1%利多卡因局部浸润麻醉，每个治疗点注药1ml。

（5）刀具　Ⅰ型4号直形针刀。

（6）针刀操作（图9-9）

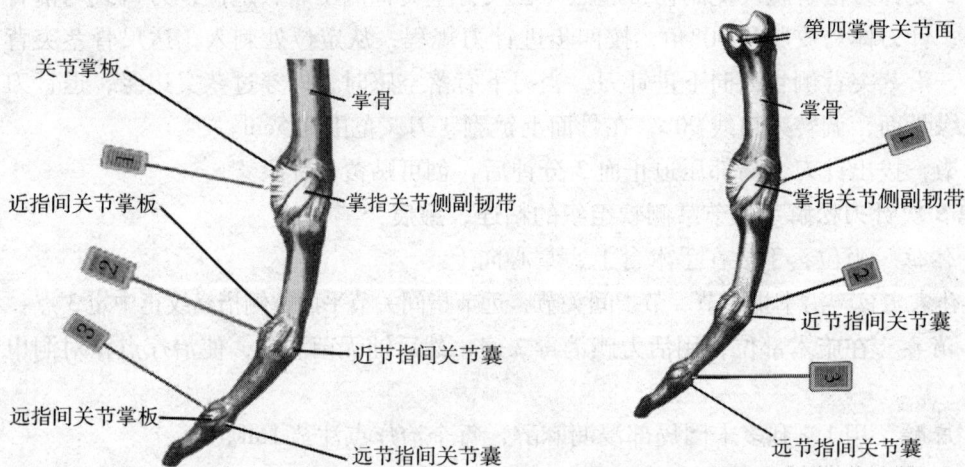

图9-8　针刀松解手关节掌侧软组织粘连、瘢痕　　图9-9　针刀松解手关节背侧软组织粘连、瘢痕

①第1支针刀松解掌指关节背侧关节囊的粘连、瘢痕　在掌指关节平面指背正中定点。刀口线与手指纵轴平行，针刀体与皮肤呈90°角，按四步进针刀规程，从定位处刺入，刀下有韧性感时，即到达指伸肌腱中央腱，向下直刺，穿过肌腱有突破感，再进针刀，刀下有阻力感，即到达关节囊，提插刀法松解3刀，然后调转刀口线90°，提插刀法松解3刀，提插深度为刀下有落空感。

②第 2 支针刀松解近节指间关节背侧关节囊的粘连、瘢痕　在近节指间关节平面指背正中定点。刀口线与手指纵轴平行，针刀体与皮肤呈 90°角，按四步进针刀规程，从定位处刺入，刀下有韧性感时，即到达指伸肌腱中央腱，向下直刺，穿过肌腱有突破感，再进针刀，刀下有阻力感，即到达关节囊，提插刀法松解 3 刀，然后调转刀口线 90°，提插刀法松解 3 刀，提插深度为刀下有落空感。

③第 3 支针刀松解远节指间关节背侧关节囊的粘连、瘢痕　在远节指间关节平面指背正中定点。刀口线与手指纵轴平行，针刀体与皮肤呈 90°角，按四步进针刀规程，从定位处刺入，刀下有韧性感时，即到达指伸肌腱终腱，向下直刺，穿过肌腱有突破感，再进针刀，刀下有阻力感，即到达关节囊，提插刀法松解 3 刀，然后调转刀口线 90°，提插刀法松解 3 刀，提插深度为刀下有落空感。

④术毕，拔出针刀，局部压迫止血 3 分钟后，创可贴覆盖针眼。

**7. 第 7 次针刀松解掌指关节背侧软组织的粘连、瘢痕及掌指关节背侧的骨性强直**

（1）体位　坐位，手放在手术台上，掌心向下。

（2）体表定位　掌指关节背侧面 10 点、12 点、2 点处定位（图 9 - 10）。

（3）消毒　在施术部位，用活力碘消毒 2 遍，然后铺无菌洞巾，使治疗点正对洞巾中间。

（4）麻醉　用 1%利多卡因局部浸润麻醉，每个治疗点注药 1ml。

（5）刀具　Ⅰ型 4 号针刀。

（6）针刀操作（图 9 - 11）

①松解尺侧矢状束的粘连、瘢痕及掌指关节尺背侧的骨性融合　在 10 点定位点进针刀。刀口线与手指纵轴平行，针刀体与皮肤呈 90°角，按四步进针刀规程，从定位处刺入，一边进针刀，一边纵疏横剥硬化、钙化的尺侧矢状束，达掌指关节尺背侧间隙，然后调整针刀体方向，调转刀口线 90°，用骨锤敲击弧形针刀柄，使针刀弧形端贴掌骨头凸面进入关节间隙，从而切断骨性融合，深度 0.5cm。

②松解中央腱的粘连、瘢痕及掌指关节背侧的骨性融合　在 12 点定位点进针刀。刀口线与手指纵轴平行，针刀体与皮肤呈 90°角，按四步进针刀规程，从定位处刺入，一边进针刀，一边纵疏横剥硬化、钙化的中央腱，达掌指关节背侧间隙，然后调整针刀体方向，调转刀口线 90°，用骨锤敲击弧形针刀柄，使针刀弧形端贴掌骨头背侧凸面进入关节间隙，从而切断骨性融合，深度 0.5cm。

③松解桡侧矢状束的粘连、瘢痕及掌指关节桡背侧的骨性融合　在 2 点定位点进针刀。刀口线与手指纵轴平行，针刀体与皮肤呈 90°角，按四步进针刀规程，从定位处刺入，一边进针刀，一边纵疏横剥硬化、钙化的桡侧矢状束，达掌指关节桡背侧间隙，然后调整针刀体方向，调转刀口线 90°，用骨锤敲击弧形针刀柄，使针刀弧形端贴掌骨头凸面进入关节间隙，从而切断骨性融合，深度 0.5cm。

④松解尺侧骨间帽横韧带及尺侧骨间帽斜韧带的粘连、瘢痕　在第 1 支针刀远端 0.5cm 处定点。刀口线与手指纵轴平行，针刀体与皮肤呈 90°角，按四步进针刀规程，从定位处刺入，一边进针刀，一边纵疏横剥硬化、钙化的尺侧骨间帽横韧带粘连、瘢

痕，然后调整针刀体向掌骨方向倾斜 60°，贴骨面向指骨方向铲剥 3 刀，范围 0.5cm，松解尺侧骨间帽斜韧带的粘连、瘢痕。

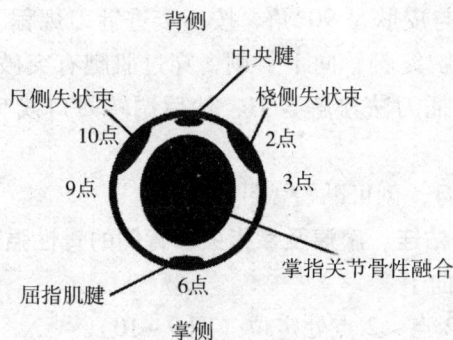

图 9－10 掌指关节横断面针刀定位

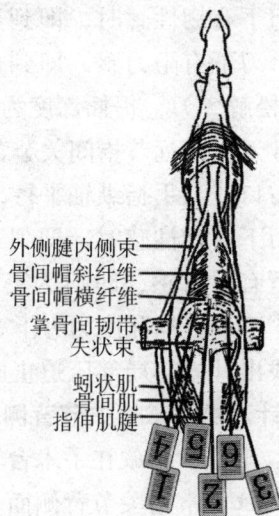

图 9－11 针刀松解掌指关节背侧

⑤松解中部骨间帽横韧带及中部骨间帽斜韧带的粘连、瘢痕　在第 2 支针刀远端 0.5cm 处定点。刀口线与手指纵轴平行，针刀体与皮肤呈 90°角，按四步进针刀规程，从定位处刺入，一边进针刀，一边纵疏横剥硬化、钙化的骨间帽横韧带粘连、瘢痕，然后调整针刀体向掌骨方向倾斜 60°，贴骨面向指骨方向铲剥 3 刀，范围 0.5cm，松解骨间帽斜韧带中部的粘连、瘢痕。

⑥松解桡侧骨间帽横韧带及桡侧骨间帽斜韧带的粘连、瘢痕　在第 3 支针刀远端 0.5cm 处定点。刀口线与手指纵轴平行，针刀体与皮肤呈 90°角，按四步进针刀规程，从定位处刺入，一边进针刀，一边纵疏横剥硬化、钙化的桡侧骨间帽横韧带粘连、瘢痕，然后调整针刀体向掌骨方向倾斜 60°，贴骨面向指骨方向铲剥 3 刀，范围 0.5cm，松解桡侧骨间帽斜韧带的粘连、瘢痕。

⑦术毕，拔出针刀，局部压迫止血 3 分钟后，创可贴覆盖针眼。

**8. 第 8 次针刀松解掌指关节掌面及侧面的软组织粘连、瘢痕及掌侧骨性强直**

（1）体位　坐位，手放在手术台上，掌心向上。

（2）体表定位　掌指关节 3 点、6 点、9 点处定位。

（3）消毒　在施术部位，用活力碘消毒 2 遍，然后铺无菌洞巾，使治疗点正对洞巾中间。

（4）麻醉　用 1% 利多卡因局部浸润麻醉，每个治疗点注药 1ml。

（5）刀具　Ⅰ型 4 号弧形针刀。

（6）针刀操作

①第 1 支针刀松解掌指关节掌板的粘连、瘢痕及掌指关节掌侧的骨性融合　在掌指关节平面指掌侧正中定点。刀口线与手指纵轴平行，针刀体与皮肤呈 90°角，按四步进

针刀规程，从定位处刺入，刀下有韧性感时，即到达屈指肌腱，向下直刺，穿过肌腱有突破感，再进针刀，刀下有明显阻力感，即到达掌板，然后调转刀口线90°，用骨锤敲击弧形针刀柄，使针刀弧形刃端贴掌骨头掌侧凸面进入关节间隙，从而切断骨性融合，深度0.5cm（图9-12）。

②第2支针刀松解掌指关节尺侧侧副韧带的粘连、瘢痕及掌指关节尺侧的骨性融合

在掌指关节平面尺侧正中点定点。刀口线与手指纵轴平行，针刀体与皮肤呈90°角，按四步进针刀规程，从定位处刺入，向下直刺到尺侧掌骨头，调转刀口线90°，沿掌骨头弧度，向关节方向铲剥3刀，范围0.5cm，然后用骨锤敲击弧形针刀柄，使针刀弧形刃端贴掌骨头侧面凸面进入关节间隙，从而切断骨性融合，深度0.5cm（图9-13）。

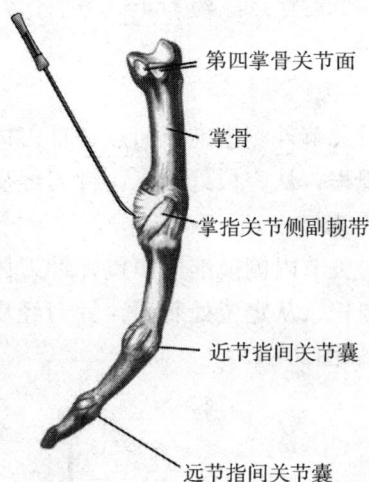

图9-12 针刀松解掌指关节掌板

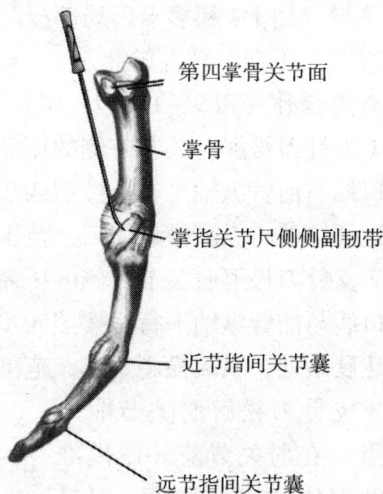

图9-13 针刀松解掌指关节尺侧

③第3支针刀松解掌指关节桡侧侧副韧带的粘连、瘢痕及掌指关节桡侧的骨性融合

在掌指关节平面桡侧正中点定点。刀口线与手指纵轴平行，针刀体与皮肤呈90°角，按四步进针刀规程，从定位处刺入，向下直刺到桡侧掌骨头，调转刀口线90°，沿掌骨头弧度，向关节方向铲剥3刀，范围0.5cm，然后用骨锤敲击弧形针刀柄，使针刀弧形刃端贴掌骨头侧面凸面进入关节间隙，从而切断骨性融合，深度0.5cm（图9-14）。

④术毕，拔出针刀，局部压迫止血3分钟后，创可贴覆盖针眼。

## 【针刀术后手法治疗】

①对腕关节病变的患者，每次针刀术毕，一手握患手，一手固定腕关节近端，做被动屈伸运动5次。

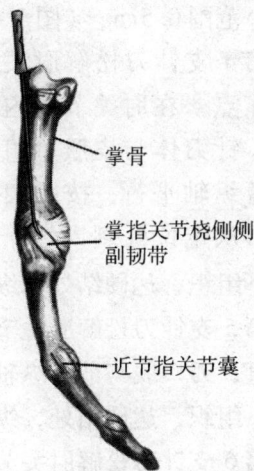

图9-14 针刀松解掌指关节桡侧

②对指关节病变的患者，每次针刀术毕，一手握患指病变关节远端，一手握患指病变关节近端，做被动屈伸运动3次。

### （二）类风湿关节炎肘关节病变的针刀治疗

**1. 第1次针刀松解肘关节周围浅层的粘连、瘢痕**

（1）体位　仰卧位，肩关节外展前屈90°，肘关节屈曲30°，前臂旋后位。

（2）体表定位　肘关节周围压痛点及硬结，先标记肱动脉走行路线。

（3）消毒　在施术部位，用活力碘消毒2遍，然后铺无菌洞巾，使治疗点正对洞巾中间。

（4）麻醉　用1%利多卡因局部浸润麻醉，每个治疗点注药1ml。

（5）刀具　Ⅰ型4号直形针刀。

（6）针刀操作（图9-15、9-16）

①第1支针刀松解肘关节外侧的压痛点　在肘关节外侧摸准压痛点，针刀体与皮肤垂直，刀口线与前臂纵轴平行，按照四步进针刀规程，从定位处刺入，针刀经皮肤、皮下组织，达硬结处，纵疏横剥3刀，范围0.5cm。（图9-15）

②第2支针刀松解肘关节内侧的压痛点　在肘关节内侧摸准压痛点，针刀体与皮肤垂直，刀口线与前臂纵轴平行，按照四步进针刀规程，从定位处刺入，针刀经皮肤、皮下组织，达硬结处，纵疏横剥3刀，范围0.5cm。（图9-15）

③第3支针刀松解肘关节前外侧的压痛点　在肘关节前外侧摸准压痛点，针刀体与皮肤垂直，刀口线与前臂纵轴平行，按照四步进针刀规程，从定位处刺入，针刀经皮肤、皮下组织，达硬结处，纵疏横剥3刀，范围0.5cm。（图9-15）

④第4支针刀松解肘关节前内侧的压痛点　在肘关节前内侧摸准压痛点，针刀体与皮肤垂直，刀口线与前臂纵轴平行，按照四步进针刀规程，从定位处刺入，针刀经皮

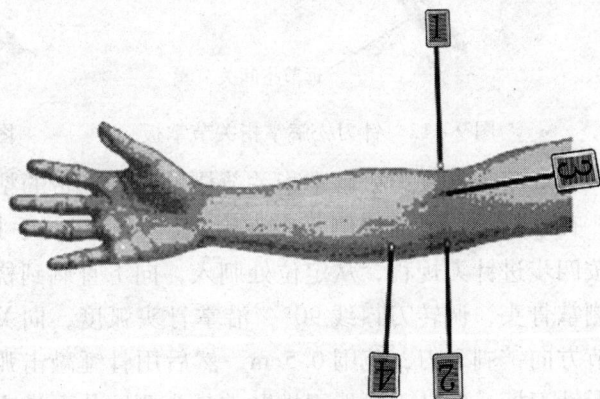

图9-15　针刀松解肘关节前侧

肤、皮下组织，达硬结处，纵疏横剥3刀，范围0.5cm。（图9-15）

⑤第5支针刀松解肘关节后外侧的压痛点　在肘关节后外侧摸准压痛点，针刀体与皮肤垂直，刀口线与前臂纵轴平行，按照四步进针刀规程，从定位处刺入，针刀经皮肤、皮下组织，达硬结处，纵疏横剥3刀，范围0.5cm。（图9-16）

⑥第6支针刀松解肘关节后内侧的压痛点　在肘关节后内侧摸准压痛点，针刀体与皮肤垂直，刀口线与前臂纵轴平行，按照四步进针刀规程，从定位处刺入，针刀经皮肤、皮下组织，达硬结处，纵疏横剥3刀，范围0.5cm。（图9-16）

⑦第7支针刀松解肘关节后上方的压痛点 在肘关节后上方摸准压痛点，针刀体与皮肤垂直，刀口线与前臂纵轴平行，按照四步进针刀规程，从定位处刺入，针刀经皮肤、皮下组织，达硬结处，纵疏横剥3刀，范围0.5cm，然后再进针刀，达肱骨后侧骨面，在骨面上纵疏横剥3刀，范围0.5cm。（图9-16）

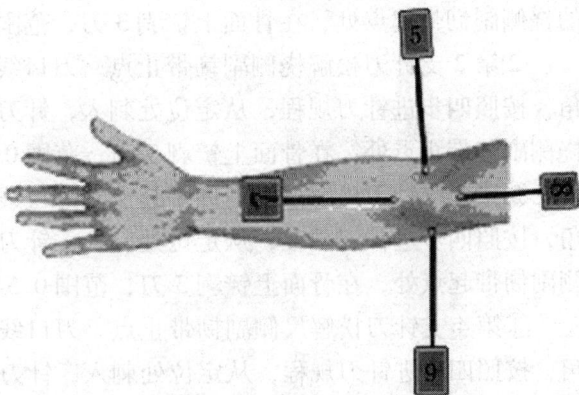

图9-16 针刀松解肘关节后侧

⑧第8支针刀松解尺骨鹰嘴尖部的压痛点 在鹰嘴尖部摸准压痛点，针刀体与皮肤垂直，刀口线与前臂纵轴平行，按照四步进针刀规程，从定位处刺入，针刀经皮肤、皮下组织，达硬结处，纵疏横剥3刀，范围0.5cm。（图9-16）

⑨术毕，拔出针刀，局部压迫止血3分钟后，创可贴覆盖针眼。

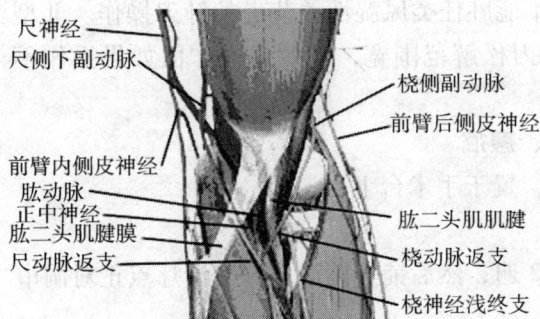

图9-17 肘关节解剖结构图（前区）

（7）注意事项

①在做肘关节前侧针刀松解前，先标记肱动脉走行位置，应尽可能从肱二头肌腱外侧进针刀，避免损伤肱动静脉和正中神经，刀口线应与肱动脉走行方向一致，如硬结在肘关节前内侧、肱动脉的深层时，应从肱动脉内侧1cm处进针刀，斜刺到硬结，可避免损伤血管神经（图9-17）。

②在做肘关节后内侧针刀松解时，应尽可能贴尺骨鹰嘴尖骨面进针刀，刀口线与前臂纵轴一致，避免损伤尺神经。

**2. 第2次针刀松解肘关节侧副韧带起点与止点的粘连、瘢痕**

（1）体位 坐位，患肢肩关节前屈外展，置于手术台上。

（2）体表定位 肱骨外上髁（桡侧副韧带起点）、肱骨内上髁（尺侧副韧带起点）、桡骨头（桡侧副韧带止点）以及尺骨上端（尺侧副韧带止点）处。

（3）消毒 在施术部位，用活力碘消毒2遍，然后铺无菌洞巾，使治疗点正对洞巾中间。

（4）麻醉 用1%利多卡因局部浸润麻醉，每个治疗点注药1ml。

（5）刀具 Ⅱ型直形针刀。

（6）针刀操作（图9-18）

①第1支针刀松解桡侧副韧带起点 刀口线与前臂纵轴平行，针刀体与皮肤呈90°角，按照四步进针刀规程，从定位处刺入，针刀经皮肤、皮下组织，达肱骨外上髁骨面

的桡侧副韧带起点处，在骨面上铲剥3刀，范围0.5cm。

②第2支针刀松解桡侧副韧带止点　刀口线与前臂纵轴平行，针刀体与皮肤呈90°角，按照四步进针刀规程，从定位处刺入，针刀经皮肤、皮下组织，达桡骨小头骨面的桡侧副韧带止点处，在骨面上铲剥3刀，范围0.5cm。

③第3支针刀松解尺侧副韧带起点　刀口线与前臂纵轴平行，针刀体与皮肤呈90°角，按照四步进针刀规程，从定位处刺入，针刀经皮肤、皮下组织，达内上髁骨面的尺侧副韧带起点处，在骨面上铲剥3刀，范围0.5cm。

④第4支针刀松解尺侧副韧带止点　刀口线与前臂纵轴平行，针刀体与皮肤呈90°角，按照四步进针刀规程，从定位处刺入，针刀经皮肤、皮下组织，达尺骨滑车切迹内侧缘韧带止点处，在骨面上铲剥3刀，范围0.5cm。

⑤术毕，拔出针刀，局部压迫止血3分钟后，创可贴覆盖针眼。

（7）注意事项

①对肘关节粘连、瘢痕严重的患者，可隔5～7日再用Ⅱ型直形针刀松解局部的粘连和瘢痕，松解方法与第2次针刀松解方法相同，只是进针点的定位与上次间隔0.5cm。不超过3次。

②对没有针刀临床诊疗经验的初学者，不能胜任类风湿性关节炎的针刀操作。Ⅱ型直形针刀体积大、刀体硬，所以使用Ⅱ型针刀松解范围宽，疗效也好，但如果操作不当，则容易引起神经血管的损伤。

**3. 第3次针刀松解肘关节关节囊的粘连、瘢痕**

（1）体位　坐位，患肢肘关节前屈外展，置于手术台上。

（2）体表定位　肘关节前后间隙。

（3）消毒　在施术部位，用活力碘消毒2遍，然后铺无菌洞巾，使治疗点正对洞巾中间。

（4）麻醉　用1%利多卡因局部浸润麻醉，每个治疗点注药1ml。

（5）刀具　Ⅱ型弧形针刀。

（6）针刀操作（图9-19）

①第1支针刀松解肘关节前方关节囊　先摸到肱动脉搏动，在动脉搏动外侧旁开1cm处定点，刀口线与肱动脉走行方向一致，针刀体与皮肤垂直刺入皮肤，严格按照四步进针刀规程，从定位处刺入，针刀经皮肤、皮下组织，当针刀经肌间隙有落空感时，即到达挛缩的肘关节前方关节囊，调转刀口线90°，弧度向下，提插刀法切割前关节囊3刀，深度0.5cm。

②第2支针刀松解肘关节后方关节囊　从尺骨鹰嘴尖进针刀，刀口线与前臂纵轴平行，按照四步进针刀规程，贴尺骨鹰嘴尖刺入，经皮肤、皮下组织，当有落空感时，即到达挛缩的肘关节后方关节囊，调转刀口线90°角，弧度向上，提插刀法切割后关节囊3刀，深度0.5cm。

③术毕，拔出针刀，局部压迫止血3分钟后，创可贴覆盖针眼。

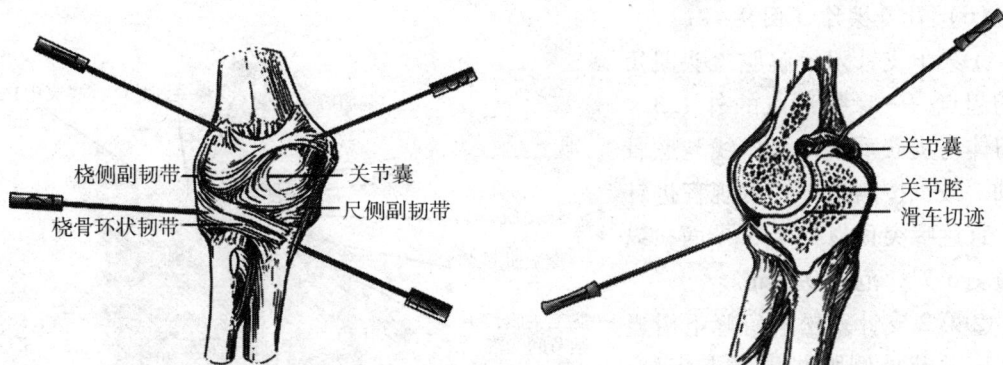

图9-18 针刀松解肘关节前面侧副韧带（前面） 图9-19 针刀松解前后关节囊（Ⅱ型针刀）

（7）注意事项

①对肘关节粘连、瘢痕严重的患者，可隔7日再用Ⅱ型针刀松解局部的粘连和瘢痕，松解方法与第3次针刀松解方法相同，只是进针点的定位与上次间隔0.5cm。不超过3次。

②对没有针刀临床诊疗经验的初学者，不能胜任类风湿性关节炎的针刀操作。Ⅱ型针刀体积大、刀体硬，所以使用Ⅱ型针刀松解范围宽，疗效也好，但如果操作不当，则容易引起神经血管的损伤。

## 【针刀术后手法治疗】

患者坐位，一助手握上臂，术者一手握前臂上段，一手掌顶在肘关节后侧，做肘关节伸屈活动数次，在屈曲肘关节到达最大限度时，再做一次弹拨手法，术后用石膏将肘关节固定在手法搬动后的屈曲最大位置6小时，然后松开石膏，做主动肘关节屈伸功能锻炼。每次针刀术后，手法操作相同。

### （三）类风湿关节炎肩关节病变的针刀治疗

**1. 第1次针刀松解肩关节前外侧软组织的粘连、瘢痕**

（1）体位 端坐位。

（2）体表定位 肩关节（图9-20）。

（3）消毒 在施术部位，用活力碘消毒2遍，然后铺无菌洞巾，使治疗点正对洞巾中间。

（4）麻醉 用1%利多卡因局部浸润麻醉，每个治疗点注药1ml。

（5）刀具 Ⅰ型4号直形针刀。

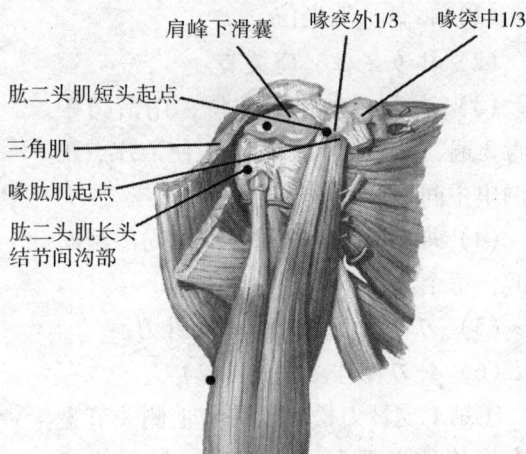

图9-20 肩关节前侧体表定位

（6）针刀操作（图9-21）

①第1支针刀松解肱二头肌短
头的起点——喙突顶点的外1/3
针刀体与皮肤垂直，刀口线与肱骨
长轴一致，按四步进针刀规程进针
刀，直达喙突顶点外1/3骨面，纵
疏横剥3刀，范围0.5cm。

②第2支针刀松解肩峰下滑囊
在肩关节外侧肿胀压痛点定位。
刀口线与上肢纵轴方向一致，按四
步进针刀规程进针刀，经皮肤、皮
下组织、三角肌，刀下有阻力感
时，即到达囊壁，穿破囊壁，阻力
感消失，缓慢深入针刀，当刀下有
粗糙感时，即到达滑囊的基底部生
发层，在此处纵疏横剥3刀，范围0.5cm，以破坏滑囊基底部生发层的分泌细胞，然后
稍提针刀分别向囊肿的上下前后方刺破囊壁后出针刀。

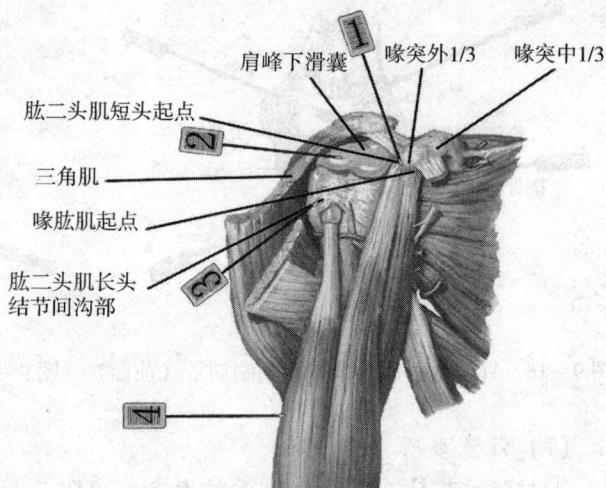

图9-21　针刀松解肩关节前外侧软组织

③第3支针刀松解肱二头肌长头在结节间沟处的粘连　针刀体与皮肤垂直，刀口线
与肱骨长轴一致，按四步进针刀规程进针刀，直达肱骨结节间沟前面的骨面，先用提插
刀法提插松解3刀，切开肱横韧带，然后顺结节间沟前壁，向后做弧形铲剥3刀。

④第4支针刀松解三角肌止点　针刀体与皮肤垂直，刀口线与肱骨长轴一致，按四
步进针刀规程进针刀，经皮肤、皮下组织、筋膜，直达肱骨面三角肌的止点，纵疏横剥
3刀，范围0.5cm，刀下有紧涩感时，调转刀口线90°，铲剥3刀，范围0.5cm。

⑤术毕，拔出针刀，局部压迫止血3分钟后，创可贴覆盖针眼。

**2. 第2次针刀松解肩关节囊**

（1）体位　端坐位。

（2）体表定位　肩关节。

（3）消毒　在施术部位，用活力碘
消毒2遍，然后铺无菌洞巾，使治疗点正
对洞巾中间。

（4）麻醉　用1%利多卡因局部浸润
麻醉，每个治疗点注药1ml。

（5）刀具　Ⅰ型4号直形针刀。

（6）针刀操作（图9-22）

①第1支针刀松解肩关节上侧关节囊
在肩峰顶点下1cm处定点，针刀体与
皮肤垂直，刀口线与肱骨长轴一致，按

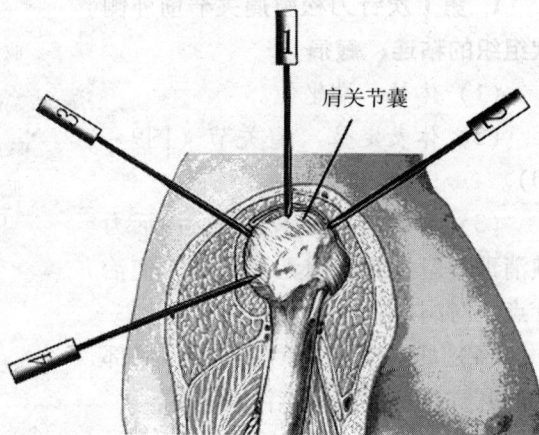

图9-22　针刀松解肩关节囊

照四步进针刀规程进针刀，经皮肤、皮下组织、筋膜，穿过三角肌，刀下有韧性感时，即到达关节囊，在此用提插刀法切割3刀，每刀均需有落空感，方到达关节腔。

②第2支针刀松解肩关节前侧关节囊　在第1支针刀前2cm处定点，针刀体与皮肤垂直，刀口线与肱骨长轴一致，按照四步进针刀规程进针刀，经皮肤、皮下组织、筋膜，穿过三角肌，刀下有韧性感时，即到达关节囊，在此用提插刀法切割3刀，每刀均需有落空感，方到达关节腔。

③第3支针刀松解肩关节后上侧关节囊　在第1支针刀后2cm处定点，针刀体与皮肤垂直，刀口线与肱骨长轴一致，按照四步进针刀规程进针刀，经皮肤、皮下组织、筋膜，穿过三角肌，刀下有韧性感时，即到达关节囊，在此用提插刀法切割3刀，每刀均需有落空感，方到达关节腔。

④第4支针刀松解肩关节后下侧关节囊　在第3支针刀后2cm处定点，针刀体与皮肤垂直，刀口线与肱骨长轴一致，按照四步进针刀规程进针刀，经皮肤、皮下组织、筋膜，穿过三角肌，刀下有韧性感时，即到达肩关节后下侧关节囊，在此用提插刀法切割3刀，每刀均需有落空感，方到达关节腔。

⑤术毕，拔出针刀，局部压迫止血3分钟后，创可贴覆盖针眼。

**3. 第3次针刀松解部分肩袖的止点**

（1）体位　端坐位。

（2）体表定位　肩关节。

（3）消毒　在施术部位，用活力碘消毒2遍，然后铺无菌洞巾，使治疗点正对洞巾中间。

（4）麻醉　用1%利多卡因局部浸润麻醉，每个治疗点注药1ml。

（5）刀具　Ⅰ型4号直形针刀。

（6）针刀操作（图9-23）

①第1支针刀松解冈上肌止点　在冈上肌止点寻找压痛点定位，刀口线与冈上肌肌纤维走行方向一致，针刀体与皮肤呈90°，按照四步进针刀规程进针刀，经皮肤、皮下组织，达肱骨大结节上端骨面，纵疏横剥3刀，范围0.5cm。

②第2支针刀松解冈下肌止点　刀口线与冈下肌肌纤维走行方向一致，针刀体与皮肤呈90°，按照四步进针刀规程进针刀，直达肱骨大结节后面骨面，纵疏横剥3刀，范围0.5cm。

③第3支针刀松解小圆肌止点——肱骨大结节后下方　针刀体与皮肤垂直，刀口线与肱骨长轴一致，按照四步进针刀规程进针刀，直达肱骨大结节后下方的小圆肌止点，用提插刀法提插松解3刀，范围0.5cm。

④第4支针刀松解冈下肌上部起点　在肩胛冈内1/3垂直向下2cm处定点，针刀体与皮肤垂直，刀口线与冈下肌肌纤维方向一致，按照四步进针刀规程进针刀，经皮肤、皮下组织，直达肩胛下窝骨面，纵疏横剥3刀，范围0.5cm。

⑤第5支针刀松解冈下肌下部起点　在第4支针刀下方2cm处定点，针刀体与皮肤垂直，刀口线与冈下肌肌纤维方向一致，按照四步进针刀规程进针刀，经皮肤、皮下组

织，直达肩胛下窝骨面，纵疏横剥 3 刀，范围 0.5cm。

⑥术毕，拔出针刀，局部压迫止血 3 分钟后，创可贴覆盖针眼。

**4. 第 4 次针刀松解肩关节顽固性压痛点及条状硬结**

（1）体位　端坐位。

（2）体表定位　肩关节外侧压痛点。

（3）消毒　在施术部位，用活力碘消毒 2 遍，然后铺无菌洞巾，使治疗点正对洞巾中间。

（4）麻醉　用 1% 利多卡因局部浸润麻醉，每个治疗点注药 1ml。

（5）刀具　Ⅰ型 4 号直形针刀。

（6）针刀操作（图 9-24）

①第 1 支针刀松解肩峰部的压痛点　在肩峰压痛点定位，刀口线与上肢纵轴方向一致，针刀体与皮肤呈 90°，按照四步进针刀规程进针刀，经皮肤、皮下组织，达硬结或者条索状物，纵疏横剥 3 刀，范围 0.5cm。

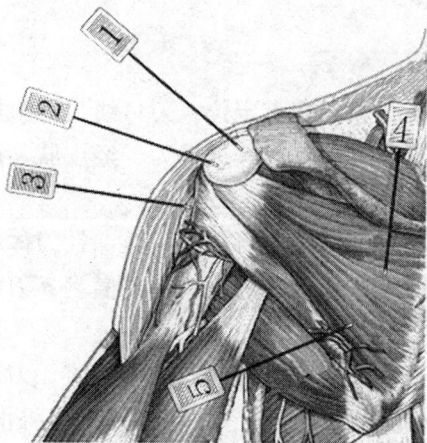

②第 2 支针刀松解肩关节外侧的压痛点　在肩关节前外侧压痛点定位，刀口线与上肢纵轴方向一致，针刀体与皮肤呈 90°，按照四步进针刀规程进针刀，经皮肤、皮下组织，达硬结或者条索状物，纵疏横剥 3 刀，范围 0.5cm。

③第 3 支针刀松解肩关节后外侧的压痛点　在肩关节后外侧压痛点定位，刀口线与上肢纵轴方向一致，针刀体与皮肤呈 90°，按照四步进针刀规程进针刀，经皮肤、皮下组织，达硬结或者条索状物，纵疏横剥 3 刀，范围 0.5cm。

图 9-23　针刀松解肩袖止点　　　　　图 9-24　针刀松解肩关节顽固性压痛点

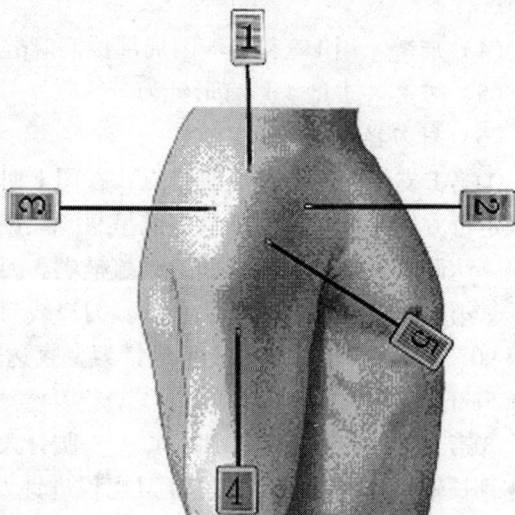

④第 4 支针刀松解三角肌止点压痛点　在三角肌止点压痛点定位，刀口线与上肢纵轴方向一致，针刀体与皮肤呈 90°，按照四步进针刀规程进针刀，经皮肤、皮下组织，达硬结或者条索状物，纵疏横剥 3 刀，范围 0.5cm。

⑤第 5 支针刀松解三角肌肌腹部的压痛点　在三角肌肌腹部压痛点定位，刀口线与

上肢纵轴方向一致，针刀体与皮肤呈90°，按照四步进针刀规程进针刀，经皮肤、皮下组织，达硬结或者条索状物，纵疏横剥3刀，范围0.5cm。

⑥术毕，拔出针刀，局部压迫止血3分钟后，创可贴覆盖针眼。

（7）注意事项　在做肩关节前外侧的针刀松解时，应特别注意刀口线方向，防止损伤头静脉。头静脉起于手背静脉网的桡侧，沿前臂桡侧上行至肘窝，在肱二头肌外侧沟内继续上行，经过三角肌胸大肌间沟，再穿锁胸筋膜汇入腋静脉或者锁骨下静脉。在做肱骨小结节处肩胛下肌止点松解时，表面是头静脉的走行路线。预防头静脉损伤的方法是先摸清楚三角肌胸大肌间沟，旁开0.5cm进针刀，严格按照四步进针刀规程进针刀，即可避免损伤头静脉。

## 【针刀术后手法治疗】

在以针刀松解肩部关节囊及周围软组织后，医生握住患肢前臂及肘关节，由助手将其右手伸入患侧腋下固定，两人配合做对抗牵引及摆动肩关节，然后使肩关节尽量外展，使关节囊彻底松开，降低关节内张力，使关节恢复活动功能。但如肩关节已经强直，手法不宜过猛，应随针刀治疗多次进行手法治疗，才能使关节功能恢复。

### （四）类风湿关节炎踝足关节病变的针刀治疗

**1. 针刀治疗**

（1）体位　仰卧位。

（2）体表定位　踝关节囊，跖跗关节关节囊，跖趾关节关节囊。

（3）消毒　在施术部位，用活力碘消毒2遍，然后铺无菌洞巾，使治疗点正对洞巾中间。

（4）麻醉　用1%利多卡因局部湿润麻醉，每个治疗点注药1ml。

（5）刀具　Ⅰ型4号直形针刀。

（6）针刀操作

①踝关节内侧关节囊松解（图9-25）：

a. 第1支针刀松解踝关节前内侧关节囊　在踝关节前内侧进针刀，刀口线与小腿纵轴平行，针刀体与皮肤呈90°，针刀经皮肤、皮下组织，刀下有阻力感时，即到达踝关节前内侧滑膜及关节囊，提插刀法切割3刀，切到有落空感，不到骨面，范围不超过0.5cm。

b. 第2支针刀松解踝关节内侧关节囊　在内踝尖进针刀，刀口线与小腿纵轴平行，针刀体与皮肤呈90°角，针刀经皮肤、皮下组织，刀下有韧性感时，为三角韧带起点，继续进针刀，刀下有阻力感，即到达踝关节内侧滑膜及关节囊，提插刀法切割3刀，切到有落空感，不到骨面，范围不超过0.5cm。

c. 第3支针刀松解踝关节内后侧关节囊　在内踝尖内后侧进针刀，刀口线与小腿纵轴平行，针刀体与皮肤呈90°角，针刀经皮肤、皮下组织，刀下有韧性感时为三角韧带起点，继续进针刀，刀下有阻力感即到达踝关节内后侧滑膜及关节囊，提插刀法切割

3刀，切到有落空感，不到骨面，范围不超过0.5cm。

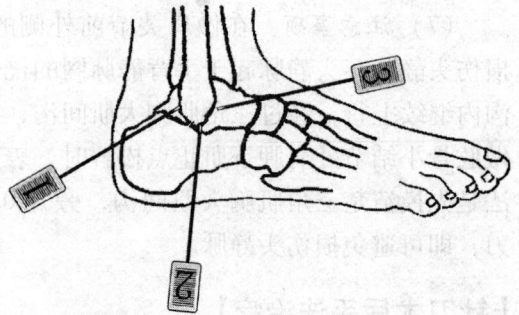

②踝关节外侧关节囊松解（图9-26）

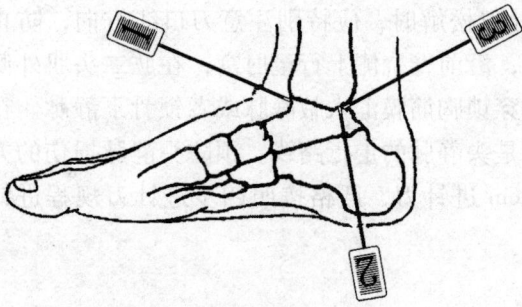

图9-25 踝关节内侧关节囊松解　　　　图9-26 踝关节外侧关节囊松解

a. 第1支针刀松解踝关节外后侧关节囊　在外踝尖后上1cm处进针刀，刀口线与小腿纵轴平行，针刀体与皮肤呈90°角，针刀贴腓骨后缘，经皮肤、皮下组织，刀下有韧性感时为腓跟韧带起点，继续进针刀，刀下有阻力感即到达踝关节外后侧滑膜及关节囊，提插刀法切割3刀，切到有落空感，不到骨面，范围不超过0.5cm。

b. 第2支针刀松解踝关节外侧关节囊　在外踝尖进针刀，刀口线与小腿纵轴平行，针刀体与皮肤呈90°角，针刀贴腓骨尖骨面，经皮肤、皮下组织，刀下有韧性感时为腓距后韧带起点，继续进针刀，刀下有阻力感即到达踝关节外侧滑膜及关节囊，提插刀法切割3刀，切到有落空感，不到骨面，范围不超过0.5cm。

c. 第3支针刀松解踝关节前外侧关节囊　在外踝尖前上1cm处进针刀，刀口线与小腿纵轴平行，针刀体与皮肤呈90°角，针刀贴腓骨前缘，经皮肤、皮下组织，刀下有韧性感时为腓距前韧带起点，继续进针刀，刀下有阻力感即到达踝关节前外侧滑膜及关节囊，提插刀法切割3刀，切到有落空感，不到骨面，范围不超过0.5cm。

③跖趾关节或（和）趾间关节松解（图9-27）

a. 第1支针刀松解跖趾关节或（和）趾间关节内侧关节囊　从跖趾关节或（和）趾间关节内侧间隙进针刀，刀口线与趾骨方向一致，针刀体与皮肤呈90°角，针刀经皮肤、皮下组织，刀下有阻力感即到达跖趾关节或（和）趾间关节关节囊，提插刀法切割3刀，切到有落空感，不到骨面，范围不超过0.5cm。

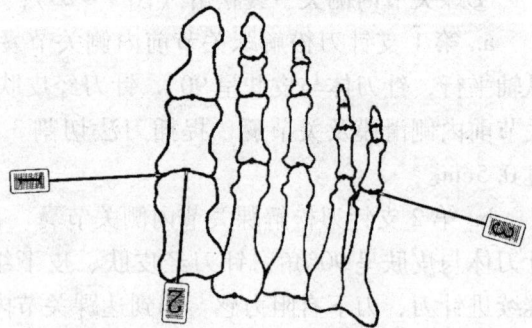

b. 第2支针刀松解跖趾关节或

图9-27 跖趾关节或（和）趾间关节松解

（和）趾间关节背侧关节囊　从跖趾关节或（和）趾间背侧关节间隙进针刀，刀口线与趾骨方向一致，针刀体与皮肤呈90°角，针刀经皮肤、皮下组织，刀下有阻力感即到达跖趾关节或（和）趾间关节背侧关节囊，提插刀法切割3刀，切到有落空感，不到骨面，范围不超过0.5cm。

c. 第3支针刀松解跖趾关节或（和）趾间关节外侧关节囊　从跖趾关节或（和）趾间外侧关节间隙进针刀，刀口线与趾骨方向一致，针刀体与皮肤呈90°角，针刀经皮肤、皮下组织，刀下有阻力感即到达跖趾关节或（和）趾间关节外侧关节囊，提插刀法切割3刀，切到有落空感，不到骨面，范围不超过0.5cm。

④针对中晚期或慢性期患者，特别是已经发生关节强直者，应采用以下针刀疗法

a. 踝关节　第1支针刀于足背侧横纹的正中处刺入，使刀口线与下肢神经、血管走行方向平行，然后调转刀口线，使之与关节间隙平行，切开关节囊，达到骨面后滑动寻找关节间隙刺入，然后将刀口左右摆动，切开粘连后出针。第2支针刀于内踝下缘刺入，刀口线与肌肉走行方向一致，然后调转刀口线，使之与关节间隙平行，切开关节囊，达骨面后向足底方向倾斜针刀体并旋转刀口线90°，向上外方刺入关节腔，摆动后出针。第3支针刀从外踝下缘刺入，方法同上。经多个角度的剥离，充分将关节囊等粘连处分离开。

b. 悬钟穴　从外踝高点上3寸、腓骨前缘、伸趾长肌与腓骨短肌的分歧处进针刀，按针刀的常规操作进行纵向剥离，此处有胫前动脉的分支，分布着腓浅神经、腓深神经，由腓肠外侧皮神经控制皮肤的感觉。

c. 足趾部　从受累关节的掌侧趾横纹正中处进针刀，刀口线与关节纵轴平行刺入，再旋转刀口线90°，使刀口线与关节间隙平行，切开关节囊，刺入一定深度后沿关节间隙摆动刀口，以充分松解粘连的关节间隙，然后出针。在同一关节的背侧相对应的位置将针刀刺入，方法同上。

⑤术毕，拔出针刀，局部压迫止血3分钟后，创可贴覆盖针眼。

（7）注意事项　熟悉局部精细解剖及重要血管神经走向，尤其是在做踝关节前外侧针刀松解时，应避开足背动脉；做跖趾关节或（和）趾间关节内外侧松解时，从正侧面进针刀，避开趾固有动脉。

## 【针刀术后手法治疗】

在以针刀松解足和踝关节囊及周围软组织后，以手法旋转足部和踝关节，使关节囊彻底松开，降低关节内张力，使关节恢复活动功能。

### （五）类风湿关节炎膝关节病变的针刀治疗

**1. 针刀治疗**

（1）体位　仰卧位，屈膝60°。

（2）体表定位　膝关节关节囊。

（3）消毒　在施术部位，用活力碘消毒2遍，然后铺无菌洞巾，使治疗点正对洞巾中间。

（4）麻醉　用1%利多卡因局部浸润麻醉，每个治疗点注药1ml。

（5）刀具　Ⅰ型3号、4号直形针刀。

（6）针刀操作（图9-28、9-29）

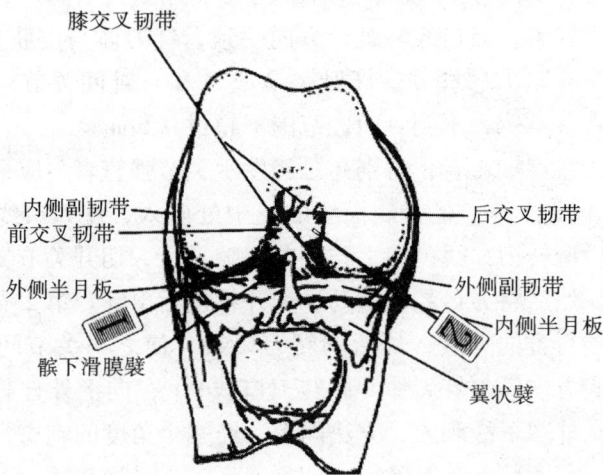

图9-28　膝关节前侧关节囊针刀松解

①第1支针刀松解膝关节前内侧关节囊　在内膝眼进针刀，刀口线与小腿纵轴平行，针刀体与皮肤呈90°，针刀经皮肤、皮下组织，有韧性感时，即到达髌内侧支持带，突破支持带有落空感，再向内进针刀，刀下有阻力感，即到达膝关节前侧滑膜及关节囊，提插刀法切割3刀，切到有落空感，不到骨面，范围不超过0.5cm。

②第2支针刀松解膝关节前外侧关节囊　从外膝眼进针刀，松解方法参照第1支针刀松解方法。

③第3支针刀松解膝关节后侧关节囊　先在腘窝处摸清楚腘动脉搏动，从动脉搏动处向内或者外旁开2cm处进

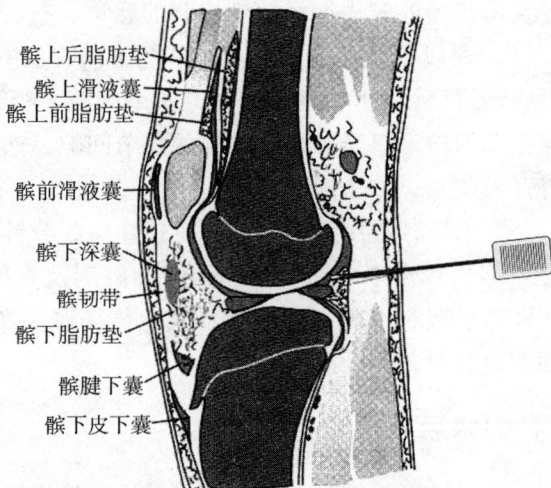

图9-29　膝关节后侧关节囊针刀松解

针刀，刀口线与腘动脉走行方向一致，针刀体与皮肤呈90°，按照四步进针刀规程进针刀，针刀经皮肤、皮下组织，有韧性感时，即到达膝关节后侧关节囊，提插刀法切割3刀，切到有落空感，不到骨面，范围不超过0.5cm。

④对中晚期或慢性期患者，特别是已发生关节强直者，需做以下针刀治疗

a. 分别在沿髌骨左右两侧缘中点处垂直进针刀，穿过皮肤后，进行切开剥离。然后倾斜针刀体，将筋膜和侧副韧带剥离。

b. 在髌骨上缘正中位置选 1 点，垂直进针刀，达骨面后将针刀体倾斜，与股骨干呈 50°进行切开剥离，将髌骨上缘下面的粘连处全部松开，然后将针刀向相反方向倾斜，和髌骨面呈 40°，刺入髌上囊下面，进行广泛的通透剥离。

c. 针刀与髌韧带垂直刺入达髌韧带下面，倾斜针刀体，与髌韧带平面约呈 15°，将髌韧带和髌下脂肪垫疏剥开来。然后将针刀体向相反方向倾斜，将另一侧髌韧带和脂肪垫疏剥开。最后在髌骨下 1/3 处的两侧边缘各取 1 点，垂直进针刀达骨面，将针刀体向髌骨外倾斜，松解翼状皱襞。

⑤术毕，拔出针刀，局部压迫止血 3 分钟后，创可贴覆盖针眼。

（7）注意事项

做膝关节后侧关节囊松解时，必须熟悉解剖结构，清楚腘血管及神经的走行方向，否则引起重要神经血管损伤，将导致严重后果。

## 【针刀术后手法治疗】

在以针刀松解膝关节囊及周围软组织后，以手法弹压下肢，使关节囊及肌肉、韧带彻底松开，降低关节内张力，必要时绷带屈曲固定关节 3 ~ 5 小时，使关节恢复活动功能。

# 第十章　强直性脊柱炎

强直性脊柱炎（AS）以往曾被认为是类风湿性关节炎的中枢型，因它有不同程度的韧带、肌肉、骨骼的病变，也有自身免疫功能的紊乱，所以又将其归为自身免疫功能障碍性疾病。还有一部分患者有家族史，与遗传有关。直到 1966 年世界风湿病会议才将该病从类风湿关节炎中分出，作为一个单独的疾病。病变主要累及骶髂关节、脊柱及其附属组织，引起脊柱强直和纤维化，造成脊柱僵硬、驼背，髋关节、膝关节屈曲型强直，并可有不同程度的眼、肺、心血管、肾等多个器官的损害。强直性脊柱炎以青年男性多发，20 岁左右是发病的高峰年龄。疾病的形成多种多样，早期往往缺乏特征性临床表现。因此，对该病要做到早诊断、早治疗，以最大限度降低致残率，提高生活质量。

## 【针刀应用解剖】

参见第八章第一节颈椎病和第二节腰椎间盘突出症的针刀应用解剖。

## 【病因病理】

### 1. 病因

强直性脊柱炎的病因目前尚不明确，其与类风湿关节炎之间的关系，是 2 种疾病或是 1 种疾病的 2 种表现，各学者意见尚不一致。但主要的观点是认为强直性脊柱炎与类风湿关节炎有原则的区别。关于两者在病因病理方面的区别，详见表 10 - 1。

表 10 - 1　强直性脊柱炎与类风湿关节炎的区别

| | 强直性脊柱炎 | 类风湿关节炎 |
|---|---|---|
| 好发性别 | 男性 | 女性 |
| 好发部位 | 富有坚强韧带、肌腱附着的骨突起部分 | 富有滑膜的关节 |
| 病理变化 | 韧带骨化 | 滑膜增生 |
| 结　局 | 骨性强直 | 纤维性强直 |
| 皮下结节 | 无 | 有 |
| 类风湿因子 | 多阴性 | 多阳性 |
| 溶血性链球菌凝集反应 | 常显阴性 | 常显阳性 |

强直性脊柱炎病因虽有多种学说，但迄今仍不十分清楚，西医关于本病病因及发病

机制主要有以下几个学说：

（1）感染学说　过去认为本病直接或间接与细菌、病毒感染有关。不少病例因感冒、扁桃体炎等感染引起。但从患者齿、鼻旁窦等病灶所分离出来的细菌种类很不一致，患者血液、关节中也从未培养出致病菌株。用大量抗生素消除感染病灶后，对症状和病程发展并无直接影响。也有人提及 A 组溶血性链球菌与本病发生有关，但并未能提出充分有力的证据。

（2）自身免疫学说　起病时关节腔内有感染原侵入，作为抗原刺激骨膜或局部淋巴结中的浆细胞，产生特殊抗体。另一方面，抗原抗体复合物能促进中性粒细胞、巨噬细胞和滑膜细胞的吞噬作用，吞噬抗原抗体的复合物成为类风湿细胞。为消除这种复合物，类风湿细胞中的溶酶体向细胞内释放出多种酶（如葡萄糖酶、胶原酶、蛋白降解酶），细胞一旦破裂，这种酶外流，导致关节软组织滑膜、关节囊、软骨、软骨下骨质的损坏，从而引起局部病变。

（3）其他　内分泌失调和代谢障碍学说认为本病的性别差异也许与内分泌有关；神经学说认为本病为中毒性神经营养障碍，但不能证实；遗传学说认为强直性脊柱炎较类风湿关节炎更具有明显的遗传特点，国内外有文献报道本病为遗传性疾病，认为亲代有 $HLA-B_{27}$ 抗原时，子代一半人具有 $HLA-B_{27}$ 抗原，所以强直性脊柱炎具有明显的家族性和遗传性；其他因素如寒冷、潮湿、疲劳、营养不良、外伤、精神创伤等，也常常是本病的主要诱发因素。

**2. 病理**

强直性脊柱炎的起始阶段（图10-1A、B），滑囊与骨的连接处（箭头所示）有炎性改变，并伴随有骨侵蚀和骨的形成；其后（图10-1C），关节边缘部分由于滑囊的骨化而"搭桥"（箭头所示）；最后（图10-1D），软骨下骨化（空心箭头所示）可形成更严重的关节间强直（图10-1）。

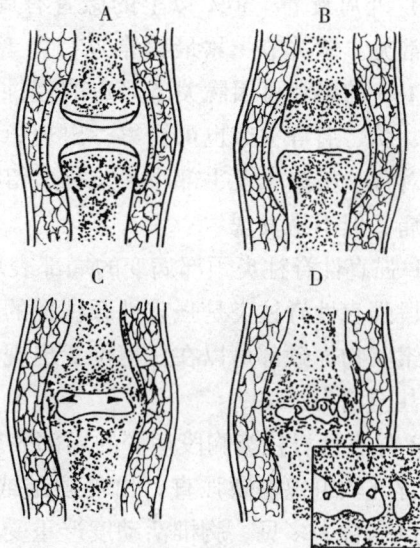

图10-1　强直性脊柱炎中滑囊骨化过程示意图

**【临床表现】**

强直性脊柱炎的特征性病理改变为附着点或肌腱端病损，炎症主要集中在肌腱、韧带和筋膜与骨的连接处。脊柱周围韧带的慢性炎症使韧带硬化，骨赘形成并纵向延伸，在2个相邻的椎体间连接形成骨桥。椎间盘纤维环与骨连接处的骨化使椎体变方，脊柱呈"竹节状"。同时，脊柱骨突关节与肋椎关节的慢性滑膜炎引起关节破坏，纤维化或骨化。上述病变由下而上或由上而下发展，最终使脊柱强直，活动受限。周围关节的病变主要为滑膜炎。

## 1. 骨骼表现

强直性脊柱炎主要累及骶髂关节、脊柱和外周关节。

（1）骶髂关节　90％的强直性脊柱炎患者病变首先累及骶髂关节，双侧对称，出现持续或间歇的腰骶部或臀部疼痛，可向大腿及腹股沟放射。往往伴有晨僵感。症状轻重差异很大，有的患者仅感腰部隐隐不适。体检发现直接按压或伸展骶髂关节时患者疼痛。

（2）脊柱　大多数患者症状隐匿，呈慢性、波动性，病变可停止在骶髂关节，少数患者则进行性发展累及脊柱。一般从腰椎向上至胸椎和颈椎，约3％的强直性脊柱炎患者先累及颈椎，再向下发展。也有相当一部分患者首发症状在背部。腰椎受累时患者常主诉下背部疼痛及腰部活动受限。体检可发现患者腰部前屈、后仰、侧弯、转身等动作均受限。腰椎棘突压痛，椎旁肌肉痉挛，晚期可萎缩。脊柱活动度可用改良 Schober 实验测量，即患者直立，以两髂后上棘连线的中点为起点向上 10cm（也可再向下 5cm）做一标记，测量此两点之间的距离。令患者弯腰（双膝直立），再测此两点间的距离，若增加小于 2.5cm 为异常。胸椎受累表现为背痛、前胸痛，胸廓扩张度受限。此时用软尺测量第 4 肋间隙水平（妇女乳房下缘）深呼气和深吸气之间胸围差，强直性脊柱炎患者常常小于 2.5cm。颈椎受累出现颈部疼痛，头部固定于前屈位，抬头、侧弯和转动受限。患者直立靠墙，枕骨结节与墙之间的水平距离即枕墙距，正常人为 0 度，患者常大于 0 度。晚期整个脊柱完全强直，僵硬如弓，给患者生活和工作带来极大不便。

（3）外周关节　30％以上的患者有周围关节症状，尤以青少年发病的强直性脊柱炎更为常见。髋关节受累最为常见，患者主诉髋部或大腿内侧疼痛，以致下肢活动受限。近1/3的患者可因髋关节严重的侵蚀性病变引起关节强直、功能丧失而致残。膝、踝、足、腕、肩等关节也可受累，出现急性关节炎症状。临床上以下肢关节病变多见，且多不对称。极少累及手部小关节，遗留畸形更为少见。肌腱端病损可致足跟、耻骨联合等疼痛，但不易发现。

### 1.1 强直性脊柱炎颈部病变的局部表现

颈段强直性脊柱炎是强直性脊柱炎的晚期表现。颈项部软组织僵硬强直，出现硬结或者条索状物。颈部可以在任何位置出现强直，但以伸直位强直为多见，颈椎活动度严重受限甚至消失。

### 1.2 强直性脊柱炎胸段病变的局部表现

胸背部软组织僵硬强直，出现硬结或者条索状物。胸背部可以在任何位置出现强直，但以驼背为多见，胸椎活动度严重受限甚至消失。

### 1.3 强直性脊柱炎腰段病变的局部表现

腰部软组织僵硬强直，出现硬结或者条索状物。腰部可以在任何位置出现强直，但以伸直位强直为多见，腰椎活动度严重受限甚至消失。

### 1.4 髋部强直性脊柱炎局部表现

髋部软组织僵硬强直，出现硬结或者条索状物。髋部强直以屈曲外展位强直多见，髋关节活动度严重受限。

1.5 骨骼外表现

（1）全身症状　部分患者有发热、消瘦、乏力、食欲下降等症状。

（2）眼部症状　结膜炎、虹膜炎、色素膜炎或葡萄膜炎可发生在 25% 的患者中，与脊柱炎严重程度无关，见于疾病的任何时期，有自限性。极少数患者病情严重且未经恰当治疗可出现失明。

（3）心脏表现　见于晚期病情较重的患者，出现主动脉瓣关闭不全、房室或束支传导障碍、心包炎、心肌炎等。

（4）肺部表现　少数患者发生肺尖纤维化，出现咳痰、咯血和气促，并发感染或胸膜炎时症状较重。胸廓僵硬可导致吸气时不能充分扩张肺部，由膈肌代偿呼吸。

（5）神经系统表现　晚期较严重的患者因脊柱强直和骨质疏松，引起椎体骨折、椎间盘脱出产生脊髓压迫症状。马尾综合征的发生表现为臀部或小腿疼痛，膀胱和直肠运动功能障碍。骨折最常发生于颈椎，所引起的四肢瘫是强直性脊柱炎最可怕的并发症，死亡率较高。

（6）淀粉样变　发生在肾脏和直肠，需经活检证实，较少见。在伴蛋白尿，伴或不伴氮质血症的强直性脊柱炎患者中应注意鉴别。

## 【诊断要点】

（1）临床标准

①腰痛、晨僵 3 个月以上，活动改善，休息无改善。

②腰椎额状面和矢状面活动受限。

③胸廓活动度低于相应年龄、性别的正常人。

（2）放射学标准　双侧骶髂关节炎≥2 级或单侧骶髂关节炎 3~4 级。

（3）分级

①肯定强直性脊柱炎　符合放射学标准和 1 项以上临床标准。

②可能强直性脊柱炎

a. 符合 3 项临床标准。

b. 符合放射学标准而不具备任何临床标准（应除外其他原因所引起的骶髂关节炎）。

## 【针刀治疗】

### 1. 治疗原则

依据针刀医学关于人体弓弦力学系统及疾病病理构架的网眼理论，强直性脊柱炎是由于多种原因脊柱弓弦力学系统的力平衡失调，进而引起脊肢弓弦力学系统向脊柱弓弦力学系统的力传导障碍，最终导致四肢弓弦力学系统力平衡失调，通过针刀整体松解受损关节周围软组织的粘连瘢痕，有效矫正关节畸形，部分或者完全恢复各弓弦力学系统的应力平衡。

（1）针刀手术适应证：强直性脊柱炎颈、胸、腰段强直畸形。

（2）针刀手术禁忌证：X线片颈、胸、腰段前纵韧带钙化及骨化。

（3）对强直性脊柱炎早期只有颈、胸、腰、髋部疼痛、晨僵，X线片没有骨性强直的患者，用Ⅰ型针刀；对有钙化、骨化的患者需用Ⅱ型针刀及根据病情和针刀手术部位制作的特型针刀。

**2. 颈部病变的针刀治疗**

强直性脊柱炎颈部病变的针刀整体松解包括颈部后方、两侧面的整体松解。

2.1 颈部第1次针刀松解颈段脊柱棘上韧带和棘间韧带的粘连及钙化点

（1）**体位**　俯卧低头位。

（2）**体表定位**　颈段脊柱棘上韧带和棘间韧带的粘连、瘢痕、挛缩及硬化钙化点（图10-2）。

（3）**消毒**　在施术部位，用活力碘消毒2遍，然后铺无菌洞巾，使治疗点正对洞巾中间。

（4）**麻醉**　用1%利多卡因局部浸润麻醉，每个治疗点注药1ml。

（5）**刀具**　Ⅰ型4号和Ⅱ型直形针刀。

（6）**针刀操作**（图10-3、10-4）

①第1支针刀松解颈2～3项韧带和棘间韧带的粘连、瘢痕、挛缩及硬化钙化点

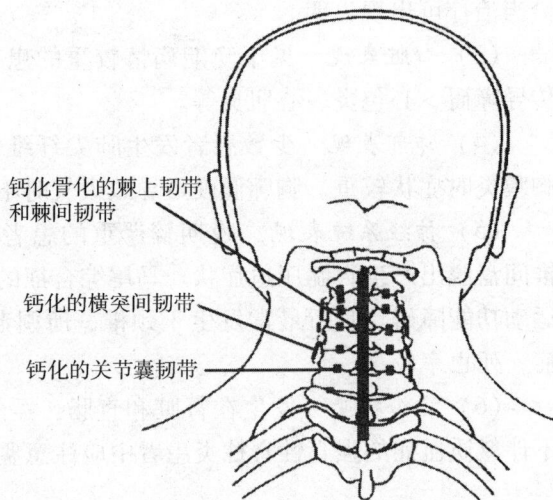

图10-2　针刀松解颈段项韧带和棘间韧带体表定位

使用Ⅰ型4号针刀，对项韧带骨化的患者，需要使用Ⅱ型针刀，否则容易引起针刀体断裂或者损伤重要神经血管。刀口线与人体纵轴一致，针刀体向头侧倾斜45°，与枢椎棘突呈60°，针刀直达枢椎棘突顶点下缘骨面，纵疏横剥3刀，范围0.5cm，如果项韧带已经钙化或者骨化，术者紧握针刀刀柄，调转刀口线90°，针刀体与颈2～3棘间平行，助手用骨锤敲击针刀柄部，当术者感觉有落空时，即已切断骨化的项韧带，停止敲击。

②第2、3、4支针刀松解颈3～4、4～5、5～6项韧带和棘间韧带的粘连、瘢痕、挛缩及硬化

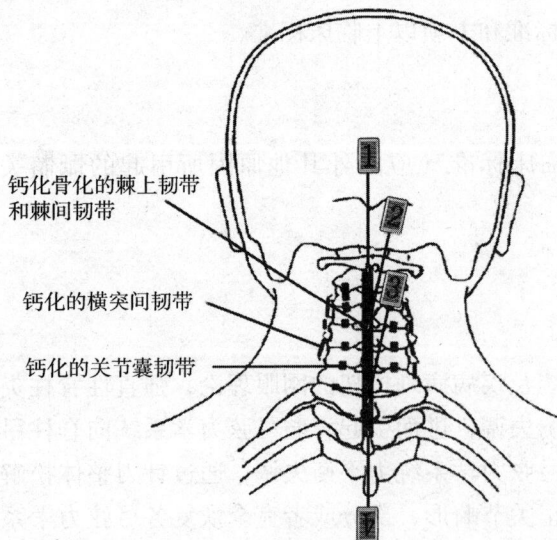

图10-3　第1次针刀松解颈段强直性脊柱炎（正面）

钙化点。操作方法同第1支针刀。

③术毕，拔出针刀，局部压迫止血3分钟后，创可贴覆盖针眼。

（7）注意事项（图10-5）

①首先定位要准确，其次，进针刀时，针刀体向头侧倾斜45°，与枢椎棘突呈60°，针刀直达枢椎棘突顶点骨面，对棘突顶点的病变进行松解。要进入棘间，松解棘间韧带，必须退针刀于棘突顶点的上缘，将针刀体逐渐向脚侧倾斜与颈椎棘突走行方向一致，才能进入棘突间。切棘间韧带的范围限制在0.5cm以内，不会切入椎管。如超过此范围，针刀的危险性明显加大。

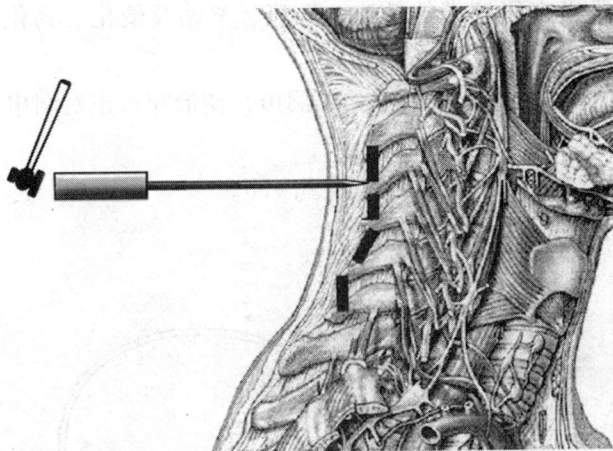

图10-4 第1次针刀松解颈段强直性脊柱炎（侧面）

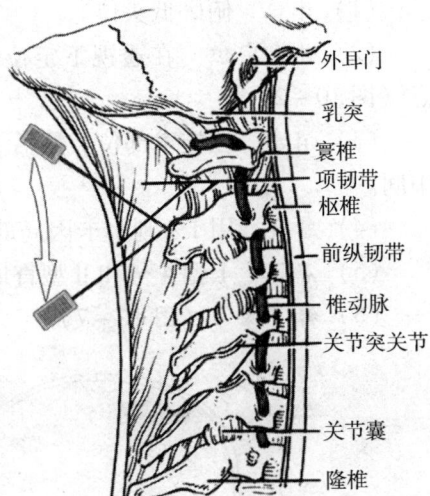

图10-5 针刀体角度变化

②针刀松解应分次进行，一次松解3~5个节段。

2.2 颈部第2次针刀松解关节囊韧带的粘连、瘢痕、挛缩及硬化、钙化点

（1）体位 俯卧低头位。

（2）体表定位 颈段关节囊韧带的粘连、瘢痕、挛缩及硬化、钙化点（图10-2）。

（3）消毒 在施术部位，用活力碘消毒2遍，然后铺无菌洞巾，使治疗点正对洞巾中间。

（4）麻醉 用1%利多卡因局部浸润麻醉，每个治疗点注药1ml。

（5）刀具 Ⅰ型4号和Ⅱ型直形针刀。

（6）针刀操作（图10-6）

①第1支针刀松解左侧颈2~3上下关节突关节囊韧带 使用Ⅰ型4号针刀，对关节囊钙化的患者，需要使用Ⅱ型针刀，否则容易引起针刀体断裂或者损伤重要神经血管。从关节突韧带体表定位点进针刀，刀口线与人体纵轴一致，针刀体先向头侧倾斜45°，与颈椎棘突呈60°角，针刀直达关节突骨面，然后将针刀体逐渐向脚侧倾斜与颈椎棘突走行方向一致，在骨面上稍移位，寻找到落空感时，即为关节囊韧带，提插刀法切3刀，范围0.2cm。如果关节囊韧带已经钙化或者骨化，需在透视引导下行针刀松解，针刀到达硬化的关节囊韧带后，调转刀口线90°，铲剥3刀，范围0.2cm。

②第2、3、4支针刀分别松解其他节段关节突关节囊韧带的粘连、瘢痕、挛缩。针刀操作方法与第1支针刀相同。

③术毕，拔出针刀，局部压迫止血3分钟后，创可贴覆盖针眼。

（7）注意事项

①如果没有把握定位，必须在透视引导下进行针刀操作，否则，容易引起脊髓或者椎动脉损伤等严重并发症。

②针刀松解应分次进行，一次松解3~5个节段。

2.3　颈部第3次针刀松解横突间韧带的粘连、瘢痕、挛缩点

（1）体位　俯卧低头位。

（2）体表定位　在透视下定位颈段横突间韧带的粘连、瘢痕、挛缩及硬化、钙化点（图10-2）。

（3）消毒　在施术部位，用活力碘消毒2遍，然后铺无菌洞巾，使治疗点正对洞巾中间。

（4）麻醉　用1%利多卡因局部浸润麻醉，每个治疗点注药1ml。

（5）刀具　Ⅰ型4号和Ⅱ型直形针刀。

（6）针刀操作（图10-7）

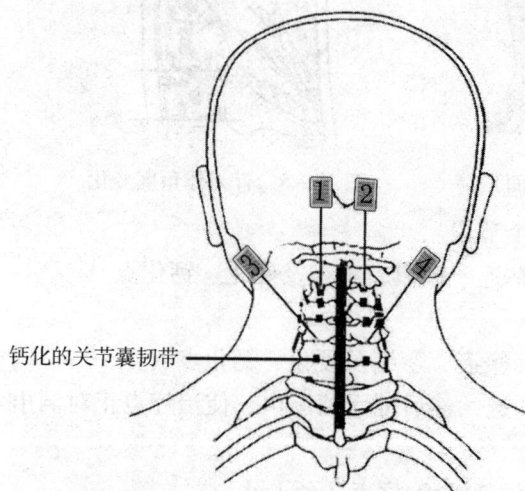

图10-6　第2次针刀松解颈段强直性脊柱炎　　图10-7　第3次针刀松解颈段强直性脊柱炎

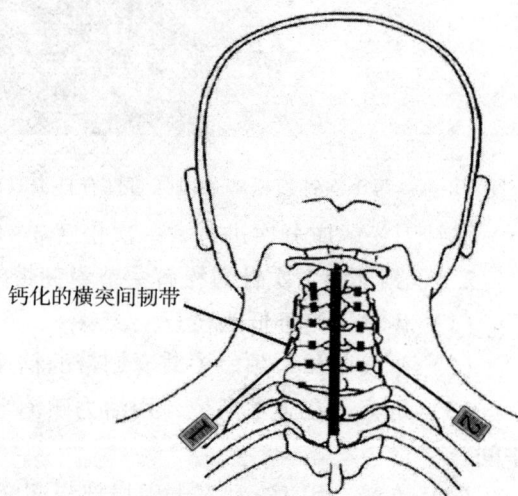

①第1支针刀松解左侧横突间韧带的粘连　在X线透视下，术者刺手持Ⅰ型4号针刀，在后正中线旁开3cm左右，刀口线与人体纵轴一致，针刀体方向与皮肤垂直，根据透视引导，直达相应的横突尖铲剥3刀，范围0.2cm，然后沿横突上下缘贴骨面切割横突间韧带3刀，切割范围0.2cm。

②第2支针刀松解右侧横突间韧带的粘连　如果有其他节段的横突间韧带的硬化，可参照此方法进行松解。

③术毕，拔出针刀，局部压迫止血3分钟后，创可贴覆盖针眼。

（7）注意事项

①如果没有把握定位，必须在透视引导下进行针刀操作，否则，容易引起脊髓或者椎动脉损伤等严重并发症。

②针刀松解应分次进行，一次松解 3~5 个节段。每次针刀术后进行手法治疗，嘱患者俯卧位，一助手牵拉肩部，术者正对患者头项，右肘关节屈曲并托住患者下颌，左手前臂尺侧压在患者枕部上，随颈部的活动施按揉法。用力不能过大，以免造成新的损伤。最后，提拿两侧肩部，并搓患者肩至前臂反复几次。

**3. 胸背部病变的针刀治疗**

强直性脊柱炎胸背部针刀整体松解时应分次进行，一次松解 3~5 个节段。

3.1 第 1 次针刀松解驼背驼峰处及上、下 2 个节段脊柱软组织的粘连、瘢痕、挛缩和堵塞，针刀操作方法详见单节段脊椎后外侧软组织针刀松解术。

3.2 第 2 次由第 1 次针刀已松解的节段向上定 3 个节段进行松解。比如，第 1 次针刀松解节段为 $T_5 \sim T_7$，则第 2 次针刀松解节段为 $T_2 \sim T_4$。

（1）体位 俯卧低头位。

（2）体表定位 在透视下定位胸段横突间韧带的粘连、瘢痕、挛缩及硬化、钙化点（图 10-2）。

（3）消毒 在施术部位，用活力碘消毒 2 遍，然后铺无菌洞巾，使治疗点正对洞巾中间。

（4）麻醉 用 1% 利多卡因局部浸润麻醉，每个治疗点注药 1ml。

（5）刀具 Ⅰ型 4 号和Ⅱ型直形针刀。

（6）针刀操作（图 10-8）

①第 1 支针刀松解棘上韧带 从棘突顶点进针刀，刀口线与脊柱纵轴平行，针刀经皮肤、皮下组织，直达棘突骨面，在骨面上纵疏横剥 3 刀，范围 0.5cm。对棘上韧带钙化或者骨化，用骨锤锤击Ⅱ型针刀柄，将针刀刃击入棘上韧带，达棘突顶点，然后纵疏横剥 3 刀，直到刀下有松动感为止，以达到切开棘上韧带的目的。

②第 2 支针刀松解棘间韧带 根据 X 线定位棘突间隙，从棘突间隙进针刀，刀口线与脊柱纵轴平行，针刀经皮肤、皮下组织，调转刀口线 90°，使用提插刀法切割 3 刀，深度 0.5cm。对棘间韧带钙化或者骨化，用骨锤锤击Ⅱ型针刀柄，将针刀刃击入棘间韧带 1cm，然后以提插刀法切割 3 刀，直到刀下有松动感为止，以达到切开棘间韧带的目的。

③第 3 支针刀松解关节突关节囊韧带 颈椎病变者采用Ⅰ型针刀，从棘突顶点向左右旁开 1.5cm 分别进针刀；胸椎病变者用Ⅰ型针刀，从棘突顶点向左右旁开 2cm 分别

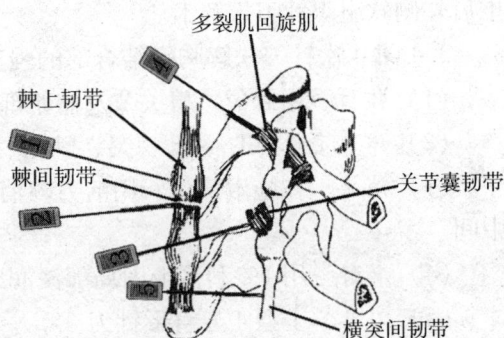

图 10-8 针刀松解单节段脊椎后外侧软组织

进针刀；腰椎病变者用 I 型针刀，从棘突顶点向左右旁开 2.5cm 分别进针刀。刀口线与脊柱纵轴平行，针刀经皮肤、皮下组织，直达两侧关节突关节骨面位置，提插刀法切割关节囊韧带 3 刀，范围 0.5cm。可切开部分关节囊韧带。

④第 4 支针刀松解多裂肌回旋肌　从棘突顶点分别旁开 0.5cm 进针刀，刀口线与脊柱纵轴平行，针刀经皮肤、皮下组织，沿棘突方向，紧贴骨面分别到两侧的棘突根部后，在骨面上向下铲剥 3 刀，直到刀下有松动感，以达到切开部分多裂肌回旋肌的作用。

⑤第 5 支针刀松解横突间韧带　颈椎病变者用 I 型针刀从棘突顶点分别旁开 2.5cm 进针刀；胸椎病变者用 I 型针刀从棘突顶点分别旁开 3cm 进针刀；腰椎病变者用 I 型针刀从棘突顶点分别旁开 4cm 进针刀。刀口线与脊柱纵轴平行，针刀经皮肤、皮下组织，直达两侧横突骨面，针刀体向外移动，当有落空感时，即到达横突尖，在此用提插刀法切割横突尖的粘连、瘢痕 3 刀，深度 0.5cm，然后，调转刀口线，分别在横突的上下缘，用提插刀法切割 3 刀，深度 0.5cm，以达到切断部分横突间韧带的目的。

⑥术毕，拔出针刀，局部压迫止血 3 分钟后，创可贴覆盖针眼。

（7）注意事项

①首先定位要准确，其次，切棘间韧带的范围限制在 0.5cm 以内，以防止切入椎管内。如超过此范围，针刀的危险性明显加大。

②针刀松解应分次进行，一次松解 3～5 个节段。

3.3 第 3 次由第 1 次针刀已松解的节段向下定 3 个节段进行松解　比如，第 1 次针刀松解节段为 $T_5 \sim T_7$，则第 3 次针刀松解节段为 $T_8 \sim T_{10}$。针刀操作方法详见单节段脊椎后外侧软组织针刀松解术。

3.4 第 4 次针刀松解胸腰结合部的强直

（1）体位　俯卧位，肩关节及髂嵴部置棉垫，以防止呼吸受限。

（2）体表定位　$T_{11} \sim L_1$ 棘突、棘间、关节突关节（图 8-58）。

（3）消毒　在施术部位，用活力碘消毒 2 遍，然后铺无菌洞巾，使治疗点正对洞巾中间

（4）麻醉　用 1% 利多卡因局部浸润麻醉，每个治疗点注药 1ml。

（5）刀具　 I 型 4 号直形针刀。

（6）针刀操作（图 8-59）

①第 1 支针刀松解 $T_{12} \sim L_1$ 棘上韧带、棘间韧带　在 $T_{12}$ 棘突顶点下缘定位，使用 I 型 4 号针刀，对棘上韧带骨化的患者，需要使用特型针刀，否则容易引起针刀体断裂或者损伤重要神经血管。刀口线与人体纵轴一致，针刀体先向头侧倾斜 45°，与胸椎棘突呈 60° 角，按四步进针刀规程进针刀，针刀经皮肤、皮下组织达棘突骨面，纵疏横剥 3 刀，范围 0.5cm。然后将针刀体逐渐向脚侧倾斜与胸椎棘突走行方向一致，从 $T_{12}$ 棘突下缘骨面沿 $T_{12} \sim L_1$ 棘间方向用提插刀法切割棘间韧带 3 刀，范围 0.5cm。

如果棘上韧带已骨化，需用 II 型针刀松解，刀口线与人体纵轴一致，达棘上韧带

后，调转刀口线90°，与棘上韧带垂直，骨锤敲击针刀柄部，切断该韧带，直到刀下有松动感时停止敲击。一般骨化的棘上韧带在1cm以内，且已与棘间韧带粘连在一起，故切断了棘上韧带，同时也松解了棘间韧带（图10-9）。

②第2支针刀松解$T_{12}$~$L_1$左侧关节突关节囊韧带　使用Ⅰ型4号针刀，对关节囊钙化的患者，需要使用特型针刀，否则容易引起针刀体断裂或者损伤重要神经血管。在$T_{12}$~$L_1$棘间中点旁开2cm处定位，刀口线与人体纵轴一致，针刀体与皮肤呈90°角，按四步进针刀规程进针刀，针刀经皮肤、皮下组织、胸腰筋膜浅层、竖脊肌达椎板骨面，调转刀口线90°，沿关节突关节提插切割3刀，深度0.2cm。

③第3支针刀松解$T_{12}$~$L_1$右侧关节突关节囊韧带　针刀松解方法参照第2支针刀松解方法。$T_{11}$~$T_{12}$，$L_1$~$L_2$棘上韧带、棘间韧带、关节突关节韧带的松解参照$T_{12}$~$L_1$的针刀松解操作进行。

④第4支针刀松解$T_{12}$右侧的多裂肌回旋肌止点　在$T_{12}$棘突顶点向右侧旁开0.5cm处进针刀，刀口线与脊柱纵轴平行，按四步进针刀规程进针刀，针刀经皮肤、皮下组织，沿棘突方向，紧贴骨面，到棘突根部后，从骨面右侧贴棘突，向棘突根部铲剥3刀，直到刀下有松动感，以达到切开部分多裂肌回旋肌的目的。如果多裂肌回旋肌有钙化骨化，用直形Ⅱ型针刀贴棘突骨面向棘突根部剥离（图10-10）。其他节段多裂肌回旋肌止点松解参照此法操作。

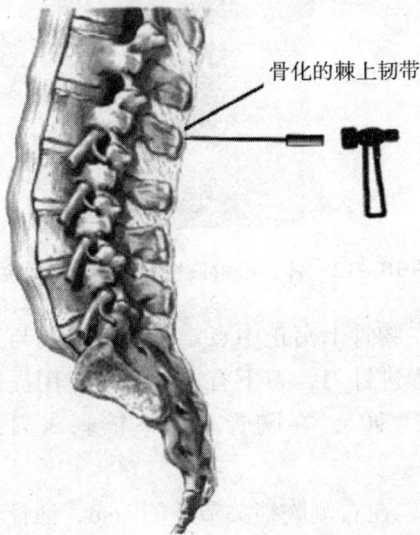

图10-9　针刀松解骨化的棘上韧带　　　图10-10　T12针刀松解多裂肌回旋肌止点

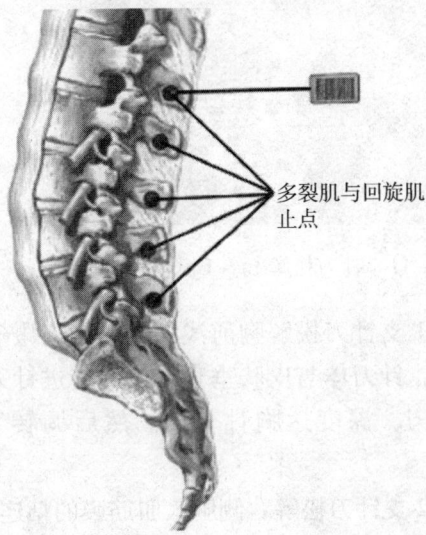

⑤第5支针刀松解$L_1$~$L_2$的横突间韧带　在棘突顶点分别旁开4cm定点，刀口线与脊柱纵轴平行，按四步进针刀规程进针刀，针刀经皮肤、皮下组织，直达两侧横突骨面，针刀体向外移动，当有落空感时，即到达横突尖，在此用提插刀法切割横突尖的粘连、瘢痕3刀，深度0.5cm。然后，调转针刀体与横突长轴一致，分别在横突的上下缘用提插刀法切割3刀，深度0.5cm，以达到切断部分横突间韧带的目的（图10-11）。

其他节段多裂肌回旋肌止点及横突间韧带松解参照此法操作。

⑥术毕，拔出针刀，局部压迫止血3分钟后，创可贴覆盖针眼。

3.5 第5次针刀松解胸壁前筋膜的粘连瘢痕

（1）体位　仰卧位。

（2）体表定位　胸骨及剑突。

（3）消毒　在施术部位，用活力碘消毒2遍，然后铺无菌洞巾，使治疗点正对洞巾中间。

（4）麻醉　用1%利多卡因局部浸润麻醉，每个治疗点注药1ml。

（5）刀具　Ⅰ型4号直形针刀。

（6）针刀操作（图10-12）

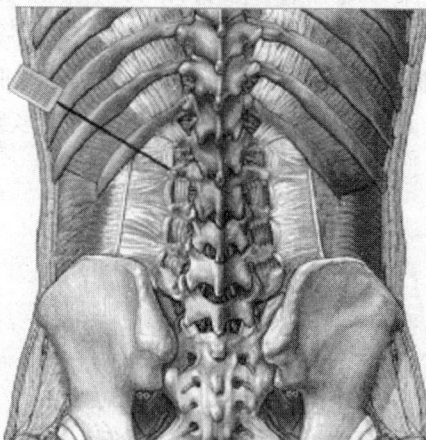

图10-11　针刀松解L$_1$~L$_2$的横突间韧带　　图10-12　针刀松解胸壁前筋膜粘连瘢痕

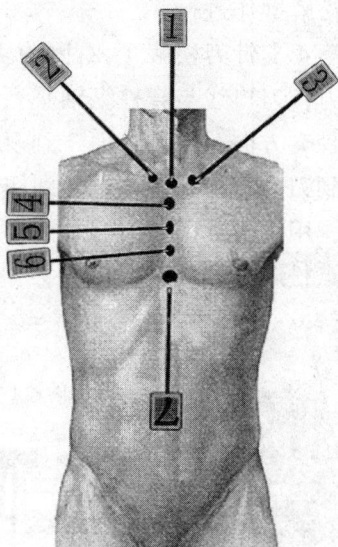

①第1支针刀松解胸前浅筋膜的粘连瘢痕　在胸骨上窝正中点定位，刀口线与人体纵轴平行，针刀体与皮肤垂直，按四步进针刀规程进针刀，刀下有韧性感时，用提插刀法切割3刀，深度达胸骨骨面。然后调转刀口线90°，在胸骨上向下铲剥3刀，范围0.5cm。

②第2支针刀松解右侧胸大肌筋膜的粘连瘢痕　在右侧胸锁关节外侧1cm、锁骨下缘定位。刀口线与人体纵轴平行，针刀体与皮肤垂直，按四步进针刀规程进针刀，刀下有韧性感时，用提插刀法切割3刀，深度达锁骨骨面。然后调转刀口线90°，在锁骨骨面上向下铲剥3刀，范围0.5cm。注意，铲剥只能在锁骨骨面上进行，不可超过锁骨下缘。

③第3支针刀松解左侧胸大肌筋膜的粘连瘢痕　在左侧胸锁关节外侧1cm、锁骨下缘定位。刀口线与人体纵轴平行，针刀体与皮肤垂直，按四步进针刀规程进针刀，刀下有韧性感时，用提插刀法切割3刀，深度达锁骨骨面。然后调转刀口线90°，在锁骨骨面上向下铲剥3刀，范围0.5cm。注意，铲剥只能在锁骨骨面上进行，不可超过锁骨

下缘。

④第4支针刀松解胸前浅筋膜的粘连瘢痕　在第1支针刀下2cm定位，针刀操作方法与第1支针刀相同。

⑤第5支针刀松解胸前浅筋膜中部的粘连瘢痕　在第4支针刀下2cm定位，针刀操作方法与第1支针刀相同。

⑥第6支针刀松解胸前浅筋膜下部的粘连瘢痕　在第5支针刀下2cm定位，针刀操作方法与第1支针刀相同。

⑦第7支针刀松解剑突的粘连瘢痕　在剑突尖部定位。刀口线与人体纵轴平行，针刀体与皮肤垂直，按四步进针刀规程进针刀，刀下有韧性感时，用提插刀法切割3刀，深度达剑突骨面。然后在剑突骨面上，向左铲剥，铲剥到剑突左缘。再向右铲剥，铲剥到剑突右缘。注意，铲剥只能在剑突骨面上进行，不可超过剑突骨缘。

⑧术毕，拔出针刀，局部压迫止血3分钟后，创可贴覆盖针眼。

（7）**注意事项**　在做胸前部针刀松解时，针刀必须在锁骨、剑突骨面上进行，不能超过骨面，否则可能引起胸腹腔内脏器官的损伤。

## 【针刀术后手法治疗】

（1）胸椎周围软组织针刀松解术后平卧硬板床，以60kg的重量做持续牵引。于床上，在医生的协助下，做被动挺腹伸腰及四肢屈伸运动，下床后在医生的协助下进行腰前屈、后仰、侧弯、旋转等功能训练。

（2）胸部针刀术后，被动扩胸3次。

（3）腹部针刀术后，做伸腰活动3次。

### 4. 腰段病变的针刀治疗

4.1 第1次针刀松解胸腰结合部的强直（参见本章胸背部病变第4次针刀松解）

4.2 第2次针刀松解$L_2 \sim L_4$的强直

（1）**体位**　俯卧位，肩关节及髂嵴部置棉垫，以防止呼吸受限。

（2）**体表定位**（图10-13）$L_2 \sim L_4$棘突、棘间、关节突关节、横突间韧带。

（3）**消毒**　在施术部位，用活力碘消毒2遍，然后铺无菌洞巾，使治疗点正对洞巾中间。

（4）**麻醉**　用1%利多卡因局部浸润麻醉，每个治疗点注药1ml。

（5）**刀具**　Ⅰ型4号直形针刀。

（6）**针刀操作**　针刀松解方法与第1次针刀松解胸腰结合部的强直方法相同。

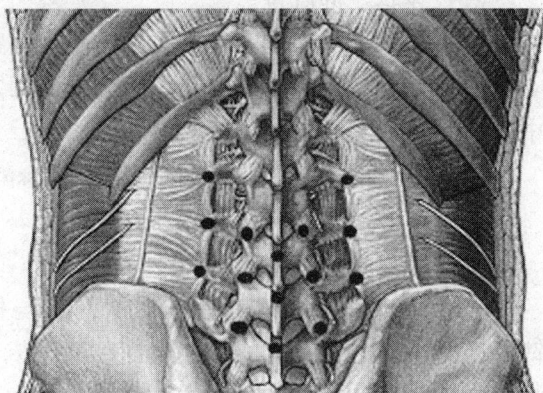

图10-13　针刀松解$L_2 \sim L_4$强直的体表定位图

4.3 第3次针刀松解 $L_5 \sim S_1$ 的强直针刀松解方法与第1次针刀松解胸腰结合部的强直方法相同。

4.4 第4次针刀松解腰部筋膜及竖脊肌腰段的粘连、瘢痕、挛缩和堵塞

（1）体位　俯卧位。

（2）体表定位　在 $L_3 \sim L_5$ 棘突下旁开3cm处定点，共6点。松解胸腰筋膜、背阔肌行经路线。

（3）消毒　在施术部位，用活力碘消毒2遍，然后铺无菌洞巾，使治疗点正对洞巾中间。

（4）麻醉　用1%利多卡因局部浸润麻醉，每个治疗点注药1ml。

（5）刀具　I型4号直形针刀。

（6）针刀操作（图10-14）

以针刀松解 $L_3$ 平面胸腰筋膜为例加以描述。刀口线与脊柱纵轴平行，针刀经皮肤、皮下组织，有韧性感时，即到达胸腰筋膜浅层，先用提插刀法切割3刀，然后穿过胸腰筋膜达肌肉层内纵疏横剥3刀，范围1cm。其他定点的针刀松解操作方法参照上述操作方法，每7日做1次针刀松解，3次为1个疗程。可连续做2个疗程。

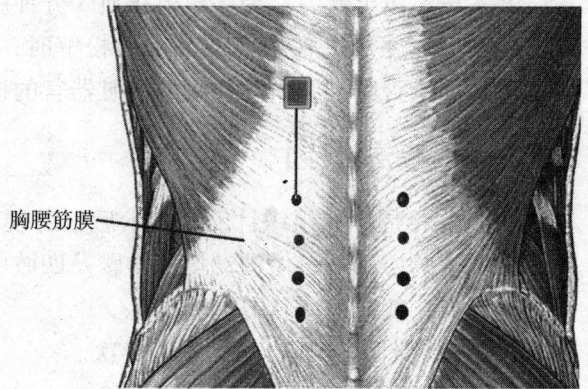

图10-14　针刀松解腰部胸腰筋膜浅层

4.5 第5次针刀松解胸腹壁软组织，适用于驼背患者　在脊柱周围软组织松解术的治疗过程中，由于脊柱逐渐伸直，原来挛缩的胸腹壁软组织受到牵拉而致胸腹壁疼痛，同时也限制了驼背的矫直，故应松解。

（1）体位　仰卧位。

（2）体表定位　胸肋关节、剑突、肋弓紧张处及压痛点（图10-15）。

（3）消毒　在施术部位，用活力碘消毒2遍，然后铺无菌洞巾，使治疗点正对洞巾中间。

（4）麻醉　用1%利多卡因局部浸润麻醉，每个治疗点注药1ml。

（5）刀具　I型4号直形针刀。

（6）针刀操作（图10-16）

①第1支针刀松解胸锁关节　刀口线与松解的人体纵轴一致，针刀体与皮肤垂直，针刀经皮肤、皮下组织，到达胸锁关节间隙，用提插刀法切割3刀，范围0.5cm。对侧胸锁关节松解方法与此相同。

②第2支针刀松解胸肋关节　左手拇指压住第1胸肋关节间隙，右手持针刀在左手拇指背面进针刀，刀口线与松解的人体纵轴一致，针刀体与皮肤垂直，针刀经皮肤、皮

下组织，到达胸肋关节，用提插刀法切割3刀。其他胸肋关节松解方法与此相同。

③第3支针刀松解剑突部　摸准剑突位置，刀口线与松解的人体纵轴一致，针刀体与皮肤垂直，针刀经皮肤、皮下组织，到达剑突部，铲剥3刀。

④第4支针刀松解肋弓部　摸准肋弓最低点，刀口线与松解的人体纵轴一致，针刀体与皮肤垂直，针刀经皮肤、皮下组织，到达肋弓部，调转刀口线90°，在骨面上铲剥3刀。

⑤术毕，拔出针刀，局部压迫止血3分钟后，创可贴覆盖针眼。

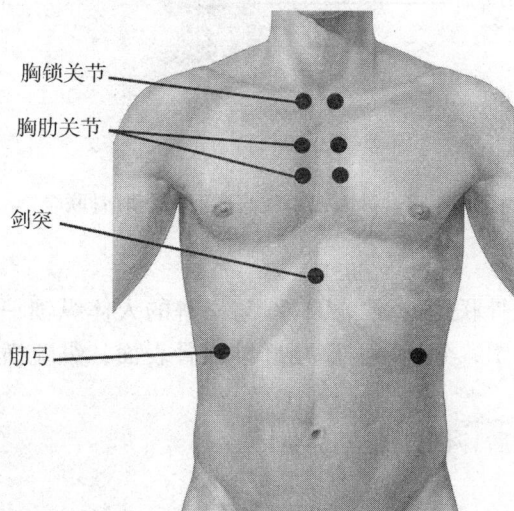

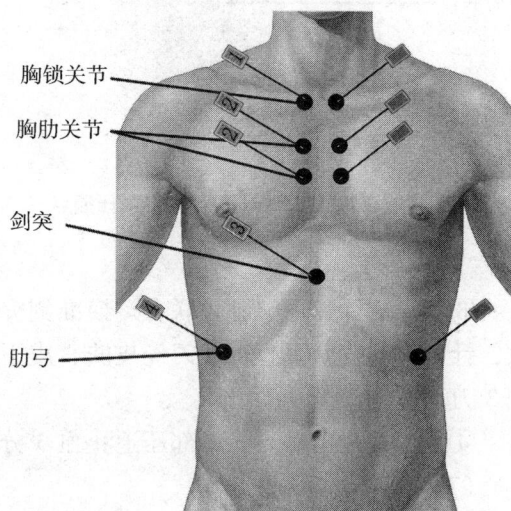

图 10 - 15　针刀松解胸腹壁软组织体表定位　　图 10 - 16　针刀松解胸腹壁软组织

（7）注意事项

进针不可太深，以免气胸，损伤胸腹腔重要内脏器官，造成严重并发症。

4.6 第6次松解耻骨联合、髂嵴之压痛点以及腹直肌肌腹之压痛点

（1）体位　仰卧位。

（2）体表定位（图 10 - 17）　腹直肌肌腹，耻骨联合，髂嵴紧张处压痛点。

（3）消毒　在施术部位，用活力碘消毒2遍，然后铺无菌洞巾，使治疗点正对洞巾中间。

（4）麻醉　用1%利多卡因局部浸润麻醉，每个治疗点注药1ml。

（5）刀具　Ⅰ型4号直形针刀。

（6）针刀操作（图 10 - 18）

①第1支针刀松解腹直肌肌腹部　刀口线与松解的人体纵轴一致，针刀体与皮肤垂直，针刀经皮肤、皮下组织，到达腹直肌肌腹部，纵疏横剥3刀，范围0.5cm。对侧腹直肌肌腹松解方法与此相同。

②第2支针刀松解髂嵴前份　刀口线与松解的人体纵轴一致，针刀体与皮肤垂直，针刀经皮肤、皮下组织，到达髂嵴前份，调转刀口线90°，铲剥3刀，范围0.5cm。对侧髂嵴松解方法与此相同。

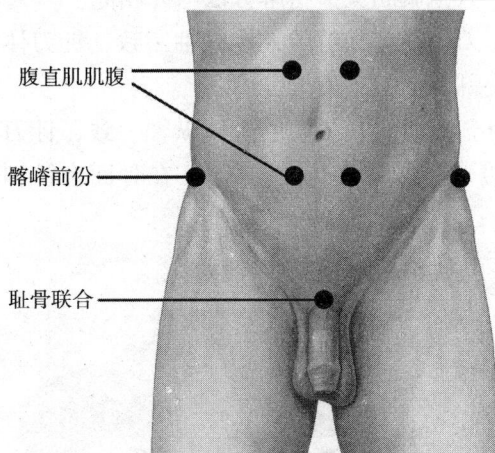

图 10-17　腹直肌肌腹、耻骨联合及髂嵴压痛点

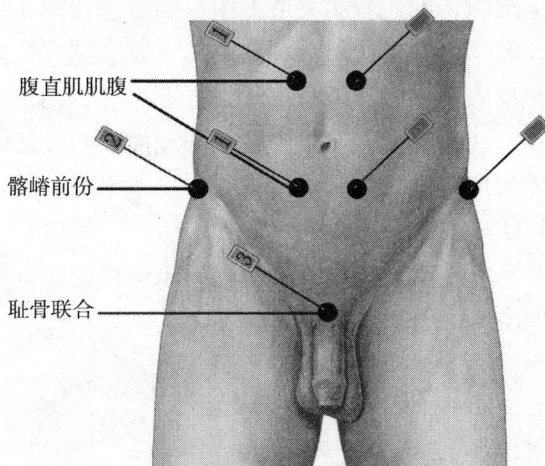

图 10-18　针刀松解腹直肌肌腹、耻骨联合及髂嵴压痛点

③第 3 支针刀松解耻骨联合　摸准剑突耻骨联合位置，刀口线与松解的人体纵轴一致，针刀体与皮肤垂直，针刀经皮肤、皮下组织，到达耻骨联合纤维软骨表面，纵疏横剥 3 刀，范围 0.5cm。

④术毕，拔出针刀，局部压迫止血 3 分钟后，创可贴覆盖针眼。

（7）注意事项

进针刀不可太深，以免入腹腔，误伤肝、肠等内脏器官。

## 【针刀术后手法治疗】

（1）脊柱周围软组织针刀松解术后平卧硬板床，以 60kg 的重量做持续对抗牵引。在床上做被动挺腹屈腰及四肢屈伸手法，下床后在医生的协助下进行腰前屈、后仰、侧弯、旋转等功能训练。

（2）胸部针刀术后，被动扩胸 3 次。

（3）腹部针刀术后，做伸腰活动 3 次。

### 5. 髋部病变的针刀治疗

5.1 第 1 次针刀松解缝匠肌起点、股直肌起点、髂股韧带及髋关节前侧关节囊、部分内收肌起点。

（1）体位　仰卧位。

（2）体表定位　髂前上棘、髂前下棘，股骨大转子，髋关节前侧关节囊，耻骨。

（3）消毒　在施术部位，用活力碘消毒 2 遍，然后铺无菌洞巾，使治疗点正对洞巾中间。

（4）麻醉　用 1% 利多卡因局部浸润麻醉，每个治疗点注药 1ml。

（5）刀具　Ⅰ型 4 号和Ⅱ型直形针刀及Ⅱ型弧形针刀。

（6）针刀操作（图 10-19）

①第1支针刀松解缝匠肌起点　使用Ⅰ型针刀从髂前上棘进针刀，刀口线与下肢纵轴平行，针刀体与皮肤呈90°角，针刀经皮肤、皮下组织，到达骨面缝匠肌起始处，调转刀口线90°，在骨面上铲剥3刀，范围0.5cm。

②第2支针刀松解股直肌起点　使用Ⅱ型针刀，在髂前下棘处摸到股直肌起点处定位，刀口线与该肌肌纤维方向一致，针刀经皮肤、皮下组织，达髂前下棘骨面，调转刀口线90°。在骨面上向内铲剥3刀，范围0.5cm。

③第3支针刀松解髋关节髂股韧带及髋关节前面关节囊　使用Ⅱ型弧形针刀，从髋关节前侧关节穿刺点进针刀，刀口线与下肢纵轴平行，针刀体与皮肤呈90°角，针刀经皮肤、皮下组织，当针刀下有韧性感时，即到达髂股韧带中部，纵疏横剥3刀，范围0.5cm，调转刀口线90°，弧形向上，当有落空感时，即到达关节腔，用提插刀法切割3刀，范围0.5cm。

④第4支针刀松解短收肌和股薄肌起点　在耻骨下支处摸到条索状的短收肌和股薄肌起点后定位，刀口线与两肌肌纤维方向一致，针刀经皮肤、皮下组织，达骨面，在骨面上向内铲剥3刀，范围0.5cm，以松解肌肉与骨面的粘连和瘢痕。

⑤第5支针刀松解长收肌起点　在耻骨结节处摸到条索状的长收肌起点处的压痛点定点，刀口线与该肌肌纤维方向一致，针刀体与皮肤呈90°角刺入，针刀经皮肤、皮下组织，直达骨面，在骨面上向内铲剥3刀，范围0.5cm，以松解肌肉与骨面的粘连和瘢痕。

⑥第6支针刀松解耻骨肌起点　在耻骨上支触摸到条索状的耻骨肌起点处的压痛点定点，刀口线与耻骨肌肌纤维方向一致，针刀体与皮肤垂直刺入，达肌肉起点处，调转刀口线90°，与耻骨肌肌纤维方向垂直，在耻骨上支骨面上向内铲剥3刀，范围0.5cm。

⑦术毕，拔出针刀，局部压迫止血3分钟后，创可贴覆盖针眼。

5.2　第2次针刀松解臀中肌起点、股方肌起点、髋关节外后侧关节囊

（1）体位　侧俯卧位，患侧髋关节在上。

（2）体表定位　股骨大转子，髋关节外后侧关节囊。

（3）消毒　在施术部位，用活力碘消毒2遍，然后铺无菌洞巾，使治疗点正对洞巾中间。

（4）麻醉　用1%利多卡因局部浸润麻醉，每个治疗点注药1ml。

（5）刀具　Ⅱ型直形及弧形针刀。

（6）针刀操作（图10-20）

①第1支针刀松解臀中肌止点的挛缩点　在股骨大转子尖部定位。刀口线与下肢纵轴方向一致，针刀经皮肤、皮下组织达股骨大转子尖的骨面，贴骨面铲剥3刀，范围0.5cm。

②髋关节外侧松解　以第1支针刀为参照物，使用Ⅱ型弧形针刀，从髋关节外侧关节穿刺点进针刀，刀口线与下肢纵轴平行，针刀体与皮肤呈130°角，沿股骨颈干角方向进针刀，针刀经皮肤、皮下组织，达股骨大转子尖，调转刀口线90°，弧形向上进针刀，直到髋关节外侧关节间隙，此时用提插刀法切割3刀，范围0.5cm。

③第3支针刀松解股方肌起点的粘连瘢痕　将髋关节内收内旋，摸清楚股骨大转子

尖部。在大转子尖部后方定位,刀口线与下肢纵轴方向一致,针刀体与皮肤垂直,针刀经皮肤、皮下组织,达大转子骨面,紧贴大转子后方继续进针刀,然后将针刀体向头侧倾斜45°,在大转子后内侧骨面上铲剥3刀,范围0.5cm。

④第4支针刀松解髋关节后侧关节囊 以第3支针刀为参照物,使用Ⅱ型弧形针刀,从股骨大转子后缘进针刀,刀口线与下肢纵轴平行,针刀体与皮肤呈130°角,沿股骨颈干角方向进针刀,针刀经皮肤、皮下组织,达股骨大转子后缘,贴骨面进针刀,当有落空感时,即到达关节腔,用提插刀法切割3刀,范围0.5cm。

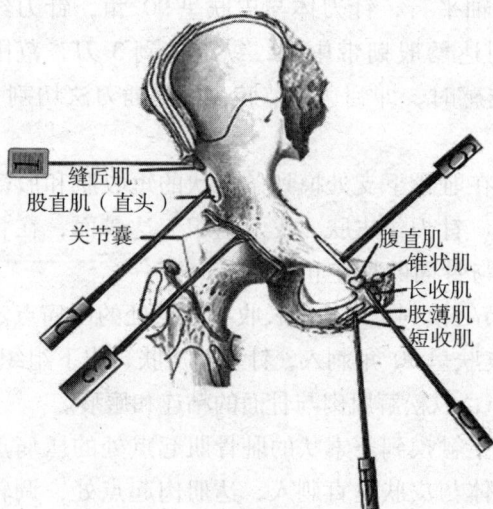

图10-19 针刀松解髋关节前侧图

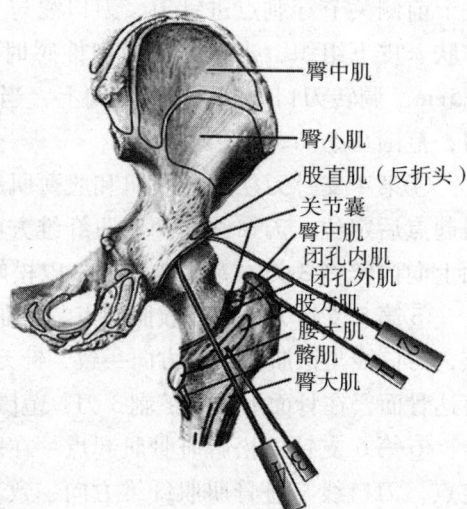

图10-20 针刀松解髋关节外后侧

⑤术毕,拔出针刀,局部压迫止血3分钟后,创可贴覆盖针眼。

5.3 第3次针刀松解髂胫束起点与止点的粘连和瘢痕

(1)体位 健侧卧位,患侧在上。

(2)体表定位 髂嵴,髂胫束行经路线。

(3)消毒 在施术部位,用活力碘消毒2遍,然后铺无菌洞巾,使治疗点正对洞巾中间。

(4)麻醉 用1%利多卡因局部浸润麻醉,每个治疗点注药1ml。

(5)刀具 Ⅰ型4号直形针刀。

(6)针刀操作(图10-21)

①第1支针刀松解髂胫束浅层附着区前部的粘连和瘢痕 在髂前上棘后2cm处定位。刀口线与髂胫束走行方向一致,针刀体与皮肤垂直,针刀经皮肤、皮下组织,达髂嵴前部髂胫束浅层附

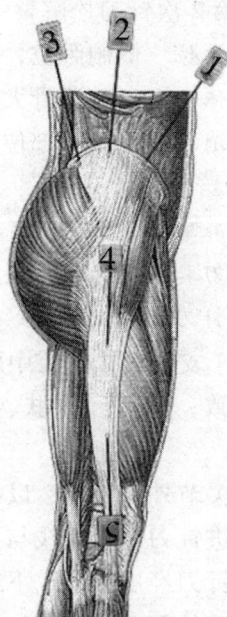

图10-21 针刀松解髂胫束起点与止点

着区前部骨面，调转刀口线90°，在髂骨翼骨面上向下铲剥3刀，范围0.5cm。

②第2支针刀松解髂胫束浅层附着区中部的粘连和瘢痕　在髂嵴最高点定位。刀口线与髂胫束走行方向一致，针刀体与皮肤垂直，针刀经皮肤、皮下组织，达髂嵴髂胫束浅层附着区中部骨面，调转刀口线90°，在髂骨翼骨面上向下铲剥3刀，范围0.5cm。

③第3支针刀松解髂胫束浅层附着区后部的粘连和瘢痕　在髂嵴最高点向后2cm处定位。刀口线与髂胫束走行方向一致，针刀体与皮肤垂直，针刀经皮肤、皮下组织，达髂嵴髂胫束浅层附着区后部骨面，调转刀口线90°，在髂骨翼骨面上向下铲剥3刀，范围0.5cm。

④第4支针刀松解髂胫束上段的粘连和瘢痕　在大腿外侧上段定位。刀口线与髂胫束走行方向一致，针刀体与皮肤垂直，针刀经皮肤、皮下组织，当刀下有韧性感时，即到达髂胫束，再向内刺入1cm，纵疏横剥3刀，范围0.5cm。

⑤第5支针刀松解髂胫束中段的粘连和瘢痕　在大腿外侧中段定位。刀口线与髂胫束走行方向一致，针刀体与皮肤垂直，针刀经皮肤、皮下组织，当刀下有韧性感时，即到达髂胫束，再向内刺入1cm，纵疏横剥3刀，范围0.5cm。

⑥术毕，拔出针刀，局部压迫止血3分钟后，创可贴覆盖针眼。

（7）注意事项

①在髋关节前方松解前方关节囊时，先触摸到股动脉的确切位置后，再向外旁开2cm处进行针刀操作是安全的。

②关节强直患者的针刀松解，一次松解范围不可太多，需要分次进行松解。一般对纤维性强直需6次。

③对骨性强直患者，需用Ⅱ型针刀进行松解。

5.4 第4次针刀松解缝匠肌止点的粘连和瘢痕

（1）体位　仰卧位。

（2）体表定位　胫骨上段内侧。

（3）消毒　在施术部位，用活力碘消毒2遍，然后铺无菌洞巾，使治疗点正对洞巾中间。

（4）麻醉　用1%利多卡因局部浸润麻醉，每个治疗点注药1ml。

（5）刀具　Ⅰ型直形针刀。

（6）针刀操作（图10-22）

①在胫骨上段内侧部定位　刀口线与下肢纵轴方向一致，针刀经皮肤、皮下组织至胫骨内侧骨面，贴骨面铲剥3刀，范围1cm。

②术毕，拔出针刀，局部压迫止血3分钟后，创可贴覆盖针眼。

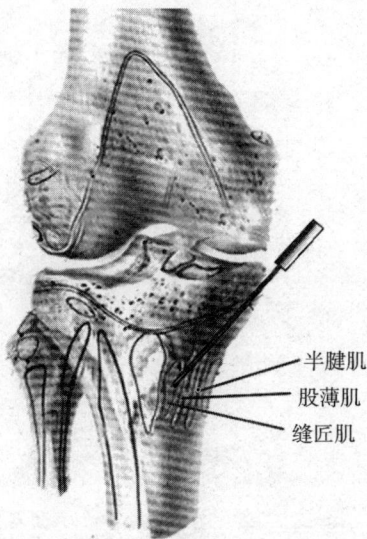

半腱肌
股薄肌
缝匠肌

图10-22　针刀松解缝匠肌止点

## 【针刀术后手法治疗】

嘱患者屈膝，一助手压住双髂前上棘，术者一前臂置于患者患侧小腿上部，一手托住患者小腿下部，使患者做髋关节"?"和反"?"运动 3 次。每次针刀术后，手法操作相同。对髋关节骨性强直的患者，针刀术后手法弧度不能过大，要循序渐进，逐渐加大髋关节活动的弧度，绝不能用暴力手法，一次将髋关节活动到正常位置，否则会引起股骨头骨折，导致严重的并发症。

# 第十一章　股骨头坏死

　　股骨头坏死，可由髋关节损伤、关节手术、类风湿、饮酒过量、长期激素治疗等多种原因引起。坏死如未能及时修复，可发展为股骨头塌陷，严重影响髋关节功能。

## 【针刀应用解剖】

　　股骨头呈圆形，约占一圆球的 2/3，其上完全为关节软骨所覆盖，在其顶部微后有一小窝，称为股骨头凹，为股骨头韧带附着处，股骨头可由此获得少量血供。股骨颈微向前凸，中部较细，股骨头悬于股骨颈后下部之上。

　　股骨颈的下部有两个隆起，即大转子与小转子，其上及附近有很多肌肉附着。靠外侧者为大转子，呈长方形，其后上面无任何结构附着，罩于股骨颈的后上部。大转子的位置较浅，因直接暴力而引起骨折的机会较大。大转子的内面下部与股骨颈及股骨干的松质骨相连，上部内陷成一深窝，称为转子窝，有闭孔外肌腱附着。大转子的外侧面宽广而粗糙，自后上斜向前下有 1 条微嵴，为臀中肌的附着部。大转子的上缘游离，有梨状肌附着在后面，与髋关节的中心同一平面。下缘呈嵴状，有股外侧肌附着。小转子为圆锥形突起，在股骨干的后上内侧，在大转子的平面下，有髂腰肌附着其上。两转子的联系，在前有转子间线，在后有转子间嵴。转子间线比较平滑，是关节囊及髋关节的髂股韧带附着处。转子间嵴显得隆起，关节囊并不附着其上，但有很多由骨盆出来的外旋小肌附着其上。有时在大转子的后下方，相当于小转子平面另有一骨性突起，称为第三转子。股骨转子部的结构主要是松质骨，周围有丰富的肌肉，血供充足，骨骼的营养较股骨头优越得多。

　　**1. 颈干角**（图 11 - 1）

　　股骨颈与股骨干之间成一角度，即颈干角或内倾角，可以增加下肢的运动范围，并使躯干的力量传达至较宽的基底部。此角在幼童为 160°，在成人为 125°，其范围在 110°～140°之间。

　　**2. 前倾角（扭转角）**（图 11 - 2）

　　自股骨头中心沿股骨颈画 1 条轴线与股骨下端两髁间的投影连线，并不在一平面上，正常情况下，前者在后者之前，它们之间成一角度，称前倾角或扭转角。所谓扭转系指股骨颈轴对膝关节横轴向前扭转。或在足部向前呈中立位，股骨颈轴与踝关节横轴形成之角。股骨内旋时，股骨颈轴变水平位，前倾角消失；股骨外旋时，前倾角增大。

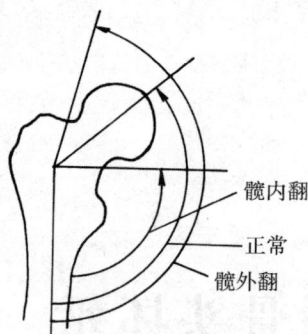

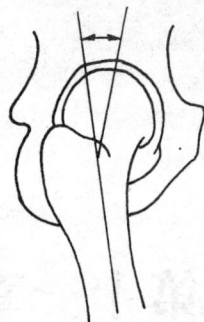

图 11-1 颈干角　　　　图 11-2 股骨颈前倾角

股骨颈前倾角平均为 13.14°，其中男性为 12.20°，女性为 13.22°。

在治疗髋部疾患时，了解颈干角及前倾角的大小有很大帮助，股骨颈骨折后，如不及时治疗，往往形成髋内翻，以后行走时，力线的方向会受到严重影响。

**3. 股骨上端的骨小梁排列**

股骨头、颈骨小梁的排列方向可以说明与负重的关系，在额状切面，股骨头的压力曲线与髋骨下降的曲线相一致，终于股骨干内侧缘的骨皮质，张力曲线呈拱形向外下，终于外侧皮质，两线之间有系梁相连，中间有一骨质密度减低区，称为 Ward 氏三角。整个配备犹如力臂起重机。横切面亦显示颈中部骨小梁排列较稀疏。

**4. 髋关节的韧带装置**

（1）髂股韧带　髂股韧带位于髋关节囊之前，并紧贴于股直肌深面，呈一倒置的"Y"型。该韧带与髋关节囊的前壁紧密地相接触，其长度较长并较坚韧。该韧带为全身最大的韧带。

髂股韧带起自髂前下棘及其后方 2cm 处的髋臼缘，该韧带的纤维方向是朝向外下方移行的，呈扇形。在向下方移行时分为二歧：外歧抵止于转子间线的上段；内歧抵止于转子间线的下段（图 11-3）。髂股韧带的外歧可以限制大腿的外展与外旋；内歧可以限制大腿的外展。髂股韧带的内侧部与外侧部均较肥厚而甚为坚固，有时即使是髂前下棘发生撕脱性骨折时，该韧带都可能不被撕裂。但位于该韧带的二歧之间的部分却甚为薄弱，有时该处会形成一孔样结构。

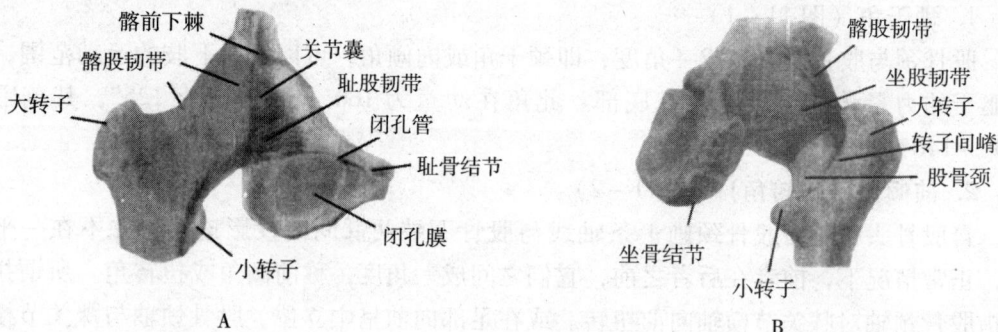

图 11-3 髋关节韧带

（2）耻股韧带　耻股韧带位于髋关节囊的前下方，呈三角形。起自耻骨上支、耻骨体、髂耻隆起、闭孔嵴以及闭孔膜上，而斜向下外方移行，并通过股骨头的前方而向外下方至股骨颈处，其行于髋关节囊的内侧部而与髋关节囊以及髂股韧带内歧的深面相合并，最终该韧带抵止于转子间线的下部。

耻股韧带与上述由髂股韧带分出的二歧形成一"N"字形的结构，该结构能够限制髋关节的外展运动。

（3）轮匝带　该韧带为髋关节囊位于股骨颈处深层纤维的呈环形增厚的部分。

该韧带环绕股骨颈的中部，能够约束股骨头，并防止其向外方脱出。该韧带的纤维在股骨颈后部较表浅，但尚具有一定的扶持力。

（4）坐股韧带　坐股韧带包括三角形的纤维囊，其位于髋关节囊后面，略呈螺旋样而较薄弱。起自髋臼的后下部，其纤维向外上方经股骨颈的后面移行至髋关节囊的轮匝带，最终抵止于大转子的根部。该韧带的纤维与髋关节深层处的关节囊的环状纤维相合并，其上部的纤维呈水平样跨越髋关节并与髂股韧带相合。该韧带能够防止髋关节的过度内旋与内收。

（5）股骨头韧带　为髋关节囊内的纤维带。该韧带呈三角形而略显扁平，起于髋臼横韧带与髋臼切迹处，最终抵止于股骨头凹处，在移行过程中一直为滑膜所包裹。

（6）髋臼横韧带　髋臼横韧带位于髋关节腔之内，实际上是属于髋臼缘的一部分。该韧带系由强有力的扁平的纤维韧带所组成，并呈桥状横跨髋臼切迹的两侧，而形成一孔道，其内有血管及神经通过，该韧带与关节囊以及股骨头韧带的基底部的两个束状带相互融合。

**5. 髋关节囊**

髋关节囊的附着处有远近的不同：髋关节囊的远侧，其前面止于小转子间线处，后面止于转子间嵴的内侧约1.25cm的地方，此处相当于股骨颈的中、外1/3交界处；而髋关节囊近侧则附着于髋臼盂缘、髋臼边缘以及髋臼横韧带等处。股骨颈前面全部被包裹在髋关节囊内；股骨颈后面有1/3的部分没有被包裹在髋关节囊内；股骨头、颈之间的横形骨骺板亦被包裹在髋关节囊内。

**6. 股骨头、颈的血供**（图11-4）

供应股骨头、颈的血管主要有旋股内、外侧动脉，闭孔动脉，臀上、下动脉及股深动脉第一穿动脉等。

（1）旋股外侧动脉　在股三角，旋股内、外侧动脉自股动脉发出，围绕股骨颈根部，共同组成囊外动脉环。这2条动脉是供应股骨近端的一级血管，旋股内侧动脉组成环的内侧、后侧和外侧部，旋股外侧动脉组成环的前部，此环仅有1/10的人是完整的。

旋股外侧动脉发出至股骨颈前部的分支，从髂腰肌的前面经其外缘向深部走行。动脉供应三区，即沿转子间线股骨颈基底的囊外部、关节囊及关节囊内颈部。众多小支沿转子间线全长供应股骨颈基底，从这些血管发出分支，终于纤维性关节囊附着的股骨处。

进入关节囊内颈部的动脉口径相当大，穿过关节囊前部，在髂股韧带升支及横支之间。在关节囊内，这个血管位于滑膜之下，在股骨颈的近侧，血管口径在头下区明显缩小，从这个动脉有时有小的关节内支穿过髂股韧带，沿转子间线在髂股韧带横支之下，在

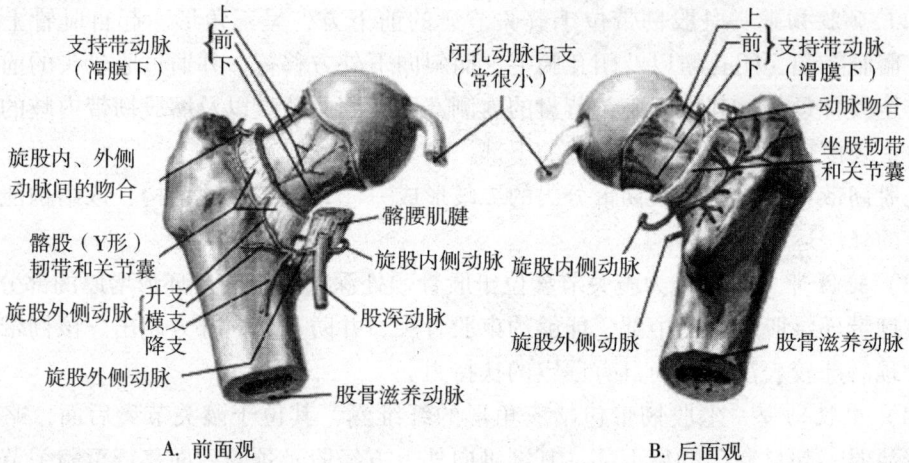

图 11－4　股骨头血供

滑膜下上升，靠近旋股内侧动脉发出的上头动脉，终于股骨颈上部。2～3 个转子血管向外延续，供应大转子的前面及外面，最上的一支上升，供应臀小肌附着处，在该处可能与旋股内侧动脉至股骨颈上部的分支相吻合。1～2 个分支在前侧进入大转子，最下支越过股中间肌，向外在股外侧肌上部之下走行，环绕股骨干的外侧面。此血管分布于大转子的外面，可能与臀上动脉相吻合，然后向后，其分支与第一穿动脉供应同一区域。

（2）旋股内侧动脉　旋股内侧动脉起自股动脉的内侧或后侧，也有时起自股深动脉。旋股内侧动脉先向后行于髂腰肌、耻骨肌之间，然后位于内侧关节囊与闭孔外肌之间，发出内侧颈升动脉（下支持带动脉、内侧干骺动脉）和至闭孔外肌之肌支。旋股内侧动脉以后继续在关节囊外向后在转子间嵴发出后颈升动脉，在此区尚发出分支与臀上动脉吻合。在囊外动脉环的外侧部，旋股内侧动脉的终支延续为外侧颈升动脉，行于关节囊后面附近，在闭孔外肌腱浅面，斜行经过转子窝。外侧颈升动脉供应股骨头、颈和大转子，是一条很重要的动脉，在 3～10 岁尤其如此。

（3）闭孔动脉　闭孔动脉经过闭孔沟后，位于闭孔外肌的深面，其分支在肌肉的附着处形成一血管环。在髋臼窝，有丰富分支分布于脂肪、滑膜及髋臼，进入股骨头韧带内的动脉仅为闭孔动脉髋臼支的一个终支。

在髋臼后部，从臀下动脉发出一支，常与闭孔血管环相连，从这两条动脉有几个分支进入髋臼下后部的孔内，在闭孔环的前内侧部。约 1/3 的标本，可以清楚地看到臀下动脉与旋股内侧动脉参与组成外闭孔环。

（4）臀上动脉　臀上动脉供应髋臼的上部、纤维性关节囊上部及大转子的一部。当臀上动脉从坐骨大切迹穿出时，一支下行，供应髋臼后缘及关节囊后部；另一支沿髂骨横行，在臀小肌之下供应此肌，并分数支至髋臼的上部，这些血管的分支下降，终于近侧关节囊。臀上动脉至臀中肌的分支在此肌下越过，并发出一终支至股骨。降支至大转子上面及外侧面，该处为臀下动脉、旋股内外侧动脉的共同分布区。

（5）臀下动脉　臀下动脉在梨状肌之下及坐骨神经内侧，除了发出众多大的分支至臀大肌外，尚向后发出两个主支至髋关节的深部结构。横支超过坐骨神经，并发支供应该神经，当其超过神经不久，一支向下，供应髋臼缘的下部、后部及邻近纤维性关节囊，本干继续向外在闭孔内肌及梨状肌之间，从这条动脉有众多小支分布于这些肌肉的附着点、臀中肌及大转子的上后缘。在坐骨神经内侧，一支至深部，突然向下，在神经及髋臼后部之间，以后朝前围绕坐骨，在髋臼下部及坐骨结节的切迹中，在闭孔外与闭孔动脉相吻合，供应髋臼的下部。

（6）股深动脉的第1穿动脉 第1穿动脉自股深动脉发出，穿过大收肌的上部，位于臀大肌附着点之下，除了有些支供应臀大肌及大收肌以外，一个大的支在臀大肌附着点以下沿股骨干上升，由股方肌下缘分出一个小支至小转子的后下面，另一支至大转子的后下面。

## 【病因病理】

如前所述无菌性股骨头坏死可由多种原因引起，除损伤后缺血性股骨头坏死发病机制较明确外，其他原因引起者多机制不明。

缺血性股骨头坏死的演变过程可分为3阶段：坏死期、修复期和股骨头塌陷期。

### 1. 坏死期

股骨头缺血后，大部分骨细胞于缺血后2小时失去合成能力。除软骨外，于12~24小时内，股骨头内所有细胞均死亡。

### 2. 修复期

修复过程大约于2周左右开始，与坏死过程交错进行。最早出现的修复反应是骨小梁之间的原始间叶细胞和毛细血管增生，并逐渐扩展，约8~12周后，可遍及坏死股骨头的大部分。在坏死骨小梁表面的间叶细胞逐渐分化为成骨细胞，并合成新骨。未分化的间叶细胞和破骨细胞穿入死骨区，进行吸收清除，并由新生骨代替，最后完全变为活骨，称为爬行替代过程，再经漫长的晚期塑造，变为成熟的骨小梁。

### 3. 股骨头塌陷

在整个修复过程中皆可发生塌陷。一般认为，在爬行替代过程中，新生血管已长入，但尚未骨化，形成一个软化带，在遭受外力时即可塌陷，临床上发现坏死塌陷均在坏死骨与正常骨交界处。由此可见，塌陷是以修复为前提的，有实验研究证明，修复能力越强，塌陷率越高，进展越快。

根据慢性软组织损伤的理论，针刀医学认为本病虽病因多有不同，但共同的病理生理变化是关节囊和髋关节周围软组织损伤或微循环障碍，使股骨头得不到足够的营养而坏死。

## 【临床表现】

股骨头坏死患者的临床表现往往很隐蔽，在缓慢的发病过程中早期诊断常被延误。因此，提高对股骨头坏死一病的认识极为重要。不同病因所致的股骨头坏死有着不同的病史。在采集病史时，要仔细了解外伤史，即使是极轻微的外伤也应给予重视。应用皮质类固醇（激素）的病史，有时是很小的剂量也可能引起极不良的后果。饮酒史是一项重要内容，每天饮酒 250ml，半年以上就可能患脂肪肝或股骨头坏死。是否患过与股骨头坏死有关的疾病，如动脉硬化、某些贫血症、类风湿性关节炎、强直性脊柱炎、痛风等症。有些特殊职业，如高空飞行、潜水作业、某些与毒性物品相关的职业等也应注意。询问暴力损伤史，了解伤后骨折或脱位时损伤的程度及并发症等，应特别注意初期处理的时间、次数和质量。

**1. 症状**

（1）疼痛　发生于外伤后者，多在伤痛消失较长时间后再产生疼痛。应用激素或其他疾病所致者与外伤者大致相同。疼痛部位大多在髋关节周围，以腹股沟韧带中点下外处为主，也可以发生在大转子上或臀后部。可以是逐渐发生，也可能突然疼痛；疼痛可为间歇性，也可为持续性。不管是何原因所致的骨坏死，它们的疼痛在开始时都多为活动后疼痛，而后才发生夜间痛或休息痛。夜间痛或休息痛大多为骨或囊内压升高的表现。疼痛的性质也大致相似，开始多为酸痛、钝痛等不适，逐渐产生刺痛或夜间痛等症状。

（2）放射痛　疼痛常向腹股沟区、臀后区或外侧放射，个别人还有麻木感。比较常见的特殊症状是膝部或膝内侧的放射痛，如果为原因不清的膝部痛，特别应当想到髋关节是否有病，这是一个非常值得提高警惕的信号。

（3）髋关节僵硬或活动受限　早期为关节屈伸不灵活，有的人不能跷二郎腿，或患肢外展外旋活动受限，"盘腿"困难。到晚期则关节活动极度受限甚至强直。

（4）进行性短缩性跛行　由于疼痛而致的跛行为保护性反应，而股骨头蹋陷者则是短缩所致；在晚期可由髋关节半脱位所致。早期往往出现间歇性跛行，儿童表现最为明显。双侧病变者，步态蹒跚，行走艰难。

（5）下肢无力　行路、劳作均感力不从心。

（6）下蹲、展腿困难　下蹲时髋关节疼痛，下蹲的度数越来越小。下肢的外展距离逐渐缩小，以至外展大腿极度困难，甚至丧失外展功能。

**2. 体征**

（1）压痛　早期仅有髋关节局部压痛，其压痛点多在腹股沟中点稍下方或在臀后、转子间线稍内处。

（2）"4"字试验　又称法伯尔 – 派崔克（Fabere – Patrick）试验。患者仰卧位，一侧髋膝关节屈曲，髋关节外展、外旋，小腿内收、外旋，将足外踝放在对侧大腿上，两腿相交成"4"字形。检查者以一手掌压住左髂前上棘固定骨盆，右手向下向外压患者右膝。如髋关节出现疼痛，而膝关节不能接触床面为阳性，表明该侧髋关节有病变（图11 – 5）。

（3）阿利斯（Allis）　试验患者取仰卧位，屈膝屈髋，两足并齐，足底放于床面上，正常时双膝顶点应该等高，若一侧膝比另一侧低时即为阳性（图 11 – 6）。

（4）托马斯（Thomas）试验患者仰卧位，腰部放平紧贴于床面，将健腿髋、膝极度屈曲，尽力使大腿接近于腹壁，置骨盆于前倾体位，然后再令患者将患肢伸直，若患肢不能伸直而呈屈曲状态为阳性，大腿与床面形成的夹角即为畸形角度（图 11 –7），提示髋关节有屈曲挛缩畸形或髂腰肌疼挛。

阴性                    阳性

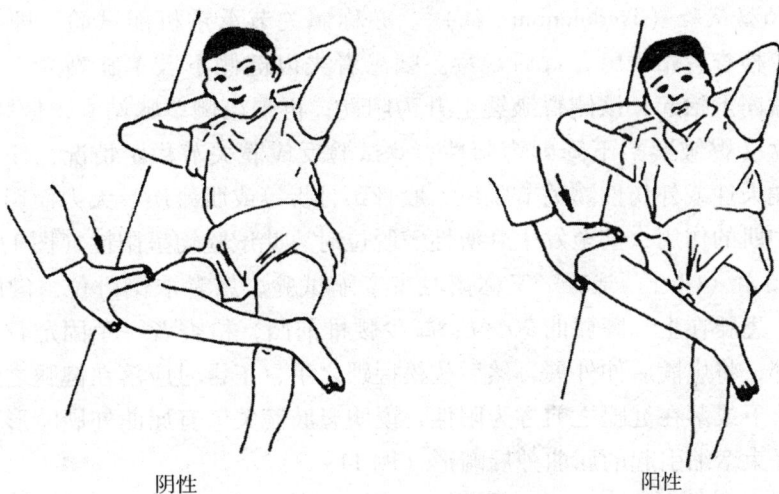

图 11 - 5    "4"字试验

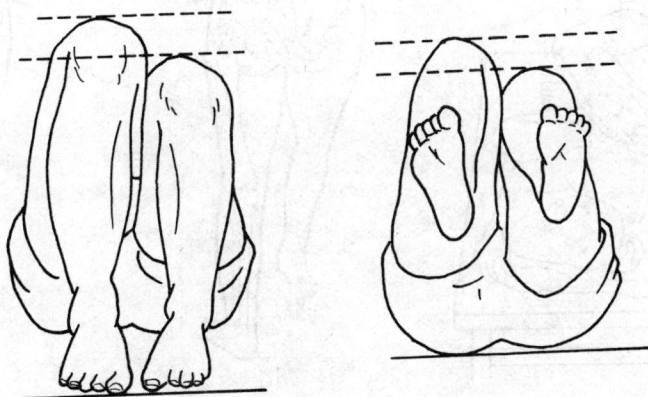

图 11 - 6    艾利斯试验

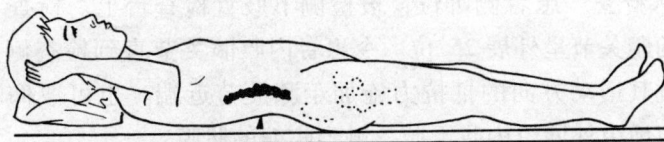

患肢平放床面，腰椎代偿性前凸

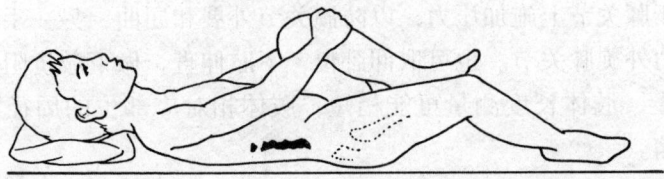

健肢屈曲髋、膝关节，腰椎前凸消失，但患肢髋屈曲

图 11 - 7    托马斯试验（阳性）

（5）川德伦伯格试验（Tredelenburg 征）　亦称髋关节承重机能试验，即单腿站立试验。站立位，检查者站于患者背后观察。嘱患者先以健侧下肢单腿站立，患侧下肢抬起，患侧骨盆向上抬起，该侧臀皱襞上升为阴性；再嘱患侧单腿站立，健腿屈膝离地，此时患侧骨盆（臀皱襞）下降即为阳性。此试验反应髋关节稳定情况，任何髋关节结构的改变如先天性或外伤性髋关节脱位、股骨颈骨折等或肌瘫痪、无力而影响臀肌，特别是影响臀中肌的作用，甚至发生麻痹性髋脱位时，此试验均呈阳性（图 11－8）。

（6）欧伯尔（Ober）试验　又称髂胫束挛缩试验。患者取侧卧位，健腿在下呈屈膝屈髋体位，患腿在上，膝屈曲 90°位，减少腰椎前凸，检查者一手固定骨盆，另一手握住患者踝部，将患髋后伸外展，然后放松握踝之手，正常时应落在健腿之后方，若患肢大腿不能落下或落在健腿之前方为阳性，说明患肢髋关节有屈曲外展畸形。本方法主要检查因髂胫束挛缩引起的屈曲外展畸形（图 11－9）。

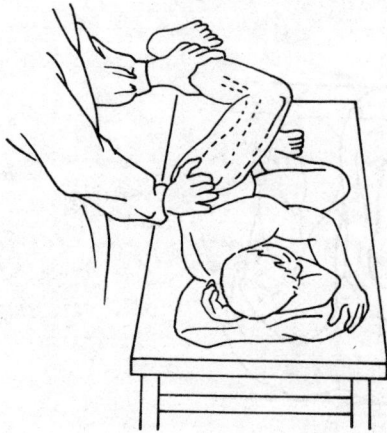

阴性　　　　　　阳性

图 11－8　川德伦伯格试验　　　　　　图 11－9　欧伯尔试验

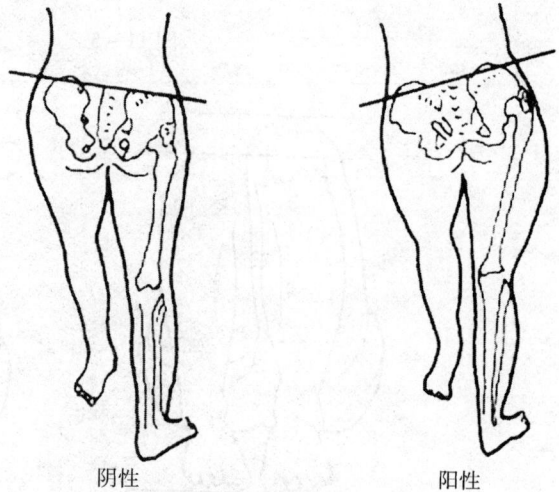

（7）股内收肌检查　患者侧卧位，被检侧下肢置检查台上。检查者托起位于上方的下肢，使上方的髋关节呈外展 25°位。令患者内收髋关节直到检查侧大腿与上方的大腿相接触。用对抗其运动方向的抵抗力施加于膝关节近端。也可取仰卧位，伸直膝关节，令患者抗阻力地由外展位内收下肢，触到收缩的肌腹。

（8）髋外旋肌检查　患者坐位，双下肢沿检查台垂下，双手扶住检查台以固定骨盆。检查者一手于膝关节上施加压力，以防髋关节外展和屈曲，另一手在踝关节施加阻力，令患者抗阻力外旋膝关节。也可取仰卧位，下肢伸直，做下肢抗阻力外旋动作。

（9）肢体测量　肢体长度测量可能稍短，肢体相对应部位的周径测量患侧可能较细，说明有肌萎缩。

**3. 影像学病理变化特征**

（1）X 线片表现　临床 X 线分期，一般以 Marcus 法分为 6 期。

Ⅰ期　无症状，X 线片有轻微密度增高，或点状密度增高区。

Ⅱ期　　仍无症状，X线密度明显增高，头无塌陷。

Ⅲ期　　症状轻微，有软骨下骨折或新月征，一般多见于扇形骨折，而新月征较少见到。

Ⅳ期　　髋痛，呈阵发性或持续性，跛行及功能受限，股骨头扁平或死骨区塌陷。

Ⅴ期　　疼痛明显，死骨破裂，关节间隙狭窄，骨质密度增加、硬化。

Ⅵ期　　疼痛严重，有的较Ⅴ期疼痛减轻，但股骨头肥大变形，半脱位，髋臼不光滑，甚或硬化增加。

（2）CT扫描　CT扫描过程中，因股骨头在髋臼中心，表面的关节软骨有时厚度不均，在中央小窝平面的骨松质中心部分可见骨小梁增厚呈星芒状排列，故名"星芒征"（图11－10）。

正常股骨头光滑完整，骨小梁中心稍粗，星芒状骨小梁向股骨周围放射状排列。部分骨小梁可呈丛状增粗，中央部出现轻度融合。股骨头坏死时，星芒征的形状、密度及部位等皆可发生相应改变。这个特征正好与股骨头坏死的早期改变做鲜明对比，可以较早地发现股骨头坏死；CT片比X线片能更清晰地显示股骨头坏死区内的增生、硬化、碎裂和囊性变等病变，较早地发现股骨头坏死的征象。

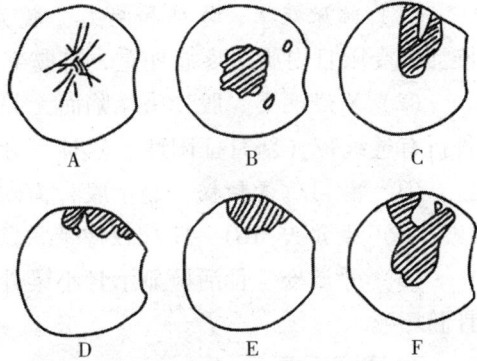

A. 正常"星芒征"　　B～F. 异常"星芒征"
图11－10　股骨头"星芒征"

（3）MRI扫描所见（图11－11）　MRI对诊断股骨头坏死具有重要的意义。在0期，患者无自觉症状，X线无异常，此时MRI可有阳性表现，典型的表现为T2加权像上呈"双线征"，负重区出现外围低信号环绕内圈高信号。间质反应区肉芽组织充血水肿成为内圈高信号，外围反应性硬化缘为增生的骨小梁，表现为低信号。

Ⅰ期，在T1加权像上股骨头负重区显示线样低信号，而在T2加权像上该区比正常组织信号强，表现为局限性信号升高或"双线征"。由于股骨头坏死，血管阻塞，静脉灌注量减少，骨内压增高，髓腔内灌注减少，造成水肿，股骨头髓腔内含氢较多的脂肪组织受到侵犯，坏死后造成氢的浓度减低，合并发生修复反应。此期，X线仅显示有骨质疏松表现。

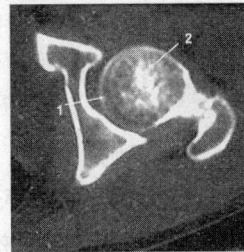

1 "星芒征"变形，2 新月征
图11－11　股骨头坏死
CT图像（Ⅱ期）

Ⅱ期，在T1加权像上，股骨头区有新月形不均匀信号强度的坏死区。在X线平片上，股骨头内可见高密度的硬化区。

Ⅲ期，股骨头开始变形，软骨下塌陷，新月体形成，但关节间隙正常。T1加权像上为带状低信号区，有时会不明显；在T2加权像上，由于细胞内渗出或关节液充填骨折线呈高信号。在X线平片上，由于矿物质的沉积而出现高密度。

Ⅳ期，关节软骨被彻底破坏，关节间隙狭窄，合并退行性改变。此时，股骨头坏死异常信号带常较 X 线平片范围大，形状可为线状、带状、楔形或新月形，多位于股骨头前上方，范围和大小不一。

## 【诊断要点】

### 1. 主要标准

（1）临床症状、体征和病史　髋关节痛，以腹股沟和臀部、大腿为主，髋关节内旋活动受限且内旋时疼痛加重，有髋部外伤史、应用皮质类固醇史或酗酒病史。

（2）X 线改变　股骨头塌陷而无关节间隙变窄；股骨头内有分界的硬化带；软骨下骨折有透线带（新月征阳性、软骨下骨折）。

（3）骨同位素扫描　显示股骨头内热区中有冷区。

（4）股骨头 MRI　Tl 加权像带状低信号影或 T2 加权像显示双线征。

（5）骨活检　骨活检显示骨小梁骨细胞空陷窝超过 50％，且累及邻近多根骨小梁，骨髓坏死。

### 2. 次要标准

（1）X 线片　显示股骨头塌陷伴关节间隙变窄，股骨头内囊性变或斑点状硬化，股骨头外上部变扁。

（2）核素骨扫描　显示热区中冷区。

（3）股骨头 MRI　显示同质性或异质性低信号强度，伴加权像带状型改变。两个或两个以上主要标准阳性，即可诊断为股骨头坏死。一个主要标准阳性或三个次要标准阳性，至少包括一种 X 线片异常，即可诊断为可疑股骨头坏死。

## 【针刀治疗】

### 1. 治疗原则

依据针刀医学关于人体弓弦力学系统及疾病病理构架的网眼理论，股骨头坏死的基本原因是由于髋关节弓弦力学系统力平衡失调，导致股骨头压力性骨坏死，针刀整体松解髋关节周围软组织的粘连和瘢痕，调节了髋关节内压力、拉力、压力的平衡。对股骨头坏死早期患者，针刀整体松解术可以避免人工髋关节置换；对中期患者，针刀整体松解术可避免或者明显延长人工髋关节置换的时间。

### 2. 操作方法

2.1 第 1 次针刀松解髋关节前侧关节囊及内收肌起点的粘连和瘢痕

（1）体位　仰卧位。

（2）体表定位　髋关节前侧关节囊，内收肌起点。

（3）消毒　在施术部位，用活力碘消毒 3 遍，然后铺无菌洞巾，使治疗点正对洞巾中间。

（4）麻醉　用 1% 利多卡因局部浸润麻醉，每个治疗点注药 1ml。

（5）刀具　Ⅱ型直形针刀和弧形针刀。

（6）针刀操作（图 11 - 12）

①第 1 支针刀松解髋关节髂股韧带及髋关节前面关节囊 使用 Ⅱ 型弧形针刀，从髋关节前侧关节穿刺点进针刀，刀口线与下肢纵轴平行，针刀体与皮肤呈 90°角，针刀经皮肤、皮下组织，当针刀下有坚韧感时，即到达髂股韧带中部，纵疏横剥 3 刀，范围 0.5cm。调转刀口线 90°角，弧形向上进针，当有落空感时，即达关节腔，用提插刀法切割 3 刀，范围 0.5cm。

②第 2 支针刀松解耻骨肌起点 使用 Ⅱ 型直形针刀，从耻骨上支的耻骨肌起点进针刀，刀口线与下肢纵轴平行，针刀体与皮肤呈 90°角，针刀经皮肤、皮下组织，直接到达耻骨上支耻骨肌起点部，在骨面上向下铲剥 3 刀，范围 0.5cm。

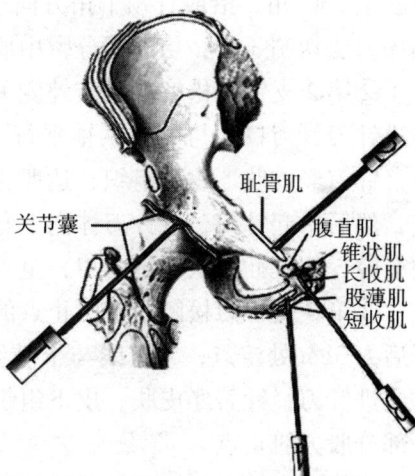

图 11 - 12 针刀松解髋关节前侧

③第 3 支针刀松解长收肌起点 使用 Ⅱ 型直形针刀，从耻骨结节进针刀，刀口线与下肢纵轴平行，针刀体与皮肤呈 90°角，针刀经皮肤、皮下组织，向耻骨下支方向行进，刀下有坚韧感时为长收肌起点，向下铲剥 3 刀，范围 0.5cm。

④第 4 支针刀松解短收肌、股薄肌起点 使用 Ⅱ 型直形针刀，从耻骨结节下外 1cm 处进针刀，刀口线与下肢纵轴平行，针刀体与皮肤呈 90°角，针刀经皮肤、皮下组织，沿耻骨下支方向向外下行进，刀下有坚韧感时为短收肌、股薄肌起点，贴骨面向下铲剥 3 刀，范围 0.5cm。

⑤术毕，拔出针刀，局部压迫止血 3 分钟后，创可贴覆盖针眼。

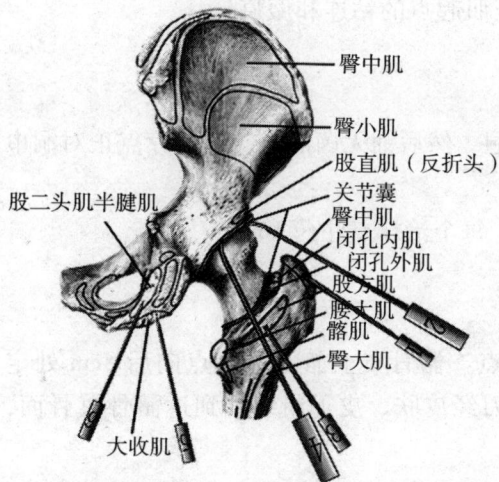

图 11 - 13 针刀松解髋关节后外侧

2.2 第 2 次针刀松解髋关节后外侧关节囊及股二头肌起点的粘连和瘢痕。

（1）体位 侧俯卧位。

（2）体表定位 髋关节后外侧关节囊，股二头肌起点。

（3）消毒 在施术部位，用活力碘消毒 2 遍，然后铺无菌洞巾，使治疗点正对洞巾中间。

（4）麻醉 用 1% 利多卡因局部浸润麻醉，每个治疗点注药 1ml。

（5）刀具 Ⅱ 型直形和弧形针刀。

（6）针刀操作（图 11 - 13）

①第 1 支针刀松解臀中肌止点的粘连和

瘢痕　使用Ⅱ型直形针刀，在股骨大转子尖进针刀，刀口线与下肢纵轴平行，针刀体与皮肤呈130°角，沿股骨颈干角方向进针刀，针刀经皮肤、皮下组织，达股骨大转子尖，提插刀法切割3刀，切开部分臀中肌止点。

②第2支针刀松解髋关节外侧关节囊　使用Ⅱ型弧形针刀，从髋关节外侧关节穿刺点进针刀，刀口线与下肢纵轴平行，针刀体与皮肤呈130°角，沿股骨颈干角方向进针刀，针刀经皮肤、皮下组织，达股骨大转子尖，提插刀法切割3刀，切开部分臀中肌止点，然后抬起针刀，使针刀体向上与股骨干呈90°角。再向下进针，当有落空感时即达关节腔，用提插刀法切割3刀，范围0.5cm。

③第3支针刀松解股方肌止点的粘连和瘢痕　使用Ⅱ型直形针刀，在股骨大转子尖下后方3cm处定点，刀口线与下肢纵轴平行，针刀体与皮肤呈130°角，沿股骨颈干角方向进针刀，针刀经皮肤、皮下组织，达股骨大转子后侧骨面，提插刀法切割3刀，切开部分股方肌止点。

④第4支针刀松解髋关节后侧关节囊　使用Ⅱ型弧形针刀，在股骨大粗隆平面，贴股骨后缘进针刀，针刀体与皮肤呈130°角，沿股骨颈干角方向进针刀，针刀经皮肤、皮下组织，紧贴股骨颈，当有落空感时，即达关节腔，用提插刀法切割3刀，范围0.5cm。

⑤第5支针刀松解大收肌起点　使用Ⅱ型直形针刀，屈髋关节90°，在坐骨结节进针刀，刀口线与下肢纵轴平行，针刀体与皮肤呈90°角，针刀经皮肤、皮下组织，达坐骨结节骨面大收肌起点处，向下铲剥3刀，范围0.5cm。

⑥第6支针刀松解股二头肌、半腱肌起点　屈髋关节90°，使用Ⅱ型直形针刀，在坐骨结节进针刀，刀口线与下肢纵轴平行，针刀体与皮肤呈90°角，针刀经皮肤、皮下组织，达坐骨结节骨面、大收肌起点处，向下铲剥3刀，范围0.5cm；然后针刀再向上后方，当有坚韧感时即达股二头肌及半腱肌起点，向下铲剥3刀，范围0.5cm。

⑦术毕，拔出针刀，局部压迫止血3分钟后，创可贴覆盖针眼。

2.3 第3次针刀松解臀大肌、臀中肌、缝匠肌起点的粘连和瘢痕。

（1）体位　健侧卧位。

（2）体表定位　髂嵴。

（3）消毒　在施术部位，用活力碘消毒2遍，然后铺无菌洞巾，使治疗点正对洞巾中间。

（4）麻醉　用1%利多卡因局部浸润麻醉，每个治疗点注药1ml。

（5）刀具　Ⅰ型4号直形针刀。

（6）针刀操作（图11-14、11-15）

①第1支针刀松解臀中肌起点后部的挛缩点　髂骨翼上髂嵴最高点向后8cm处定位。刀口线与臀中肌肌纤维走行方向一致，针刀经皮肤、皮下组织，到达髂骨翼骨面，调转刀口线90°，向下铲剥3刀，范围0.5cm。

②第2支针刀松解臀中肌中后部的挛缩点　髂骨翼上髂嵴最高点向后6cm处定位。刀口线与臀中肌肌纤维走行方向一致，针刀经皮肤、皮下组织，到达髂骨翼骨面，调转

刀口线 90°，向下铲剥 3 刀，范围 0.5cm。

③第 3 支针刀松解臀中肌起点中前部的挛缩点　在髂骨翼上髂嵴最高点处定位。刀口线与臀中肌肌纤维走行方向一致，针刀经皮肤、皮下组织，到达髂骨翼骨面，调转刀口线 90°，向下铲剥 3 刀，范围 0.5cm。

④第 4 支针刀松解臀中肌起点前部的挛缩点　在髂骨翼上髂嵴最高点向前 3cm 处定位，刀口线与臀中肌肌纤维走行方向一致，针刀经皮肤、皮下组织，到达髂骨翼骨面，调转刀口线 90°，向下铲剥 3 刀，范围 0.5cm。

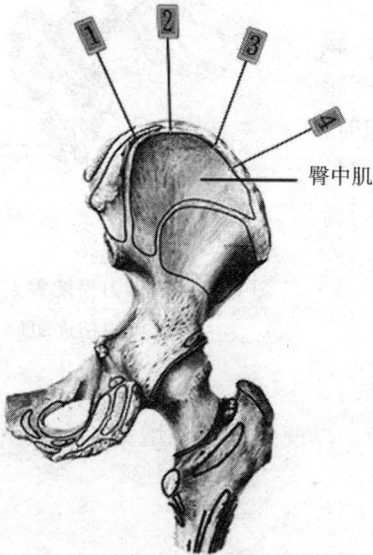

图 11 - 14　针刀松解臀大肌、臀中肌起点　　　图 11 - 15　针刀松解缝匠肌起点

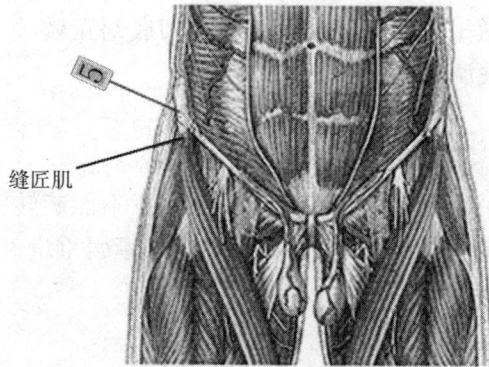

⑤第 5 支针刀松解缝匠肌起点（图 11 - 15）　　在髂前上棘处触摸到缝匠肌起点处的压痛点，刀口线与缝匠肌纤维方向一致，针刀体与皮肤垂直刺入，达肌肉起点处，调转刀口线 90°，与缝匠肌肌纤维方向垂直，在骨面上向内铲剥 3 刀，范围 0.5cm。

⑥术毕，拔出针刀，局部压迫止血 3 分钟后，创可贴覆盖针眼。

2.4 第 4 次针刀松解臀大肌起点与止点的粘连和瘢痕

（1）体位　健侧卧位。

（2）体表定位　髂嵴后份，股骨大转子尖外侧下 5cm 的臀肌粗隆部。

（3）消毒　在施术部位，用活力碘消毒 2 遍，然后铺无菌洞巾，使治疗点正对洞巾中间。

（4）麻醉　用 1% 利多卡因局部浸润麻醉，每个治疗点注药 1ml。

（5）刀具　Ⅰ型 4 号直形针刀。

（6）针刀操作（图 11 - 16）

①第 1 支针刀松解臀大肌起点的挛缩点　在髂嵴后份定位，刀口线与下肢纵轴方向一致，针刀经皮肤、皮下组织达髂嵴后份的骨面，贴骨面铲剥 3 刀，范围 0.5cm。

②第 2 支针刀松解臀大肌止点的挛缩点　在股骨大转子尖外侧下 5cm 的臀肌粗隆部

定位，刀口线与下肢纵轴方向一致，针刀经皮肤、皮下组织、髂胫束，到达股骨骨面，贴股骨后侧骨面铲剥3刀，范围0.5cm。

③术毕，拔出针刀，局部压迫止血3分钟后，创可贴覆盖针眼。

（7）注意事项

①做后侧髋关节囊松解时，一定要紧贴股骨颈骨面进针刀，否则，可能刺伤坐骨神经。

②由于股骨头坏死患者下肢负重能力减弱，腰部必然受损，所以，一般股骨头坏死的患者均有腰部的劳损，故在针刀松解髋关节周围的病变组织时，如在脊柱侧弯或者腰部有阳性体征时，需按腰部的劳损做相应的针刀松解，才能彻底纠正髋关节的力平衡失调。

## 【针刀术后手法治疗】

手法拔伸牵引髋关节后（注意不能旋转关节），在病床上进行间断下肢牵引6周，牵引重量30kg，以使关节间隙增宽，血液微循环得以恢复，股骨头有生长空间。

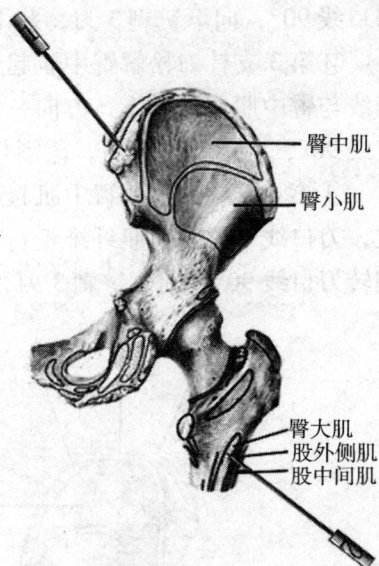

臀中肌
臀小肌
臀大肌
股外侧肌
股中间肌

图 11 – 16　针刀松解臀大肌起点
与止点的粘连瘢痕

# 第十二章　关节强直

## 第一节　肘关节强直

肘关节强直在临床上较为多见，多为纤维性强直，严重影响关节功能，针刀治疗效果好，无后遗症和并发症。

### 【针刀应用解剖】

**1. 表面解剖**

（1）肘关节前的 3 个肌性隆起　上正中隆起、下外侧隆起和下内侧隆起，3 个隆起围成一个三角形凹陷，即肘窝。

（2）肘后区的 3 个骨性隆起（图 12 – 1）即肱骨内上髁、外上髁及尺骨的鹰嘴突，为肘后区三个明显突出的骨性结构。三者的关系会随着肘关节的屈曲或伸直等运动变化而改变。

在正常情况下，当肘关节处于伸直位时，这 3 个隆起位于同一条直线上；而当肘关节屈曲至 90°时，这 3 个隆突则构成尖朝下的等腰三角形，该三角称为肘后三角。在肱骨内上髁与尺骨鹰嘴之间的皮下可触及尺神经，在肱骨外上髁与尺骨鹰嘴之间的皮下可触及肘后肌。

（3）肘后窝　当肘关节处于伸直位时，尺骨鹰嘴、桡骨头及肱骨小头之间可形成一个小的凹陷样结构，称肘后窝。

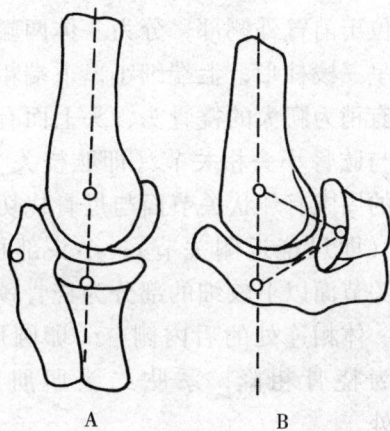

图 12 – 1　肘后区的 3 个骨性隆起
A. 伸肘位　　　B. 屈肘位

（4）肘外侧三角　肘关节屈曲 90°时，由桡侧进行观察，可见肱骨外上髁、桡骨头及尺骨鹰嘴突三个骨性突起，形成一等腰三角形，称为肘外侧三角（图 12 –2）。

**2. 肘部骨骼**

（1）肱骨位于臂部，分为一体和两端。其上端在肩部疾病中有详细的描述，在此不再赘述。肱骨下端前后略显扁平而稍向前倾，并略带卷曲。其向内外侧突出，形成肱骨髁部（图12-3）。

①肱骨内上髁　位于肱骨下端的内侧，其形态大而显著，髁部的前下面粗糙，为旋前圆肌、桡侧腕屈肌、掌长肌、指浅屈肌、尺侧腕屈肌及尺侧副韧带的附着部。其后面光滑，但在后下方有一从后向前走行的骨性沟槽，称为尺神经沟。

②肱骨外上髁　位于肱骨下端的外侧，髁的后部稍凸起。在外上髁的外侧面有一压迹，为前臂浅层伸肌如桡侧腕长伸肌、桡侧腕短伸肌、指总伸肌、小指固有伸肌、尺侧腕伸肌等肌肉的附着处。此外，肱桡肌与旋后肌也起于肱骨外上髁部。

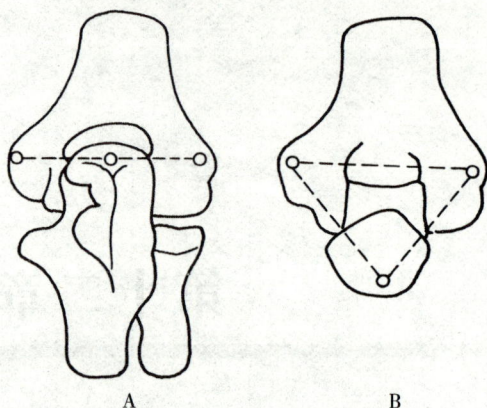

图12-2　肘外侧三角
A. 伸肘位　　　B. 屈肘位

③肱骨滑车　在肱骨内、外上髁之间，有一形如滑车样的结构，称为肱骨滑车，其形态呈线轴样，主要与尺骨近端的半月切迹构成关节（即肱尺关节）。

④肱骨小头　该结构位于肱骨下端的前外侧，为半球形的突起，在肱骨滑车的外侧部与之相接，与桡骨小头的凹陷相关节（即肱桡关节）。肱骨小头上方有一浅窝，称为桡骨窝，当肘全屈时，桡骨小头的前缘恰与此窝相接。

（2）桡骨（图12-4、12-5）　桡骨位于前臂外侧部，分为一体两端。桡骨体呈三棱柱形，上端细小，下端粗大。上端有稍为膨大的桡骨头，头上面有关节凹陷与肱骨小头相关节（即肱桡关节）；在头的周围有环状关节面与尺骨桡切迹相关节（即尺桡近侧关节）；小头部稍膨大，其关节面以下较细的部分为桡骨颈，桡骨颈、体相连处的后内侧有一卵圆形隆突，称为桡骨粗隆，系肱二头肌肌腱的止点处。

（3）尺骨（图12-4、12-5）　尺骨位于前臂的内侧部，分为一体两端。尺骨体呈三棱柱形，上端较为粗大，前面有

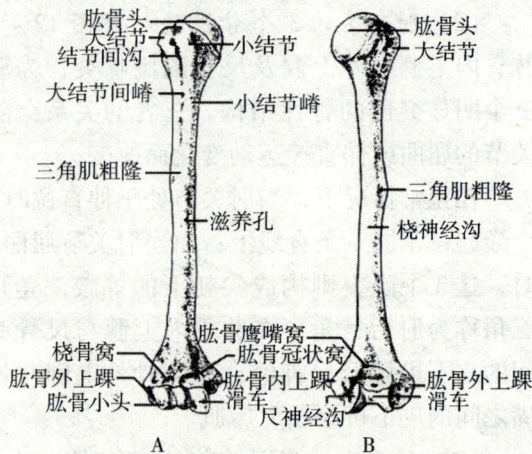

图12-3　肱骨的解剖形态图
A. 前区　　　B. 后区

一大的凹陷性的关节面，称为半月切迹（或称为滑车切迹），与肱骨滑车相关节（即肱尺关节）。在切迹的后上方与前下方各有一突起，分别称为鹰嘴和冠状突，冠状突外侧面的关节面为桡切迹，与桡骨头的环状关节面相关节（即尺桡近侧关节），冠状突前下方的粗糙隆起，称为尺骨粗隆。

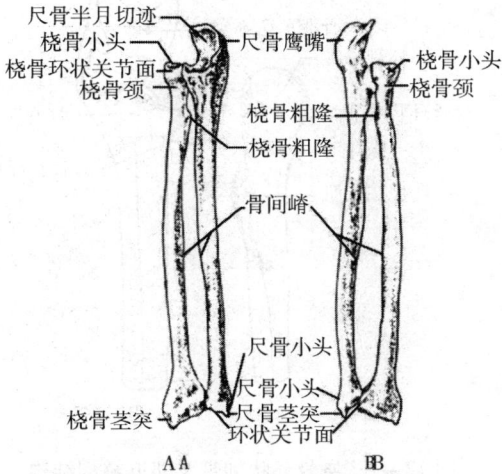

图 12－4　桡骨与尺骨的解剖形态
A. 前区　　　　B. 后区

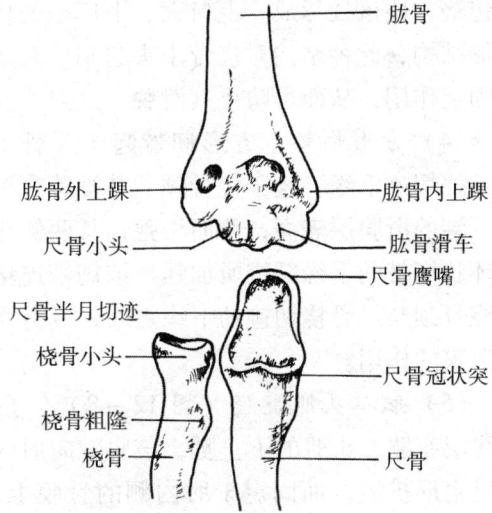

图 12－5　肘关节结合处的解剖形态

### 3. 肘部韧带

（1）**尺侧副韧带**（图 12－6）　尺侧副韧带，又称内侧副韧带，呈三角形。该韧带相当肥厚，以肱骨内上髁的前面和下面为起点，放射形向下分为前、后及横三束：前束，呈条索状，起自内上髁的前下方，止于尺骨冠状突的尺侧缘；后束，呈扇形，起自肱骨内上髁下方略偏后，向前方止于半月切迹中后部及鹰嘴的内侧面；横束（亦称横韧带），起自尺骨粗隆后方与半月切迹，止于鹰嘴突与半月切迹后部（即冠状突和鹰嘴突之间）。

（2）**桡侧副韧带**（图 12－6）　桡侧副韧带，又称外侧副韧带，起于外上髁的粗糙面，呈扇形分为三束，它并不抵止于桡骨，而是围绕桡骨头的前、外、后三面，该韧带连接着肱骨外上髁的下部与环状韧带之间，止于尺骨的旋后肌嵴。

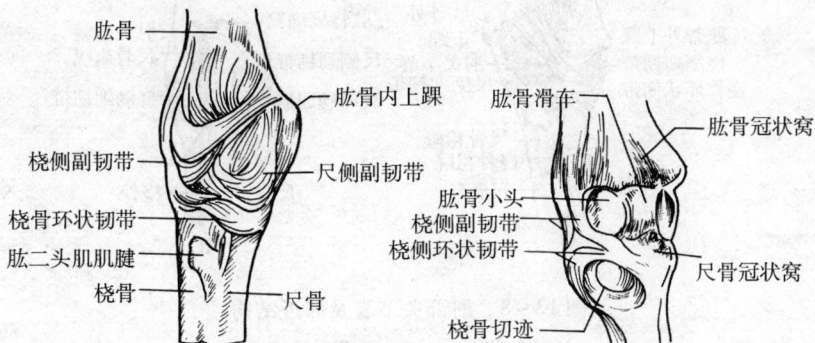

图 12－6　肘部的韧带装置

（3）**桡骨环状韧带**（图 12－7、12－8）　桡骨环状韧带为环绕桡骨小头的强韧的纤维带，起自尺骨的桡骨切迹前缘，止于尺骨桡骨切迹后缘，由于环状韧带对桡骨小头的包绕，使该处形成一上口大、下口小的杯盏形结构，此种结构对桡骨小头起到了有效的固定作用，从而可防止其滑脱。

（4）方形韧带　方形韧带起于尺骨上端的桡切迹下缘，止于桡骨颈。其被覆在关节下端的滑膜层表面，薄而松弛，其两侧缘由环状韧带的上缘纤维所加强。该韧带连接在桡骨颈与尺骨桡切迹的下缘之间，具有支撑滑膜的作用。

（5）肱二头肌腱膜（图12－8）　肘前浅层有肱二头肌的下止腱，该肌腱向肘内侧呈扇形扩展，而固定于肘内侧的骨膜上，从而形成了一坚韧的肌膜层，即肱二头肌腱膜。

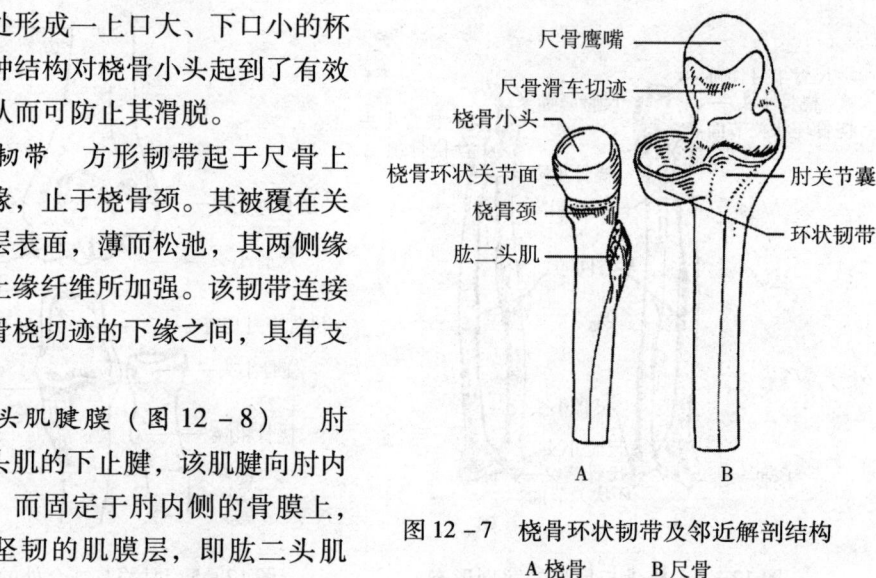

图12－7　桡骨环状韧带及邻近解剖结构
A桡骨　　　　B尺骨

### 4. 肘部滑囊

（1）肘关节囊　有时可称为肘关节滑膜囊。肘关节由肱尺、肱桡及桡尺关节三个关节联合构成，由一个共同的肘关节囊所包被，故该关节常被视为一个关节。

肘关节囊的前壁，上方起自肱骨内上髁的前面、桡骨窝及鹰嘴窝的上方（图12－8），向下止于尺骨冠突的前面及桡骨环状韧带，并向两侧逐渐移行于桡、尺侧副韧带；肘关节囊的后壁，上起自肱骨小头的后面、肱骨滑车的外侧缘、鹰嘴窝及内上髁的后面，向下止于鹰嘴的上缘和外侧缘、桡骨头环状韧带及尺、桡骨切迹的后面（图12－8）。正常肘关节内的润滑液约为3～4ml。

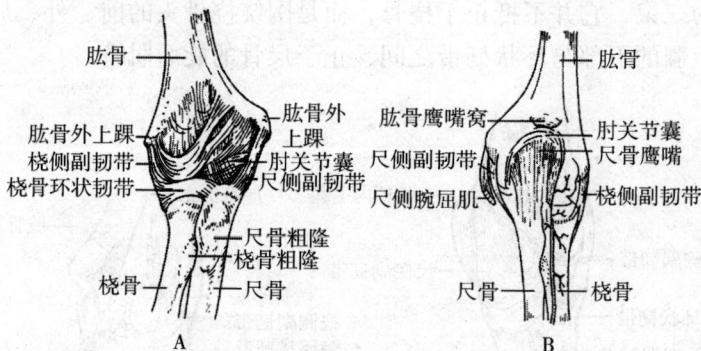

图12－8　肘部关节囊及邻近结构
A前区　　　　B后区

（2）肘部滑膜囊　在肘关节囊的内层，滑膜遍布于关节囊纤维层内面、鹰嘴窝、冠状窝及桡骨颈等处，但并不完全占满，凡面向关节而不覆以软骨的骨才有滑膜覆盖，如在冠状窝内与鹰嘴窝内的非软骨的部分，其均有滑膜及脂肪组织覆盖；另在桡骨头与肱骨小头的非软骨的部分亦同样如此，在关节腔内，可见滑膜皱襞，其分别位于肱桡部、肱尺部、鹰嘴窝及冠状窝等处（图12－9）；在肘关节腔的外侧，滑膜层向下方有囊状膨出，达桡骨环状韧带的下方并包绕桡骨颈。

关节有了滑膜的存在，便可维持关节内压力的平衡，并有缓冲与散热的作用；另外，在桡骨头处的滑膜的一部分向下延续至环状韧带以下，形成袋状隐窝，此结构对桡骨头的旋转运动有协助的作用。

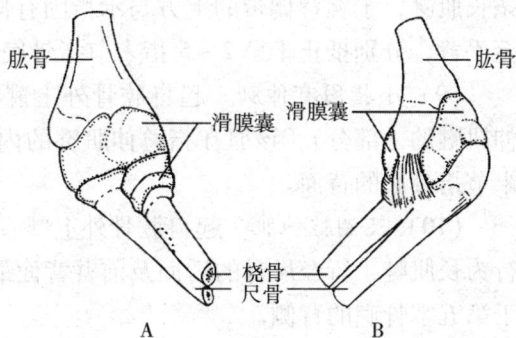

图12－9 肘部滑膜囊
A. 前区  B. 后区

（3）肘关节滑囊 肘关节的滑囊比其他大关节较为简单，滑囊有两个，一个为尺骨鹰嘴滑囊，另一个为肱二头肌滑囊。

**5. 肘部肌肉**

（1）肱二头肌 位于臂部前方，该肌的起点分为两头：一头起自肩胛骨的盂上粗隆，称为肱二头肌长头；另一头起自肩胛骨的喙突，称为肱二头肌短头。两条肌束的肌纤维向下方移行，并于肱骨前方的上段处融合为一整块肌肉继续向下移行为粗大的肌腱，最终抵止于桡骨粗隆。

（2）肱肌 位于肱二头肌的深面。该肌起自肱骨前面的下半段骨面，止于尺骨粗隆。

（3）拇长展肌 该肌于肘肌及旋后肌止点处的下方起自尺骨和桡骨中部的背面及邻近的骨间膜，该肌肌纤维行经于尺侧腕伸肌、指总伸肌的深面，在拇短伸肌上方，向下外方移行为长肌腱，与桡侧腕短伸肌腱及桡侧腕长伸肌腱斜行交叉，并行于上述两块肌肉的深面，最后经腕背韧带深处行至手部，止于第一掌骨底的外侧。

（4）肱桡肌 起自肱骨外上髁上方和外侧肌间隔。于此肌内侧，自上而下分别为肱肌、旋前圆肌和桡侧腕屈肌，其深层为桡侧腕长伸肌。肱桡肌肌腹向下移行为肌腱，肌腱的末端的外侧部分被拇长展肌与拇短伸肌腱所掩盖，止于桡骨茎突的基部。

（5）旋后肌 起自肱骨外上髁及指总伸肌腱，与尺骨腕伸肌起点愈着，并且该肌肌腱还与桡骨环状韧带及尺骨旋后肌肌嵴相连。该肌肌纤维斜向下外方移行，绕桡骨上端，止于桡骨上1/3段的前缘。旋后肌自前而后被肱桡肌、桡侧腕长伸肌、桡侧腕短伸肌、指总伸肌、尺侧腕伸肌及尺侧腕屈肌所遮盖。

（6）桡侧腕长伸肌 起自肱骨外上髁、外侧髁及臂外侧肌间隔。该肌肌纤维向下移行为长腱，于拇长展肌腱，拇长、短伸肌腱的深面与上述肌腱斜行交叉，并经腕背韧带的深面行至手背，止于第二掌骨底的背侧。

（7）桡侧腕短伸肌 起于肱骨外上髁和前臂骨间膜，该肌肌束向下移行为长而扁的肌腱，于桡侧腕长伸肌背面的内侧，止于第三掌骨底的背侧。

（8）指总伸肌 起于肱骨外上髁及前臂筋膜，该肌肌纤维向下移行，并分裂为四条长肌腱，于腕背韧带的上方与示指固有伸肌腱共同通过腕背韧带深面的骨性纤维管行至手背，分别抵止于第2～5指末节指骨底的背面。

（9）小指固有伸肌  起自肱骨外上髁的指总伸肌腱上（实际上，该肌仅仅是指总伸肌腱的一部分），该肌在指总伸肌腱的内侧，于腕背韧带深面穿过，止于小指中节及末节指骨底的背面。

（10）尺侧腕伸肌  起自肱骨外上髁、前臂筋膜及尺骨的后缘，该肌肌纤维向下移行为长肌腱，行经尺骨的后面及前臂背面最内侧的皮下，最后穿经腕背韧带的深面，止于第五掌骨底的背侧。

（11）拇长屈肌  起自桡骨前中部的指浅屈肌的起点与旋前方肌的止点之间及邻近的骨间膜，有时还可有一束肌肉起自肱骨内上髁和尺骨。该肌肌纤维向远侧移行为长腱，并经腕管行至拇指末节指骨基底的掌侧。

（12）拇短伸肌  起自桡骨背面上拇长展肌起点的下方及邻近的骨间膜，该肌肌纤维紧贴拇长展肌腱的外侧向下方移行，并与拇长展肌腱同行，止于拇指近节指骨底的背侧。

（13）旋前圆肌  该肌的起点分为两头：一头起自肱骨内上髁、臂内侧肌间隔和前臂固有筋膜，称为旋前圆肌的肱骨头（图12-10）；另一头起自尺骨鹰嘴窝，称为旋前圆肌的尺骨头。在两头之间有正中神经通过，而两头继续向下移行，并在正中神经的前面汇合，其肌束斜向外下方，先于肱肌和肱二头肌腱的浅面走行，后于桡骨的掌侧面移行为扁平的肌腱，止于桡骨中1/3段的背侧缘及外侧缘。

（14）桡侧腕屈肌  起自肱骨内上髁和前臂筋膜，该肌的肌纤维斜向外下方移行为细长的肌腱。此腱穿经腕横韧带下面，并沿大多角骨沟移行至手掌，止于第2～3掌骨基底部的掌侧面。

（15）尺侧腕屈肌  该肌的起点分为两头：一头起自肱骨内上髁和前臂筋膜，称为尺侧腕屈肌的肱骨头；另一头起自尺骨鹰嘴和尺骨上2/3段的背侧缘，称为尺侧腕屈肌的尺骨头。尺神经恰通过两头之间。该肌肌纤维向下方移行为短肌腱，并经腕横韧带深面，止于豌豆骨，继续移行为豆沟韧带和豆掌韧带。

（16）掌长肌  起于肱骨内上髁和前臂筋膜，该肌肌腹较小，其肌纤维斜向下方移行为细长的肌腱，并经腕横韧带，止于掌腱膜。

（17）指浅屈肌  该肌的起始端宽大，分为两头：一头起自肱骨内上髁和尺骨鹰嘴窝，称为指浅屈肌的肱骨头；另一头起自桡骨上1/2的掌侧面区域，称为指浅屈肌的桡骨头。两头的中间相互融合形成一腱弓。正中神经，尺动、静脉通过该腱弓的深面，该肌肌纤维向下移行为四条肌腱，分别附着于第2～5指的中节指骨底。

（18）指深屈肌  该肌的起点与旋前方肌的起点相同，即尺骨下1/4的前缘部和尺骨前缘、内侧面和邻近的骨间膜，止于第2～5指末节指骨底的掌侧。

（19）旋前方肌  起自尺骨下1/4段前缘，该肌肌纤维斜向外侧，并微向下方止于桡骨掌面的下1/4段的骨面及其前缘。

（20）拇长伸肌  起自尺骨中1/3段的后缘及邻近的骨间膜，该肌肌纤维在指总伸肌腱的外侧向下方移行为长肌腱，并跨过桡侧腕短伸肌腱和桡侧腕长伸肌腱的浅面，最后经腕背韧带深处斜向拇指面，止于拇指末节指骨底的背侧。

肘前区部分肌肉分布图如图 12 - 11 所示。

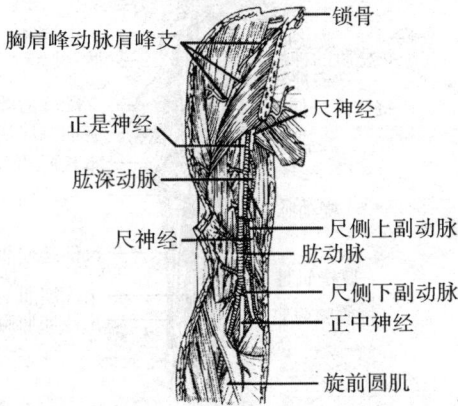

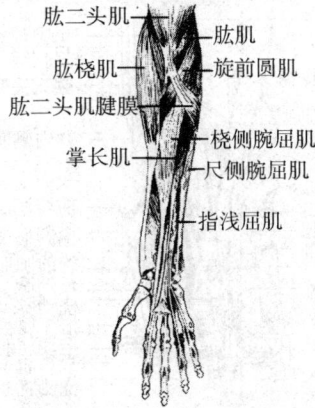

图 12 - 10　旋前圆肌起点及其周围结构　　图 12 - 11　肘前区部分肌肉

（21）肱三头肌　该肌肉因其具有近侧的长头、外侧头及内侧头而得名。长头位于该肌肉的中间，起自肩胛骨的盂下粗隆，沿其肌束下行，经小圆肌的前面、大圆肌的后面，然后在外侧头的内侧与之相融合，并掩盖部分内侧头；外侧头起自肱骨后上方外侧桡神经沟以上的区域及外侧肌间隔的上部，其上部居于长头的外侧，其下部遮盖了内侧头的一部分；内侧头起自肱骨后面桡神经沟以下的区域及内、外侧两个肌间隔。肱三头肌的三个头中，以内侧头的位置最深，仅其下部在长头的内侧和外侧头的内侧居于皮下。三个头向下移行而相互融合，并于肱骨后面的下 1/2 段移行为扁肌腱，抵止于尺骨鹰嘴上缘和两侧缘，在肌腱与鹰嘴之间有鹰嘴腱下囊，肌腱的外侧有起于外上髁的前臂伸肌群。

肱三头肌的内侧头深面的少量肌纤维抵止于肘关节囊，而正是基于此结构，该肌才可起到伸肘的作用。又因其长头越过肩关节的后面，故肱三头肌还可以同时使肱骨后伸及内收。肱三头肌受桡神经支配。

（22）肘肌　该肌位于肘关节后面的外侧皮下，系一三角形的短肌，上缘与肱三头肌的内侧头相结合。肘肌起自肱骨外上髁及桡侧副韧带，该肌肌纤维呈扇形向内移行，止于尺骨上端（上 1/4）的背面及肘关节囊处。

**6. 肘关节囊的神经分布**

分布于肘关节囊附近的神经主要为桡神经、正中神经、肌皮神经、尺神经及骨间掌侧神经的分支，其中桡神经的分支主要分布至关节囊的后壁及前外侧壁；正中神经的分支分布于关节囊前内侧壁和前壁；而肌皮神经的分支分布于关节囊前壁的浅层，与正中神经的分支互为补充；尺神经的分支则分布于尺侧副韧带上。因此，当关节囊受到某些因素刺激，即有疼痛、肿胀、僵硬感和渗出，并伴随功能障碍和关节积液。若肘上某平面的神经产生麻痹，并不能导致失神经支配的神经性关节病，而逐渐由另外几条神经的分支弥补代偿（值得注意的是，当有 3 条以上神经损伤，神经性关节病的发生率为11.4%；4 条神经损伤，神经性关节病的发生率为 36.1%；5 条神经损伤，发生率则为94.6%）。图 12-12 为肘前下区的血管、神经与肌肉组织。

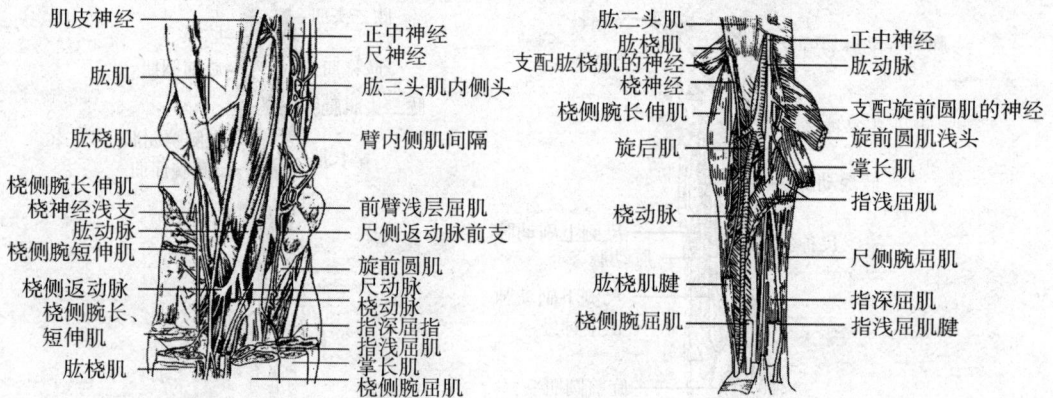

图 12-12 肘前下区的血管、神经与肌肉

## 【病因病理】

（1）肘关节骨折后，复位固定不当。

（2）肘关节创伤后治疗不当，如长期固定、强力活动、按摩等。

（3）肘关节周围肌肉、肌腱、韧带、关节囊等损伤引起广泛严重的粘连瘢痕。

（4）骨化性肌炎。

## 【临床表现】

肘关节强直在屈曲位最多，约占 2/3；伸直位约 1/3。肘关节功能严重障碍。X 线检查可显示骨关节的形态、关节间隙变化和骨质增生等情况。

## 【诊断要点】

（1）肘关节伸直减少 30°，屈曲小于 120°，为肘关节强直

（2）肘关节疼痛，夜间或功能锻炼时疼痛加剧；肘关节晨僵，功能锻炼后活动幅度加大。

（3）肘关节在伸屈活动时有尺神经刺激症状，即在伸屈肘关节时，有肘及前臂酸困不适、疼痛，并向第 4、5 手指放射，神经阻滞麻醉后，上述症状消失。或曾经有尺神经刺激症状，但目前关节活动度很小，尺神经支配肌肉萎缩等，或可查到 Wartenberg征和 Froment 征。

（4）肘关节强直呈现逐渐加重趋势，经常功能锻炼、中药熏洗按摩活筋及药物治疗等仍不能阻止发展。

（5）X 线、MRI 或 CT 可提示有尺神经沟变浅、狭窄，或有骨赘等。

## 【针刀治疗】

### 1. 治疗原则

依据针刀医学关于人体弓弦力学系统及疾病病理构架的网眼理论，通过对肘关节周围软组织的关键病变点及部分软组织的起点与止点进行整体松解，再加以针刀术后手法，彻底松解病变的病理构架。

### 2. 操作方法

针刀松解肘关节侧副韧带起点与止点和关节囊的粘连、瘢痕。

（1）体位　坐位，患肢肩关节前屈外展，置于手术台上。

（2）体表定位　肱骨外上髁（桡侧副韧带起点）、肱骨内上髁（尺侧副韧带起点）、桡骨头（桡侧副韧带止点）、尺骨上端（尺侧副韧带止点）以及肘横纹肱二头肌腱外侧。

（3）消毒　在施术部位，用活力碘消毒2遍，然后铺无菌洞巾，使治疗点正对洞巾中间。

（4）麻醉　用1%利多卡因局部浸润麻醉，每个治疗点注药1ml。

（5）刀具　Ⅱ型直形和弧形针刀。

（6）针刀操作（图12-13）

①第1支针刀松解桡侧副韧带起点

使用Ⅱ型直形针刀。刀口线与前臂纵轴平行，针刀体与皮肤呈90°角，按照四步进针刀规程进针刀，从定位处刺入，针刀经皮肤、皮下组织，达肱骨外上髁骨面的桡侧副韧带起点处，在骨面上铲剥3刀，范围0.5cm。

②第2支针刀松解桡侧副韧带止点，第3支针刀松解尺侧副韧带起点，第4支针刀松解尺侧副韧带止点，针刀操作方法与第1支针刀相同。

③第5支针刀松解肘关节后侧关节囊

使用Ⅱ型弧形针刀。从肘横纹肱二头肌腱外侧进针刀，刀口线与前臂纵轴平行，

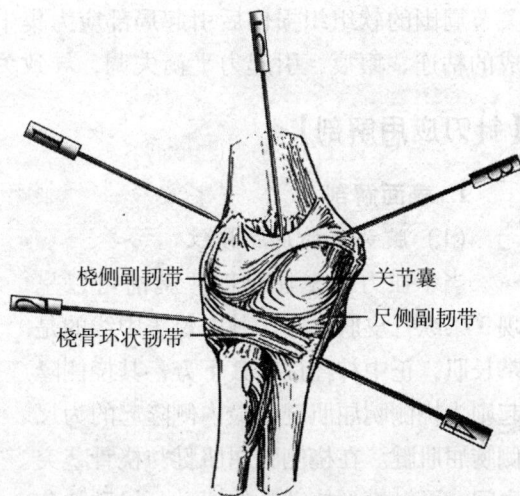

桡侧副韧带　　　关节囊
尺侧副韧带
桡骨环状韧带

图12-13　肘关节前侧及侧副韧带
松解示意图（前面）

针刀体与皮肤呈90°角，按照四步进针刀规程进针刀，从定位处刺入，针刀经皮肤、皮下组织，达肱骨髁间骨面，调转刀口线90°，弧形向上，在骨面上向下铲剥3刀，刀下有落空感时停止。

④术毕，拔出针刀，局部压迫止血3分钟后，创可贴覆盖针眼。

（7）注意事项

①在做肘关节前侧针刀松解前，先标记肱动脉走行位置，应尽可能从肱二头肌腱外侧进针刀，避免损伤肱动、静脉和正中神经，刀口线应与肱动脉走行方向一致，如硬结

在肘关节前内侧、肱动脉的深层时，应从肱动脉内侧1cm处进针刀，斜刺到硬结，可避免损伤神经血管（图12-14）。

②在做肘关节后内侧针刀松解时，应尽可能贴尺骨鹰嘴内侧进针刀，刀口线与前臂纵轴一致，避免损伤尺神经。

図12-14　肘关节解剖结构图（前区）

### 【针刀术后手法治疗】

患者坐位，一助手握上臂，术者握前臂上段，做肘关节伸屈活动3次，在屈肘关节到达最大位置时，再做一次弹拨手法，术后用石膏将肘关节固定在手法搬动后的屈曲最大位置6小时，然后松开石膏，做肘关节主动屈伸功能锻炼。每次针刀术后，手法操作相同。

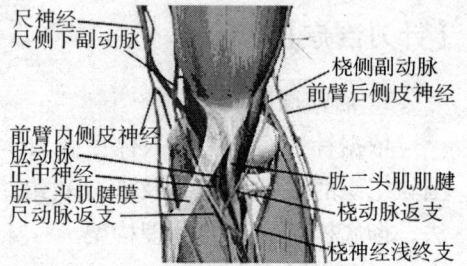

# 第二节　桡腕关节强直

本病是桡腕关节病变或损伤所造成的严重结果，保守疗法及关节松解术疗效不好。针刀医学关于慢性软组织损伤的理论和疾病病理构架的理论认为，桡腕关节强直是桡腕关节周围的软组织损伤后引起局部应力集中，人体在自我调节、自我修复过程中，所形成的粘连、瘢痕，引起力平衡失调，导致关节功能障碍。

### 【针刀应用解剖】

#### 1. 表面解剖

（1）腕关节的皮肤横纹

当手强力握拳屈腕时，腕前可以呈现3条纵行皮肤隆起。其中位于中线的是掌长肌，正中神经位于其下方；其桡侧隆起则为桡侧腕屈肌腱；最内侧隆起的为尺侧腕屈肌腱。在桡侧腕屈肌腱与桡骨茎突之间，可触摸到桡动脉的搏动。尺动脉和尺神经则介于指浅屈肌腱与尺侧腕屈肌腱之间，由于尺动脉表面有一层坚韧的筋膜覆盖，所以较难触到动脉搏动。

（2）骨性标志（图12-15）

①大多角骨结节　其位于舟骨结节远侧1cm处。

图12-15　腕前区表面解剖

②舟骨结节　其位于腕远纹外、中1/3交点处。

③豌豆骨　其位于腕远纹尺侧端的突起，其为腕前区的重要标志之一，其桡侧可摸到尺动脉的搏动；向上连尺侧腕屈肌；向下外方为钩骨钩，适对环指的尺侧缘。

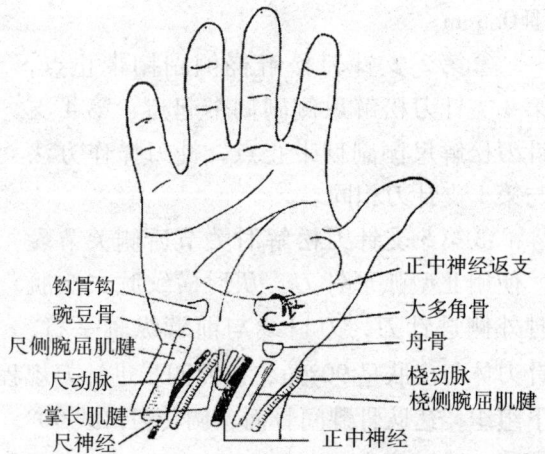

### 2. 腕部骨骼

（1）腕骨

共有 8 块，排成两行。所有腕骨除掌、背两面有骨膜、关节囊及韧带附着外，其余都构成关节面，很少有肌腱附着。这 8 块腕骨其大致分成远近两排，舟骨为连接两排的骨头（图 12 - 16）。

①头状骨　位于远排腕骨中心，为腕骨中最大的一块，其近端呈圆形，位于月骨凹面上。尺侧与钩骨相连，桡侧与小多角骨、舟骨相连。

②大多角骨　有 4 个关节面：第 1、2掌骨，小多角骨及舟骨。其近侧端的关节面为凹形，与舟骨远端的桡侧或外侧相关节，为可以滑动的关节。

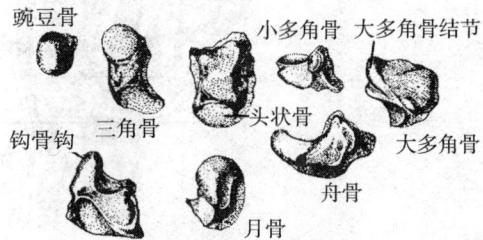

图 12 - 16　腕骨掌面观

③小多角骨　紧密地附着于大多角骨上，深埋于第 2 掌骨基底关节面中。小多角骨的掌侧面只有背侧面的 1/2，其远端尖状处与第 2 掌骨成关节，近端的凹面则与舟骨相连，桡、尺侧分别与大多角骨及头状骨形成关节，四周都为软骨所覆盖。

④钩骨　钩骨分体、沟和钩 3 个部分。钩骨体在腕关节的背尺侧，桡侧与头状骨相连，远端与第 4、5 掌骨基底相连，近侧则与三角骨相连。钩骨长而薄，向掌侧突出于小鱼际边缘的基底部，有腕掌侧支持带附着。

⑤舟骨　舟骨远端掌侧隆起为舟骨结节，桡侧腕屈肌腱有部分肌腱止于此。其远端与大多角骨、小多角骨相连接，形成滑动型关节。

⑥月骨　是腕骨中唯一的掌侧大，背侧小的骨头。月骨外形上呈半圆形，侧面观为半月状。近端为凸面与桡骨远端形成关节面，远端则为凹面与头状骨和一小部分钩骨形成关节面，其桡侧端与舟骨、尺侧与三角骨形成关节。

⑦三角骨　形似三角形，呈锥状，位于月骨与钩骨之间，并与两骨形成关节。

⑧豌豆骨　呈圆形，实则为尺侧腕屈肌腱的籽骨，位于三角骨的掌侧端。

（2）桡骨下端　桡骨下端呈方形，有掌、背、桡、尺 4 个面。掌侧面光滑，有旋前方肌附着，背面稍为突起，有 4 个骨性腱沟，伸肌腱也由此通过。桡侧为桡骨茎突，是肱桡肌的止点。尺侧面有尺骨切迹（图 12 - 17、12 - 18）。

（3）尺骨下端　尺骨下端狭小，呈圆柱形，末端较为膨大，称尺骨头，其前、外、后缘的环状关节面与桡骨的尺骨切迹相关节。头的下面与关节盘相贴，尺骨的背内侧向下突起为尺骨茎突。尺骨头的桡侧有半环状关节面，与桡骨下端的尺骨切迹构成下尺桡关节，当桡骨围绕尺骨作 150° 旋转时，尺、桡骨茎突在皮下均可以摸到，桡骨茎突比尺骨茎突长 1 ~ 1.5cm。

### 3. 腕部韧带

（1）腕掌侧韧带　位于 3 条腕横纹的深面，其解剖位置较为表浅，两侧的远端与腕背侧韧带（伸肌支持带）相连，与腕横韧带相融合。

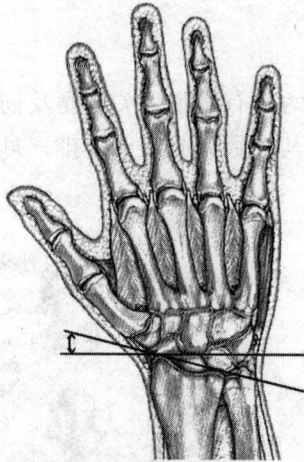

图 12 - 17　桡腕关节尺侧角　　图 12 - 18　桡腕关节掌侧角

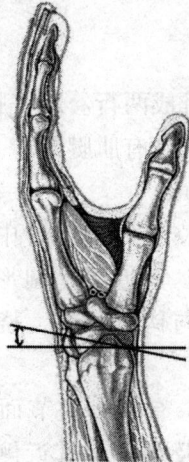

（2）腕横韧带　其又名为屈肌支持带，长、宽各约为 2.5cm，厚约为 0.1 ~ 0.2cm，其居于腕掌侧韧带的远侧。

（3）腕管　是由腕横韧带与腕骨沟共同构成，管的中部比较窄，其后壁是附着于腕关节囊前面的筋膜，向上与旋前方肌筋膜相续。管内分别有屈指、屈拇肌的 9 条长腱通过，其分别被屈肌总腱鞘和拇长屈肌腱鞘所包绕。通过该管的结构主要有：正中神经（图 12 - 19）、指浅屈肌腱、拇长屈肌腱和指深屈肌腱、屈肌腱鞘、腕背侧韧带。

腕背侧韧带（伸肌支持带），其两侧分别附着于桡、尺骨的茎突和腕骨。在此韧带的深面有从前臂来的 12 条肌腱通过。

腕背侧韧带（伸肌支持带）的深面发出 5 个筋膜间隔，分别附着于尺、桡骨远侧端的背面。来自前臂的 3 条伸腕肌、3 条伸展、拇指肌以及 3 条伸指肌，共 12 条肌腱，分别被 6 个腱鞘所包绕，通过上述的 6 个管道，到达手背和手指的部位。各腱鞘

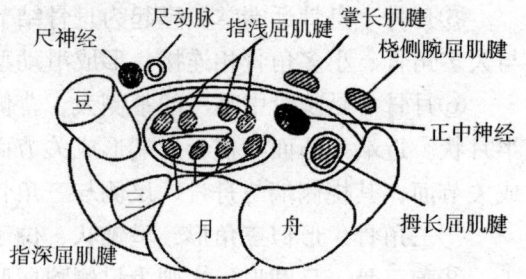

图 12 - 19　通过腕管的结构

分别超过腕背侧韧带的近侧端和远侧端各 2.5cm 左右。从桡侧到尺侧，各管道通过的肌腱及腱鞘，依次为：①拇长展肌与拇短伸肌腱；②桡侧腕短、长伸肌腱；③拇长伸肌腱；④食指固有伸肌腱与指伸肌；⑤小指伸肌腱；⑥尺侧腕伸肌腱。有的人拇长伸肌腱鞘与桡腕关节腔是彼此相交通的。此外，拇长展肌常有副腱，约占 80% 以上。因此拇长展肌与拇短伸肌腱鞘，相对较为狭窄；两腱绕过桡骨茎突，并形成一定的角度；由于拇指的活动度较大，故该腱鞘易受劳损，形成狭窄性腱鞘炎（图 12 - 20）。

（4）腕部关节韧带（图 12 - 21）　在解剖学上腕关节韧带有两种划分方式：外在韧带和内在韧带；腕掌侧韧带和腕背侧韧带。

①两组腕关节韧带

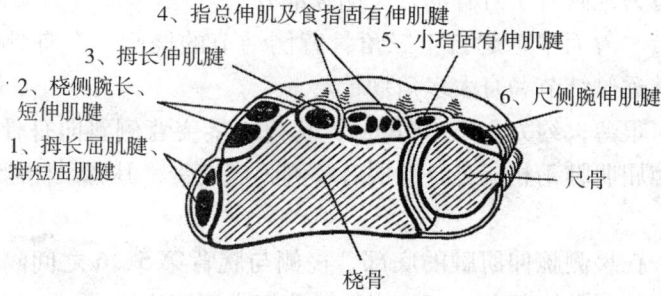

图 12 – 20　腕后区横断面示 6 个腱鞘

a. 外在韧带　外在韧带可以分为桡腕韧带和腕掌韧带，其中桡腕韧带又分为桡侧副韧带、掌侧桡腕韧带、尺侧复合组织、背侧桡腕韧带。掌侧桡腕韧带包括浅韧带和深韧带，深韧带有桡舟头韧带、桡月韧带、桡舟月韧带。外在韧带是连接腕骨与桡骨、尺骨（桡腕韧带，尺腕韧带）和腕骨与掌骨（腕掌韧带）的韧带。

b. 内在韧带　内在韧带有长的，包括有掌侧腕骨韧带和背侧骨间韧带；短的，有掌侧、背侧、骨间韧带；中间的，有月三角韧带、舟月韧带、舟大多角韧带。内在韧带起点与止点

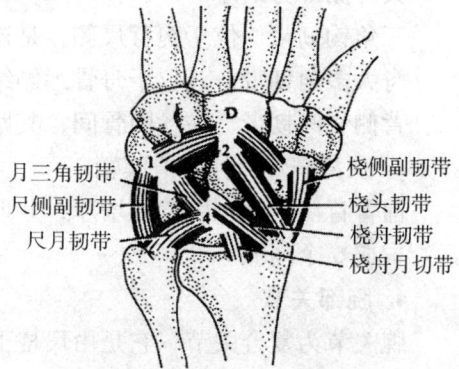

图 12 – 21　腕掌侧主要韧带

均在腕骨之上，内在掌侧韧带较背侧韧带更为厚而坚韧。根据其长度，允许腕骨间有不同的活动度。短的腕骨间韧带有坚韧的纤维，能将远排 4 块腕骨连接成一个独自的功能单元。

②两种腕关节韧带

a. 腕掌侧韧带　为腕部的主要韧带，在掌侧和关节囊的内面。

桡腕韧带包括有 3 个强而深的关节囊内韧带，具体如下：①桡头韧带　最强大。其起于桡骨茎突的桡掌侧，横越舟骨腰部的沟，并止于头状骨掌侧的中央。②桡三角韧带　是腕部最大的韧带。其起于桡骨茎突的掌侧，挨着桡头韧带。越过月骨的掌侧，并止于三角骨的掌侧面，是一个单一的韧带，其作用对月骨来说相当于是一个吊腕带。③桡舟韧带　起于桡骨远端的掌侧唇，并直接进入舟月关节近端的掌侧部分。

尺腕韧带包括：①尺月韧带　其起于关节内尺骨的关节半月板，最后止于月骨。②尺三角韧带　位于尺月韧带的尺侧，其起于尺骨的三角软骨盘掌侧，最后止于三角骨。

腕骨间韧带包括：①头三角韧带　它是连接头状骨的掌侧面与三角骨之间的韧带。②月三角韧带　它是连接月骨与三角骨之间的韧带。

b. 腕背侧韧带

背侧桡腕韧带　起于桡骨背侧的远端至三角骨背侧结节和尺侧腕伸肌腱的底部。其最坚强的肌束起自于桡骨背侧唇（即 Lister 结节和第 3、4 间隔的隔膜）至三角骨的背

侧结节，并强而有力地附着于月骨的背尺侧缘部分。

背侧腕间韧带　薄而窄，起自于三角骨背侧结节的桡侧，在舟骨背侧粗糙沟的表面，并止于舟骨掌远侧结节和舟大多角韧带。

桡侧侧韧带　很薄，约为 0.7～0.8mm，从桡骨茎突背侧斜向舟骨结节的远端，其掌侧纤维与桡侧腕屈肌腱鞘相混合，深层有掌侧腕横韧带，其背尺侧缘很清楚，但是桡掌侧缘则不清楚。

尺侧侧韧带　在尺侧腕伸肌腱的底部，桡侧与腕背第 5、6 之间隔相连，覆盖尺骨远端与三角骨之间的背尺侧部分，当腕桡偏时此韧带紧张度增高。

舟月骨间韧带　其横切面呈三角形，并附着于舟骨、月骨的近侧以及关节的周围部分，其背侧部分最厚。

三角钩韧带　位于腕背尺侧，是连接三角骨和钩骨的韧带。

舟大多角韧带　其位于舟骨远侧结节和大多角骨外侧缘之间。

背侧骨间韧带　在各腕骨间，其厚度约 1.5～2mm，尤其以远排的韧带较为紧密。

c. 腕背韧带与伸腱滑膜鞘

前臂背侧筋膜在腕背部增厚，并形成腕背韧带，它包绕所有的伸肌腱，与尺、桡骨远端构成 6 个间隔。

**4. 腕部关节**

腕关节为复合关节，它是由尺桡下关节、桡腕关节、中腕关节、腕掌关节和腕骨间关节所共同组合而成的（图 12－22）。

（1）尺桡下关节

尺桡下关节是由尺骨小头的环状关节面和桡骨远端的尺侧切迹共同组成的车轴关节。其内有一个三角纤维软骨盘（或称软骨板）相连接。三角形的底部附着于桡骨的尺侧切迹下缘，与桡骨远端关节面相移行；三角形的尖部则附着于尺骨茎突的桡侧基底小窝部，与腕关节尺侧副韧带相连，它的前后缘增厚，其中止于尺骨处最厚（5～6mm），中央薄（约

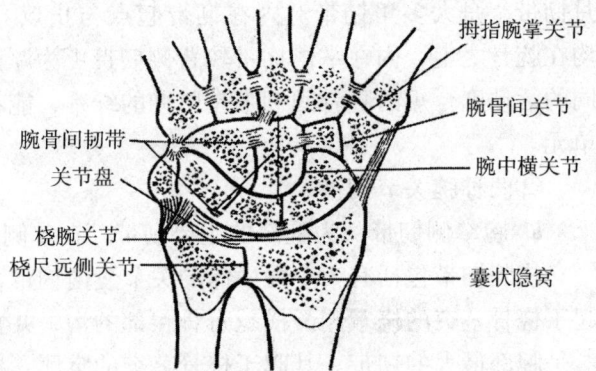

图 12－22　腕部关节

2mm）上下呈双凹状，并被前后关节囊韧带所加强，关节囊较薄弱且松弛，其滑膜面近侧突出于尺桡下关节面约 6～7mm，形成囊状隐窝，便于前臂进行回旋运动，并免受损伤。

（2）桡腕关节　桡腕关节是腕部的主要关节，由桡骨下端关节面以及三角纤维软骨与舟骨、三角骨和月骨组成，呈椭圆形关节，其关节腔较大，关节囊松弛。

（3）腕骨间关节　腕间关节由远、近排腕骨所组成。关节腔呈"Z"形。近排腕骨中的豌豆骨属于关节外骨，它是尺侧腕屈肌腱的籽骨，并不参与构成桡腕和腕间关节。在近侧腕骨间关节中，舟骨与月骨和两角骨之间并没有独立的关节囊，在相邻的骨之间

借助 3 种韧带相连；远侧腕骨间关节中的大、小多角骨及头状骨和钩骨，其相邻骨间亦借助 3 种韧带相连。

（4）中腕关节　该关节也可称为腕横关节，位于远近两排腕骨之间，为一个变形的平面滑膜关节，它仍是腕骨间关节的一个组成部分。其位于近、远侧的腕骨之间，关节呈"⌒"形，桡侧面半凸向远侧，尺侧面半凸向近侧，活动灵活多样。但是，豌豆骨并不参与构成该关节。各列腕骨之间，有韧带相连，所以腕横关节与桡腕关节、腕掌关节都互不相通。

（5）腕掌关节　腕掌关节即掌骨基底关节，由远侧腕骨的远侧关节面与 5 个掌骨基底关节面所形成。其可以分为两个部分。

它由远侧列腕骨与 1~5 节掌骨底所构成。拇指腕掌关节属于鞍状关节，它使拇指和其余四指，在功能上处于对立统一的地位，完成对掌功能，其担负一半手的功能。小指腕掌关节也属于鞍状关节，关节囊松弛，因此其运动范围比第 2~4 腕掌关节要大。而第 2~4 腕掌关节则是由第 2~4 掌骨底与远侧腕骨镶嵌交错而成，故其运动范围较小，能适应于手的握取功能。腕掌关节线在掌背侧相当于第 1、3、5 掌骨底的连线，在掌侧则正对腕横韧带的远侧缘处。

## 【病因病理】

桡腕关节周围慢性软组织损伤，如挤压伤、钝挫伤、劳损等，使桡腕关节周围的肌肉、韧带、关节囊长期处于挛缩收缩状态，人体在自我调节、自我修复过程中，所形成的粘连、瘢痕，引起力平衡失调，引起关节功能障碍。

## 【临床表现】

关节强直所致的运动障碍使桡腕关节伸屈、收展、环转功能障碍，若发生骨性强直，则桡腕关节的运动功能完全丧失。

## 【诊断要点】

（1）桡腕关节呈强直畸形，被动活动部分或全部丧失。

（2）X 线示桡腕关节的关节腔狭窄，甚至模糊不清，骨性强直可见关节之间有骨小梁通过。

## 【针刀治疗】

### 1. 治疗原则

依据针刀医学关于人体弓弦力学系统及疾病病理构架的网眼理论，腕关节强直是由于腕关节周围的软组织的应力平衡失调，造成局部韧带、筋膜等软组织的损伤，在局部形成广泛的粘连、瘢痕。通过对损伤韧带关键病变点的针刀松解，再加以针刀术后的手法，彻底松解病变的病理构架，使之恢复到人体的自我调节范围以内。

## 2. 操作方法

2.1 第 1 次针刀松解腕掌侧浅层韧带及筋膜的病变

（1）体位　坐位，手平放在手术台上，掌心向上。

（2）体表定位　先标记尺、桡动脉走行路线，在腕关节掌侧各定位点定位。

（3）消毒　在施术部位，用活力碘消毒 2 遍，然后铺无菌洞巾，使治疗点正对洞巾中间。

（4）麻醉　用 1% 利多卡因局部浸润麻醉，每个治疗点注药 1ml。

（5）刀具　Ⅰ 型 4 号直形针刀。

（6）针刀操作（图 12－23）

①第 1 支针刀松解腕掌侧韧带尺侧远端的粘连瘢痕点　在腕掌侧腕远横纹上定位。刀口线与前臂纵轴平行，针刀体与皮肤呈 90° 角，按四步进针刀规程进针刀，从定位处刺入，刀下有韧性感时，即到达腕横韧带远端尺侧的粘连瘢痕点，提插刀法松解 3 刀，提插深度为刀下有落空感，范围 0.5cm。

②第 2 支针刀松解腕掌侧韧带尺侧中部的粘连瘢痕点　在第 1 支针刀上方 0.5cm 处定位，刀口线与前臂纵轴平行，针刀体与皮肤呈 90° 角，按四步进针刀规程进针刀，从定位处刺入，刀下有韧性感时，即到达腕掌侧筋膜的粘连瘢痕，进针刀 2mm，纵疏横剥 3 刀，范围 0.5cm。

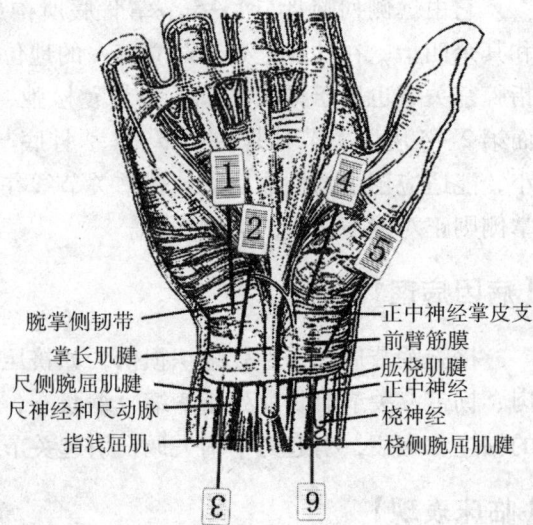

腕掌侧韧带　　　　　正中神经掌皮支
掌长肌腱　　　　　　前臂筋膜
尺侧腕屈肌腱　　　　肱桡肌腱
尺神经和尺动脉　　　正中神经
指浅屈肌　　　　　　桡神经
　　　　　　　　　　桡侧腕屈肌腱

图 12－23　针刀松解腕掌侧浅层韧带及筋膜

③第 3 支针刀松解腕掌侧韧带尺侧近端的粘连瘢痕点　在第 2 支针刀上方 0.5cm 处定位，刀口线与前臂纵轴平行，针刀体与皮肤呈 90° 角，按四步进针刀规程进针刀，从定位处刺入，刀下有韧性感时，即到达腕掌侧筋膜的粘连瘢痕，进针刀 2mm，纵疏横剥 3 刀，范围 0.5cm。

④第 4 支针刀松解腕掌侧韧带桡侧远端的粘连瘢痕点　在相当于掌侧腕远横纹平面的桡骨茎突背面定位，刀口线与前臂纵轴平行，针刀体与皮肤呈 90° 角，按四步进针刀规程进针刀，从定位处刺入，刀下有韧性感时，即到达腕掌侧韧带远端桡侧的粘连瘢痕点，提插刀法松解 3 刀，深度到骨面。

⑤第 5 支针刀松解腕掌侧韧带桡侧中部的粘连瘢痕点　在第 4 支针刀上方 0.5cm 处定位，刀口线与前臂纵轴平行，针刀体与皮肤呈 90° 角，按四步进针刀规程进针刀，从定位处刺入，刀下有韧性感时，即到达腕掌侧韧带桡侧中部的粘连瘢痕点，提插刀法松解 3 刀，深度到骨面。

⑥第 6 支针刀松解腕掌侧韧带桡侧近端的粘连瘢痕点　在第 5 支针刀上方 0.5cm 处

定位，刀口线与前臂纵轴平行，针刀体与皮肤呈 90°角，按四步进针刀规程进针刀，从定位处刺入，刀下有韧性感时，即到达腕掌侧韧带桡侧近端的粘连瘢痕点，提插刀法松解 3 刀，深度到骨面。

⑦术毕，拔出针刀，局部压迫止血 3 分钟后，创可贴覆盖针眼。

（7）注意事项

①针刀松解腕掌面桡侧周围软组织的粘连时，应摸清楚桡动脉搏动，并做标记，如压痛点在桡动脉正上方，在桡动脉搏动内侧或者外侧 0.5cm 处进针刀，调节针刀体的方向，同时，刀口线方向始终与前臂纵轴平行，就不会损伤桡动脉。

②针刀松解腕掌面尺侧周围软组织的粘连时，应摸清楚尺动脉搏动，并做标记，如压痛点在尺动脉正上方，在尺动脉搏动内侧或者外侧 0.5cm 处进针刀，调节针刀体的方向，同时，刀口线方向始终与前臂纵轴平行，就不会损伤尺动脉。

③针刀松解腕掌面正中的韧带与周围组织粘连时，注意刀口线方向始终与前臂纵轴平行，针刀始终在有坚韧感的腕横韧带上切割，不能在其他部位切割，有时，针刀碰到正中神经，如刀下有窜麻感，不必惊慌，退针刀至皮下，稍调整针刀体的方向，再进针刀，即可避开正中神经。

2.2 第 2 次针刀松解腕背侧浅层韧带及筋膜的病变

（1）体位　坐位，手放在手术台上，掌心向下。

（2）体表定位　在腕关节背侧各定位点定位。

（3）消毒　在施术部位，用活力碘消毒 2 遍，然后铺无菌洞巾，使治疗点正对洞巾中间。

（4）麻醉　用 1% 利多卡因局部浸润麻醉，每个治疗点注药 1ml。

（5）刀具　Ⅰ型 4 号直形针刀。

（6）针刀操作（图 12-24）

①第 1 支针刀松解腕背侧韧带尺侧远端的粘连瘢痕点　在相当于掌侧腕远横纹平面的钩骨背面定位。刀口线与前臂纵轴平行，针刀体与皮肤呈 90°角，按四步进针刀规程进针刀，从定位处刺入，刀下有韧性感时，即到达腕背侧韧带远端尺侧的粘连瘢痕点，提插刀法松解 3 刀，提插深度为刀下有落空感，范围 0.5cm。

②第 2 支针刀松解腕背侧韧带尺侧中部的粘连瘢痕点　在第 1 支针刀上方 0.5cm 处定位，刀口线与前臂纵轴平行，针刀体与皮肤呈 90°角，按四步进针刀规程进针刀，从定位处刺入，刀下有韧性感时，即到达前臂背侧筋膜的粘连瘢痕点，进针刀 2mm，纵疏横剥 3 刀，范围 0.5cm。

③第 3 支针刀松解腕背侧韧带尺侧近端的粘连瘢痕点　在第 2 支针刀上方 0.5cm 处定位，刀口线与前臂纵

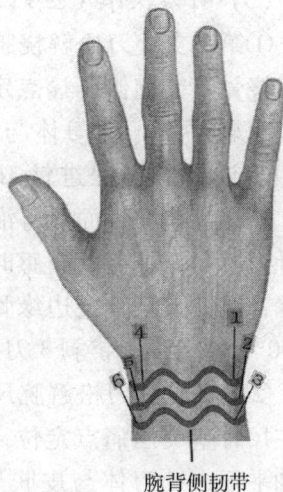

腕背侧韧带

图 12-24　针刀松解腕背侧
浅层韧带及筋膜

轴平行，针刀体与皮肤呈90°角，按四步进针刀规程进针刀，从定位处刺入，刀下有韧性感时，即到达前臂背侧筋膜的粘连瘢痕点，进针刀2mm，纵疏横剥3刀，范围0.5cm。

④第4支针刀松解腕背侧韧带桡侧远端的粘连瘢痕点　在相当于掌侧腕远横纹平面的桡骨茎突背面定位，刀口线与前臂纵轴平行，针刀体与皮肤呈90°角，按四步进针刀规程进针刀，从定位处刺入，刀下有韧性感时，即到达腕背侧韧带远端桡侧的粘连瘢痕点，提插刀法松解3刀，深度到骨面。

⑤第5支针刀松解腕背侧韧带桡侧中部的粘连瘢痕点　在第4支针刀上方0.5cm处定位，刀口线与前臂纵轴平行，针刀体与皮肤呈90°角，按四步进针刀规程进针刀，从定位处刺入，刀下有韧性感时，即到达腕背侧韧带中部桡侧的粘连瘢痕点，提插刀法松解3刀，深度到骨面。

⑥第6支针刀松解腕背侧韧带桡侧近端的粘连瘢痕点　在第5支针刀上方0.5cm处定位，刀口线与前臂纵轴平行，针刀体与皮肤呈90°角，按四步进针刀规程进针刀，从定位处刺入，刀下有韧性感时，即到达腕背侧韧带近端桡侧的粘连瘢痕点，提插刀法松解3刀，深度到骨面。

⑦术毕，拔出针刀，局部压迫止血3分钟后，创可贴覆盖针眼。

2.3 第3次针刀松解腕关节掌侧的粘连瘢痕

（1）体位　坐位，手放在手术台上，掌心向上。

（2）体表定位　尺、桡骨茎突，腕关节压痛点。

（3）消毒　在施术部位，用活力碘消毒2遍，然后铺无菌洞巾，使治疗点正对洞巾中间。

（4）麻醉　用1%利多卡因局部浸润麻醉，每个治疗点注药1ml。

（5）刀具　Ⅰ型弧形针刀。

（6）针刀操作（图12-25）

①第1支针刀松解桡腕掌侧韧带起点

在桡骨茎突前侧压痛点定位，刀口线与前臂纵轴平行，针刀体与皮肤呈90°角，按四步进针刀规程进针刀，从定位处刺入，达桡骨茎突骨面后，沿茎突骨面向下进针刀，当刀下有落空感时，即穿过茎突边缘，退针刀至茎突边缘骨面，调转刀口线90°，在骨面上铲剥3刀，范围0.5cm。

②第2支针刀松解腕尺侧副韧带起点

在尺骨茎突压痛点定位，刀口线与前臂纵轴平行，针刀体与皮肤呈90°角，按四

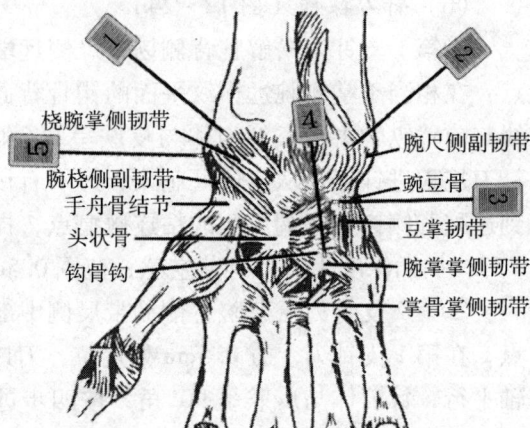

图12-25　针刀松解腕关节掌侧

步进针刀规程进针刀，从定位处刺入，达尺骨茎突前侧骨面后，沿茎突骨面向下进针刀，当刀下有落空感时，即穿过茎突边缘，退针刀至茎突边缘骨面，调转刀口线90°，在骨面上铲剥3刀，范围0.5cm。

③第 3 支针刀松解腕尺侧副韧带止点　在豌豆骨压痛点定位，刀口线与前臂纵轴平行，针刀体与皮肤呈 90°角，按四步进针刀规程进针刀，从定位处刺入，达豌豆骨前侧骨面后，在骨面上铲剥 3 刀，范围 0.5cm。

④第 4 支针刀松解腕掌掌侧韧带起点　在腕掌侧中部压痛点定位，刀口线与前臂纵轴平行，针刀体与皮肤呈 90°角，按四步进针刀规程进针刀，从定位处刺入，刀下有韧性感时，即到达腕掌掌侧韧带，进针刀 2mm，纵疏横剥 3 刀，范围 0.5cm。

⑤第 5 支针刀松解腕桡侧副韧带起点　在桡骨茎突外侧压痛点定位，刀口线与前臂纵轴平行，针刀体与皮肤呈 90°角，按四步进针刀规程进针刀，从定位处刺入，达桡骨茎突外侧骨面后，沿茎突外侧骨面向下进针刀，当刀下有落空感时，即穿过茎突外侧边缘，退针刀至茎突外侧边缘骨面，调转刀口线 90°，在骨面上铲剥 3 刀，范围 0.5cm。

⑥术毕，拔出针刀，局部压迫止血 3 分钟后，创可贴覆盖针眼。

（7）注意事项

①在松解桡腕掌侧韧带起点时，应首先摸清楚桡动脉搏动，在动脉搏动外侧进针刀，以免误伤桡动脉。

②在松解腕尺侧副韧带起点时，应首先摸清楚尺动脉搏动，在动脉搏动内侧进针刀，以免误伤尺动脉。

2.4 第 4 次针刀松解腕关节背侧的粘连瘢痕

（1）体位　坐位，手放在手术台上，掌心向下。

（2）体表定位　尺、桡骨茎突，腕关节压痛点。

（3）消毒　在施术部位，用活力碘消毒 2 遍，然后铺无菌洞巾，使治疗点正对洞巾中间。

（4）麻醉　用 1% 利多卡因局部浸润麻醉，每个治疗点注药 1ml。

（5）刀具　Ⅰ型弧形针刀。

（6）针刀操作（图 12 - 26）

①第 1 支针刀松解桡腕背侧韧带起点　在桡骨茎突后侧压痛点定位，刀口线与前臂纵轴平行，针刀体与皮肤呈 90°角，按四步进针刀规程进针刀，从定位处刺入，达桡骨茎突后侧骨面后，沿茎突骨面向下进针刀，当刀下有落空感时，即穿过茎突边缘，退针刀至茎突边缘骨面，调转刀口线 90°，在骨面上铲剥 3 刀，范围 0.5cm。

②第 2 支针刀松解腕掌背侧韧带止点　在腕关节中部背侧压痛点定位，刀口线与前臂纵轴平行，针刀体与皮肤呈

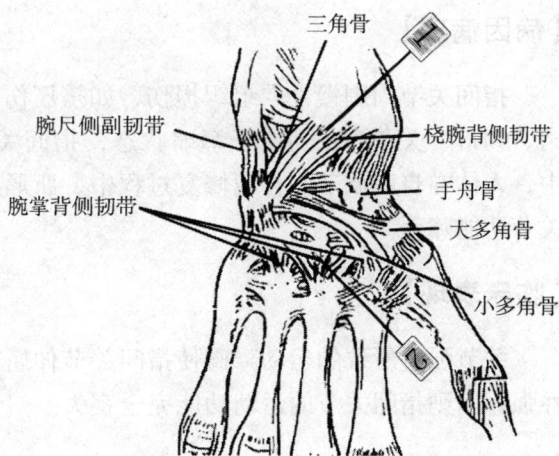

图 12 - 26　针刀松解腕关节背侧

90°角，按四步进针刀规程进针刀，从定位处刺入，刀下有韧性感时，即到达腕掌背侧

韧带，进针刀 2mm，纵疏横剥 3 刀，范围 0.5cm。

③术毕，拔出针刀，局部压迫止血 3 分钟后，创可贴覆盖针眼。

## 【针刀术后手法治疗】

（1）患者正坐，前臂于旋前位，手背朝上。医生双手握患者掌部，右手在桡侧，左手在尺侧，而拇指平放于腕关节的背侧，以拇指指端按于腕关节背侧。在拔伸情况下摇晃关节。然后，将手腕在拇指按压下背伸至最大限度，随即屈曲，并左右各旋转 3 次。

（2）患者正坐，前臂于旋后位，手背朝下。医生双手握患者掌部，右手在桡侧，左手在尺侧，而拇指平放于腕关节的掌侧，以拇指指端按于腕关节掌侧。在拔伸情况下摇晃关节。然后，将手腕在拇指按压下屈曲至最大限度，并左右各旋转 3 次。

# 第三节　指间关节强直

本病是指间关节病变或损伤所造成的严重结果，保守疗法及关节松解术疗效不好。针刀医学关于慢性软组织损伤的理论和疾病病理构架的理论认为，指间关节强直是指间关节周围的软组织损伤后引起局部应力集中，人体在自我调节、自我修复过程中，所形成的粘连、瘢痕，引起力平衡失调，导致关节功能障碍。

## 【针刀应用解剖】

指间关节共 9 个，它们的构造相同，都属于典型的滑车关节。关节囊松弛，亦有掌侧韧带及两侧副韧带加强，背侧无韧带而代之以伸肌腱。这些关节一般只能作屈、伸运动。当伸指时，两侧副韧带最紧张，故指不能作侧向运动；在关节屈曲时，副韧带松弛，可作较小的侧屈运动，从而使得在握拿时，四指靠拢，增加握持力量。

## 【病因病理】

指间关节周围慢性软组织损伤，如挤压伤、钝挫伤、劳损等，使指间关节周围的肌肉、韧带、关节囊长期处于挛缩状态，指间关节周围的软组织损伤后引起局部应力集中，人体在自我调节、自我修复过程中，所形成的粘连、瘢痕，引起力平衡失调，引起关节功能障碍。

## 【临床表现】

关节强直所致的运动障碍使指间关节伸屈功能障碍，关节发生畸形改变。若发生骨性强直，则指间关节的运动功能完全丧失。

## 【诊断要点】

（1）指间关节呈屈曲畸形或伸直畸形，被动活动部分或全部丧失。

（2）X 线示指间关节的关节间隙狭窄，甚至模糊不清，骨性强直可见关节之间有骨小梁通过。

## 【针刀治疗】

**1. 治疗原则**

依据针刀医学关于人体弓弦力学系统及疾病病理构架的网眼理论，指间关节强直是由于指间关节周围的软组织应力平衡失调，造成局部韧带、筋膜等软组织的损伤，在局部形成广泛的粘连瘢痕，导致指间关节周围软组织的拉力增加，关节活动受限，引起指间关节纤维性强直；如病情进一步发展，则引起指间关节的骨性融合。通过对损伤韧带关键病变点的针刀松解，可以完全松解指间关节的纤维融合，使用专用弧形针刀进入关节，就可以切断指间关节的骨性连接，再加以针刀术后的手法，彻底松解病变的病理构架，使之恢复关节功能。

**2. 操作方法**

2.1 近节指间关节强直（以中指近节指间关节强直为例进行描述）

2.1.1 第1次针刀松解中指近节指间关节关节囊及侧副韧带的粘连瘢痕

（1）体位　坐位，手放在手术台上，掌心向上。

（2）体表定位　沿近节指间关节平面前、后、内、外共定4点。

（3）消毒　在施术部位，用活力碘消毒2遍，然后铺无菌洞巾，使治疗点正对洞巾中间。

（4）麻醉　用1%利多卡因局部浸润麻醉，每个治疗点注药1ml。

（5）刀具　Ⅰ型弧形针刀。

（6）针刀操作

①第1支针刀松解指间关节背侧关节囊的粘连瘢痕　在指间关节平面指背正中定点。刀口线与手指纵轴平行，针刀体与皮肤呈90°角，按四步进针刀规程进针刀，从定位处刺入，刀下有韧性感时，即到达指伸肌腱终腱，向下直刺，穿过肌腱有突破感，再进针刀，刀下有阻力感，即到达关节囊，提插刀法松解3刀，然后调转刀口线90°，提插刀法松解3刀，提插深度为刀下有落空感（图12-27）。

②第2支针刀松解指间关节掌板的粘连瘢痕　在指间关节平面指掌侧正中定点。使用Ⅰ型4号针刀，刀口线与手指纵轴平行，针刀体与皮肤呈90°角，按四步进针刀规程进针刀，从定位处刺入，刀下有韧性感时，即到达屈指肌腱，向下直刺，穿过肌腱有突破感，再进针刀，刀下有明显阻力感，即到达掌板，提插刀法松解3刀，然后调转刀口线90°，提插刀法松解3刀，提插深度为刀下有落空感（图12-28）。

③第3支针刀松解指间关节尺侧侧副韧带的粘连瘢痕　在指间关节平面尺侧正中点定点。选用指关节专用弧形针刀，刀口线与手指纵轴平行，针刀体与皮肤呈90°，按四步进针刀规程进针刀，从定位处刺入，向下直刺到尺侧指骨底，然后调转刀口线90°，沿指骨底弧度，向关节方向铲剥3刀，范围0.5cm（图12-29）。

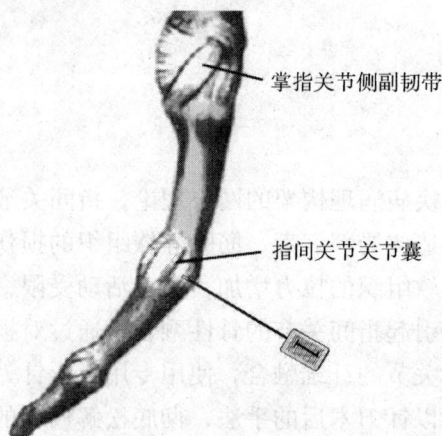

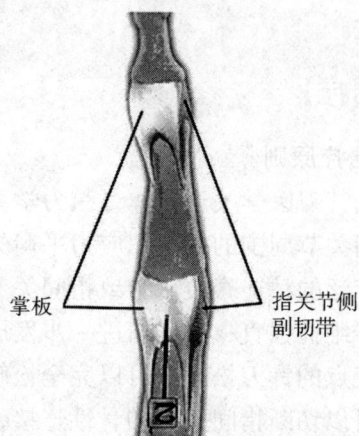

图 12-27　针刀松解指间关节背侧关节囊　　图 12-28　针刀松解指间关节掌板

④第 4 支针刀松解指间关节桡侧侧副韧带的粘连瘢痕　在指间关节平面桡侧正中点定点。选用指关节专用弧形针刀，刀口线与手指纵轴平行，针刀体与皮肤呈 90°，按四步进针刀规程进针刀，从定位处刺入，向下直刺到桡侧指骨底，然后调转刀口线 90°，沿指骨底弧度，向关节方向铲剥 3 刀，范围 0.5cm（图 12-30）。

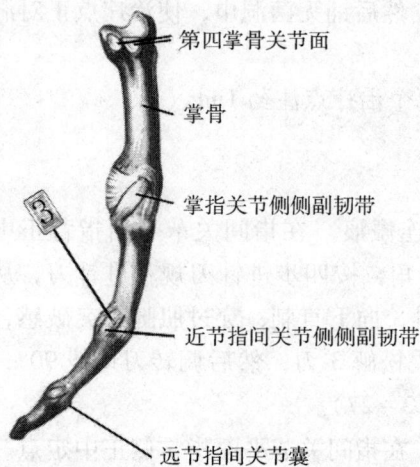

图 12-29　针刀松解指间关节尺侧侧副韧带　　图 12-30　针刀松解指间关节桡侧侧副韧带

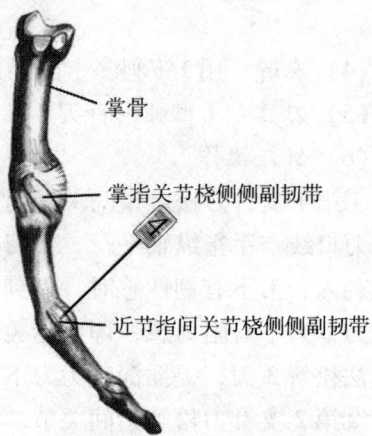

⑤术毕，拔出针刀，局部压迫止血 3 分钟后，创可贴覆盖针眼。

2.1.2　第 2 次针刀松解中指近节指间关节周围软组织的粘连瘢痕

（1）体位　坐位，手放在手术台上，掌心向上。

（2）体表定位　沿近节指间关节平面定点。

（3）消毒　在施术部位，用活力碘消毒 2 遍，然后铺无菌洞巾，使治疗点正对洞巾中间。

（4）麻醉　用 1% 利多卡因局部浸润麻醉，每个治疗点注药 1ml。

（5）刀具　Ⅰ型弧形针刀。

（6）针刀操作（图 12 - 31、12 - 32）

①第 1 支针刀松解中央腱与关节的粘连瘢痕　在指间关节平面指背侧正中定点，与第 1 次进针刀点间隔 0.5cm。使用 I 型 4 号针刀，刀口线与手指纵轴平行，针刀体与皮肤呈 90°，按四步进针刀规程进针刀，从定位处刺入，刀下有韧性感时，即到达中央腱，向下直刺，穿过肌腱有突破感时，纵疏横剥 3 刀，范围 0.5cm，然后调整针刀体方向，分别向指骨头和指骨底方向稍进针刀，纵疏横剥 3 刀，范围 0.5cm。

②第 2 支针刀松解内侧指背腱膜与中央腱之间的粘连瘢痕　在指间关节平面指背侧正中点向内旁开 0.5cm 定点。使用 I 型 4 号针刀，刀口线与手指纵轴平行，针刀体与皮肤呈 90°，按四步进针刀规程进针刀，从定位处刺入，刀下有韧性感时，即达内侧指背腱膜，进针刀 0.2cm，纵疏横剥 3 刀，范围 0.5cm。

③第 3 支针刀松解外侧指背腱膜与中央腱之间的粘连瘢痕　在指间关节平面指背侧正中点向外旁开 0.5cm 定点。使用 I 型 4 号针刀，刀口线与手指纵轴平行，针刀体与皮肤呈 90°，按四步进针刀规程进针刀，从定位处刺入，刀下有韧性感时，即达外侧指背腱膜，进针刀 0.2cm，纵疏横剥 3 刀，范围 0.5cm。

④第 4 支针刀松解内侧三角韧带及螺旋韧带的粘连瘢痕　在第 2 支针刀远端 0.5cm 处定点。使用 I 型 4 号针刀，刀口线与手指纵轴平行，针刀体与皮肤呈 90°，按四步进针刀规程进针刀，从定位处刺入，刀下有韧性感时，即达内侧三角韧带及螺旋韧带，调转刀口线 90°，针刀直达骨面，即达内侧三角韧带及螺旋韧带的止点，贴骨面铲剥，范围 0.5cm。

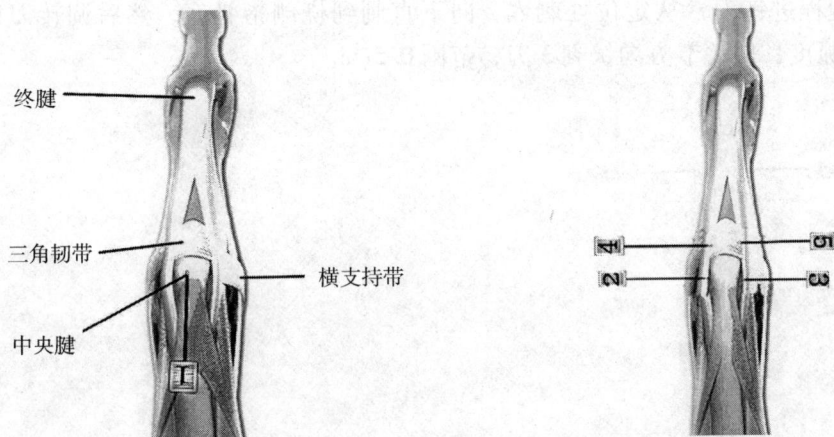

图 12 - 31　针刀松解中央腱与关节　图 12 - 32　针刀松解中指近节指间关节周围软组织

⑤第 5 支针刀松解外侧三角韧带及螺旋韧带的粘连瘢痕　在第 3 支针刀远端 0.5cm 处定点。使用 I 型 4 号针刀，刀口线与手指纵轴平行，针刀体与皮肤呈 90°，按四步进针刀规程进针刀，从定位处刺入，刀下有韧性感时，即达外侧三角韧带及螺旋韧带，调转刀口线 90°，针刀直达骨面，即达外侧三角韧带及螺旋韧带的止点，贴骨面铲剥，范围 0.5cm。

⑥术毕，拔出针刀，局部压迫止血 3 分钟后，创可贴覆盖针眼。

2.2 远节指间关节强直（以中指远节指间关节强直为例进行描述）

2.2.1 第1次针刀松解中指远节指间关节关节囊及侧副韧带的粘连瘢痕

（1）体位　坐位，手放在手术台上，掌心向上。

（2）体表定位　沿远节指间关节平面前、后、内、外共定4点。

（3）消毒　在施术部位，用活力碘消毒2遍，然后铺无菌洞巾，使治疗点正对洞巾中间。

（4）麻醉　用1%利多卡因局部浸润麻醉，每个治疗点注药1ml。

（5）刀具　Ⅰ型弧形针刀。

（6）针刀操作（图12-33、12-34）

①第1支针刀松解远节指间关节背侧关节囊的粘连瘢痕　在远节指间关节平面指背正中定点。使用Ⅰ型4号针刀，刀口线与手指纵轴平行，针刀体与皮肤呈90°，按四步进针刀规程进针刀，从定位处刺入，刀下有韧性感时，即到达指伸肌腱终腱，向下直刺，穿过肌腱有突破感，再进针刀，刀下有阻力感，即到达关节囊，提插刀法松解3刀，然后调转刀口线90°，提插刀法松解3刀，提插深度为刀下有落空感。

②第2支针刀松解远节指间关节尺侧侧副韧带的粘连瘢痕　在远节指间关节平面尺侧正中定点。选用指关节专用弧形针刀，刀口线与手指纵轴平行，针刀体与皮肤呈90°，按四步进针刀规程进针刀，从定位处刺入，向下直刺到尺侧指骨底，然后调转刀口线90°，沿指骨底弧度，向关节方向铲剥3刀，范围0.5cm。

③第3支针刀松解远节指间关节桡侧侧副韧带的粘连瘢痕　在远节指间关节平面桡侧正中定点。选用指关节专用弧形针刀，刀口线与手指纵轴平行，针刀体与皮肤呈90°，按四步进针刀规程进针刀，从定位处刺入，向下直刺到桡侧指骨底，然后调转刀口线90°，沿指骨底弧度，向关节方向铲剥3刀，范围0.5cm。

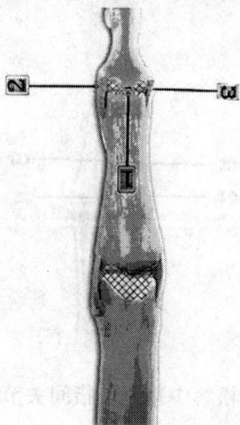

图12-33　针刀松解中指远节指间关节　　　图12-34　针刀松解中指远节指间关节
　　　　　关节囊及侧副韧带　　　　　　　　　　　　　　　　　关节

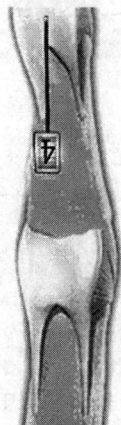

④第4支针刀松解远节指间关节掌板的粘连瘢痕　在远节指间关节平面指掌侧正中定点。使用Ⅰ型4号针刀，刀口线与手指纵轴平行，针刀体与皮肤呈90°，按四步进针刀规程进针刀，从定位处刺入，刀下有韧性感时，即到达屈指肌腱，向下直刺，穿过肌

腱有突破感，再进针刀，刀下有明显阻力感，即到达掌板，提插刀法松解3刀，然后调转刀口线90°，提插刀法松解3刀，提插深度为刀下有落空感。

⑤术毕，拔出针刀，局部压迫止血3分钟后，创可贴覆盖针眼。

2.2.2 第2次针刀松解中指远节指间关节周围软组织的粘连瘢痕

（1）体位　坐位，手放在手术台上，掌心向下。

（2）体表定位　沿远节指间关节平面定点。

（3）消毒　在施术部位，用活力碘消毒2遍，然后铺无菌洞巾，使治疗点正对洞巾中间。

（4）麻醉　用1%利多卡因局部浸润麻醉，每个治疗点注药1ml。

（5）刀具　Ⅰ型弧形针刀。

（6）针刀操作（图12-35）

①第1支针刀松解终腱与关节的粘连瘢痕　在远节指间关节平面指背侧正中定点，与第1次进针刀点间隔0.5cm。使用Ⅰ型4号针刀，刀口线与手指纵轴平行，针刀体与皮肤呈90°角，按四步进针刀规程进针刀，从定位处刺入，刀下有韧性感时，即达终腱，向下直刺，穿过肌腱有突破感时，纵疏横剥3刀，范围0.5cm。然后调整针刀体方向，分别向指骨头和指骨底方向稍进针刀，纵疏横剥3刀，范围0.5cm。

②第2支针刀松解内侧指背筋膜与终腱之间的粘连瘢痕　在远节指间关节平面指背侧正中点向内旁开0.5cm处定点。使用Ⅰ型4号针刀，刀口线与手指纵轴平行，针刀体与皮肤呈90°，按四步进针刀规程进针刀，从定位处刺入，刀下有韧性感时，即达内侧指背筋膜，一边进针刀，一边纵疏横剥，范围0.5cm，直达骨面。

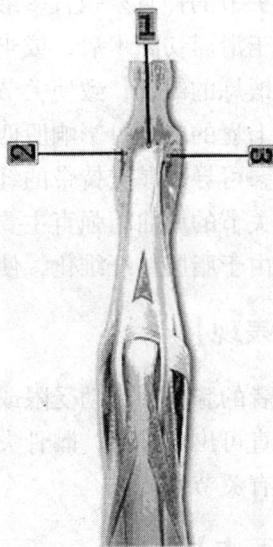

图12-35　针刀松解中指远节指间关节周围软组织

③第3支针刀松解外侧指背筋膜与终腱之间的粘连瘢痕　在远节指间关节平面指背侧正中点向外旁开0.5cm处定点。使用Ⅰ型4号针刀，刀口线与手指纵轴平行，针刀体与皮肤呈90°，按四步进针刀规程进针刀，从定位处刺入，刀下有韧性感时，即达外侧指背筋膜，一边进针刀，一边纵疏横剥，范围0.5cm，直达骨面。

④术毕，拔出针刀，局部压迫止血3分钟后，创可贴覆盖针眼。

## 【针刀术后手法治疗】

术者一手握患指中节指骨，一手握患指远节指骨，做远节指间关节伸屈运动3次。做手法治疗，尤其是对骨性融合的关节进行手法治疗时，用力不能过猛，否则可能引起指骨骨折等严重并发症。骨性融合的患者，按骨折脱位3期用药。

# 第四节　膝关节强直

本病可分为伸直型强直和屈曲型强直，其中以伸直型多见。膝关节类风湿性关节炎、骨折、出血、长期制动及滑膜切除等原因，均可导致膝关节内部粘连，失去主动及被动活动，形成膝关节强直。

## 【针刀应用解剖】

参见第八章第三节膝关节骨性关节炎的针刀应用解剖。

## 【病因病理】

膝关节的伸直型强直多继发于膝关节内或膝关节附近的骨折出血后过长的制动，或者发生于滑膜切除术后，或半月板切除术后及类风湿关节炎等。由于炎性渗出物的刺激及功能锻炼的缺乏，致使关节囊及关节内粘连、关节囊挛缩、髌上囊消失及股四头肌挛缩，髌上囊的粘连可影响股四头肌腱的滑动，从而使关节屈曲受限；而膝关节长期伸直位固定，可导致髌支持带的纤维化、挛缩及与股骨髁发生粘连，使股骨髁不能转动。

膝关节的屈曲型强直主要是由于损伤后呈屈膝位制动过久，引起屈肌痉挛及关节粘连；或由于脂肪垫纤维化，使髌骨上下移动受限所致。

## 【临床表现】

患者的膝关节活动受限或丧失活动能力，屈伸活动度在 0°～10°之间，单侧关节伸直型强直可出现跛行，髌骨失去活动度，并且关节被动活动时，可扪及磨砂感；部分患者可伴有关节疼痛。

## 【诊断要点】

（1）患者既往有膝关节骨折等外伤史或滑膜、韧带及半月板切除等手术史及类风湿性关节炎、强直性脊柱炎等病史。

（2）患侧膝关节主动、被动屈伸功能部分或全部丧失。

（3）查体示患侧髌骨无活动度，膝关节活动时可扪及磨砂感。

（4）X 线检查对本病可辅助诊断，并可排除膝关节其他病变。

## 【针刀治疗】

### 1. 治疗原则

依据针刀医学关于人体弓弦力学系统及疾病病理构架的网眼理论，膝关节强直是由于膝关节周围的软组织的应力平衡失调，造成局部韧带、筋膜及关节囊等软组织的损伤，在局部形成广泛的粘连瘢痕，用针刀对膝关节周围的粘连、瘢痕进行整体松解，使膝部的力学平衡得到恢复。

**2. 操作方法**

2.1 第1次针刀松解膝关节前内侧软组织的粘连、瘢痕

（1）体位　仰卧位，屈膝30°角。

（2）体表定位　膝关节前内侧。

（3）消毒　在施术部位，用活力碘消毒2遍，然后铺无菌洞巾，使治疗点正对洞巾中间。

（4）麻醉　用1%利多卡因局部浸润麻醉，每个治疗点注药1ml。

（5）刀具　Ⅱ型4号直形针刀。

（6）针刀操作（图12-36）

①第1支针刀松解髌上囊　在髌骨上缘2cm处定位，针刀体与皮肤垂直，刀口线与股四头肌方向一致，按四步进针刀规程进针刀，经皮肤、皮下组织，当穿过股四头肌有落空感时，即到达髌上囊，先纵疏横剥3刀，然后将针刀体向大腿方向倾斜45°，针刀沿股骨凹面提插3刀，以疏通髌上囊与关节囊的粘连点。

②第2支针刀松解髌下脂肪垫　针刀体与皮肤垂直，刀口线与髌韧带走行方向一致，按四步进针刀规程进针刀，经皮肤、皮下组织，穿过髌韧带后有明显的落空感，再进针刀1cm，即到达髌下脂肪垫，纵疏横剥3刀。

③第3支针刀松解髌内侧支持带　在髌骨内下缘2cm处定点，针刀体与皮肤垂直，刀口线与下肢纵轴方向一致，按四步进针刀规程进针刀，

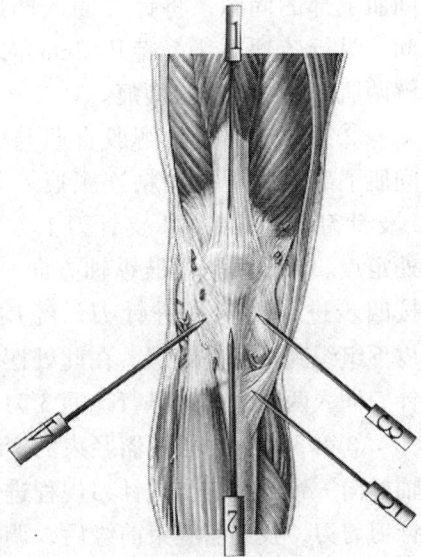

图12-36　针刀松解膝关节前外侧

经皮肤、皮下组织，刀下有韧性感，深入其中，纵疏横剥3刀，范围0.5cm。

④第4支针刀松解髌外侧支持带　在髌骨外下缘2cm处定点，针刀体与皮肤垂直，刀口线与下肢纵轴方向一致，按四步进针刀规程进针刀，经皮肤、皮下组织，刀下有韧性感，深入其中，纵疏横剥3刀。范围0.5cm。

⑤第5支针刀松解鹅足的挛缩点　在胫骨上段内侧部定位，刀口线与下肢纵轴方向一致，按四步进针刀规程进针刀，经皮肤、皮下组织到达胫骨内侧骨面，贴骨面分别向上、中、下做扇形铲剥3刀，范围0.5cm。

⑥术毕，拔出针刀，局部压迫止血3分钟后，创可贴覆盖针眼。

2.2 第2次针刀松解股直肌与股中间肌之间的粘连瘢痕及髂胫束的挛缩

（1）体位　仰卧位，屈膝30°角。

（2）体表定位　股骨下段。

（3）消毒　在施术部位，用活力碘消毒2遍，然后铺无菌洞巾，使治疗点正对洞巾中间。

（4）麻醉　用1%利多卡因局部浸润麻醉，每个治疗点注药1ml。

（5）刀具　Ⅰ型4号直形针刀。

（6）针刀操作（图12-37）

①第1支针刀松解股直肌与股中间肌下部的粘连瘢痕　在髌骨外上3cm处定点。刀口线与下肢纵轴方向一致，按四步进针刀规程进针刀，经皮肤、皮下组织到达浅筋膜层，在此处摆动针刀刀刃，找到股直肌与股中间肌下部的间隙，将针刀插入两肌之间，纵行疏通3刀，范围3cm，以松解两肌之间的粘连、瘢痕。

②第2支针刀松解股直肌与股中间肌下部上3cm处的粘连瘢痕　与第1支针刀平行，在第1支针刀上方3cm处定点。刀口线与下肢纵轴方向一致，

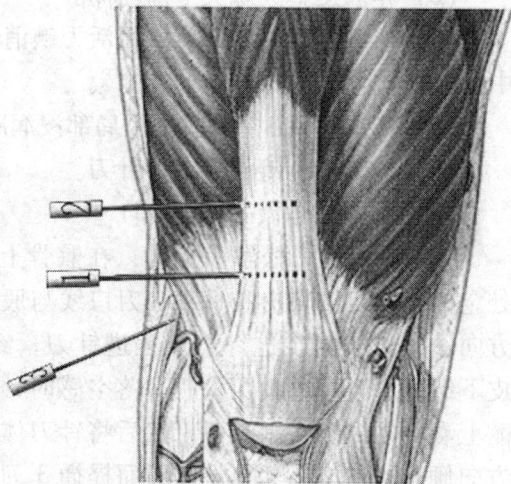

图12-37　针刀松解股直肌与股中间肌之间

按四步进针刀规程进针刀，经皮肤、皮下组织到达浅筋膜层，在此处摆动针刀刀刃，找到股直肌与股中间肌下部的间隙，将针刀插入两肌之间，纵行疏通3刀，范围3cm，以松解两肌之间的粘连、瘢痕。

③第3支针刀松解髂胫束的挛缩　在髌骨外上缘旁开3cm处定点。刀口线与下肢纵轴方向一致，按四步进针刀规程进针刀，经皮肤、皮下组织到达浅筋膜层，在此处摆动针刀刀刃，找到髂胫束前缘后，调整针刀体，与人体矢状面方向一致，提插刀法切割髂胫束3刀，范围0.5cm。

④术毕，拔出针刀，局部压迫止血3分钟后，创可贴覆盖针眼。

（7）注意事项　关节强直患者，股直肌与股中间肌之间的粘连瘢痕非常严重，Ⅰ型直形针刀太细，不能有效松解两肌之间的粘连和瘢痕，必须用Ⅱ型直形针刀。在此处仅以针刀松解做纵行疏通，不做横行剥离，以免损伤正常的肌肉组织，针刀松解的范围在3cm以内，不能太小，否则可能造成松解不到位而影响疗效。

2.3　第3次针刀松解腓肠肌起点的粘连瘢痕

（1）体位　俯卧位，膝关节伸直位。

（2）体表定位　股骨髁后侧。

（3）消毒　在施术部位，用活力碘消毒2遍，然后铺无菌洞巾，使治疗点正对洞巾中间。

（4）麻醉　用1%利多卡因局部浸润麻醉，每个治疗点注药1ml。

（5）刀具　Ⅰ型4号直形针刀。

（6）针刀操作（图12-38）

①第1支针刀松解腓肠肌内侧头　先触摸到腘动脉搏动，确定血管走行后，在腘动

脉搏动的内侧旁开2cm处定位，针刀体与皮肤垂直，刀口线与大腿纵轴平行，按四步进针刀规程进针刀，经皮肤、皮下组织到达股骨内侧髁后面腓肠肌内侧头的起点处骨面，调转刀口线90°，铲剥3刀，范围0.5cm。

②第2支针刀松解腓肠肌外侧头　先触摸到腘动脉搏动，确定血管走行后，在腘动脉搏动外侧旁开2cm处定位，针刀体与皮肤垂直，刀口线与大腿纵轴平行，按四步进针刀规程进针刀，经皮肤、皮下组织到达股骨外侧髁后面腓肠肌外侧头起点处骨面，调转刀口线90°，铲剥3刀，范围0.5cm。

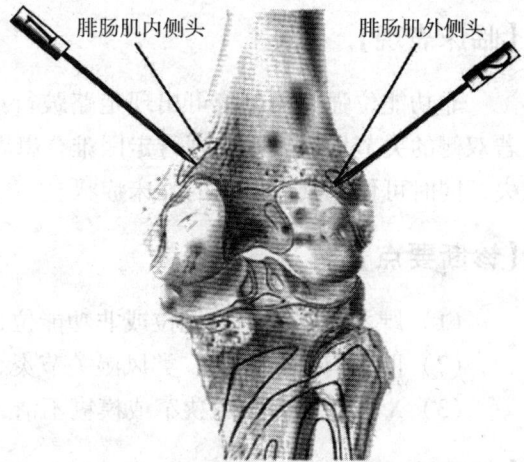

图 12-38　腓肠肌起点针刀松解示意图

③术毕，拔出针刀，局部压迫止血3分钟后，创可贴覆盖针眼。

（7）注意事项　在膝关节后侧松解术中，进针刀不可太快，如患者有剧痛感，可能是针刀碰到了膝内上动脉或者膝外上动脉的缘故，不能盲目继续进针刀，此时应将针刀退至皮下，调整方向再进针刀，即可到达骨面。

【针刀术后手法治疗】

针刀松解膝关节囊及周围软组织后，术者握住患侧小腿上段，嘱患者尽量伸屈膝关节，在最大伸膝位和最大屈膝位时，术者分别向相同方向弹压膝关节2次。

# 第五节　踝关节强直

踝关节继发于外伤后产生关节纤维性或骨性融合，使关节固定于功能位或非功能位，称之为踝关节强直。

## 【针刀应用解剖】

参见第七章第三节踝关节陈旧性损伤的针刀应用解剖。

## 【病因病理】

在致病因素的反复作用下出现滑膜的水肿充血与渗出增加，进而导致关节面软骨的坏死。软骨下骨甚至也遭受破坏，与此同时，发生关节囊的粘连与挛缩，最终形成纤维性甚至骨性强直。

## 【临床表现】

非功能位强直的患者可出现走路跛行或持杖跛行，同时可伴有患者的足内翻畸形，若双侧的关节均受累则出现行走困难。患者受累的踝关节活动度严重受限，甚至完全消失，同时可伴见其原发病的临床症状。

## 【诊断要点】

（1）踝关节强直于功能位或非功能位，主动及被动活动基本丧失。

（2）既往有关节结核、类风湿关节炎、痛风或踝部外伤史。

（3）X线示关节间隙狭窄或模糊不清，并有骨小梁通过。

## 【针刀治疗】

### 1. 治疗原则

依据针刀医学关于人体弓弦力学系统及疾病病理构架的网眼理论，踝关节强直是由于踝关节周围的软组织的应力平衡失调，造成局部韧带、筋膜及关节囊等软组织的损伤，在局部形成广泛的粘连及瘢痕，用针刀对踝关节周围的粘连、瘢痕进行整体松解，使膝部的力学平衡得到恢复。

### 2. 操作方法

2.1 第1次针刀松解三角韧带及周围的粘连瘢痕

（1）体位　仰卧位，踝关节中立位。

（2）体表定位　踝关节内侧。

（3）消毒　在施术部位，用活力碘消毒2遍，然后铺无菌洞巾，使治疗点正对洞巾中间。

（4）麻醉　用1%利多卡因局部浸润麻醉，每个治疗点注药1ml。

（5）刀具　Ⅰ型直形弧形针刀。

（6）针刀操作（图12-39）

①第1支针刀松解三角韧带后方起点（胫距后韧带起点）及踝关节囊的粘连瘢痕　在内踝尖后上1cm处定位。使用专用弧形针刀，刀口线与下肢纵轴平行，针刀体与皮肤呈90°角，按四步进针刀规程进针刀。针刀经皮肤、皮下组织到达内踝后部骨面，调转刀口线90°，使针刀的弧形面与内踝后侧骨面相吻合，贴骨面向内踝后下铲剥3刀，范围0.5cm，然后针刀体分别向上向下铲剥3刀，范围0.5cm。

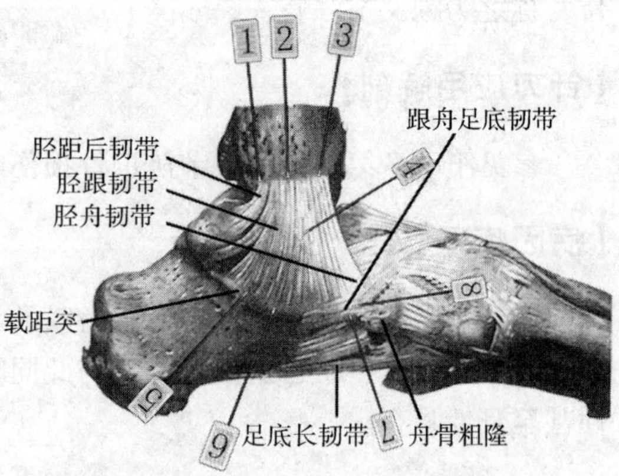

图12-39　针刀松解三角韧带及周围结构

②第 2 支针刀松解三角韧带起点中部（胫跟韧带起点）及踝关节囊的粘连瘢痕　在内踝尖定位。使用专用弧形针刀，刀口线与下肢纵轴平行，针刀体与皮肤呈 90°，按四步进针刀规程进针刀。针刀经皮肤、皮下组织到达内踝尖骨面，调转刀口线 90°，使针刀的弧形面与内踝尖骨面相吻合，贴骨面向下铲剥 3 刀，范围 0.5cm，然后针刀体分别向上、向下铲剥 3 刀，范围 0.5cm，以松解关节囊的粘连瘢痕。

③第 3 支针刀松解三角韧带起点前部（胫舟韧带起点）及踝关节囊的粘连瘢痕　在内踝尖前上方 1cm 处定位。使用专用弧形针刀，刀口线与下肢纵轴平行，针刀体与皮肤呈 90°角，按四步进针刀规程进针刀。针刀经皮肤、皮下组织到达内踝前骨面，调转刀口线 90°，使针刀的弧形面与内踝前骨面相吻合，贴骨面向下铲剥 3 刀，范围 0.5cm，然后针刀体分别向上、向下铲剥 3 刀，范围 0.5cm。

④第 4 支针刀松解胫跟韧带行经线路的粘连瘢痕　在第 2 支针刀下方 1.5~2cm 处定位，使用 I 型 4 号针刀，刀口线与下肢纵轴平行，针刀体与皮肤呈 90°，按照四步进针刀规程进针刀。针刀经皮肤、皮下组织，当刀下有阻力感时，即到达胫跟韧带，再向下进针刀 0.2cm，纵疏横剥 3 刀，范围 0.5cm。

⑤第 5 支针刀松解胫跟韧带后部止点的粘连瘢痕　在跟骨载距突后部定位。使用专用弧形针刀，刀口线与下肢纵轴平行，针刀体与皮肤呈 90°，按四步进针刀规程进针刀。针刀经皮肤、皮下组织到达跟骨骨面，调转刀口线 90°，使针刀的弧形面与距骨载距突骨面相吻合，贴骨面向上铲剥 3 刀，范围 0.5cm，然后针刀体分别向前、向后铲剥 3 刀，范围 0.5cm。

⑥第 6 支针刀松解胫跟韧带前部止点的粘连瘢痕　在跟骨载距突中部定位。使用专用弧形针刀，刀口线与下肢纵轴平行，针刀体与皮肤呈 90°，按四步进针刀规程进针刀。针刀经皮肤、皮下组织到达跟骨骨面，调转刀口线 90°，使针刀的弧形面与距骨载距突骨面相吻合，贴骨面向上铲剥 3 刀，范围 0.5cm，然后针刀体分别向前、向后铲剥 3 刀，范围 0.5cm。

⑦第 7 支针刀松解胫舟韧带止点的粘连瘢痕　在舟骨粗隆后上方 0.5cm 处定位。使用专用弧形针刀，刀口线与下肢纵轴平行，针刀体与皮肤呈 90°，按四步进针刀规程进针刀。针刀经皮肤、皮下组织到达舟骨骨面，调转刀口线 90°，使针刀的弧形面与舟骨骨面相吻合，贴骨面向后铲剥 3 刀，范围 0.5cm，然后针刀体分别向前、向后铲剥 3 刀，范围 0.5cm。

⑧第 8 支针刀松解跟舟足底韧带止点的粘连瘢痕　在第 7 支针刀上方 1cm 处定位。使用专用弧形针刀，刀口线与下肢纵轴平行，针刀体与皮肤呈 90°，按四步进针刀规程进针刀。针刀经皮肤、皮下组织到达舟骨骨面，调转刀口线 90°，使针刀的弧形面与舟骨骨面相吻合，贴骨面向后铲剥 3 刀，范围 0.5cm。

⑨术毕，拔出针刀，局部压迫止血 3 分钟后，创可贴覆盖针眼。

2.2 第 2 次针刀松解踝关节外侧韧带及周围的粘连瘢痕

（1）体位　仰卧位，踝关节中立位。

（2）体表定位　踝关节外侧。

（3）消毒　在施术部位，用活力碘消毒2遍，然后铺无菌洞巾，使治疗点正对洞巾中间。

（4）麻醉　用1%利多卡因局部浸润麻醉，每个治疗点注药1ml。

（5）刀具　Ⅰ型直形和弧形针刀。

（6）针刀操作（图12-40）

①第1支针刀松解踝关节前侧关节囊、距腓前韧带起点的粘连瘢痕　在外踝尖前上方1cm处定位。使用专用弧形针刀，刀口线与足纵轴平行，针刀体与皮肤呈90°角，按四步进针刀规程进针刀。针刀经皮肤、皮下组织到达外踝前侧腓骨骨面，调转刀口线90°，使针刀的弧形面与外踝前缘骨面相吻合，贴骨面向前下铲剥3刀，当刀下有落空感时即停止，然后分别向上、向下做扇形铲剥，范围0.5cm。

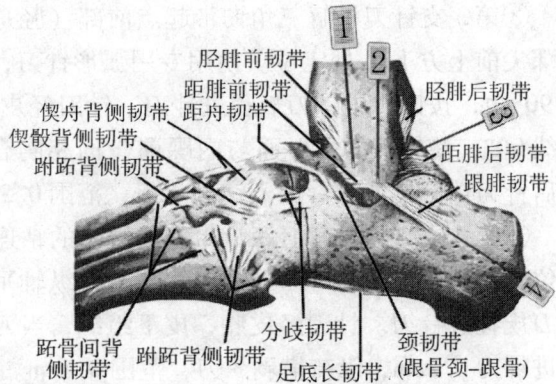

图12-40　针刀松解踝关节外侧韧带及周围结构

②第2支针刀松解踝关节外侧关节囊、跟腓韧带起点的粘连瘢痕　在外踝尖定位。使用专用弧形针刀，刀口线与足纵轴平行，针刀体与皮肤呈90°角，按四步进针刀规程进针刀。针刀经皮肤、皮下组织到达外踝尖骨面，调转刀口线90°，使针刀的弧形面与外踝尖骨面相吻合，贴骨面向后下铲剥3刀，当刀下有落空感时即停止，然后分别向前、向后外做扇形铲剥，范围0.5cm。

③第3支针刀松解踝关节后侧关节囊、距腓后韧带起点的粘连瘢痕　在外踝尖后上方1cm处定位。使用专用弧形针刀，刀口线与足纵轴平行，针刀体与皮肤呈90°角，按四步进针刀规程进针刀。针刀经皮肤、皮下组织到达外踝后侧腓骨骨面，调转刀口线90°，使针刀的弧形面与外踝后缘骨面相吻合，贴骨面向后下铲剥3刀，当刀下有落空感时即停止，然后分别向上、向下做扇形铲剥，范围0.5cm。

④第4支针刀松解跟腓韧带止点的粘连瘢痕　在外踝尖下后方2~3cm处定位。使用Ⅰ型针刀，刀口线与足纵轴平行，针刀体与皮肤呈90°角，按四步进针刀规程进针刀。针刀经皮肤、皮下组织到达外跟骨骨面，调转刀口线90°，贴骨面向上铲剥3刀，然后分别向前、向后外做扇形铲剥，范围0.5cm。

⑤术毕，拔出针刀，局部压迫止血3分钟后，创可贴覆盖针眼。

## 【针刀术后手法治疗】

在助手的协助下进行踝关节的对抗性牵引，使关节充分背屈、跖屈5次，然后施关节弹压术以促使关节恢复到正常角度。注意手法不可过猛，否则会引起踝关节骨折等严重并发症。

# 第十三章 关节内骨折

## 第一节 上肢关节内骨折

### 一、肱骨外髁骨折

本病好发于 10 岁以下的儿童，尤以 5~6 岁的学前儿童最多见。表现为肱骨小头骨骺分离。肱骨外髁骨折属于关节内骨折，应力求达到解剖复位或接近解剖复位。但内骨折块较小，移位较复杂，加之局部肿胀，不易捏拿，整复难度较大。骨片的翻转移位，采用单纯的闭合手法复位很难使骨片重新翻转归位。手术切开复位有一定的缺点，所以目前还没有理想的治疗方法。在应用闭合手法复位的基础上，结合针刀刺拨、旋撬、推、顶，可使骨片倒转归位，能达到较满意的治疗效果。

### 【针刀应用解剖】

肱骨下端有 4 个骨骺，6 岁以前只有肱骨小头骨骺的骨化中心出现。因此，肱骨外髁骨折的骨块在 X 线片上仅表现为肱骨小头的骨化中心及干骺端的薄小骨片，由于骨化软骨不显影，故实际上骨折块比 X 线所显示的体积要大，几乎相当于肱骨下端的一半（图 13 - 1），不可认为仅是小的骨折。肱骨小头的骨骺略向前倾，与肱骨干形成约 30°~50° 的前倾角，其前下面被关节面覆盖。肱骨外髁是前臂伸肌总腱的附着点。骨折暴力的方向和受伤时的姿势，以及前臂伸肌肌群牵拉应力的作用都是引起骨折块移位的重要因素。骨折块可发生矢状面和冠状面为主的严重的旋转和翻转移位。

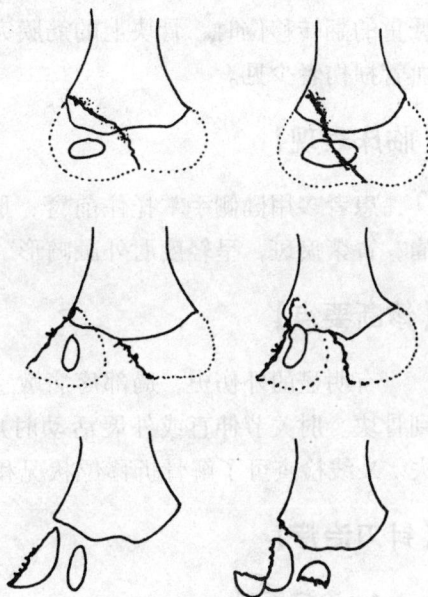

图 13 - 1 肱骨外髁骨折与经 X 线片显示

## 【病因病理】

肱骨外髁骨折多为间接暴力所致。跌倒时肘关节处于轻度的屈曲外展位，前臂旋前，手掌撑地，暴力顺前臂传到桡尺骨上端，桡骨头对肱骨小头骨骺的正撞和尺骨半月切迹对肱骨滑车骨骺的楔入，可使肱骨外髁发生骨折。

少数肱骨外髁骨折可因直接暴力引起。跌倒时，肘关节屈曲位，肩关节内收，肘后外侧着地，暴力自后向前撞击肱骨外髁时常可发生骨折。

因间接和直接的暴力作用的方向和力度、受伤的姿态和体位、伤后肌肉对骨块的牵拉，可发生不同类型的肱骨外髁骨折。间接暴力引起的骨折线，多从后、外、上方斜向前、内、下方，远端骨折面多向后、外、上方移位。如暴力大，骨折块又受到前臂伸肌群的牵拉，还可能发生翻转移位。直接暴力所致外髁骨折，其远端骨折断面多向后、内、上方，骨折块移向前方，也会发生翻转移位。

肱骨外髁骨折的远端骨折块，它包括肱骨干骺端薄小的后外部分、外上髁骨

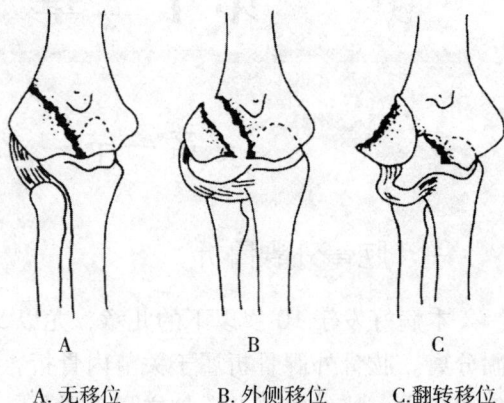

A. 无移位　　B. 外侧移位　　C. 翻转移位

图 13 - 2　肱骨外髁骨折程度

骺、小头骨骺以及滑车骨骺的外侧部分。按骨折移位的情况分为无移位骨折、轻度移位骨折和翻转移位骨折 3 种（图 13 - 2）。翻转移位者，又可分为伸直翻转和屈曲翻转型。严重的翻转移位时，骨块上的筋膜完全被撕裂，可旋转 180°。肱骨外髁骨折，合并神经血管损伤者少见。

## 【临床表现】

患者多用健侧手掌托住前臂，肘部外侧肿胀，逐渐扩延致全肘关节肿胀，肘部疼痛，青紫瘀斑，呈轻度肘外翻畸形，肘关节功能丧失。

## 【诊断要点】

有明显的外伤史，局部疼痛敏感，肘外侧有异常活动和骨擦感。肿胀严重者，可摸到骨块。肘关节伸直或外展活动时疼痛加重。肘三角形态发生改变，肘关节的功能丧失。X 线检查可了解骨折移位状况和分型。

## 【针刀治疗】

### 1. 治疗原则

治疗依据的理论是闭合性手术的理论、骨关节损伤复位和固定的理论。

本法适用于新鲜翻转骨折经闭合手法复位骨片不能还纳者。将局部肿胀严重，并有

张力性水泡及皮肤有创面者；骨折时间超过2周者列为禁忌证。

**2. 操作方法**

（1）体位 患肢肘部稍屈曲，前臂旋后位，掌心向上，平放在治疗台上。在X线透视下，辨认骨折块移位情况。

（2）体表定位 在肘外侧部肱骨外髁定位，并做标记。按外科手术常规消毒，铺放无菌孔巾。

（3）消毒 在施术部位，用活力碘消毒2遍，然后铺无菌洞巾，使治疗点正对洞巾中间。

（4）麻醉 用1%利多卡因局部麻醉或臂丛阻滞麻醉。

（5）刀具 Ⅰ型2号直形针刀。

（6）针刀操作

①第1支针刀骨折复位 针刀闭合性手术在荧光透视下进行。通过透视确定骨折部位及类型、骨折块的大小、骨折移位方向。用Ⅰ型2号针刀与肱骨纵轴相交的上方呈60°角，按四步进针法刺入肱骨外髁骨折间隙，自上向下，针刀推顶翻转骨块，同时用拇指摸准翻转骨块的下方（外上髁部）向上推顶，使其翻转还位（图13－3、13－4），再以手法推按、捏拿使之完全复位。

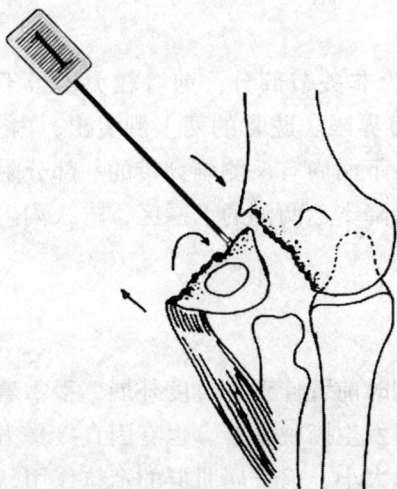

图13－3 第1支针刀骨折复位　　图13－4 第2支针刀骨折固定

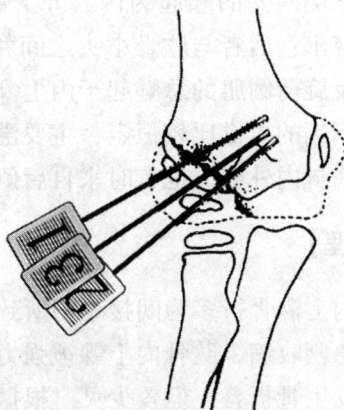

②第2支针刀骨折固定 在透视下确定骨折已解剖复位后，将第2支针刀用骨锤锤入肱骨外髁骨折远端后，将第1支针刀退至皮下组织。继续锤入第2支针刀至骨折近端2cm。然后再调整第1支针刀位置，从肱骨外髁骨折远端锤入至骨折近端2cm。

③第3支针刀操作方法同第2支针刀。3支针刀呈三角形将骨折牢固固定（图13－5）。

④用骨科专用钳剪断针刀柄部，弯曲体外针刀体，防止针刀滑入体内。

⑤针眼处用无菌敷料包扎，然后将前臂置于旋后略外展，肘稍屈曲，用肱骨髁间夹

板加压垫、钢丝托板捆扎固定，儿童固定3~4周，成人4~6周。

⑥术后3~4周，根据X片骨折愈合情况，拔除针刀。

⑦固定日久，肘关节粘连僵硬者按肘关节强直进行针刀松解术。

## 二、肱骨内上髁骨折

本病常见于儿童和青少年，是一种常见的肘部损伤，约占肘关节骨折的10%，仅次于肱骨髁上骨折和肱骨外髁

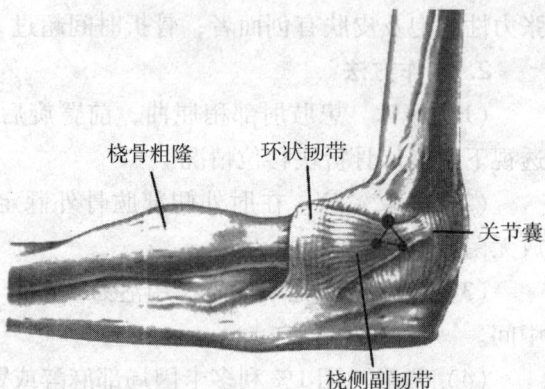

图13-5 针刀三角形固定

骨折，占肘关节骨折的第3位。成人为骨折，儿童为骨骺分离。肱骨内上髁的骨化中心于7~9岁出现，15~18岁愈合。愈合前肱骨与内上髁之间的骨化板是一薄弱点，当屈肌群强烈收缩牵拉内上髁，就可能造成该部位骨折，并使骨折块发生移位，肱骨滑车的内端和半月切迹的内侧部均较突起，下移的骨块易嵌入肱尺关节间隙并被夹住，给骨折复位造成困难。肱骨内上髁骨折常合并尺神经损伤，检查时应注意尺神经的功能。

## 【针刀应用解剖】

肱骨下端两侧的隆起为内、外上髁，均为非关节部分，前者较大，居于较下之平面，并显突出；后者与肱骨小头之间并无明显界限。肱骨的两上髁突出，内上髁尤甚。前臂屈肌及旋前圆肌的总腱起于内上髁，其后下面尚有尺侧副韧带的一部分附着。

肱骨下端的血供比较恒定，主要滋养动脉降支达两侧的上髁区，进入内、外上髁的动脉分别来自内外侧，也有时来自后侧。

## 【病因病理】

肱骨内上髁骨折多为间接暴力所致。跌倒时前臂伸直并过度外展，手掌着地，前臂屈肌骤然急剧收缩，肱骨内上髁被强力牵拉而发生撕脱骨折。也有因直接暴力击中肱骨内上髁而发生骨折者，但较少见。根据暴力的大小、前臂屈肌群的牵拉作用，以及筋膜撕裂程度，骨折块可发生不同程度的移位。以其移位情况可分为四度：Ⅰ度，骨折块移位不明显；Ⅱ度，骨块分离旋转移位，位于肘关节间隙以上；Ⅲ度，骨折块有翻转移位，被嵌于肘关节间隙内；Ⅳ度，合并肘关节后外脱位，骨折块翻转90°，断面朝向滑车。(图13-6)

肱骨内上髁是前臂屈肌总腱和旋前圆肌的附着点，骨折块多表现为向前下方移位。

## 【临床表现】

肘部内侧肿胀，有的肿胀扩延全肘，局部青紫瘀斑、疼痛，活动肘关节时疼痛加重，功能障碍。

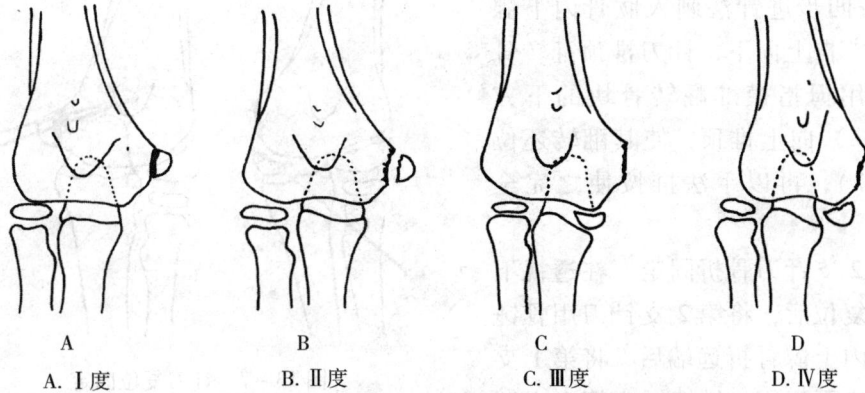

A. Ⅰ度　　　　B. Ⅱ度　　　　C. Ⅲ度　　　　D. Ⅳ度

图 13 - 6　肱骨内上髁骨折移位程度

## 【诊断要点】

有上述外伤史，肘关节内侧肿胀，皮下青紫瘀血，有局限性压痛。骨折无明显移位者，肘关节活动功能尚可；骨折块分离移位明显者，肘后三角关系异常。如移位骨折块嵌入肘关节内时，则肘关节活动功能完全障碍。

X 线检查可显示骨折移位情况和分型：6 岁以下的患者，肱骨内上髁骨化中心尚未形成，X 线检查可为阴性，对此应以临床症状为准进行诊断。

## 【针刀治疗】

### 1. 治疗原则

治疗的理论依据是针刀闭合性手术的理论、骨关节损伤复位和固定的理论。

本法适用于Ⅲ、Ⅳ度新鲜骨折闭合手法复位骨折块不能回纳者。将局部肿胀严重并有张力性水泡者，施术有困难者列为禁忌证。

### 2. 操作方法

（1）体位　肩关节外展位，患肢肘部稍屈曲，前臂旋后位，掌心向上，平放在治疗台上。在 X 线透视下，辨认骨折块移位情况，

（2）体表定位　在肘内侧部肱骨内髁定位，并做标记。按外科手术常规消毒，铺放无菌孔巾。

（3）消毒　在施术部位，用活力碘消毒 2 遍，然后铺无菌洞巾，使治疗点正对洞巾中间。

（4）麻醉　用 1% 利多卡因局部麻醉或臂丛阻滞麻醉。

（5）刀具　Ⅰ型 2 号直形针刀。

（6）针刀操作

①第 1 支针刀骨折复位　针刀闭合性手术在荧光透视下进行。通过透视确定骨折部位及类型、骨折块的大小、骨折移位方向。用Ⅰ型 2 号针刀与肱骨纵轴相交的上方呈

60°角，按四步进针法刺入肱骨内上髁骨折间隙，自上向下，针刀推顶翻转骨块，同时用拇指摸准翻转骨块的下方（内上髁部）向上推顶，使其翻转还位（图13－7），再以手法推按使之完全复位。

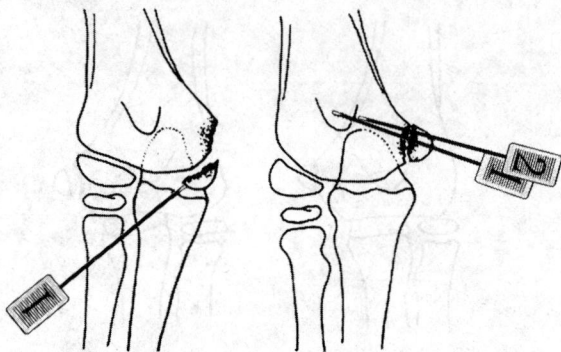

图13－7　针刀复位固定

②第2支针刀骨折固定　在透视下确定骨折复位后，将第2支针刀用骨锤锤入肱骨内上髁骨折远端后，将第1支针刀退至皮下组织。继续锤入第2支针刀至骨折近端2cm。然后再调整第1支针刀位置，从肱骨内上髁骨折远端锤入至骨折近端2cm。

③用骨科专用钳剪断针刀柄部，弯曲体外针刀体，防止针刀滑入体内。

④术后3～4周，根据X片骨折愈合情况，拔除针刀。

⑤固定日久，肘关节粘连僵硬者按肘关节强直进行针刀松解术。

## 三、尺骨鹰嘴骨折

本病属关节内骨折，其发生率成人多于儿童。临床治疗不外乎闭合手法复位和手术切开复位。近年来也有学者采用鹰嘴加压外固定器治疗鹰嘴分离骨折块，解决了分离移位的一些难题，但也有因骨折块翻转90°而复位困难者，应用针刀刺拨顶推可使骨折块重新转回，虽然针刀只帮助解决骨折块翻转移位问题，但却给闭合手法复位和应用鹰嘴加压外固定器复位创造了条件。用针刀复位法和针刀固定法治疗尺骨鹰嘴骨折，亦可取得良好的疗效。

## 【针刀应用解剖】

尺骨近端的鹰嘴，呈弯曲状，形似鹰嘴而得名。鹰嘴突和冠状突相连构成半月切迹，有较深凹陷的关节面。它与肱骨滑囊关节面构成肱尺关节，是肘关节屈曲的枢纽，具有较好的稳定性。尺骨鹰嘴有肱三头肌腱附着，骨折多因该肌强力收缩所致，骨折块多有分离移位。尺骨鹰嘴骨折大多为波及半月切迹的关节内骨折。精确的骨折复位是防止关节不稳及预防骨性关节炎及其他并发症发生的有效措施。

## 【病因病理】

尺骨鹰嘴骨折可因直接暴力和间接暴力所引起，但以后者为多。尺骨鹰嘴表浅，肘关节屈曲时，鹰嘴便突出于肘关节的后下方。跌倒时，肘后部的鹰嘴突直接触地撞击即可发生骨折。也可因跌倒时肘关节突然屈曲，肱三头肌对抗收缩的间接暴力造成鹰嘴撕脱骨折。

骨折类型随暴力的性质而异。直接暴力多引起粉碎骨折；间接暴力多为横断骨折或短斜形骨折；兼有两种暴力者，骨折块分离较严重。骨折线多波及半月切迹关节面，关节囊和肱三头肌腱有撕裂。

## 【临床表现】

肘后骨折部肿胀疼痛，压痛明显，主动伸肘受限，伸力亦减弱，骨折块分离远者可触及骨折缝隙。

## 【诊断要点】

有明显上述外伤史，局部肿胀、压痛，可扪及骨擦感和骨折缝隙，主动伸肘功能受限或障碍。X线检查可显示骨折块分离移位情况。

## 【针刀治疗】

### 1. 治疗原则

针刀闭合性手术的理论、骨关节损伤复位固定的理论。

本法适用于骨折片有分离移位或骨片翻转移位的新鲜骨折，经闭合手法复位失败者。将肘后部有开放性损伤和严重的血肿，或骨折时间已超过2周以上者列为禁忌证。

### 2. 操作方法

（1）体位　仰卧位。

（2）体表定位　肘关节。

（3）消毒　在施术部位，用活力碘消毒2遍，然后铺无菌洞巾，使治疗点正对洞巾中间。

（4）麻醉　用1%利多卡因局部麻醉或臂丛阻滞麻醉。

（5）刀具　Ⅰ型2号直形针刀。

（6）针刀操作（图13－8）

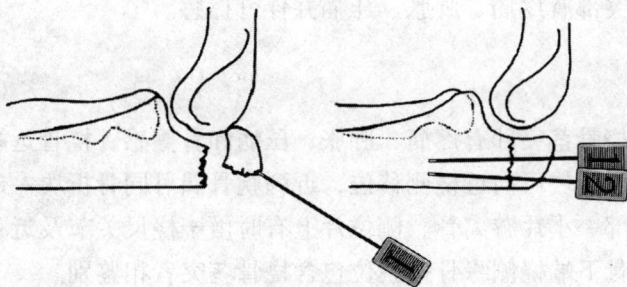

图13－8　鹰嘴骨折针刀复位固定

①第1支针刀骨折复位　针刀闭合性手术在荧光透视下进行。通过透视确定骨折部位及类型，骨折块的大小，骨折移位方向。用Ⅰ型2号针刀，按四步进针法，针刀体与尺骨纵轴一致，刺入尺骨鹰嘴骨折间隙，自上向下，针刀推顶翻转骨块，同时用拇指摸准翻转骨块，使其翻转还位，再以手法推按使之完全复位。

②第 2 支针刀骨折固定　有透视下确定骨折复位后，将第 2 支针刀用骨锤锤入尺骨鹰嘴骨折近端骨质后，将第 1 支针刀退至皮下组织。继续锤入第 2 支针刀至骨折远端骨质 2cm。然后再调整第 1 支针刀位置，从锤入至骨折远端骨质 2cm。

用骨科专用钳剪断针刀柄部，弯曲体外针刀体，防止针刀滑入体内。

术后 3~4 周，根据 X 片骨折愈合情况，拔除针刀。

固定日久，肘关节粘连僵硬者按肘关节强直进行针刀松解术。

## 四、桡骨茎突骨折

本病是桡骨远端骨折的一种类型，临床上较常见。它是跌倒时用手掌向外撑地所造成。骨块向桡侧和背侧移位，骨折线穿过关节面，属关节内骨折。经手法复位者可用针刀针拨法治疗。

### 【针刀应用解剖】

桡骨下端逐渐变宽，横切面略呈四方形，骨松质外面仅裹以极薄的骨密质。桡骨下端是力学上的弱点，容易发生骨折。桡骨下端外侧面粗糙，向远侧延伸为锥状的茎突，茎突基底稍上方有肱桡肌附着。茎突末端有桡侧副韧带附着。拇长展肌腱及拇短伸肌腱与桡骨茎突关系密切。

### 【病因病理】

由间接暴力造成。摔倒时手掌着地，暴力由腕舟状骨传达到桡骨远端关节面桡骨茎突侧，引起桡骨茎突骨折。骨折块呈三角形，为关节内骨折，一般无移位，少数远端骨折块可向桡侧移位。有时受桡侧副韧带过度牵拉，可引起桡骨茎突小块撕脱骨折。

### 【临床表现】

骨折后桡骨茎突部有疼痛、肿胀、压痛并伴骨擦感。

### 【诊断要点】

根据外伤史，桡骨茎突部有疼痛、肿胀、压痛和骨擦感。桡骨远端 X 线片上可见到桡骨茎突骨折线，骨折块可向近桡侧移位，近列腕骨偶可同骨折块一起轻度桡移。撕脱骨折可见桡骨茎突部一小片游离骨。侧位片上有时由于桡尺关节及近列腕骨重叠而看不清骨折线，要与桡骨下端桡侧缘骨折脱位包含桡骨茎突者相鉴别。

### 【针刀治疗】

#### 1. 治疗原则

治疗的理论依据是针刀闭合性手术的理论、骨关节损伤复位固定的理论。

本法适用于骨折片有分离移位或骨片翻转移位的新鲜骨折，经闭合手法复位失败者。将骨折时间已超过 2 周以上者列为禁忌证。

**2. 操作方法**

（1）体位 仰卧位。

（2）体表定位 腕关节。

（3）消毒 在施术部位，用活力碘消毒2遍，然后铺无菌洞巾，使治疗点正对洞巾中间。

（4）麻醉 用1%利多卡因局部麻醉或臂丛阻滞麻醉。

（5）刀具 Ⅰ型2号直形针刀。

（6）针刀操作

①第1支针刀骨折复位 针刀闭合性手术在荧光透视下进行。通过透视确定骨折部位及类型、骨折块的大小、骨折移位方向。用Ⅰ型2号针刀，按四步进针法，针刀体与桡骨呈45°角，刺入骨折间隙，针刀推顶翻转骨块，同时用拇指摸准翻转骨块，使其翻转还位（图13-9），再以手法推按使之完全复位。

②第2支针刀骨折固定 在透视下确定骨折复位后，将第2支针刀用骨锤锤入桡骨茎突骨折远端骨质后，将第1支针刀退至皮下组织。继续锤入第2支针刀至骨折近端骨质2cm。然后再调整第1支针刀位置，从锤入至骨折近端骨质2cm。

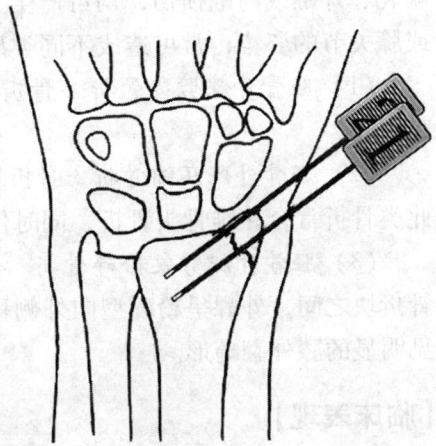

图13-9 桡骨茎突骨折针刀复位固定

③用骨科专用钳剪断针刀柄部，弯曲体外针刀体，防止针刀滑入体内。

④术后3~4周，根据X片骨折愈合情况，拔除针刀。

⑤固定日久，腕关节粘连僵硬者按腕关节强直进行针刀松解术。

# 第二节 下肢关节内骨折

## 一、胫骨内、外髁骨折

胫骨内、外髁骨折发生率不同，以外髁骨折最多见。从高处坠落时，胫骨内、外侧平台，容易受到股骨内、外髁向下的冲力，因重力沿胫骨的中轴线向地面发生冲击，其反作用力向上，导致股骨髁与胫骨平台间被撞击，便容易发生内或外髁骨折（图13-10），有时也可发生其他部位骨折。

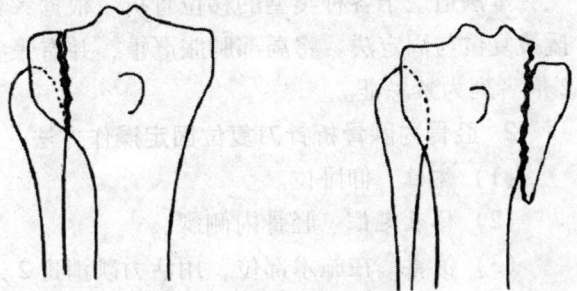

图13-10 胫骨髁骨折移位

## 【针刀应用解剖】

参见第八章第三节膝关节骨性关节炎的针刀应用解剖。

## 【病因病理】

胫骨内外髁骨折多见于青壮年男性，直接暴力与间接暴力均可致伤。其基本原因为高处坠落伤，足先着地的间接暴力。由于股骨外髁撞击胫骨外髁，可发生胫骨外髁骨折，有时合并腓骨头骨折。由于胫骨上端骨皮质较少，松质骨多，一旦遭到冲击挤压、碾轧、外翻或内翻损伤，均可产生上述骨折。根据外力的强度和它撞击胫骨髁的方向，或膝关节的姿势，常可造成不同类型骨折。胫骨外髁骨折类型可分为以下 3 种：

（1）胫骨外髁劈裂骨折　骨折块轻度向外下移位。无明显腓骨头、颈部骨折或韧带撕裂。

（2）胫骨外髁压缩骨折　骨折块向下挤压的程度视膝外展程度和外力的大小而异。此类骨折常合并腓骨头骨折，同时伴有膝内侧副韧带撕裂。

（3）胫骨外髁劈裂粉碎骨折　此类少见，胫骨外髁劈裂骨折，股骨外髁嵌入劈裂骨折块之间，外髁呈粉碎型向外侧移位，有时反转，常合并膝内侧和十字韧带损伤，可见明显的膝外翻畸形。

## 【临床表现】

有明显上述外伤史，高处坠落时膝关节外翻位损伤。直接暴力如撞击、压砸、侧方暴力，也可造成膝外翻位损伤（煤矿工人多见）。膝部肿胀，压痛明显，关节内积血，膝关节活动受限，膝关节呈外翻畸形。

## 【诊断要点】

根据外伤史，结合临床表现及 X 线片可以确定骨折类型。

## 【针刀治疗】

#### 1. 治疗原则

本法适应于各种类型的移位骨折，根据 X 线片所见，不同类型骨折选用不同的针刀撬拨复位与固定法。将局部肿胀严重，并有张力性水泡及皮肤有创面者。骨折时间超过 2 周者列为禁忌证。

#### 2. 胫骨内髁骨折针刀复位固定操作方法

（1）体位　仰卧位。

（2）体表定位　胫骨内侧髁。

（3）消毒　在施术部位，用活力碘消毒 2 遍，然后铺无菌洞巾，使治疗点正对洞巾中间。

（4）麻醉　用 1% 利多卡因局部麻醉或硬膜外阻滞麻醉。

（5）**刀具** Ⅰ型2号直形针刀。

（6）**针刀操作**（13-11）

①第1支针刀骨折复位 针刀闭合性手术在荧光透视下进行。通过透视确定骨折部位及类型，骨折块的大小，骨折移位方向。用Ⅰ型2号针刀与胫骨长轴呈90°角，按四步进针法刺入胫骨内髁骨折块，针刀推顶翻转骨块，同时用拇指摸准翻转骨块，向上推顶，使其翻转还位，再以手法推按使之完全复位。

②第2支针刀骨折固定 在透视下确定骨折已解剖复位后，将第2支针刀用骨锤锤入胫骨骨折碎块后，将第1支针刀退至皮下组织。继续锤入第2支针刀至对侧骨质2cm。然后再调整第1支针刀位置，经胫骨骨碎块锤入对侧骨质2cm。

③第3支针刀操作方法同第二支针刀。3支针刀呈三角形将骨折牢固固定（图13-12）。

④用骨科专用钳剪断针刀柄部，弯曲体外针刀体，防止针刀滑入体内。

⑤术后6~8周根据X片骨折愈合情况，拔除针刀。

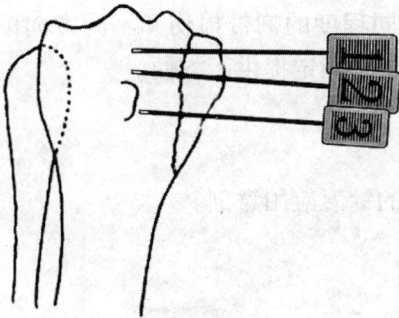

图13-11 针刀撬拨复位固定图　　图13-12 针刀三角形固定

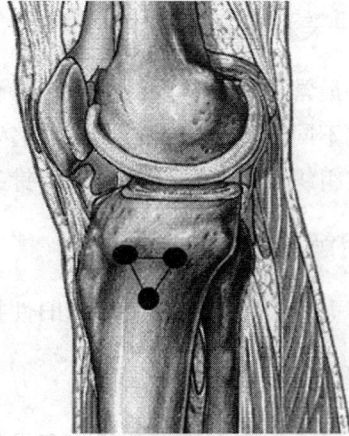

**3. 胫骨外髁骨折针刀复位固定操作方法**

（1）**体位** 仰卧位。

（2）**体表定位** 胫骨外侧髁

（3）**消毒** 在施术部位，用活力碘消毒2遍，然后铺无菌洞巾，使治疗点正对洞巾中间。

（4）**麻醉** 用1%利多卡因局部麻醉或硬膜外阻滞麻醉。

（5）**刀具** Ⅰ型2号直形针刀。

（6）**针刀操作**（图13-13）

①第1支针刀骨折复位 针刀闭合性手术在荧光透视下进行。通过透视确定骨折部位及类型、骨折块的大小、骨折移位方向。用Ⅰ型2号针刀与胫骨长轴呈90°角，按四步进针法刺入胫骨外髁骨折块，针刀推顶翻转骨块，同时用拇指摸准翻转骨块，向上推顶，使其翻转还位，再以手法推按使之完全复位。

②第2支针刀骨折固定　在透视下确定骨折已解剖复位后，将第2支针刀用骨锤锤入胫骨外髁骨折碎块后，将第1支针刀退至皮下组织。继续锤入第2支针刀至对侧骨质2cm。然后再调整第1支针刀位置，经胫骨骨碎块锤入对侧骨质2cm。

③第3支针刀操作方法同第2支针刀。3支针刀呈三角形将骨折牢固固定。

图13-13　胫骨外髁骨折针刀撬拨复位固定示意图

④用骨科专用钳剪断针刀柄部，弯曲体外针刀体，防止针刀滑入体内。

⑤术后6~8周根据X片骨折愈合情况，拔除针刀。

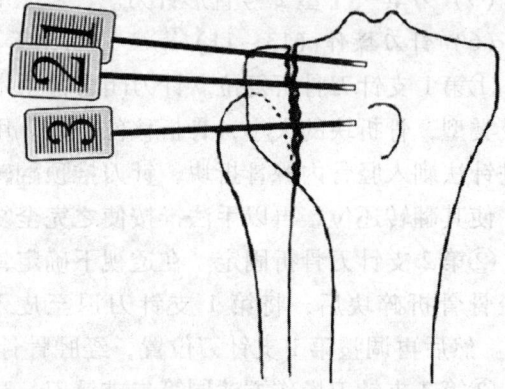

## 二、踝关节骨折

本病是最常见的关节内骨折，因外力作用的方向、大小和肢体受伤时所处的位置不同，可造成不同类型的骨折，或合并各种不同程度的韧带损伤和不同方向的关节脱位。由于踝部软组织较少，贴近体表，为针刀复位和固定提供了方便。

### 【针刀应用解剖】

参见第七章第三节中踝关节陈旧性损伤的针刀应用解剖。

### 【病因病理】

踝部骨折，临床上较为常见，多发生于青壮年及老年人，儿童和少年少见。骨折大多为间接外力所致。骨折的发生，乃由内外髁附着的韧带将骨撕脱，或距骨撞挤踝部所引起。踝部骨折也是最常见的关节内骨折，因外力作用的方向、大小和肢体受伤时所处位置的不同，可造成各种不同类型的骨折，或合并不同程度的韧带伤和不同方向的关节脱位。在查踝关节骨折时，首先了解受伤原因和受伤的姿势，对照临床体征和X线片，来确定诊断和骨折类型，才能确定正确的治疗方法。按发生骨折的原因和部位，把踝关节骨折分为内外单踝骨折、内外双踝骨折或三踝骨折。按受伤机制分类，临床意义较广，故可分为3型：外翻外旋型、内翻内旋型和垂直压缩型。又根据骨折伤及踝数与严重程度，将上述每一型分为Ⅰ、Ⅱ、Ⅲ度。

**1. 外翻外旋型**（图13-14）

Ⅰ度：单纯内踝骨折，因外翻位受伤时内踝部三角韧带撕脱所致。骨折线多呈横形，常有较多组织嵌入骨折间隙内，也可造成单纯腓骨下端斜形或螺旋形骨折。

Ⅱ度：内、外踝均发生骨折，内踝呈横形骨折，而腓骨下端呈斜形骨折。

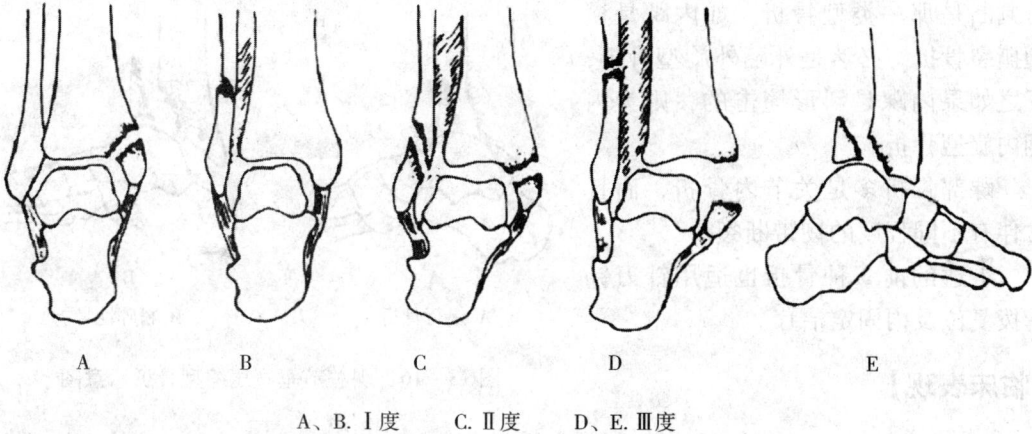

A、B. I 度　　C. II 度　　D、E. III 度

图 13 – 14　踝关节外翻外旋型骨折示意图

III度：为三踝骨折，除内外双踝骨折外，当距骨向后外侧移位时，常造成胫骨远端后外缘骨折。

**2. 内翻内旋型骨折**（图 13 – 15）

I 度：因内翻内旋外力使距骨突然向内上移位，冲撞胫骨远端内侧，造成单纯内踝斜形骨折，有时也可引起单纯外踝撕脱骨折。

II 度：当内翻外力与垂直压力较大时，内踝着地则可造成内踝斜行骨折与外踝横行骨折。

III 度：上述外力继续加大作用时，可同时造成胫骨后踝骨折。

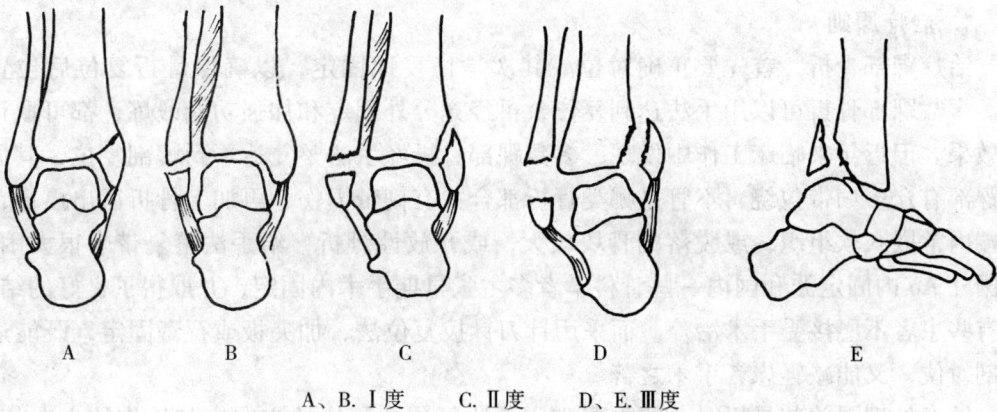

A、B. I 度　　C. II 度　　D、E. III 度

图 13 – 15　踝关节内翻内旋型骨折示意图

**3. 垂直压缩型骨折**（图 13 – 16）

多由于高处坠落时，足跟部着地，外力上传，使距骨体猛烈撞击胫骨前踝，造成前踝骨折，轻者前缘呈纵形劈裂骨折，重者可造成胫骨远端关节面粉碎骨折。

踝部骨折以前两型骨折较为常见，而且在 X 线片上依据内踝骨折是斜型还是横型，可判断是那一类型骨折。如内踝是横型撕裂骨折，必然是外翻外旋型骨折；反之如果内踝是斜形撞击的，则为内翻内旋型骨折。

踝部骨折多是关节内骨折，而且常伴有不同程度的韧带断裂。

上述的前 3 种骨折也适用针刀针撬拨复位及内固定治疗。

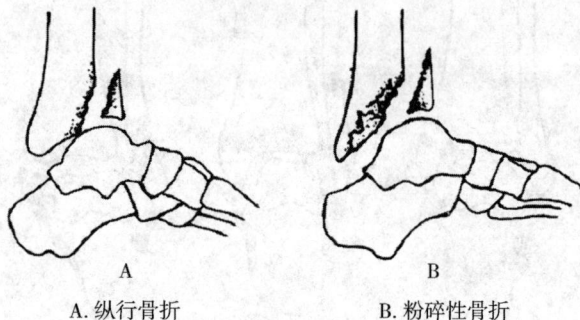

A. 纵行骨折　　　　B. 粉碎性骨折

图 13 – 16　踝关节垂直压缩型骨折示意图

## 【临床表现】

踝关节骨折的主要症状有局部肿胀和疼痛。严重者踝部皮肤可出现水疱，广泛瘀斑，局部压痛，功能丧失和翻转畸形。

## 【诊断要点】

诊断这种骨折时，如单凭 X 线片诊断可能造成失误。因同时双踝骨折，但原因有可能是内翻或外翻之别。如单纯内踝骨折，也应仔细鉴别是外翻还是内翻，如为外翻型，只为踝骨折处疼痛；如为内翻型，则外踝处也有压痛。因此，在检查踝关节损伤时，要了解受伤原因、外力的方向、足和小腿在损伤时的位置，再根据 X 线片所示骨折情况，进行鉴别诊断和进一步判断骨折属于哪种类型。

## 【针刀治疗】

### 1. 治疗原则

治疗踝部骨折，首先要正确对位。其次是稳妥地固定，以确保骨折复位后位置不变。多数踝部骨折可以用手法达到复位，再经充分外固定和加强功能锻炼，都可取得满意效果。但近年来临床工作中发现，多数踝部骨折经手法整复达不到解剖复位，其原因是踝部有众多韧带包绕，不管是哪类骨折都合并有韧带损伤，再加上骨折后出血多，骨折端内常嵌入软组织，或脱落的骨块较大，或开放性骨折，给手法整复带来很大困难。故国外 Ao 内固定派和国内一些骨科学者多主张早期手术内固定，并取得了良好的结果。但有些患者不愿接受手术治疗。而采用针刀针拨复位法，加夹板或石膏固定，既能达到解剖对位，又能减轻患者手术之苦。

针刀处理踝关节骨折时，首先要应用手法复位。复位的方向应与损伤的方向相反，与此同时，做好针刀撬拨和内固定的准备。

### 2. 内踝骨折针刀撬拨内固定术

（1）体位　仰卧位。

（2）体表定位　内踝。

（3）消毒　在施术部位，用活力碘消毒 2 遍，然后铺无菌洞巾，使治疗点正对洞巾中间。

（4）麻醉　硬膜外阻滞麻醉。

（5）刀具　Ⅰ型2号直形针刀。

（6）针刀操作

①第1支针刀骨折复位　针刀闭合性手术在荧光透视下进行。通过透视确定骨折部位及类型、骨折块的大小、骨折移位方向。用Ⅰ型2号针刀在内踝尖折尖端穿过皮肤进行撬拨复位，按四步进针法刺入内踝骨折块，针刀推顶翻转骨块，同时用拇指摸准翻转骨块，向上推顶，使其翻转还位，再以手法推按使之完全复位。

②第2支针刀骨折固定　在透视下确定骨折已解剖复位后，用骨锤由内踝斜向内上呈45°角轻轻打入胫骨近折端2cm。如果合并外踝骨折，可于外踝再钉入1针刀（图13－17）。

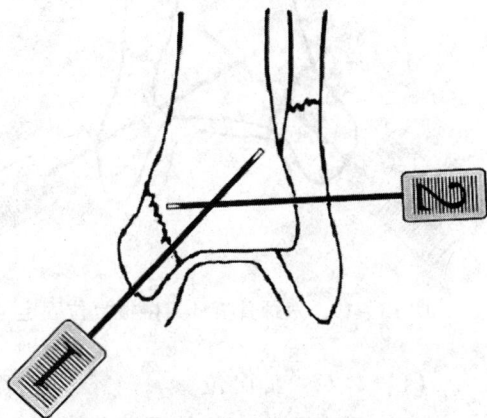

图13－17　内踝骨折针刀撬拨复位固定示意图

③用骨科专用钳剪断针刀柄部，弯曲体外针刀体，防止针刀滑入体内。

**3. 外踝骨折针刀撬拨内固定术**（图13－18）

（1）体位　仰卧位。

（2）体表定位　外踝。

（3）消毒　在施术部位，用活力碘消毒2遍，然后铺无菌洞巾，使治疗点正对洞巾中间。

（4）麻醉　硬膜外阻滞麻醉。

（5）刀具　Ⅰ型2号直形针刀。

（6）针刀操作　针刀闭合性手术在荧光透视下进行。通过透视确定骨折部位及类型、骨折块的大小、骨折移位方向。外踝骨折处理方法与内踝骨折处理基本相同，只是针刀从外踝骨折尖部进针，如合并有下胫腓韧带分离时，可用针刀从踝关节以上1～1.5cm，与踝关节面平行穿过，将腓骨固定于胫骨上。术后用骨科专用钳剪断针刀柄部，弯曲体外针刀体，防止针刀滑入体内。

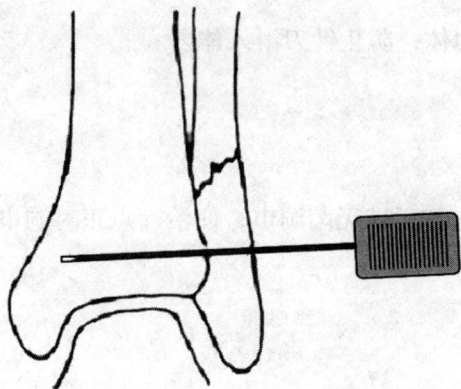

图13－18　外踝骨折针刀撬拨复位固定

**4. 双踝骨折**　处理方法同内外踝一样（图13－19）。

**5. 胫骨前缘骨折**　针刀撬拨固定术（图13－20）。

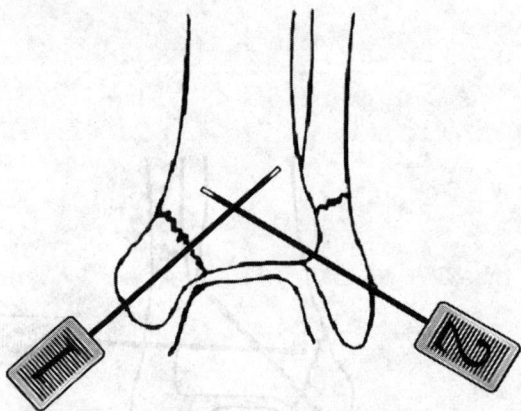

图 13-19 双踝骨折针刀撬拨复位固定

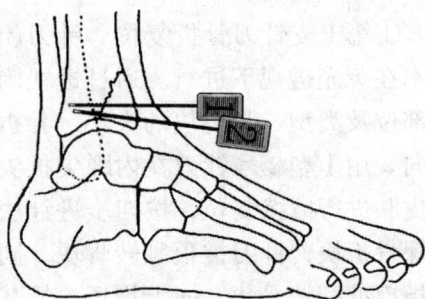

图 13-20 胫骨前缘骨折针刀固定

（1）体位　仰卧位。

（2）体表定位　胫骨下端前缘。

（3）消毒　在施术部位，用活力碘消毒 2 遍，然后铺无菌洞巾，使治疗点正对洞巾中间。

（4）麻醉　硬膜外阻滞麻醉。

（5）刀具　Ⅰ型 2 号直形针刀。

（6）针刀操作

①第 1 支针刀骨折复位　针刀闭合性手术在荧光透视下进行。通过透视确定骨折部位及类型、骨折块的大小、骨折移位方向。用Ⅰ型 2 号针刀在胫骨前缘骨折端穿过皮肤进行撬拨复位，按四步进针法刺入胫骨骨折块，针刀推顶翻转骨块，同时用拇指摸准翻转骨块，向上推顶，使其翻转还位，再以手法推按使之完全复位。

②第 2 支针刀骨折固定　在透视下确定骨折已解剖复位后，用骨锤由胫骨前缘斜向内上呈 45°角轻轻打入胫骨近折端 2cm。然后再将第 1 支针刀以相同的方向打入骨折近端。

③用骨科专用钳剪断针刀柄部，弯曲体外针刀体，防止针刀滑入体内。

**6. 后踝骨折针刀撬拨复位术**

（1）体位　仰卧位。

（2）体表定位　后踝。

（3）消毒　在施术部位，用活力碘消毒 2 遍，然后铺无菌洞巾，使治疗点正对洞巾中间。

（4）麻醉　硬膜外阻滞麻醉。

（5）刀具　Ⅰ型 2 号直形针刀。

（6）针刀操作

①第 1 支针刀骨折复位　针刀闭合性手术在荧光透视下进行。通过透视确定骨折部位及类型、骨折块的大小、骨折移位方向。用Ⅰ型 2 号针刀在后踝骨折端穿过皮肤进行

撬拨复位，按四步进针法刺入胫骨骨折块，针刀推顶翻转骨块，同时用拇指摸准翻转骨块，向上推顶，使其翻转还位，再以手法推按使之完全复位。

②第 2 支针刀骨折固定　在透视下确定骨折已解剖复位后，用骨锤由后踝斜向内上呈 45°角轻轻打入胫骨近折端 2cm。然后再将第 1 支针刀以相同的方向打入骨折近端（图 13-21）。

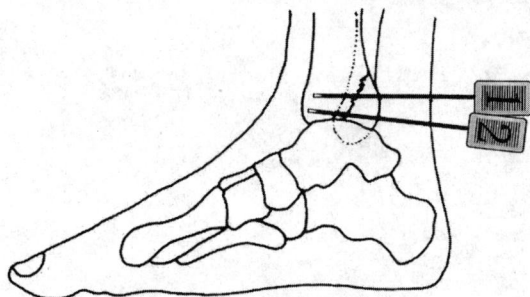

图 13-21　后髁骨折针刀固定示意图

③用骨科专用钳剪断针刀柄部，弯曲体外针刀体，防止针刀滑入体内。

（7）针刀术后 6~8 周，根据 X 片骨折愈合情况，拔除针刀。

# 第十四章  骨折畸形愈合

## 第一节  掌骨指骨骨折畸形愈合

手在人的生活与生产活动中占有重要位置。由于它的频繁活动及与外界直接接触，受到伤害的机会也更多，如果伤后失治或处理不当，产生畸形愈合影响生理功能。

### 【针刀应用解剖】

掌骨掌面有屈指肌腱，背面有伸指肌腱。两侧有骨间肌和神经、血管。掌骨干骨折时，由于屈肌和骨间肌的作用，骨折多向背侧成角。指骨掌侧面有屈肌腱附着。

### 【病因病理】

掌、指骨骨干骨折后由于失治或治疗不当，导致成角、旋转、重叠、短缩等畸形愈合，临床多见旋转或成角畸形。它除造成患指肌腱张力改变、肌腱粘连等不同程度的功能障碍外，常影响邻指靠拢、伸屈、互相交叉活动。

掌骨干骨折多向背侧成角。指干骨骨折时，近节指骨常因骨间肌、蚓状肌牵拉关系，多向掌侧成角；中节指骨骨折因解剖部位或受力方向不同可向掌侧或背侧成角。

### 【临床表现】

手背侧肿胀，有骨性突起、掌指关节和指间关节屈曲受限、手指畸形（向掌侧或侧方突出），握拳障碍，活动时可伴有酸痛等。

### 【诊断要点】

（1）掌、指骨受伤史。

（2）骨标志改变，2~5患指屈曲位指尖不能指向舟骨结节。

（3）X线示骨折征。

## 【针刀治疗】

### 1. 治疗原则

依据针刀医学关于闭合性手术的理论和慢性软组织损伤病因学的理论进行治疗。

### 2. 操作方法

（1）体位　仰卧位。

（2）体表定位　掌指骨骨折部位。

（3）消毒　在施术部位，用活力碘消毒2遍，然后铺无菌洞巾，使治疗点正对洞巾中间。

（4）麻醉　臂丛阻滞麻醉。

（5）刀具　Ⅱ型直形针刀。

（6）针刀操作

①掌骨骨折畸形愈合　患者仰卧位，臂外展平放于手术台上。按骨科常规消毒皮肤，铺无菌洞巾。按"一点三孔法"进行针刀治疗（图14-1），即用Ⅱ型针刀从指背侧进针刀，刀口线与肢体长轴平行，刀锋达骨面后，转动刀口线与骨折线平行，针体与骨面垂直，对骨痂进行叩击凿至对侧骨皮质，针回原位，改向一侧倾斜30°角凿穿第二孔洞至对侧骨皮质，再回原位，改向另一侧倾斜30°角凿穿第三孔洞后，进行折骨（图14-2）。对掌骨干骨折畸形愈合，多有掌指关节侧副韧带挛缩而造成屈曲障碍。应先行折骨矫形，后做侧副韧带铲切松解或同时进行。

②指骨骨折畸形愈合时，于指背侧进针刀进行截骨和复位，方法同前。掌骨骨折矫正向背侧成角后，用铝板压垫固定或小夹板固定，保持掌指关节于屈曲位。如果仍不稳定，可选用Ⅰ型3号针刀从远端打入髓腔内，针柄留于皮外（图14-3），待4~5周愈合后拔除。指骨骨折畸形愈合，矫正畸形后应用小夹板时视具体情况，局部固定手指，保持功能位，或用"T"字形铝板固定，邻指一般不予固定。进行功能活动，4周后解除。

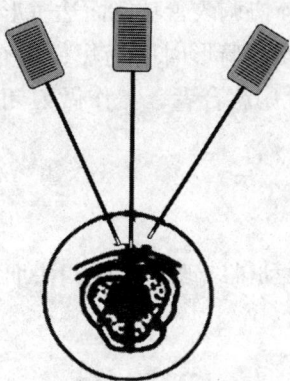

图14-1　针刀凿骨"一孔三针"法　　　图14-2　掌骨骨折畸形愈合针刀凿骨矫正

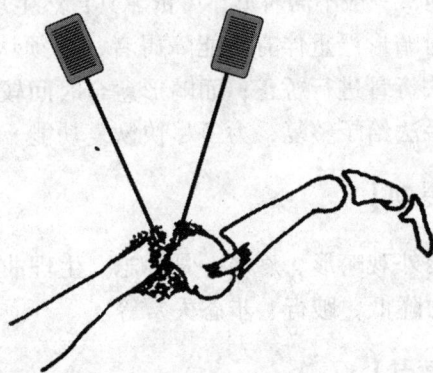

对手指活动无明显影响的侧移位和成角畸形，可用Ⅱ型针刀铲磨削平法进行修整，肌腱粘连可进行疏通剥离松解。短缩畸形对功能影响不大，可待肌腱自行调整，无需整复。

## 【针刀术后手法治疗】

　　针刀术后，让助手固定患手腕部或患指近侧，医者拉住远侧进行拔伸牵引，利用折、顶、触等手法将患骨对位。如果掌骨骨折，在患骨两侧加分骨垫使其侧方移位得到纠正。此时，医者捏住骨折部位将其固定，让患者被动进行功能活动，无障碍者即可进行固定。

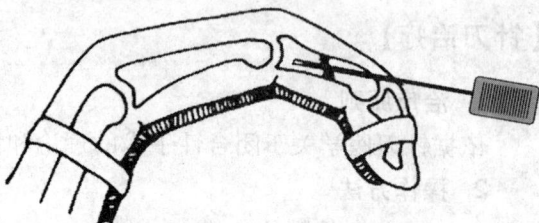

图 14 – 3　指骨骨折针刀复位固定示意图

# 第二节　股骨干骨折畸形愈合

　　股骨是人体最长、最粗的管状骨，对负重、行走、跑跳等下肢活动起重要的传导和支撑作用。直接暴力，如重物击伤、车轮碾压等，可引起股骨的横骨折或粉碎性骨折。间接暴力，如从高处跌下、机器绞伤，可引起股骨的斜骨折或螺旋骨折。股骨干骨折可分为上 1/3、中 1/3、下 1/3 骨折。股骨干骨折畸形愈合多因失治或治疗不当造成，严重影响正常的工作和生活。

## 【针刀应用解剖】

　　参见第八章第三节膝关节骨性关节炎的针刀应用解剖。

## 【病因病理】

　　股骨干骨折畸形愈合，多因复位不良，固定不稳，无确切保护下过早负重形成，以旋转、成角、重叠移位为多见。对成角不超过 15°、旋转在 30°以内、重叠不超过 2cm，尤其是儿童期，一般不需矫形，可依靠其自然生理塑形及自体协调改善功能而达矫形目的。

　　但对畸形严重伴有功能障碍者，必须认真给予处理。畸形时间尚短，愈合不坚固，可行手法折骨进行矫正；而畸形愈合时间较长，板样骨痂愈合者，需作做刀闭合性截骨术再用手法给予整复，力争尽快恢复功能。

## 【临床表现】

　　大腿外观畸形、疼痛，骨标志、生理曲线、关节运动轴线改变，股四头肌萎缩，内收肌张力降低，跛行、步态失常等。

## 【诊断要点】

　　（1）股骨受伤史。
　　（2）下肢运动功能障碍，出现畸形。
　　（3）X 线片示骨折征。

## 【针刀治疗】

**1. 治疗原则**

依据针刀医学关于闭合性手术的理论和慢性软组织损伤病因学的理论进行治疗。

**2. 操作方法**

（1）体位　患者仰卧位，患侧髋后加垫。

（2）体表定位　股骨骨折部位。

（3）消毒　在施术部位，用活力碘消毒2遍，然后铺无菌洞巾，使治疗点正对洞巾中间。

（4）麻醉　硬膜外阻滞麻醉，小儿采用全身麻醉。

（5）刀具　Ⅱ型直形针刀。

（6）针刀操作　按骨科常规消毒皮肤，铺盖无菌中单。选大腿前侧或外侧原骨折处为进针点。用Ⅲ型针刀，刀口线与肢体长轴平行，按四步进针法刺入。刀锋达骨面后按"一点三孔法"截骨，然后用手法折骨。如不能成功，则选相应的另一点进行上述同样治疗（图14-4）。本法不适用于年老体弱，心、肺、肝、肾功能不全，高血压，骨质疏松，糖尿病等患者。

对成角、重叠、横断骨折进行触摸折顶复位。当下肢力线达正常时，用穿针金属外固定器固定（图14-5），6~8周后取下牵引，稳定保护下进行功能练习。

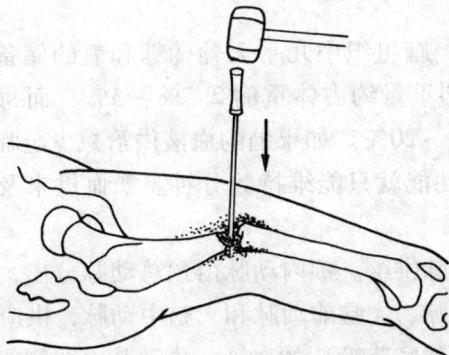

图14-4　针刀闭合性截骨示意图　　　　图14-5　股骨髁上牵引示意图

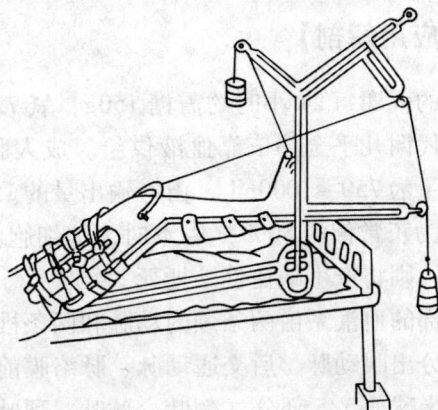

## 【针刀术后手法治疗】

针刀术后，让助手拉住肱骨干骨折近端，医者拉住远端进行拔伸牵引，利用折、顶、触等手法将患骨对位。若下肢力线已恢复，医者捏住骨折部位将其固定，让患者被动进行功能活动，无障碍者即可进行固定。

# 第十五章 内科疾病

## 第一节 中风后遗症

中风是以突然昏倒、意识不清、口渴、言謇、偏瘫为主症的一种疾病。包括西医学的脑出血、脑血栓、脑栓塞、短暂脑缺血发作等病，是一种死亡率较高的疾病。中风后遗症主要是因为脑血管意外之后，脑组织缺血或受血肿压迫、推移、脑水肿等而使脑组织功能受损。常见的后遗症主要有肢体瘫痪、口角歪斜、失语、大小便失禁、性格异常、痴呆等等。对于中风后遗症，必须抓紧时间积极治疗。针刀对偏瘫，中枢性瘫痪及口眼歪斜有较好的疗效。

## 【针刀应用解剖】

脑的代谢每 24 小时约需糖 150g、氧 72L。脑组织中几乎无葡萄糖和氧的储存，脑的能量代谢几乎全部依靠血液供给。成人脑的重量约占体重的 2.5% ~ 3%，而每分钟的血流量为 750 ~ 1000ml，占心输出量的 15% ~ 20%。如果脑的血液供给减少至临界水平（约为正常值的 50%）以下时，脑细胞的功能就只能维持数分钟。如血供未及时得到改善，则将产生缺血性脑梗死。

脑部的血液系由两条颈内动脉和两条椎动脉供给。颈内动脉由颈总动脉分出，入颅后依次分出眼动脉、后交通动脉、脉络膜前动脉、大脑前动脉和大脑中动脉，供应眼部及大脑半球前 3/5 部分（额叶、颞叶、顶叶及基底节等）的血液。椎动脉由两侧的锁骨下动脉发出，在第 6 至第 1 颈椎横突孔内上升，经枕骨大孔入颅后，在脑桥下缘联合成为基底动脉。基底动脉前行至中脑处又分成两条大脑后动脉，供应大脑半球后部分（枕叶及颞叶的基底面、枕叶的内侧面及丘脑等）的血液。椎—基底动脉在颅内先后分出小脑后下动脉、小脑前下动脉、脑桥支、内听动脉、小脑上动脉等，供应小脑和脑干。两侧大脑前动脉之间由前交通动脉，两侧颈内动脉与大脑后动脉之间由后交通动脉连接起来，构成脑底动脉环（willis 环）。当此环的某一处血供减少或闭塞时，可互相调节血液供应。此外，颈内动脉尚可通过眼动脉的末梢分支与颈外动脉的面、上颌、颞浅及脑膜中动脉的末梢分支吻合。椎动脉与颈外动脉的末梢分支之间以及大脑表面的软脑膜动脉间亦有多处吻合，在某主要供应动脉闭塞时可提供一定程度的侧支循环。脑深部的穿动脉（中央支）虽也有吻合支，但都很细（直径在100μm以下），因此在深部动脉闭塞时（尤其是急性的），此吻合支常不足以使脑组织避免缺血或梗塞。

脑部的静脉可分为浅、深两组。浅组有大脑上静脉、大脑中静脉及大脑下静脉，主要是汇集大脑半球的静脉血液回流，流入上矢状窦、海绵窦及横窦。深组主要为大脑大静脉，接受两侧大脑内静脉血液，引流进入直窦。最后均经乙状窦由颈内静脉出颅。主要的静脉窦有：上矢状窦、下矢状窦、直窦、海绵窦、岩上窦、岩下窦、横窦和乙状窦。

脑血管自动调节功能（Bayliss效应）使脑血液供应在平均动脉压在9.33～22.7kPa（70～170mmHg）范围内发生改变时仍得以维持恒定。但在脑血管病变发作后，局部脑血管的自动调节功能受到损害，局部脑血流随血压的升降被动地增减。高血压患者的脑血管自动调节功能较差。当平均动脉压突然升高，超过平均的40%〔约在6.67kPa（50mmHg左右）〕，脑血管自动调节功能进一步受到影响。在这种情况下，脑血管并不收缩，脑血流量不仅不减少反而显著增加。这种在高血压作用下的过度灌注，导致毛细血管破坏，可引起严重脑水肿和出血，此时应用任何血管扩张剂显然是有害无益的。脑动脉硬化时，脑血管阻力比正常显著增大，脑血流量和脑氧消耗率均较平时为低。倘若较大动脉管腔变窄，狭窄远端的灌流压就可显著降低。对血管阻力已经明显较高的脑组织，这种灌注压的显著降低，可产生急性缺血性症状。

## 【病因病理】

中风的基本病因包括血管壁病变、心脏病及侧支循环代偿功能不全等。

### （一）引起血管壁病变的主要原因

1. 高血压性动脉硬化

长期高血压状态下，平滑肌玻璃样变、坏死；小动脉壁变薄部分，可在高张力下膨出成为微动脉瘤，它的破裂是脑出血的主要原因。高血压还可使较大动脉分叉处形成袋状动脉瘤，合并动脉粥样硬化易形成梭形动脉瘤，均是蛛网膜下腔出血的常见原因。

2. 脑动脉硬化

脑动脉硬化主要侵犯供应脑的大中动脉，长期使管壁增厚，管腔变窄，内膜增厚，斑块形成，在血流动力学作用下斑块可破裂、溃疡、出血、血栓形成，引起动脉闭塞及其供血区脑梗死。

3. 血管先天发育异常和遗传性疾病，包括动脉瘤、动静脉畸形以及各级血管发育不全、狭窄、扩张、迂曲等。这些血管病可引起脑出血、蛛网膜下腔出血，也可导致脑梗死。

4. 各种感染和非感染性动静脉炎　是引起缺血性脑卒中较常见的原因之一。

5. 中毒、代谢及全身性疾病导致的血管壁病变　如血液病、肿瘤、糖尿病、结缔组织疾病，淀粉样变也可以引起出血性或缺血性脑卒中。

### （二）心脏方面疾病

如风湿性心瓣膜病、先心病、细菌性心内膜炎、心房纤颤等引起的心内栓子脱落是心源性脑栓塞的主要原因。

### （三）侧支循环代偿功能不全

如脑底动脉环先天发育缺陷是脑梗死能否发生和导致病情严重程度的重要影响因素。

### （四）其他病因

包括吸烟、酗酒、体力活动减少、饮食（如高摄盐量及肉类、动物油的高摄入）、超重、药物滥用、口服避孕药、感染、眼底动脉硬化、无症状性颈动脉杂音、血液病及血液流变学异常所致的血栓前状态或血粘度增加等亦与中风的发生有关。中风的病理基础主要是脑动脉的粥样硬化和脂肪透明变性、纤维素样坏死，除此之外还有发育畸形、动脉瘤、炎症、淀粉样沉积和动脉分层等。若为继发于脑外的病变，则是从心脏或颅外循环脱落的栓子堵塞脑动脉而致病。血液成分、血流动力学或灌流压的异常也是其病理基础之一。当这些病理过程导致局部脑血流不足以维持脑功能和脑细胞存活时，发生缺血性中风（脑梗死）；导致脑内或蛛网膜下腔内血管破裂时，发生出血性中风（脑出血或蛛网膜下腔出血）。

## 【临床表现】

脑中风临床最主要的表现是神志障碍和运动、感觉以及语言障碍。经过一段时间的治疗，除神志清醒外，其余症状依然会不同程度地存在，这些症状称为后遗症。后遗症的轻重因患者的体质和并发症而异。常见的中风后遗症如下：

（1）麻木　患侧肢体，尤其是肢体的末端如手指或脚趾或偏瘫侧的面颊部皮肤有蚁爬感觉，或有针刺感，或表现为刺激反应迟钝。麻木常与天气变化有关，天气急剧转变、潮湿闷热，或下雨前后、天气寒冷等情况下，麻木感觉尤其明显。

（2）口角喎斜　一侧眼袋以下的面肌瘫痪。表现为鼻唇沟变浅，口角下垂，露齿。鼓颊和吹哨时，口角喎向健侧，流口水，说话时更为明显。

（3）中枢性瘫痪　又称上运动神经元性瘫痪，或称痉挛性瘫痪、痉挛性瘫痪（硬瘫），是由于大脑皮层运动区锥体细胞及其发出的神经纤维———锥体束受损而产生。由于上运动神经元受损，失去了对下运动神经元的抑制调控作用，使脊髓的反射功能"释放"，产生随意运动减弱或消失，临床上主要表现为肌张力增高，腱反射亢进，出现病理反射，呈痉挛性瘫痪。

（4）偏瘫　又叫半身不遂，是指一侧上下肢、面肌和舌肌下部的运动障碍，它是急性脑血管病的一个常见症状。轻度偏瘫患者虽然尚能活动，但走起路来，往往上肢屈曲、下肢伸直，瘫痪的下肢走一步划半个圈，即为偏瘫步态。病情严重者常卧床不起，丧失生活能力。

（5）失语　失语是脑血管病的一个常见症状，主要表现为对语言的理解、表达能力丧失，是由于大脑皮层（优势半球）的语言中枢损伤所引起的。在中风病中，最常见的是运动性失语，表现为患者丧失说话能力，不会说话，但能理解别人说话的意思，常用手势或点头来回答问题。其次是感觉性失语，表现为患者仍会说话，而且有时说起话来快而流利，但因不懂别人说话的内容而答非所问。两者并存者叫做混合性失语。这种患者自己不会说话，也不理解别人说话的意思，这是病变损及优势半球的额叶、颞叶所致。除上述情况还有一种失语，叫做"命名性失语"。其特点是：患者理解物品的性质和用途，就是叫不出名字。如指着牙刷问患者："这是什么东西？"他会答："刷牙用的。"拿着茶缸问患者："这叫什么名字？"他会说："喝水用的。"患者心里明白就是叫不出名字，所以叫命名性失语。命名性失语的中枢在优势半球颞叶后部和顶叶上部，当这个部位受损时，就会发生上述情况的失语。

## 【诊断要点】

（1）急性脑血管意外（脑出血、脑血栓、脑栓塞、蛛网膜下腔出血等）经临床救治后，生命体征相对平稳。

（2）中风恢复期一般为脑梗死发病2周后或脑出血发病1个月后，后遗症为发病半年后，遗留意识、语言、肢体运动功能或感觉功能等诸项神经功能缺损症状。

（3）头部CT示软化灶形成或见不同程度脑萎缩。

## 【针刀治疗】

### 1. 治疗原则

依据人体弓弦力学系统理论及疾病病理构架的网眼理论，中风引起的偏瘫、中枢性瘫痪及口眼㖞斜与中风后脊柱弓弦力学系统、脊肢弓弦力学系统以及四肢弓弦力学系统的应力异常有关，是在弓弦结合部及弦的行经路线上形成粘连、瘢痕、挛缩后引起的畸形。应用针刀整体松解、剥离粘连、挛缩及瘢痕组织，针刀术后，配合手法将残余的粘连瘢痕拉开。

### 2. 操作方法

2.1 偏瘫、中枢性瘫痪的针刀治疗

2.1.1 第1次针刀松解采用后颈部"T"形针刀整体松解术　参照颈椎病针刀治疗之"T"形针刀整体松解术方法进行。

2.1.2 第2次针刀松解术参照颈椎病骨关节移位型第3次针刀松解病变颈椎及上、下相邻关节突关节囊及关节突韧带的方法进行。

2.1.3 第3次针刀松解为"口"字形针刀整体松解术（图15-1）

腰部的整体松解包括 $L_3 \sim L_5$ 棘上韧带、棘间韧带，左右 $L_3 \sim L_5$ 腰椎横突的松解，在骶正中嵴上和两侧骶骨后面竖脊肌起点的松解。从各个松解点的分布上看，棘上韧带点、棘间韧带点、左右 $L_3 \sim L_5$ 腰椎横突点、骶正中嵴上和两侧骶骨后面竖脊肌起点的连

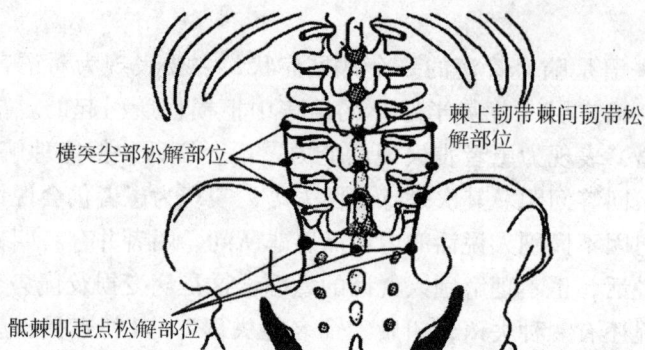

图 15 – 1 "口"字形针刀整体松解术各松解部位示意图

线共同围成"口"字形状,故称之为"口"字形针刀整体松解术。

（1）体位 俯卧位,腹部置棉垫,使腰椎前屈缩小。

（2）体表定位 $L_3$、$L_4$、$L_5$ 棘突及棘间,$L_3$、$L_4$、$L_5$ 横突,骶正中嵴及骶骨后面。

（3）消毒 在施术部位,用活力碘消毒2遍,然后铺无菌洞巾,使治疗点正对洞巾中间。

（4）麻醉 用1%利多卡因局部浸润麻醉,每个治疗点注药1ml。

（5）刀具 Ⅰ型4号直形针刀。

（6）针刀操作 分别参照棘上韧带、棘间韧带损伤,第3腰椎横突综合征,髂腰韧带损伤及竖脊肌下段损伤之针刀松解方法进行。

2.1.4 第4次针刀松解人体后面相关弓弦结合部的粘连和瘢痕

（1）体位 俯卧位。

（2）体表定位 相关肢带骨软组织附着处。

（3）消毒 在施术部位,用活力碘消毒2遍,然后铺无菌洞巾,使治疗点正对洞巾中间。

（4）麻醉 用1%利多卡因局部浸润麻醉,每个治疗点注药1ml。

（5）刀具 Ⅰ型4号直形针刀。

（6）针刀操作（图15－2）

①第1支针刀松解肩胛提肌止点 在肩胛骨内上角定点,刀口线方向和肩胛提肌肌纤维方向平行,针刀体和背部皮肤呈90°角,按四步进针刀规程进针刀,针刀经皮肤、皮下组织达肩胛骨内上角边缘骨面。纵疏横剥3刀,然后调转刀口线90°,向肩胛骨内上角边缘方向铲剥3刀,范围0.5cm。

②第2支针刀松解肱三头肌止点 在尺骨鹰嘴尖定点,刀口线方向和肱三头肌肌纤维方向平行,针刀体和背部皮肤呈90°角,按四步进针刀规程进针刀,针刀经皮肤、皮下组织达尺骨鹰嘴尖骨面。纵疏横剥3刀,然后调转刀口线90°,在骨面上向四周铲剥3刀,范围0.5cm。

③第3支针刀松解桡腕背侧韧带起点 在桡骨茎突后侧定位,刀口线与前臂纵轴平行,针刀体与皮肤呈90°角,按四步进针刀规程进针刀,从定位处刺入,达桡骨茎突后

侧骨面后，沿茎突骨面向下进针刀，当刀下有落空感时，即穿过茎突边缘，退针刀至茎突边缘骨面，调转刀口线90°，在骨面上铲剥3刀，范围0.5cm。

④第4支针刀松解臀中肌止点　在大粗隆尖臀中肌止点定位，刀口线与髂胫束走行方向一致，针刀体与皮肤垂直，针刀经皮肤、皮下组织、髂胫束，到达股骨大粗隆尖骨面，调转刀口线90°，在骨面上铲剥3刀，范围0.5cm。

⑤第5支针刀松解跟腱止点中部的粘连瘢痕　在跟腱止点中部定位，刀口线与下肢纵轴平行，针刀体与皮肤呈90°角，针刀经皮肤、皮下组织，当刀下有阻力感时，即到达跟腱，继续进针刀1cm，纵疏横剥3刀，范围0.5cm，以松解跟腱内部的粘连和瘢痕，然后再进针刀达跟骨骨面，调转刀口线90°，在骨面上向上铲剥3刀，范围0.5cm，以松解跟腱止点的粘连和瘢痕。

⑥术毕，拔出针刀，局部压迫止血3分钟后，创可贴覆盖针眼。

（7）针刀术后手法治疗　被动屈伸各关节3次。

2.1.5 第5次针刀松解人体前面相关弓弦结合部的粘连和瘢痕

（1）体位　仰卧位。

（2）体表定位　相关肢带骨软组织附着处。

（3）消毒　在施术部位，用活力碘消毒2遍，然后铺无菌洞巾，使治疗点正对洞巾中间。

（4）麻醉　用1%利多卡因局部浸润麻醉，每个治疗点注药1ml。

（5）刀具　Ⅰ型4号直形针刀。

（6）针刀操作（图15-3）

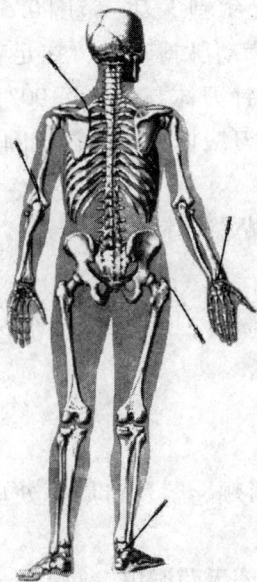

图15-2　针刀松解人体后面相关
弓弦结合部示意图

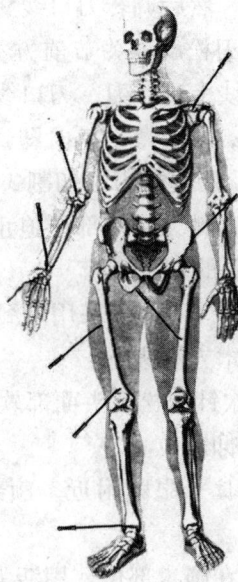

图15-3　针刀松解人体前面相关
弓弦结合部示意图

①第1支针刀松解肱二头肌短头的起点　在喙突顶点定点，针刀体与皮肤垂直，刀

口线与肱骨长轴一致，按四步进针刀规程进针刀，直达喙突顶点外 1/3 骨面，提插切割 3 刀，范围 0.5cm。

②第 2 支针刀松解肘关节前侧筋膜及肱二头肌腱膜的粘连瘢痕　在肘关节前侧肱二头肌腱外侧定点，针刀体与皮肤垂直，刀口线与前臂纵轴平行，按照四步进针刀规程进针刀，针刀经皮肤、皮下组织，达硬结处，纵疏横剥 3 刀，范围 0.5cm。

③第 3 支针刀松解腕掌掌侧韧带起点　在腕掌侧中部定位，刀口线与前臂纵轴平行，针刀体与皮肤呈 90°角，按四步进针刀规程进针刀，从定位处刺入，刀下有韧性感时，即到达腕掌掌侧韧带，进针刀 2mm，纵疏横剥 3 刀，范围 0.5cm。

④第 4 支针刀松解缝匠肌起点　在髂前上棘处触摸到缝匠肌起点处定点，刀口线与缝匠肌纤维方向一致，针刀体与皮肤垂直刺入，达肌肉起点处，调转刀口线 90°，与缝匠肌肌纤维方向垂直，在骨面上向内铲剥 3 刀，范围 0.5cm。

⑤第 5 支针刀松解股直肌与股中间肌行经路线　在大腿前侧正中定点，刀口线与股四头肌纤维方向一致，针刀体与皮肤垂直刺入，达股直肌肌层，纵疏横剥 3 刀，范围 0.5cm，然后进针刀穿过股直肌达股中间肌内，纵疏横剥 3 刀，范围 0.5cm。

⑥第 6 支针刀松解髂胫束及股外侧肌行经路线　在大腿外侧正中定点，刀口线与股四头肌纤维方向一致，针刀体与皮肤垂直刺入，刀下有韧性感时，即到达髂胫束，纵疏横剥 3 刀，范围 0.5cm，然后进针刀穿过髂胫束，达股外侧肌内，纵疏横剥 3 刀，范围 0.5cm。

⑦第 7 支针刀松解股四头肌止点　在髌骨上缘中点定点，刀口线与股四头肌纤维方向一致，针刀体与皮肤垂直刺入，刀下有韧性感时，即到达股四头肌止点，纵疏横剥 3 刀，范围 0.5cm，然后调转刀口线 90°，在髌骨面上向上铲剥 3 刀，范围 0.5cm。

⑧第 8 支针刀松解踝关节前方关节囊部　触摸足背动脉搏动处，在足背动脉内侧 1cm 足背侧横纹线上进针刀，刀口线与下肢纵轴平行，针刀体与皮肤呈 90°角，针刀经皮肤、皮下组织，当有落空感时即到达关节腔，用提插刀法切割 3 刀，范围 0.5cm。再调转刀口线 90°，用提插刀法切割 3 刀，范围 0.5cm。

⑨术毕，拔出针刀，局部压迫止血 3 分钟后，创可贴覆盖针眼。

2.2 口角㖞斜的针刀治疗

2.2.1 第 1 次针刀松解采用后颈部针刀整体松解术，参照颈椎病针刀治疗之"T"形针刀整体松解术方法进行。

2.2.2 第 2 次针刀松解头面部软组织的粘连和瘢痕

（1）体位　仰卧位。

（2）体表定位　眼眶附近、额部、眉弓、鼻部、两颊、唇及口周等处皮下硬结及条索。

（3）消毒　在施术部位，用活力碘消毒 2 遍，然后铺无菌洞巾，使治疗点正对洞巾中间。

（4）麻醉　用 1%利多卡因局部浸润麻醉，每个治疗点注药 1ml。

（5）刀具　Ⅰ型 4 号直形针刀。

（6）针刀操作（图 15 – 4）

①第 1 支针刀松解右侧眉部皮肤、皮下的硬结和条索 从硬结和条索处进针刀，刀口线与人体纵轴一致，针刀体与皮肤垂直，严格按四步进针刀规程进针刀，针刀经皮肤、皮下组织、筋膜达硬结条索，纵疏横剥 3 刀，然后提插切割 3 刀。

②第 2 支针刀松解左侧眉部皮肤、皮下的硬结和条索 针刀操作方法与第 1 支针刀的操作方法相同。

③第 3 支针刀松解右侧鼻翼部的硬结和条索 从硬结和条索处进针刀，刀口线与人体纵轴一致，针刀体与皮肤垂直，严格按四步进针刀规程进针刀，针刀经皮肤、皮下组织、筋膜达硬结条索，纵疏横剥 3 刀，然后提插切割 3 刀。

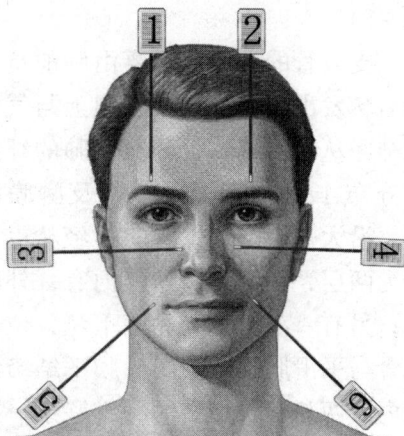
图 15 – 4 针刀松解头面部软组织示意图

④第 4 支针刀松解左侧鼻翼部的硬结和条索 针刀操作方法与第 3 支针刀的操作方法相同。

⑤第 5 支针刀松解右侧口角轴的硬结和条索 从硬结和条索处进针刀，刀口线与人体纵轴一致，针刀体与皮肤垂直，严格按四步进针刀规程进针刀，针刀经皮肤、皮下组织、筋膜达硬结条索，纵疏横剥 3 刀，然后提插切割 3 刀。

⑥第 6 支针刀松解左侧口角轴的硬结和条索 针刀操作方法与第 5 支针刀的操作方法相同。

⑦术毕，拔出针刀，局部压迫止血 3 分钟后，创可贴覆盖针眼。

**【针刀术后手法治疗】**

在腰部行针刀治疗术毕，做腰部斜扳手法。在各关节行针刀治疗术毕，被动屈伸各关节 3 次。

# 第二节 慢性支气管炎

本病是由于感染或非感染因素引起气管、支气管黏膜及其周围组织的慢性非特异性炎症。其病理特点是支气管腺体增生、黏液分泌增多。临床出现连续 2 年以上，每年持续 3 个月以上的咳嗽、咳痰或气喘等症状。早期多在冬季发作，春暖后缓解；晚期炎症加重，症状长年存在，不分季节。疾病进展又可并发慢性阻塞性肺气肿、肺源性心脏病，严重影响劳动能力和健康。本病流行与吸烟、地区和环境卫生等有密切关系。

**【针刀应用解剖】**

肺脏的功能活动主要受迷走神经和从脊髓 $T_1 \sim T_5$ 节段发出的交感神经支配（图

15 – 5）。

支气管的神经丛主要由肺前丛及肺后丛发出的纤维组成，向上与气管的神经丛相连续。自肺丛入肺的纤维可分布于支气管、肺血管及胸膜脏层。沿大及中等支气管的神经丛也可分为两层，在支气管外膜内有一外膜丛；另有一次级丛为黏膜下丛，位于软骨与平滑肌层之间的黏膜下结缔组织内，两丛间有细密的纤维联系。在支气管丛内存在着神经节，这种神经节大多位于外膜丛内，黏膜下丛内较少。神经节细胞为多角形，有卫星细

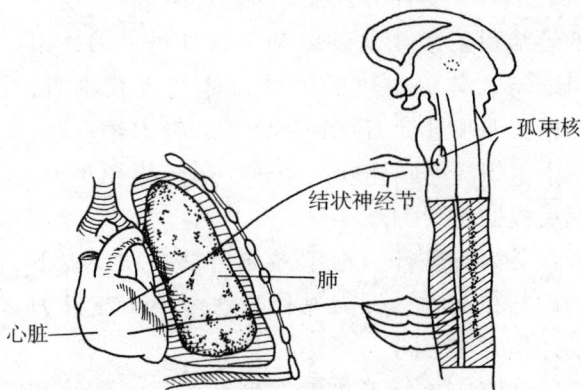

图 15 – 5　肺脏神经支配示意图

胞形成的被囊。神经节一般位于支气管分叉处，或在丛内较大神经纤维束的会合点处。在较小的支气管壁内，两丛合成一个，并可延伸至呼吸细支气管，但有的单支可呈一小束的神经纤维伸展至肺泡的壁内。

支气管丛内含有髓纤维及无髓纤维。许多大的有髓纤维可追踪到上皮或上皮下组织内的感觉神经末梢装置，这种神经分布沿支气管可远达细支气管及肺泡。许多有髓纤维属于内脏传入神经，主要来自迷走神经。另一种终止在丛内神经节细胞有髓纤维，可能是迷走神经副交感节前纤维。丛内细小的有髓纤维及无髓纤维，可能是交感神经的节后纤维及壁内神经节的节后纤维。这种纤维分布到平滑肌、血管及腺体。支配腺体的纤维主要来自黏膜下丛。

各级支气管的起始部及肺泡壁内，发现有感觉神经的末梢感受器。在初级支气管，这种感觉神经末梢的形态是较复杂，在小支气管的感觉神经末梢形态较简单和细小。自支气管丛来的有髓纤维，以单支或二、三支成一束进入支气管的上皮层。在上皮细胞间神经末梢分成许多细小的分支，显示曲张和膨大，终端可呈小球状。在呼吸性细支气管和肺泡管所见的神经末梢不仅细小，而且终末支弯曲和盘缩在一起，与大支气管所见的伸展和放射现象相反。这种神经末梢被认为是化学感受器，当肺内 $CO_2$ 的张力超过一定程度后，便能感受刺激。此外，在人类支气管各部分的平滑肌内也发现过肌梭。

气管和支气管的平滑肌有丰富的自主神经传出纤维支配，为无髓或薄髓神经纤维。其中许多是壁内神经节细胞发出的副交感节后纤维，也可能有交感神经节后纤维存在。在较大的支气管内，神经纤维束一般与平滑肌束平行，常常见到神经纤维成一单支或一束，并分出许多小支，穿入肌束内，在肌纤维间走行，且不时发出短小分支，其末梢支与肌细胞紧贴。这种自主神经传出纤维束沿支气管向远侧延伸，纤维数逐渐减少，可远达细支气管的平滑肌及肺泡管在肺泡开口处的括约肌状的肌束。支气管的腺体也由自主神经传出纤维支配。分布于气管和支气管的神经至少具有改变平滑肌活动以调节呼吸道的管径和支配黏液腺分泌两种功能。

迷走神经的副交感纤维使支气管平滑肌收缩，支气管的管腔缩小，刺激腺体分泌。生理实验表明，切断迷走神经可引起支气管平滑肌松弛，支气管管腔扩大。如刺激切断的迷走神经周围端则肌肉收缩，管腔缩小。任意一侧迷走神经被刺激，同侧的支气管管腔明显缩小，而对侧可出现较弱的收缩。这表明迷走神经的纤维不仅分布于同侧，而且在正常情况下，一侧的纤维可至对侧肺丛及支气管丛内。

刺激交感神经可使支气管平滑肌松弛，支气管管腔扩张，抑制腺体分泌。这种交感神经的节前纤维主要经上 3 个胸神经，继而在颈下神经节及胸上神经节内换元，发出节后纤维。切断颈交感干，刺激其胸端，一般可引起一侧或双侧支气管扩张。这种支气管扩张的交感神经纤维也是双侧分布，有一定量的交感神经纤维横越到对侧，进入肺丛及支气管丛。

肺血管的神经支配：支气管动脉及肺动脉都有较丰富的神经分布。在兔的肺门处，可见有相当大的神经干缠绕着较大的肺动脉分支。它们随着血管延伸，常不规则地发出分支，这种分支与动脉平行一段距离，再分成数支，有的支常伸向远侧，有的则向相反方向延伸，各支再分出较小的曲张小支，亦可进一步分支，最后到达血管中层的平滑肌细胞。在兔肺动脉外膜内也观察到感觉神经末梢装置，与有髓纤维联系。较小的肺动脉分支有较小的神经束伴行。毛细血管上也有小的神经纤维与之并行，并发小支终止于毛细血管壁，这些情况可在肺泡管及肺泡囊上的血管见到。肺静脉的神经分布较贫乏，神经纤维也分布到管壁中层内的平滑肌。肺血管是由交感神经与副交感神经双重支配，而主要是交感神经，交感纤维使肺血管收缩，但也有少数血管扩张纤维来自交感神经。此外，副交感神经内含有血管扩张纤维。一般说肺血管的收缩作用较扩张作用明显。

胸膜脏层的神经支配，直接来自肺门的神经及伴随支气管动脉的神经。现已发现在胸膜脏层内有游离型神经末梢、复杂无被囊型神经末梢及细小有髓纤维末梢吻合而成的终网。

## 【病因病理】

以往一直认为慢性支气管炎是支气管发生的感染性和非感染性炎症。从上述关于肺脏与自主神经关系的叙述中，可知肺脏的功能活动是受自主神经控制的，这些自主神经来自迷走神经和 $T_1 \sim T_5$ 节段。针刀医学通过对慢性支气管炎病因、病理的深入研究，并通过大量的临床实践，发现其最根本的原因不在肺脏的本身，而在于控制它的自主神经的功能紊乱，如慢性支气管炎反复发作后，支气管黏膜的迷走神经感受器反应性增高，副交感神经功能亢进，可出现过敏现象而发生喘息。而引起这一自主神经功能紊乱的进一步原因是 $T_1 \sim T_5$ 部位的慢性软组织损伤和骨关节损伤及迷走神经在颈部走行部位的慢性软组织损伤。

## 【临床表现】

（1）症状　部分患者在起病前有急性呼吸道感染史。常在寒冷季节发病，出现咳嗽、咯痰，尤以晨起为著，痰呈白色黏液泡沫状，黏稠不易咳出。在急性呼吸道感染时，症状加剧，痰量增多，痰的黏稠度增加或为黄色脓性，偶有痰中带血。随着病情发展，终年咳嗽，咳痰不停，秋冬加剧。喘息型支气管炎患者在症状加剧或继发感染时，常有哮喘样发作，气急不能平卧。呼吸困难一般不明显，但并发肺气肿后，随着肺气肿程度增加，则呼吸困难的程度逐渐加剧。

（2）体征　本病早期多无体征。有时在肺底部可听到湿性和干性啰音。喘息型支气管炎在咳嗽或深吸气后可听到哮鸣音，发作时有广泛哮鸣音，长期发作的病例可有肺气肿的体征。用拇指触压 $T_3$ 上、下、左、右可见压痛，软组织可见结节和条索。根据临床表现，将慢性支气管炎分为单纯型与喘息型两型，前者主要表现为反复咳嗽、咳痰，后者除咳嗽、咳痰外尚有喘息症状，并伴有哮鸣音。

## 【诊断要点】

（1）急性支气管炎
①病史　起病较急，常先有急性上呼吸道感染症状。
②症状　咳嗽，咳痰，痰少或黏液脓性，可有发热及程度不同的喘鸣、气促。
③体征　听诊呼吸音正常，也可在两肺听到散在干、湿性啰音。
④辅助检查　血常规：周围血中病毒感染者血淋巴细胞可增加，细菌感染时白细胞总数和中性粒细胞比例增高。

（2）慢性支气管炎急性发作
①以咳嗽、咳痰为主要症状或伴喘息，每年发病持续 3 个月，连续 2 年或以上。
②排除肺结核、尘肺、肺脓肿、支气管哮喘、支气管扩张、肺癌、心脏病、心力衰竭、慢性鼻咽疾患等具有咳嗽、咳痰、喘息症状的其他疾病。
③1 周内有脓性或黏液性痰，痰量明显增多或伴有其他炎症表现；或 1 周内咳、痰、喘症状任何一项明显加剧。

## 【针刀治疗】

### 1. 治疗原则

依据人体弓弦力学系统理论及疾病病理构架的网眼理论，该病的病因是由于颈胸段脊柱弓弦力学系统的力平衡失调后，引起脊柱变形，导致肺及支气管等内脏组织位置异常，引起肺及支气管功能异常。通过针刀对脊背部的软组织损伤进行整体松解，配合手法及适当的药物，有效矫正脊柱形变，使支气管及肺的位置恢复正常，从而恢复肺及支气管功能。

### 2. 针刀操作

2.1 第 1 次针刀松解 $T_2 \sim T_3$、$T_3 \sim T_4$ 周围的粘连瘢痕

（1）体位　俯卧位，肩关节及髂嵴部置棉垫，以防止呼吸受限。
（2）体表定位　$T_2 \sim T_3$、$T_3 \sim T_4$ 棘突及周围。
（3）消毒　在施术部位，用活力碘消毒 2 遍，然后铺无菌洞巾，使治疗点正对洞巾中间。
（4）麻醉　用 1% 利多卡因局部浸润麻醉，每个治疗点注药 1ml。

（5）刀具　Ⅰ型4号直形针刀。

（6）针刀操作（图15－6）

①第1支针刀松解 $T_2 \sim T_3$ 棘上韧带、棘间韧带及多裂肌止点的粘连瘢痕　在棘突顶点定位，刀口线与人体纵轴一致，针刀体先向头侧倾斜45°，与胸椎棘突呈60°角，按四步进针刀规程进针刀，针刀经皮肤、皮下组织，直达棘突骨面，纵疏横剥3刀，范围0.5cm，然后将针刀体逐渐向脚侧倾斜与胸椎棘突走行方向一致，先沿棘突骨面分别从棘突左、右侧向椎板方向铲剥3刀，深度达棘突根部，以松解多裂肌止点的粘连瘢痕。再退针刀到棘突表面，调转刀口线90°，从 $T_3$ 棘突上缘骨面向上沿 $T_2$ 和 $T_3$ 棘间方向用提插刀法切割棘间韧带3刀，范围0.5cm。

②第2支针刀松解左侧 $T_4$ 肋横突关节囊韧带　在 $T_3 \sim T_4$ 棘间中点旁开2cm处定位，刀口线与人体纵轴一致，针刀体与皮肤呈90°角，按四步进针刀规程进针刀，针刀经皮肤、皮下组织、胸腰筋膜浅层、竖脊肌达横突骨面，沿横突骨面向外到达横突尖部，纵疏横剥3刀，范围0.5cm。

③第3支针刀松解右侧 $T_4$ 肋横突关节囊韧带　针刀松解方法参照第2支针刀松解方法。$T_2 \sim T_3$、$T_3 \sim T_4$ 其余部位的粘连瘢痕的针刀松解参照上述针刀松解方法进行。

④术毕，拔出针刀，局部压迫止血3分钟后，创可贴覆盖针眼。

（7）注意事项

①做胸椎针刀松解术，为了避免针刀进入椎管而损伤脊髓，在后正中线上松解棘上韧带和棘间韧带时，应按以下步骤进行操作。进针时，针刀体向头侧倾斜45°，与胸椎棘突呈60°角，针刀直达胸椎棘突顶点骨面，对棘突顶点的病变进行松解；要进入棘间松解棘间韧带，必须退针刀于棘突顶点的上缘，将针刀体逐渐向脚侧倾斜与胸椎棘突走行方向一致，才能进入棘突间，切棘间韧带的范围限制在0.5cm以内，以免切入椎管，否则针刀的危险性明显加大（图15－7）。

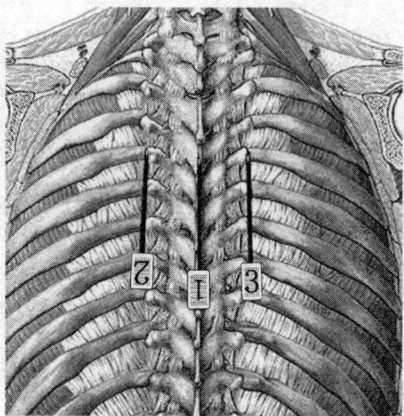

图15－6　针刀松解 $T_2 \sim T_3$、$T_3 \sim T_4$ 周围结构　　图15－7　胸椎松解针刀刀体角度变化

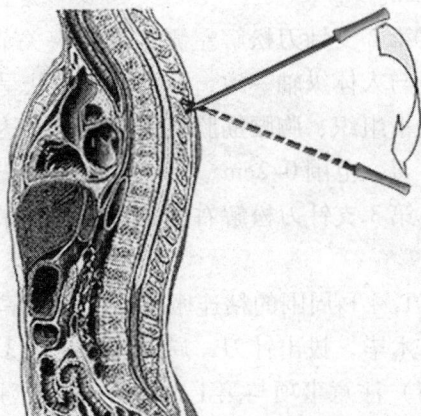

②凡高热、喘急、声高者针刀均快速横行；凡无热、喘息无力、声音低微者，针刀均慢速纵行。

③如果定位困难，需要在 X 线透视下定位后再进行针刀手术，不能盲目定点做针刀松解，否则可能引起胸腔内脏器官损伤，造成严重的并发症和后遗症。

2.2 第 2 次针刀松解 $C_7 \sim T_1$、$T_1 \sim T_2$ 周围的粘连瘢痕

（1）体位 俯卧位，肩关节及髂嵴部置棉垫，以防止呼吸受限。

（2）体表定位 $C_7 \sim T_1$、$T_1 \sim T_2$ 棘突及周围。

（3）消毒 在施术部位，用活力碘消毒 2 遍，然后铺无菌洞巾，使治疗点正对洞巾中间。

（4）麻醉 用 1% 利多卡因局部浸润麻醉，每个治疗点注药 1ml。

（5）刀具 Ⅰ型 4 号直形针刀。

（6）针刀操作（图 15-8）

①第 1 支针刀松解 $C_7 \sim T_1$ 棘上韧带、棘间韧带及多裂肌止点的粘连瘢痕 在 $T_1$ 棘突顶点定位，刀口线与人体纵轴一致，针刀体先向头侧倾斜 45°，与胸椎棘突呈 60° 角，按四步进针刀规程进针刀，针刀经皮肤、皮下组织，直达棘突骨面，纵疏横剥 3 刀，范围 0.5cm，然后将针刀体逐渐向脚侧倾斜与胸椎棘突走行方向一致，先沿棘突骨面分别从棘突左、右侧向椎板方向铲剥 3 刀，深度达棘突根部，以松解多裂肌止点的粘连瘢痕。再退针刀到棘突表面，调转刀口线 90°，从 $T_1$ 棘突上缘骨面向上沿 $C_7$ 和 $T_1$ 棘间方向用提插刀法切割棘间韧带 3 刀，范围 0.5cm。

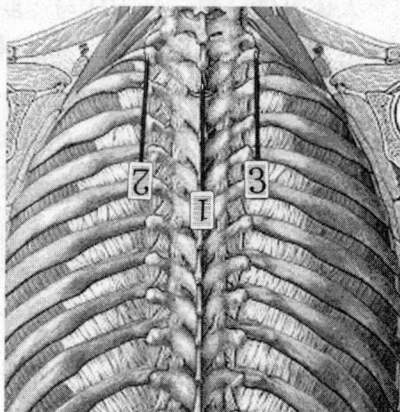
图 15-8 针刀松解 $C_7 \sim T_1$、$T_1 \sim T_2$ 周围结构

②第 2 支针刀松解左侧 $T_1$ 肋横突关节囊韧带 在 $C_7 \sim T_1$ 棘间上缘旁开 2cm 处定位，刀口线与人体纵轴一致，针刀体与皮肤呈 90° 角，按四步进针刀规程进针刀，针刀经皮肤、皮下组织、胸腰筋膜浅层、竖脊肌达横突骨面，沿横突骨面向外到横突尖部，纵疏横剥 3 刀，范围 0.2cm。

③第 3 支针刀松解右侧 $T_1$ 肋横突关节囊韧带 针刀松解方法参照第 2 支针刀松解方法。

④$T_1 \sim T_2$ 周围的粘连瘢痕的针刀松解参照第 1 次 $T_2 \sim T_3$ 针刀松解方法进行。

⑤术毕，拔出针刀，局部压迫止血 3 分钟后，创可贴覆盖针眼。

（7）注意事项与第 1 次针刀松解的注意事项相同。

2.3 第 3 次针刀松解 $T_4 \sim T_5$、$T_5 \sim T_6$ 周围的粘连瘢痕

（1）体位 俯卧位，肩关节及髂嵴部置棉垫，以防止呼吸受限。

（2）体表定位 $T_4 \sim T_5$、$T_5 \sim T_6$ 棘突及周围。

（3）消毒 在施术部位，用活力碘消毒 2 遍，然后铺无菌洞巾，使治疗点正对洞巾

中间。

（4）麻醉　用1%利多卡因局部浸润麻醉，每个治疗点注药1ml。

（5）刀具　Ⅰ型4号直形针刀。

（6）针刀操作（图15–9）

①第1支针刀松解 $T_4 \sim T_5$ 棘上韧带、棘间韧带及多裂肌止点的粘连瘢痕　在 $T_5$ 棘突顶点定位，刀口线与人体纵轴一致，针刀体先向头侧倾斜45°，与胸椎棘突呈60°角，按四步进针刀规程进针刀，针刀经皮肤、皮下组织，直达棘突骨面，纵疏横剥3刀，范围0.5cm，然后将针刀体逐渐向脚侧倾斜与胸椎棘突走行方向一致，先沿棘突骨面分别从棘突左、右侧向椎板方向铲剥3刀，深度达棘突根部，以松解多裂肌和回旋肌止点的粘连瘢痕。再退针刀到棘突表面，调转刀

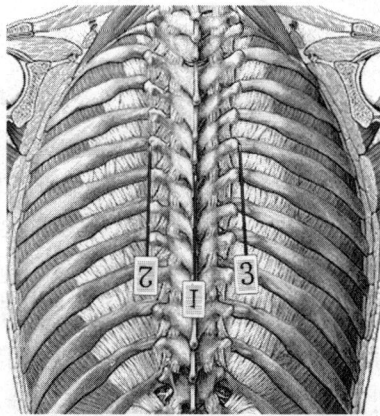

图15–9　针刀松解 $T_4 \sim T_5$、$T_5 \sim T_6$ 周围结构

口线90°，从 $T_5$ 棘突上缘骨面向上沿 $T_4$ 和 $T_5$ 棘间方向用提插刀法切割棘间韧带3刀，范围0.5cm。

②第2支针刀松解左侧 $T_5$ 肋横突关节囊韧带　在 $T_4 \sim T_5$ 棘间上缘旁开2cm处定位，刀口线与人体纵轴一致，针刀体与皮肤呈90°角，按四步进针刀规程进针刀，针刀经皮肤、皮下组织、胸腰筋膜浅层、竖脊肌达横突骨面，沿横突骨面向外到横突尖部，纵疏横剥3刀，范围0.2cm。

③第3支针刀松解右侧 $T_5$ 肋横突关节囊韧带　针刀松解方法参照第2支针刀松解方法。$T_5 \sim T_6$ 周围的粘连瘢痕的针刀松解参照 $T_4 \sim T_5$ 针刀松解方法进行。

④术毕，拔出针刀，局部压迫止血3分钟后，创可贴覆盖针眼。

（7）注意事项　与第1次针刀松解的注意事项相同。

## 【针刀术后手法治疗】

针刀术后进行手法治疗，如属于 $T_3$ 关节位置变化者，用俯卧推压整复手法进行整复；如属于 $T_3$ 上、下、左、右有压痛、结节、条索者，在局部用指揉法按揉1分钟即可。

## 第三节　阵发性心动过速

本病是一种阵发性、规则而快速的异位性节律，心率一般为160～220次/分，有突然发作和突然停止的特点，根据异位起搏点的部位不同可分为房性、交界性和室性3种，前二者有时极难区别，故统称为室上性阵发性心动过速。室上性阵发性心动过速多发生于功

能性心脏病患者，预后多良好，但冠心病、风心病及甲状腺功能亢进者亦可出现。室性心动过速，大多发生于患有较严重心脏病患者，特别是急性心肌梗死或心肌炎时，亦可发生于低血钾、低血镁及原发性 Q－T 间期延长综合征，以及洋地黄、奎尼丁中毒时。

## 【针刀应用解剖】

### 1. 心传导系的形态构造

（1）窦房结的形态构造

①窦房结的位置和形态　窦房结位于上腔静脉与右心房的连接处近于界沟上端的心外膜下，表面无心肌覆盖，结的长轴大致与界沟平行（图 15－10）。窦房结与心内膜之间有右房心肌相隔。窦的形态呈两端尖、中间粗的梭形或半月形，其前上端位置稍高，可达界沟与右心耳嵴相连处；后下端位置略低。窦房结的位置个体间有差异，有的可伸向右心耳嵴的左侧，有的则偏向右下方。当窦房结动脉以顺时针方向环绕上腔静脉口时，窦房结的位置常靠近界沟上端，而窦房结动脉以逆时针方向环绕上腔静脉口时，结的位置则偏向右下方。结的形态有变异，有的粗短，有的细长，尚可见分叉状或中间变窄的哑铃形。窦房结的大小，一般长约 10～15mm，最宽处为 3～5mm，与心外膜相垂直的最厚处约为 1～2mm，结的长径为宽径的 2～3 倍。

在界沟上部，窦房结的外面只距心外膜约 1～2mm，而且两者之间无心房肌相隔；而此结的内表面距心内膜则稍远些，且有心房肌纤维隔开。因此，有些疾病如心包炎常累及窦房结，可能与其解剖位置有密切关系。另外，在外科手术中，为了防止损伤窦房结及其供应动脉，避开上腔静脉与右心房交界区是必要的。

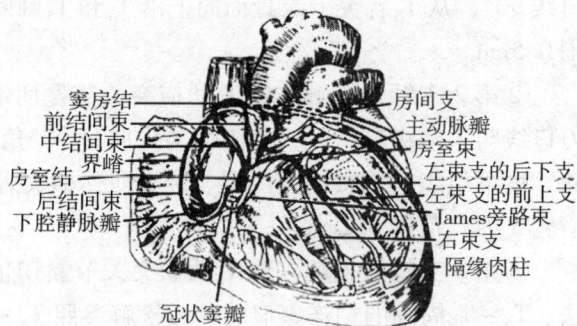

图 15－10　心脏传导系形态

②窦房结的微细构造　窦房结微细构造的特点之一，是有一条很大的中央动脉或称窦房结支自结的中心（或偏心位）通过。由于窦房结支是冠状动脉主干最先分出的一支，冠状动脉又是升主动脉的第 1 对分支，所以窦房结与其动脉的这种密切关系，对于调节动脉压和脉搏具有重要意义。窦房结动脉的管壁由内膜、内弹力膜以及中膜组成。中膜可见多层环形和纵行的平滑肌纤维，一般环肌层在内，纵肌层居外，有时两者亦可相反。

（2）房室结区的形态构造　根据形态与功能相结合的原则将房室连接区分成 3 部分：房室结、结间束进入房室结的终末部或称结前心房区、房室束的近侧部。这 3 个部分又可分别称为结区、房区和束区（图 15－11）。

①房室结区的位置　房室结区位于房间隔下部的右侧，冠状窦口之前、三尖瓣隔侧尖附着缘之上，卵圆窝的下缘为其上界，室间隔膜部为其前界。下腔静脉瓣向房间隔下部相延续的 Todaro 腱作为上界，冠状窦口的前线作为后界，三尖瓣隔侧尖作为下界所形

成的三角形，叫 Koch 三角。房室结区即位于此三角内，房室结恰位于三角形的尖端，结的左下面与中心纤维体（右纤维三角）相邻，结的表面有薄层心房肌和心内膜覆盖。3 条结间束自房室结后上端进入，房室结向前下连于房室束（图 15－12）。

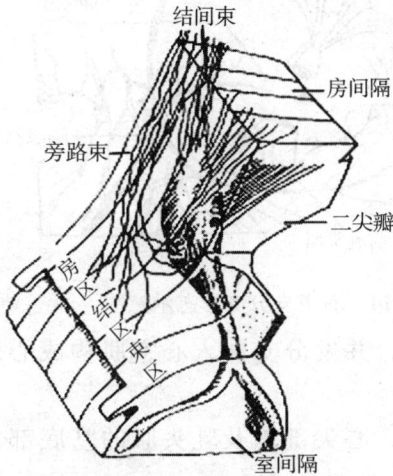

图 15－11　房室连接区

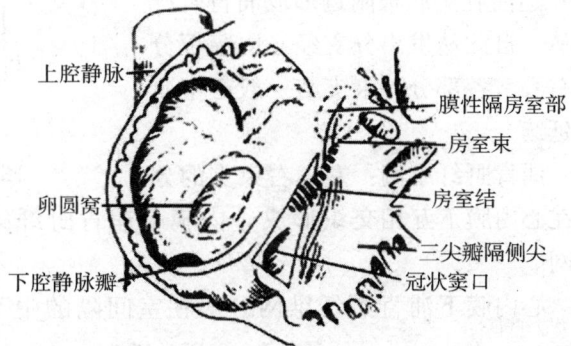

图 15－12　Koch 三角

②房室结区的微细结构　房室结区的微细结构与窦房结相比有两个特点：a. 在房室结区内没有恒定的中央动脉。房室结动脉常是偏心位，有时在结内存在 1 条或多条小动脉。b. 胶原纤维的含量窦房结少，并且分支，相互交织构成迷路状。

房室结区在电镜下可以见到 4 种细胞，即 P 细胞、移行细胞、普肯野细胞和一般心房肌细胞。房室结区的移行细胞数目最多，是该区主要的细胞成分。

（3）房室束和左、右束支的形态构造

①房室束的形态结构　房室束亦称希氏束，自房室结深层纤维起始，在右纤维三角内向上，至室间隔膜部后缘，在膜部下方转向前至室间隔肌部的上缘，分为左、右束支，分别沿室间隔的左、右面下降至左、右心室。房室束在右纤维三角内直径稍细，至室间隔膜部时直径稍粗些；偶尔有一些房室束的小分支单独经行于右纤维三角内。

②左、右束支的形态结构（图15－13、15－14）　左束支（1eft bun 天 le branch）：是一条扁束，沿室间隔左侧面的心内膜下下降。左心室的前、后乳头肌根部附近和

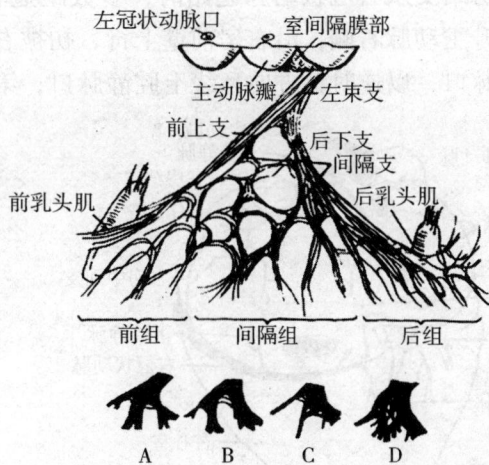

A. 三分支型16.67%　B、C. 二分之型32.22%　D. 网状型51.11%

图 15－13　左束支分支形态

室间隔的中、下部，这3个心内膜区最早兴奋，与左束支分为3组分支传向左心室是一致的。

右束支：实际上是房室束的延续，一般为圆形束。至室间隔的下部，有束支穿经隔缘肉柱（又称节制索）达前乳头肌根附近形成浦肯野纤维丛，自此丛发出分支经心内膜下分布右心室各部分，末支与一般心室肌相延续。

浦肯野纤维网：左、右束支的分

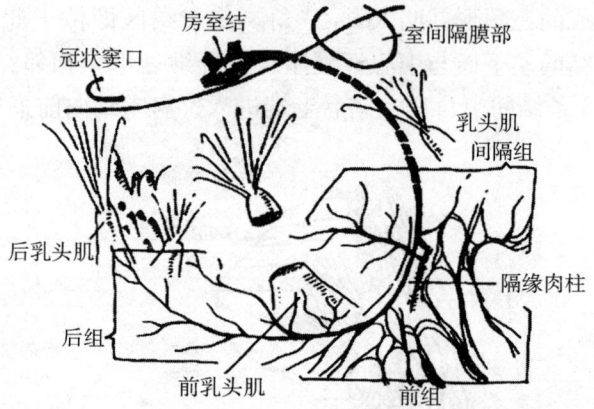

图 15 - 14　右束支分支形态示意图

支在心内膜下互相交织形成心内膜下浦肯野纤维网，并发分支伸入心室肌构成心肌内网。

心内膜下浦肯野纤维网一般在室间隔的中下部、心尖部以及乳头肌的基底部最丰富。

心肌内网的浦肯野纤维分布是从心内膜下浦肯野纤维网发出纤维以直角或钝角伸向心室肌内，并呈放射状向心外膜方向散布，构成心肌内网，在经过中继续分支与心室肌相续。

### 2. 心传导系的血液供应

（1）窦房结的血供　窦房结由窦房结支供应。由于此动脉分布于腔静脉根部，所以又称为上腔静脉口支。窦房结支除供应窦房结外，尚发分支供给右房或左房心肌的大部分、房间隔以及界嵴等部分血液。因为它是右心房或左心房最恒定的分支，故又称为右房前支或左房前支。

窦房结支从右冠状动脉起始时，多数距冠状动脉起点在 2.5cm 以内。此动脉起始后，经升主动脉右侧，沿右房前壁上行，初被右心耳掩盖，继而穿房间隔前缘，上升至上腔静脉口，以逆时针方向环绕上腔静脉口；第 3 种变异是窦房结支以单支呈顺时针方向环绕上腔静脉口，其终末支可达上腔静脉的内侧。

起始于左冠状动脉的窦房结支，大多数是左房前支的延续，行于左房后壁上，经右肺静脉与下腔静脉之间。向右上达上腔静脉口，进入窦房结（图15 - 15）。

窦房结支沿途分支供应心房肌，并与其他心房支形成许多吻合，由于窦房结支的行程和起点常有许多变异，在心脏手术切开心房时应注意避免损伤。

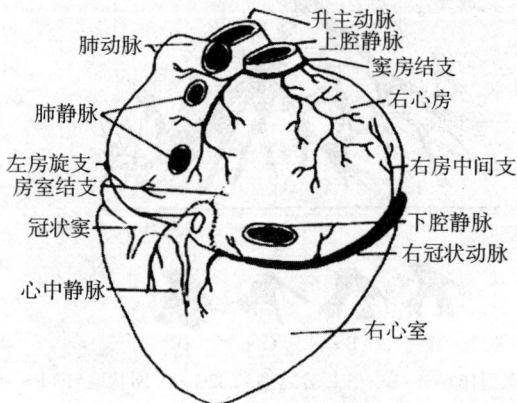

图 15 - 15　房室结支和窦房结支示意图

窦房结的静脉无主干，与同名动脉伴行，可见到小静脉直接注入右心房或上腔静脉（图 15 – 16）。

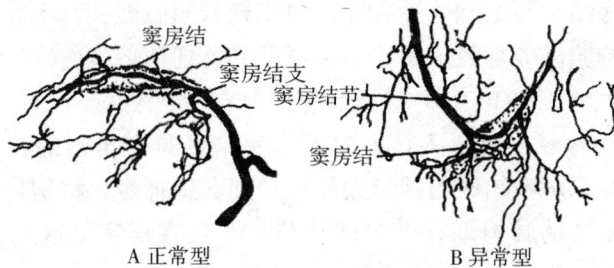

图 15 – 16 窦房结支在节内的分布示意图

窦房结具有丰富的血液供应，可能与其功能有关。起搏是非常精密的功能，需要充分的血液供应，很可能起搏细胞比一般心房肌细胞的代谢要求高。除了营养功能外，动脉系统在传递植物性神经冲动中起着重要作用。窦房结内含有丰富的神经丛，很容易被动脉血压、心率、离子浓度和酸碱平衡改变等所激发。窦房结支的解剖学特点是：窦房结支的起点接近冠状动脉口，窦房结支完全由窦房结组织包裹，动脉穿经窦房结组织时管径变化不大。所有上述解剖学特点对于搏动信息从主动脉传递到结细胞及其神经末梢都是有利的。

（2）**房室结区的血液供应** 房室结区由房室结支、左房后支以及房间隔前支等供应。

①房室结支（或称房室结动脉） 房室结支多为 1 支，2 支者较少见，有时尚可缺如。绝大多数在房室交点处起始于右冠状动脉 U 形弯曲的顶端，从左冠状动脉旋支发出者较少，左、右冠状动脉均发分支供应房室结区者，仅占极少数。房室结支起始于右冠状动脉或是左冠状动脉旋支，取决于后室间支从哪条动脉发出。右冠状动脉在房室交点处常呈"V"形襻（约占 70%）。有时房室结支主干不入结，只发细小分支供应房室结。

②左房后支 多数起于左冠状动脉旋支，自冠状窦口前方进入房室结区，主要供应房室结区的心房扩展部，也可发细支至房室结。

③房间隔前支 从右冠状动脉或左旋支的起始段发出，有时为窦房结动脉的分支，自房间隔的前方分支进入房室结区。

**3. 心传导系的神经支配**

主要是由自脊髓发出的交感神经和迷走神经支配。

（1）**窦房结的神经支配** 多数学者证实，人的窦房结有丰富的神经支配，结周围有很多含有多数神经节的粗大神经。从这些外周神经节发出的神经进入窦房结，并且分支形成小束与结纤维束平行。继而从这些小束再分出纤细的串珠样神经纤维，并分支支配窦房结的肌细胞。

支配窦房结肌细胞的大多数神经纤维呈螺旋形围绕肌细胞经过，有些神经纤维可沿肌细胞表面经行一段很长的距离。神经纤维保留其髓鞘达神经终末。

窦房结区与普通心房肌相比，具有丰富的肾上腺素能神经和胆碱能神经分布。电子显微镜证实，在窦房结神经细胞的轴突终末内积聚着胆碱能和肾上腺素能小泡。并进一步证明，窦房结内的胆碱能神经末梢比心传导系其他任何部位的都丰富。此外，窦房结内尚有 NPY、CGRP、SP、VIP、NP 等肽能神经分布。

（2）**房室结区的神经支配**　人体心脏的房室结区具有丰富的神经支配。从形态学和生理学研究均证实，房室结区的神经大部分是副交感神经，特别是来自左迷走神经的副交感神经。在房室结动脉附近有很多神经节，并且在房室结区的浅层可见神经节细胞群。

在房室结区有大量神经纤维直接进入肌束。并立即分成单根的神经纤维支配各自的肌细胞。神经纤维与肌纤维长轴沿其表面平行经过或分成多数细支包绕肌纤维。房室结区的神经终末形式与窦房结区者相似。这些神经纤维与肌纤维呈直角扇形分布于肌纤维鞘的表面。有的神经终末呈纤细的网状，除支配结肌细胞外，并与邻近毛细血管壁的神经纤维相延续。另外，在房室结区还见到与横纹肌运动终板相近似的神经终末。

（3）**房室束和束支的神经支配**　房室束的神经支配和房室结一样丰富，神经纤维伴随左、右束支经行一段很长距离。犬心房室束的神经比人的更丰富，但束支的远侧部则缺乏神经支配。用组织化学方法研究证实，猪心的右心房、房室结和房室束均有含胆碱酯酶的神经存在。

#### 4. 心的神经分布

心的神经来自心丛。心丛由迷走神经和交感神经的心支组成，分布于心的表面和实质。

（1）**心浅丛**　位于主动脉弓之下，肺动脉右支的前方。由左交感干颈上神经节发出的心上神经和迷走神经的心下支组成。在心浅丛内经常有一个小的心神经节，位于主动脉弓的下方，动脉韧带的右侧。心浅丛发出分支至心深丛、右冠状丛和左肺前丛。

（2）**心深丛**　位于气管分叉的前方，主动脉弓的后方，肺动脉分歧点的上方。由颈部和上胸部交感神经节发出的心神经以及迷走神经和喉返神经的心支组成。心深丛右半的分支，部分经右肺动脉的前方至右肺前丛和右冠状丛；另一些分支经右肺动脉后方至右心房和左冠状丛。心深丛左半的分支至左心房和左肺前丛，并参与左冠状丛的构成。

（3）**左冠状丛**　主要由心深丛左半的分支和部分右半分支构成。伴随左冠状动脉，发出分支至左心房和左心室。

（4）**右冠状丛**　由心浅丛和心深丛的部分分支构成。伴随右冠状动脉，发出分支至右心房和右心室。

迷走神经的心支和交感神经的心神经均含有传出和传入两种纤维（颈上神经节发出的心神经只含有传出纤维）。

交感神经传出纤维：一般认为，心交感神经节前纤维从脊髓的上 5 个或 6 个胸髓节段侧角起始，经上 5 或 6 个胸神经的白交通支至上胸部 5~6 个交感神经节，或经颈交感干至颈上神经节、颈中神经节和星状神经节，与这些神经节内的节后神经元形成突触。节后神经元发出节后纤维经心神经穿出，分布至升主动脉、肺动脉、心房和心室。交感神经可使心搏加速，冠状动脉舒张等。右侧的交感神经分布至心室肌和心传导系，主要与调节心率有关；左侧心交感神经主要止于心室肌，刺激时常引起全身血压升高，对心率无明显影响。

交感神经传入纤维：传统的观点认为传导心绞痛的交感神经传入纤维，经行于心中神经、心下神经和心胸神经内，通过白交通支入神经后根，至 $T_1 \sim T_5$ 脊神经节。而研究表明，心交感神经传入神经元位于 $T_1 \sim T_8$ 脊神经节。

迷走神经传出、传入纤维：迷走神经节前纤维起始于延髓的疑核、迷走神经背核以及两核之间的中间带；心的迷走神经传入纤维行于迷走神经心支内，感觉神经元胞体位于结状神经节，其中枢突终止于延髓的孤束核，但在孤束核内的定位尚不清楚。心迷走神经传入纤维主要接受心肌的压力或牵张刺激，参与心血管反射活动，与伤害性刺激引起的疼痛无关。

**5. 心包的神经**

心包的神经来源较多，有交感神经、副交感神经和感觉神经。交感神经来自星状神经、主动脉丛、心丛和膈丛；副交感神经来自迷走神经、左喉返神经和食管丛；感觉神经由膈神经和肋间神经分支分布。心包的感觉神经极丰富，进行心包切开、肺和食管手术时，对心包需严密麻醉。由于植物性神经丛、迷走神经和膈神经等均位于心包的后面和两侧面，故行心包切开时，从心包前壁纵切为宜。

## 【病因病理】

迷走神经张力降低，交感神经兴奋性加强均能引起阵发性心动过速。慢性软组织损伤和骨关节损伤导致的自主神经牵拉及卡压均可使自主神经功能紊乱。

## 【临床表现】

心动过速突然发作和突然中止，其诱发因素多为情绪激动、猛然用力、疲劳或饱餐，亦可无明显诱因。发作时主要症状为心悸、胸闷、头颈部发胀、头晕、乏力、出汗及恶心；心室性阵速发作尤其是持续时间较长时，大多有明显血流动力障碍，表现为休克、昏厥、阿－斯综合征发作、急性心力衰竭，甚至猝死，预后严重，应做紧急处理。

## 【诊断要点】

（1）室上性心动过速 心电图表现为心率多在 $160 \sim 220$ 次/分，心律齐，QRS 时间在 0.10 秒以内。如见有 P 波，$P-R>0.12$ 秒，则为房性心动过速；如每个搏动前或后见到逆行 P 波，$P-R<0.10$ 秒，则为交界性心动过速。

（2）室性心动过速 心电图表现为心率多在 $140 \sim 180$ 次/分；QRS 波群宽大畸形，间期 $>0.12$ 秒，T 波方向与主波方向相反；如能发现 P 波，其频率比心室率慢，且彼此无固定关系；如能发现 P 波传入心室，形成心室夺获（由窦性 P 波下传引起心室激动，

QRS 波群为室上性），或室性融合波（分别由窦性 P 波下传激动心室形成 QRS 波群前半部，及由异位室性起搏点激动心室，形成 QRS 波群后半部分所组成），则诊断更为明确。

（3）扑动与颤动当异位起搏点自律性增高，超过阵发性心动过速频率，便形成扑动或颤动。

①心房扑动：频率一般 250～350 次/分，快速而规则，如房室传导比例恒定，心室律总是规则的，多为 2：1 传导或 4：1 传导；传导比例发生改变时，则室律不规则，心电图表现为 P 波消失，代之以 250～350 次/分、间隔均匀、形状相同、连续的扑动波（f 波），形如锯齿状；QRS 波呈室上性；心室率随不同房室比例而定，心律可规则或不规则。

②心房颤动：较常见，其心电图表现为 P 波消失，代之以大小不等、形态各异、间隔极不规则的颤动波（f 波），频率为 350～600 次/分，QRS 波群间隔极不规则。

③心室扑动和心室颤动：心室扑动心电图表现为连续、比较规则的大振幅波动，其频率约 250 次/分左右，预后严重，且一般迅速转变为心室颤动。心室颤动时，QRS－T 波群完全消失，代之以形状不一、大小各异、极不均匀的颤动波，频率为 250～350 次/分。

## 【针刀治疗】

### 1. 治疗原则

依据人体弓弦力学系统理论及疾病病理构架的网眼理论，阵发性心律失常是由于脊柱弓弦力学系统的力平衡失调后，引起胸段及腰胸结合部脊柱变形，导致膈肌移位，进而引起心包错位最终引起心脏错位而引发临床表现。通过针刀整体松解脊柱周围软组织的粘连和瘢痕，恢复膈肌、心包、心脏的正常位置，从而恢复心脏的正常功能。

### 2. 操作方法

2.1 第 1 次松解 $T_4～T_5$、$T_5～T_6$ 及 $T_6～T_7$ 处棘突、棘间、肋横突关节的粘连

（1）体位 俯卧位，肩关节及髂嵴部置棉垫，以防止呼吸受限。

（2）体表定位 $T_6～T_7$ 胸椎棘突。

（3）消毒 在施术部位，用活力碘消毒 2 遍，然后铺无菌洞巾，使治疗点正对洞巾中间。

（4）麻醉 用 1% 利多卡因局部浸润麻醉，每个治疗点注药 1ml。

（5）刀具 Ⅰ 型 4 号直形针刀。

（6）针刀操作（图 15－17）

①第 1 支针刀松解 $T_6～T_7$ 棘上韧带、棘间韧带及多裂肌止点的粘连瘢痕 在 $T_7$ 棘突顶点

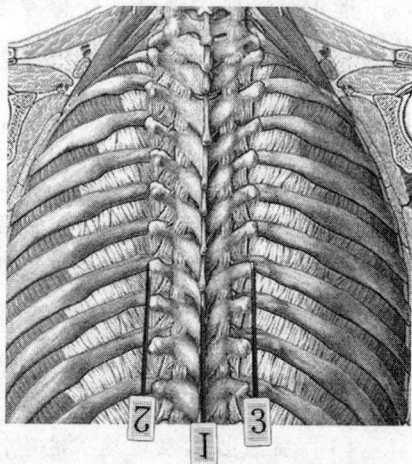

图 15－17 $T_6～T_7$ 棘间及 $T_7$ 肋横突关节囊针刀松解示意图

定位，刀口线与人体纵轴一致，针刀体先向头侧倾斜 45°，与胸椎棘突呈 60° 角，按四步进针刀规程进针刀，针刀经皮肤、皮下组织，直达棘突骨面，纵疏横剥 3 刀，范围

0.5cm，然后将针刀体逐渐向脚侧倾斜与胸椎棘突走行方向一致，先沿棘突骨面分别从棘突左、右侧向椎板方向铲剥3刀，深度达棘突根部，以松解多裂肌止点的粘连瘢痕。再退针刀到棘突表面，调转刀口线90°，从 $T_7$ 棘突上缘骨面向上沿 $T_6$ 和 $T_7$ 棘间方向用提插刀法切割棘间韧带3刀，范围0.5cm。

②第2支针刀松解左侧 $T_7$ 肋横突关节囊韧带　从 $T_6 \sim T_7$ 棘间中点旁开 2~3cm 进针刀，刀口线与人体纵轴一致，针刀体与皮肤呈90°角，按四步进针刀规程进针刀，针刀经皮肤、皮下组织、胸腰筋膜浅层、竖脊肌达横突骨面，沿横突骨面向外到横突尖部，纵疏横剥3刀，范围0.2cm。

③第3支针刀松解右侧 $T_7$ 肋横突关节囊韧带　针刀松解方法参照第2支针刀松解方法。

④术毕，拔出针刀，局部压迫止血3分钟后，创可贴覆盖针眼。

2.2 第2次针刀松解 $T_5$ 的上、下、左、右的压痛、结节及条索

（1）体位　俯卧位，肩关节及髂嵴部置棉垫，以防止呼吸受限。

（2）体表定位　$T_5$ 周围压痛点及痛性结节。

（3）消毒　在施术部位，用活力碘消毒2遍，然后铺无菌洞巾，使治疗点正对洞巾中间。

（4）麻醉　用1%利多卡因局部浸润麻醉，每个治疗点注药1ml。

（5）刀具　I型4号直形针刀。

（6）针刀操作

①在 $T_5$ 横突周围的压痛点或结节或条索处定若干点，刀口线均和人体纵轴平行，按四步进针刀规程进针刀，深度可达肋横突关节骨面，如在横突之间深度也不得超过肋骨的外表面，如在棘突之间深度达椎管外3mm以上，各点针刀达到相应深度后，对疼痛的点进行纵行疏通法和横行剥离法即可，有结节和条索者则采用纵行切开法或切开瘢痕法。

②术毕，贴好创可贴后，按压各点2~5分钟。

在治疗期间，一般1周需复诊1次，仔细检查，新发现及上一次经过治疗的各个部位的压痛点、结节、条索，需继续治疗，直至其消失为止。

2.3 第3次针刀松解胸腰结合部软组织的粘连和瘢痕，针刀操作方法与腰椎间盘突出症第4次针刀治疗相同。

## 【针刀术后手法治疗】

如属于 $T_5$ 关节位置变化者，针刀术后即用有关胸椎整复手法进行整复；如属于 $T_5$ 上、下、左、右有压痛、结节、条索者，针刀术后即在局部用指揉法按揉1分钟即可。

# 第四节　贲门失弛缓症

本病又称贲门痉挛、巨食管，是由食管神经肌肉功能障碍所致的疾病，其主要特征是食管缺乏蠕动，食管下端括约肌（LES）高压和对吞咽动作的松弛反应减弱。在食管

运动功能紊乱的疾病中较为常见。临床表现为咽下困难、食物反流和下端胸骨后不适或疼痛。本病为一种少见病（估计每 10 万人中仅约 1 人），可发生于任何年龄，但最常见于 20～39 岁的年龄组。儿童很少发病，男女发病大致相等，较多见于欧洲和北美。该病治疗不及时有潜在发生食管癌的危险。

## 【针刀应用解剖】

胃介于食管末端与十二指肠之间，是消化管最宽大的部分。其大小和形态因胃充盈程度、体位以及体型等状况而不同。成年人胃在中等度充盈时，平均长度（胃底至胃大弯下端）为 25～30cm，胃容量约 1500ml。

胃在解剖学上，胃有两口，两壁，两缘和四部。所谓两口，上面连接食道的入口称贲门（car 天 ia），下面连接十二指肠的出口称幽门（pylorus），胃前壁朝向前上方，后壁朝向后下方，前后两壁相连处形成弧形的上下缘，上缘称胃小弯（lesser cur – vature of stomach），凹向右上方，胃小弯在近幽门处折弯成角，叫角切迹（angular incisure），下缘称胃大弯（greater curvature of stomach），始于贲门切迹（cardia incisure），此切迹为食管左缘与胃大弯起始处所构成的锐角，此处的内面，有与切迹一致的黏膜皱襞，称贲门皱襞，该皱襞具有掩盖贲门的作用。胃大弯从起始处呈弧形凸向左上方，形成胃底的上界，此后胃大弯凸向左，继而凸向前下方。胃可分为四部分：贲门部，胃底，胃体和幽门部。贲门部为紧接贲门的一小段，在贲门左侧，胃壁向上膨隆的部分为胃底，在角切迹与幽门之间的部分为幽门部。幽门部可分为两部分，紧接幽门缩窄成管状的部分为幽门管，在幽门管与角切迹之间稍膨大的部分叫幽门窦。

胃壁由浆膜、肌层、黏膜下层和黏膜四层组织组成，并有血管、淋巴管和神经分布。胃的动脉供应主要来自腹腔干的胃左动脉、肝总动脉和脾动脉，其中沿胃小弯分布的有胃左动脉和胃右动脉；沿胃大弯分布的有胃网膜左、右动脉；分布至胃底的为胃短动脉。

胃的神经按纤维性质主要包括内脏运动（传出）纤维和内脏感觉（传入）纤维两种。其中前者来自交感神经（节前纤维来自脊髓第 6～8 胸段的中间外侧核）和迷走神经的副交感神经纤维（节前纤维始于延髓迷走神经背核），后者则是随着这两种神经向中枢传入的内脏感觉纤维。交感神经和副交感神经进入胃壁后，在壁内形成两组神经丛，如在纵、环肌层之间形成细密的肌间神经丛，主要司胃壁的平滑肌活动；在黏膜下层内形成黏膜下神经丛，主要分布于腺体，管理腺体活动。交感神经的节后纤维与右迷走神经腹腔支共同组成若干次级神经丛，伴随腹腔干的分支形成肝丛、脾丛、胃上丛和胃下丛，分布至胃的各部。胃下丛分布于胃大弯，脾丛分布于胃大弯及胃底部，胃上丛分布于胃小弯。副交感神经来自迷走神经前干发出贲门支、前胃大神经和幽门支，其后干发出贲门支、后胃大神经和幽门支。

## 【病因病理】

本病的病因迄今不明。一般认为本病属神经源性疾病。病变可见食管壁肌层 Auer-bach 神经丛节细胞变性或数目减少或缺失，胆碱能功能减退，食管蠕动减弱或消失，食管下段括约肌痉挛，贲门不能松弛，以致食物瘀积，食管扩张肥厚。有时黏膜充血、炎症，甚至溃疡，长期食物瘀积，食管扩张及肥厚。

## 【临床表现】

（1）咽下困难　无痛性咽下困难是本病最常见最早出现的症状，占 80% ~ 95%。起病多较缓慢，但亦可较急，初起可轻微，仅在餐后有饱胀感觉而已。咽下困难多呈间歇性发作，常因情绪波动、发怒、忧虑、惊骇或进食过冷和辛辣等刺激性食物而诱发。病初咽下困难时有时无，时轻时重，后期则转为持续性。

（2）疼痛　占 40% ~ 90%，性质不一，可为闷痛、灼痛、针刺痛、割痛或锥痛。疼痛部位多在胸骨后及中上腹；也可在胸背部、右侧胸部、右胸骨缘以及左季肋部。疼痛发作有时酷似心绞痛，甚至舌下含硝酸甘油片后可获缓解。疼痛发生的机理可由于食管平滑肌强烈收缩，或食物滞留性食管炎所致。随着咽下困难的逐渐加剧，梗阻以上食管的进一步扩张，疼痛反可逐渐减轻。

（3）食物反流　发生率可达 90%。随着咽下困难的加重，食管的进一步扩张，相当量的内容物可潴留在食管内数小时至数日，而在体位改变时反流出来。从食管反流出来的内容物因未进入胃腔，故无胃内呕吐物的特点，但可混有大量黏液和唾液。在并发食管炎、食管溃疡时，反流物可含有血液。此外还有体重减轻、出血或贫血等症状。

## 【诊断要点】

（1）咽下困难、食物反流和胸骨后疼痛为本病的典型临床表现。

（2）上消化道钡餐检查：食管扩大并有液平面，下端呈鸟嘴状，出现逆蠕动。如食管高度扩大，可屈曲呈"S"形。

（3）以 $T_6 \sim T_8$ 为中心的 X 线正侧位片：可见到胸椎骨关节不同情况位移。

## 【针刀治疗】

### 1. 治疗原则

依据人体弓弦力学系统理论及疾病病理构架的网眼理论，贲门失弛缓症是由于胸段及胸腰结合部脊柱弓弦力学系统受力异常后，人体通过粘连、瘢痕、挛缩对异常应力进行代偿，形成网络状的病理构架，引起胸段脊柱的变形，使食道及贲门的位置发生改变，进而引发贲门失弛缓症的临床表现。应用针刀整体松解胸段脊柱、胸腰结合部、颈胸结合部弦的行经路线及弓弦结合部的粘连瘢痕和挛缩，调节脊柱弓弦力学系统，恢复食道及贲门的正常位置和功能。

### 2. 操作方法

2.1 第 1 次针刀松解胸腰结合部的粘连和瘢痕　针刀操作方法参照腰椎间盘突出症第 4 次针刀治疗。

2.2 第 2 次针刀松解 $T_4 \sim T_5$、$T_5 \sim T_6$ 及 $T_6 \sim T_7$ 处棘突、棘间、肋横突关节的粘连和瘢痕　针刀操作方法参照阵发性心动过速第 1 次针刀治疗。

2.3 第3次针刀松解 $C_7 \sim T_1$、$T_1 \sim T_2$ 周围的粘连瘢痕

（1）体位 俯卧位，肩关节及髂嵴部置棉垫，以防止呼吸受限。

（2）体表定位 $C_7 \sim T_1$、$T_1 \sim T_2$ 棘突及周围。

（3）消毒 在施术部位，用活力碘消毒2遍，然后铺无菌洞巾，使治疗点正对洞巾中间。

（4）麻醉 用1%利多卡因局部浸润麻醉，每个治疗点注药1ml。

（5）刀具 I型4号直形针刀。

（6）针刀操作（图15-18）

①第1支针刀松解 $C_7 \sim T_1$ 棘上韧带、棘间韧带及多裂肌止点的粘连瘢痕 在 $T_1$ 棘突顶点定位，刀口线与人体纵轴一致，针刀体先向头侧倾斜45°，与胸椎棘突呈60°角，按四步进针刀规程进针刀，针刀经皮肤、皮下组织，直达棘突骨面，纵疏横剥3刀，范围0.5cm，然后将针刀体逐渐向脚侧倾斜与胸椎棘突走行方向一致，先沿棘突骨面分别从棘突左、右侧向椎板方向铲剥3刀，深度达棘突根部，以松解多裂肌止点的粘连瘢痕。再退针刀到棘突表面，调转刀口线90°，从 $T_1$ 棘突上缘骨面向上沿 $C_7$ 和 $T_1$ 棘间方向用提插刀法切割棘间韧带3刀，范围0.5cm。

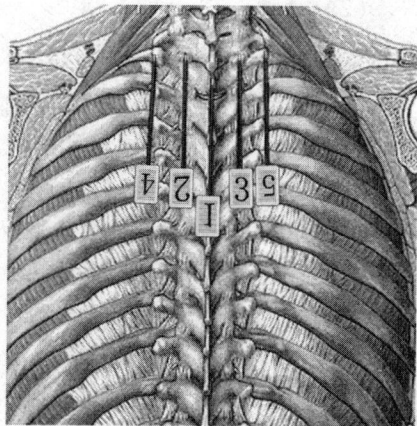

图15-18 $C_7 \sim T_1$ 与 $T_1 \sim T_2$ 周围粘连瘢痕针刀松解示意图

②第2支针刀松解 $C_7 \sim T_1$ 左侧关节突关节韧带的粘连瘢痕 在 $C_7 \sim T_1$ 棘间旁开1.5~1.8cm处定位，刀口线与人体纵轴一致，针刀体与皮肤呈90°角，按四步进针刀规程进针刀，针刀经皮肤、皮下组织到第1胸椎椎板，沿椎板上缘缓慢进针刀，当针刀有韧性感时，即到达 $C_7 \sim T_1$ 左侧关节突关节韧带的粘连瘢痕，提插切割3刀，范围0.2cm。

③第3支针刀松解 $C_7 \sim T_1$ 右侧关节突关节韧带的粘连瘢痕 针刀松解方法与第2支针刀相同。

④第4支针刀松解左侧 $T_1$ 肋横突关节囊韧带 $C_7 \sim T_1$ 棘间旁开2cm进针刀，刀口线与人体纵轴一致，针刀体与皮肤呈90°角，按四步进针刀规程进针刀，针刀经皮肤、皮下组织、胸腰筋膜浅层、竖脊肌达横突骨面，沿横突骨面向外到横突尖部，纵疏横剥3刀，范围0.2cm。

⑤第5支针刀松解右侧 $T_1$ 肋横突关节囊韧带 针刀松解方法参照第2支针刀松解方法。$T_1 \sim T_2$ 周围的粘连瘢痕的针刀松解参照 $C_7 \sim T_1$ 针刀松解方法进行。

⑥术毕，拔出针刀，局部压迫止血3分钟后，创可贴覆盖针眼。

（7）注意事项

①做胸椎针刀松解术，为了避免针刀进入椎管而损伤脊髓，在后正中线上松解棘上

韧带和棘间韧带时，应按以下步骤进行操作。进针时，针刀体向头侧倾斜45°，与胸椎棘突呈60°角，针刀直达胸椎棘突顶点骨面；对棘突顶点的病变进行松解，要进入棘间松解棘间韧带，必须退针刀于棘突顶点的上缘，将针刀体逐渐向脚侧倾斜与胸椎棘突走行方向一致，才能进入棘突间，切棘间韧带的范围限制在0.5cm以内，以免切入椎管，否则，针刀的危险性明显加大。

②如果定位困难，需要在X线透视下定位后再进行针刀手术，不能盲目定点做针刀松解，否则可能引起胸腔内脏器官受损，造成严重的并发症和后遗症。

## 【针刀术后手法治疗】

每次针刀松解术后，均进行胸椎牵引手法。

# 第五节 慢性胃炎

本病系指不同病因引起的胃黏膜的慢性炎症或萎缩性病变，其实质是胃黏膜上皮遭受反复损害后，由于黏膜特异的再生能力，以致黏膜发生改建，且最终导致不可逆的固有胃腺体的萎缩，甚至消失。本病十分常见，约占接受胃镜检查患者的80%～90%，男性多于女性，随年龄增长发病率逐渐增高。

## 【针刀应用解剖】

### 1. 胃壁的结构

（1）黏膜 胃黏膜比消化管其他部位厚，约为0.3～1.5mm，其中幽门附近最厚，贲门附近相对较薄。通常胃黏膜柔软，表面平滑，生活状态下呈玫瑰色或浅灰红色，但幽门及贲门附近苍白。沿胃小弯常有4～5条呈纵行排列的胃襞，其间的纵沟，称为胃道（图15－19）。

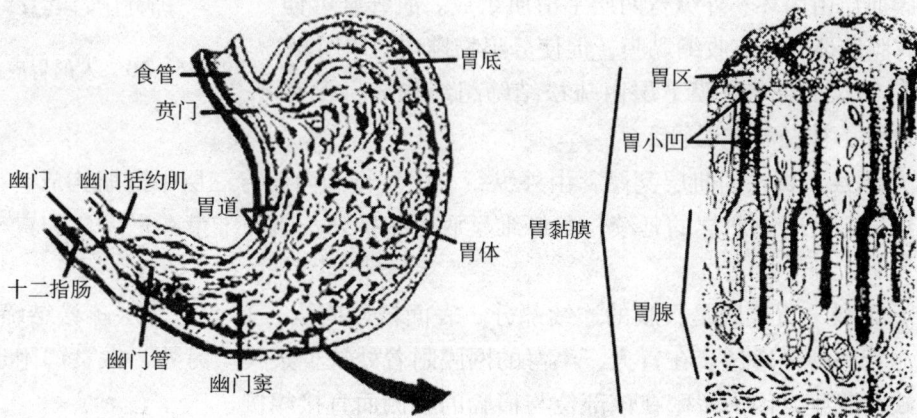

图15－19 胃黏膜形态及结构

胃与十二指肠交界处，由于幽门括约肌的影响，致使该部黏膜形成环形皱襞，构成幽门窦。当括约肌收缩时，可封闭幽门，阻止胃内容物进入十二指肠。

全部胃黏膜表面，均有很多浅沟，并交织成网状，将胃黏膜表面分隔成直径 1～6mm 的小丘，称为胃区。胃区表面还可见许多下陷的小窝，称胃小凹。

胃黏膜表面被覆以单层柱状上皮。食管黏膜的复层扁平上皮在贲门处突然变为单层柱状上皮，其境界非常分明，但二者的黏膜肌层仍相连续。

胃的上皮甚薄，生活时胃黏膜呈淡玫瑰色。上皮细胞顶端有丰富的粘原颗粒，分泌后可在胃黏膜表面形成一层黏滑的保护层。胃上皮向固有膜内凹陷构成大量的胃腺，即胃底腺、贲门腺和幽门腺。各种胃腺的分泌物经胃小凹底部到达胃内，混合后形成胃液。现分述 3 种胃腺于下：

①贲门腺　分布于胃贲门附近 5～30mm 区域的固有膜内。为单管状腺或分支管状腺。胃贲门腺类似食管贲门腺，腺细胞呈柱状，属于黏液腺细胞，细胞核位于细胞基底部。腺细胞间夹有少量壁细胞和胃内分泌细胞。

②幽门腺　为分支管状腺，其分支较多，而且卷曲。管腔较大，腺细胞呈柱状，胞浆染色浅，细胞的分泌颗粒不显著，属于黏液腺细胞，分泌物呈弱碱性。细胞核呈扁圆形，位于细胞基底部。腺细胞间有时夹杂壁细胞和胃内分泌细胞。

③胃底腺　为单管状腺或有少数分支的管状腺。腺管长度和胃黏膜厚度近似，是产生胃液的主要腺体。胃底腺位于胃底和胃体的固有膜内。胃底腺由多种腺细胞组成，如主细胞、壁细胞、颈黏液细胞和胃内分泌细胞等（图15－20）。腺管开口于胃小凹底部，开口处较为狭窄，称为颈部，中间段称为体部，腺管底部膨大，接近黏膜肌层。

固有膜为致密结缔组织，夹在胃腺之间，在结缔组织内含有血管、散在的平滑肌纤维，嗜酸性粒细胞、肥大细胞、浆细胞和淋巴细胞，偶见淋巴小结。

黏膜肌层由内环、外纵行两层平滑肌组成。肌纤维可伸入到固有膜腺体间，有收缩黏膜，促使分泌物排空的作用。

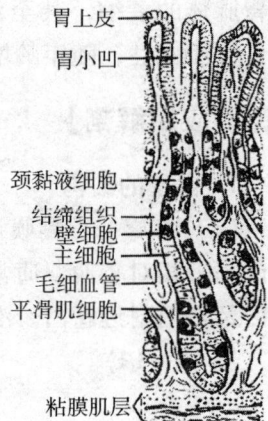

图 15－20　人的胃底腺

（2）黏膜下层　黏膜下层由疏松结缔组织构成，含有较大的血管、神经和淋巴管。

（3）肌层　胃壁的肌层甚厚，由外纵行、中环行和内斜行三层平滑肌构成。

外纵层是食管纵肌层的延续，肌纤维呈放射状排列，肌纤维束在胃大弯和胃小弯处增厚。

（4）浆膜　胃浆膜是腹膜的连续部分。表面被以间皮，其下为薄层疏松结缔组织，其中有血管和神经通过。在胃大、小弯的网膜附着处缺少浆膜。另外，在贲门附近的背侧面也缺少浆膜，因为胃壁在该部位与横膈的腹侧面直接相接。

**2. 胃的血管、淋巴管及神经**

（1）胃的血液供应　胃的动脉供应主要来自腹腔干的胃左动脉、肝总动脉和脾动脉，其中沿胃小弯分布的有胃左动脉（直接来自腹腔干）和胃右动脉（来自肝总动脉）；沿胃大弯分布的有胃网膜左动脉（来自脾动脉）和胃网膜右动脉（来自肝总动脉）；分布至胃底的为胃短动脉（来自脾动脉）。以上诸动脉，在浆膜下除向浆膜发出各级分支，除构成浆膜下毛细血管网外，浆膜下小动脉还发分支穿过肌层，在黏膜下层内广泛的分支，进行吻合，构成黏膜下微动脉丛。黏膜下动脉丛向肌层及黏膜分别供血。

肌层血液由黏膜下微动脉丛和浆膜下动脉同时供血，其血管构型主要形成肌层毛细血管网，胃壁各部的浆膜下静脉，依据动脉的供血范围，相应的沿胃小弯汇集成胃左静脉和胃右静脉；沿胃大弯汇集成胃网膜左、右静脉；沿胃底汇集成胃短静脉，最终均直接或间接注入门静脉。

（2）胃的淋巴管及其引流　伴随黏膜内腺管周围毛细血管，有丰富的毛细淋巴管网。该网与固有膜深层的毛细淋巴管汇集，并吻合成网，进入黏膜下层，在血管丛之间，再次吻合成淋巴管网，此时，管内出现新膜；黏膜下淋巴管网汇集成淋巴管，穿过肌层，接受肌层小淋巴管，最后达浆膜下汇集成浆膜下淋巴管网，离开胃壁组成淋巴集合管，伴随胃大小弯相关的动脉而行，其形态和结构均与小静脉类似。

（3）胃的神经　胃的神经按纤维性质主要包括内脏运动（传出）纤维和内脏感觉（传入）纤维两种。其中前者主要来自交感神经和迷走神经的副交感性纤维，后者则是随着这两种神经向中枢传入的内脏感觉纤维。通常胃的痛觉传入纤维，随交感神经传入，而饥饿、恶心和内脏反射的感受，则通过迷走神经传入纤维传导。交感神经和副交感神经进入胃壁后，在壁内形成两组神经丛，如在纵、环肌层之间形成细密的肌间神经丛，相当于肠壁内的 uerbach 神经丛，主要支配胃壁的平滑肌活动；在黏膜下层内形成黏膜下神经丛，主要分布于腺体，支配腺体活动。它们由近及远端分别移行于食管和肠管的相应神经丛。在该丛内分布有许多神经节细胞。

交感神经节前纤维起自脊髓 $T_6 \sim T_8$ 节段的中间外侧核，随着相应的脊神经的前根，穿过交感干，参与组成内脏大神经、达腹腔神经处；其节后纤维与右迷走神经腹腔支纤维共同组成若干次级神经丛，伴随腹腔干的分支形成肝丛、脾丛、胃上丛和胃下丛分布至胃的各部。如肝丛，袢附肝总动脉及其分支胃十二指肠动脉和胃网膜右动脉，组成胃下丛（胃网膜右丛）分布至胃大弯；脾丛袢附脾动脉，随其分支胃短动脉和胃网膜左动脉分布至胃大弯及胃底部；胃上丛或称胃左丛，袢附胃左动脉分布至胃小弯。

副交感神经来自迷走神经，其节前纤维始于延髓迷走神经背核。出颅后，经颈及胸部，伴随食管组成迷走神经前干和后干，经食管裂孔入腹腔，在贲门附近，前干发出肝支和胃支（包括贲门支、前胃大神经和幽门支），后干发出腹腔支和胃支（包括贲门支、后胃大神经和幽门支）。上述诸支均为迷走神经节前纤维，进入胃壁后，与壁内神经节广泛形成突触，再发出节后纤维分布至胃壁平滑肌和腺体。

## 【病因病理】

慢性胃炎的发生一般认为与周围环境的有害因素及易感体质有关。物理的、化学的、生物性的有害因素长期反复作用于易感人体即可引起本病。病因持续存在或反复发生即可形成慢性病变。

(1) 物理因素 长期饮浓茶、烈酒、咖啡，过热、过冷、过于粗糙的食物，可导致胃黏膜的损伤。

(2) 化学因素 长期大量服用非甾体类消炎药如阿司匹林、吲哚美辛等可抑制胃黏膜前列腺素的合成，破坏黏膜屏障；吸烟，烟草中的尼古丁不仅可影响胃黏膜的血液循环，还可导致幽门括约肌功能紊乱，造成胆汁反流；各种原因的胆汁反流均可破坏黏膜屏障。

(3) 生物因素 细菌尤其是 Hp 感染，与慢性胃炎密切相关，其机理是 Hp 呈螺旋形，具有鞭毛结构，可在黏液层中自由活动，并与黏膜细胞紧密接触，直接侵袭胃黏膜；并可产生多种酶及代谢产物如尿素酶及其代谢产物氨，过氧化物歧化酶、蛋白溶解酶、磷脂酶 A 等破坏胃黏膜；此外，Hp 抗体可造成自身免疫损伤。

(4) 免疫因素 慢性萎缩性胃炎患者的血清中能检出壁细胞抗体（PCA），伴有恶性贫血者还能检出内因子抗体（IFA）。壁细胞抗原和 PCA 形成的免疫复合体，在补体参与下破坏壁细胞。IFA 与内因子结合后阻滞维生素 $B_{12}$ 与内因子结合，导致恶性贫血。

(5) 其他 心力衰竭、肝硬化合并门脉高压、营养不良都可引起慢性胃炎。糖尿病、甲状腺病、慢性肾上腺皮质功能减退和干燥综合征患者同时伴有萎缩性胃炎较多见。胃部其他疾病如胃液、胃息肉、胃溃疡等也常合并慢性萎缩性胃炎。遗传因素也已受到重视。

而根据针刀医学研究认为：慢性胃炎的根本病因不在胃的本身，而是由于软组织损伤和相应胸椎的位移，使控制胃的交感神经和迷走神经受到牵拉和卡压，使胃的生理活动功能下降所引起的，或者是由于胃的本身劳损造成胃的微循环障碍和有关组织的挛缩所引起的。

以上方面的问题都可以使胃脏本身的新陈代谢减慢，因而得不到足够的营养补充。这是它的根本的病理变化，至于它所表现出来的慢性的炎性反应，只是胃的应激反应而已。

## 【临床表现】

慢性胃炎缺乏特异性症状，症状的轻重与胃黏膜的病变程度并非一致。大多数患者常无症状或有程度不同的消化不良症状如上腹隐痛、食欲减退、餐后饱胀、反酸等。萎缩性胃炎患者可有贫血、消瘦、腹泻等，个别患者伴黏膜糜烂者上腹痛较明显，并可有出血。

## 【诊断要点】

(1) 诊断依据 本病的诊断主要依赖于胃镜检查和直视下胃黏膜活组织检查。

①浅表性胃炎黏膜充血、水肿，呈花斑状红白相间的改变，且以红为主，或呈麻疹样表现，有灰白或黄白色分泌物附着，可有局限性糜烂和出血点。

②萎缩性胃炎黏膜失去正常的橘红色，可呈淡红色、灰色、灰黄色或灰绿色，重度

萎缩呈灰白色，色泽深浅不一，皱襞变细、平坦，黏膜下血管透视如树枝状或网状。有时在萎缩黏膜上见到上皮细胞增生而成的颗粒。萎缩的黏膜脆性增加，易出血，可有糜烂灶。

③慢性糜烂性胃炎　又称疣状胃炎或痘疹状胃炎，常和消化性溃疡、浅表性或萎缩性胃炎等伴发，亦可单独发生。主要表现为胃黏膜出现多个疣状、膨大皱襞状或丘疹样隆起，直径5~10mm，顶端可见黏膜缺损或脐样凹陷，中心有糜烂，隆起周围多无红晕，但常伴有大小相仿的红斑，以胃窦部多见，可分为持续型及消失型。在慢性胃炎悉尼系统分类中它属于特殊类型胃炎，内镜分型为隆起糜烂型胃炎和扁平糜烂型胃炎。

（2）实验室检查

①胃酸测定　浅表性胃炎胃酸正常或偏低，萎缩性胃炎则明显降低，甚至缺乏。

②幽门螺杆菌检查　可通过培养、涂片、尿素酶测定等方法检查。

③其他检查　萎缩性胃炎血清中可出现壁细胞抗体、内因子抗体或胃泌素抗体。X线钡餐检查对慢性胃炎诊断帮助不大，但有助于鉴别诊断。

（3）寻求慢性胃炎的根本病因　针刀医学对慢性胃炎的诊断，除了依据西医学检查所提供的胃脏本身的病理变化情况以外，主要在进一步寻求慢性胃炎的根本病因：

①要拍摄上胸段的X线正侧位片，看相应节段的胸椎有无位移。

②触压相应胸椎上、下、左、右的软组织有无压痛和结节，其范围在相应棘突的两侧各旁开3寸之内。

## 【针刀治疗】

### 1. 治疗原则

依据人体弓弦力学系统理论及疾病病理构架的网眼理论，慢性胃炎是由于胸段及腰段脊柱弓弦力学系统受力异常后，人体通过粘连、瘢痕、挛缩对异常应力进行代偿，形成网络状的病理构架，引起胸段及胸腰段脊柱的变形，使胃的位置发生改变，进而引发胃的功能异常。故应用针刀整体松解胸段脊柱、胸腰结合部弦的行经路线及弓弦结合部的粘连瘢痕和挛缩，调节脊柱弓弦力学系统，恢复胃的正常位置和功能。

### 2. 操作方法

2.1 第1次针刀松解 $T_4$~$T_5$、$T_5$~$T_6$及$T_6$~$T_7$处棘突、棘间、肋横突关节的粘连和瘢痕　针刀操作方法参照阵发性心动过速第1次针刀治疗。

2.2 第2次针刀松解胸腰结合部的粘连和瘢痕　针刀操作方法参照腰椎间盘突出症第4次针刀治疗。

2.3 第3次针刀松解腹白线的粘连和瘢痕

（1）体位　仰卧位。

（2）体表定位　剑突到耻骨联合连线上。

（3）消毒　在施术部位，用活力碘消毒2遍，然后铺无菌洞巾，使治疗点正对洞巾中间。

（4）麻醉　用1%利多卡因局部浸润麻醉，每个治疗点注药1ml。

（5）**刀具** Ⅰ型 4 号直形针刀。

（6）**针刀操作**（图 15-21）

①第 1 支针刀松解剑突部腹白线的粘连瘢痕　在剑突顶点定位，刀口线与人体纵轴一致，按四步进针刀规程进针刀，针刀体与皮肤垂直。针刀经皮肤、皮下组织，直达剑突骨面，纵疏横剥 3 刀，范围 0.5cm，然后调转刀口线 90°角，向下铲剥 3 刀。

②第 2 支针刀松解腹白线中上部的粘连瘢痕　在剑突与脐连线中点定位，刀口线与人体纵轴一致，针刀体与皮肤呈 90°角，针刀经皮肤、皮下组织，当针刀有韧性感时，即到达白线的粘连瘢痕，提插切割 3 刀，刀下有落空感时停止。

③第 3 支针刀松解腹白线中下部的粘连瘢痕　在脐与耻骨联合连线中点定位，刀口线与人体纵轴一致，针刀体与皮肤呈 90°角，针刀经皮肤、皮下组织，当针刀有韧性感时，即到达白线的粘连瘢痕，提插切割 3 刀，刀下有落空感时停止。

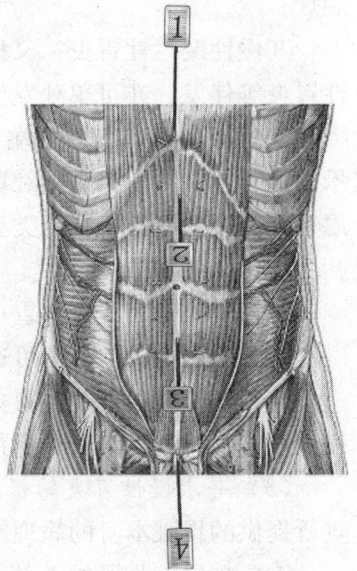

图 15-21　针刀松解腹白线

④第 4 支针刀松解耻骨联合部腹白线的粘连瘢痕
在耻骨联合定位，刀口线与人体纵轴一致，按四步进针刀规程进针刀，针刀体与皮肤垂直。针刀经皮肤、皮下组织，直达耻骨联合软骨骨面，纵疏横剥 3 刀，范围 0.5cm，然后调转刀口线 90°角，向上铲剥 3 刀。

⑤术毕，拔出针刀，局部压迫止血 3 分钟后，创可贴覆盖针眼。

## 【针刀术后手法治疗】

如属于相关椎体位移，立即进行胸椎整复手法治疗。如属于脊柱区带软组织损伤者，在各个进针点处指压 30 秒钟，以促进局部微循环。

# 第六节　慢性溃疡性结肠炎

本病又称慢性非特异性溃疡性结肠炎，是种原因不明的慢性结肠炎，病变主要位于结肠的黏膜层，可累及直肠和结肠远端，甚至遍布整个结肠。主要症状有腹痛、腹泻、脓血便和里急后重，病程漫长，反复发作。

## 【针刀应用解剖】

### 1. 结肠的分部及其毗邻

结肠是围绕在小肠周围，界于盲肠和直肠之间的部分。按其所处位置和形态，可分为升结肠、横结肠、降结肠和乙状结肠 4 部分。其中升及降结肠为腹膜间位，借结缔组织附着于腹后壁，因而较为固定，而横结肠及乙状结肠均为腹膜内位，具有明显的肠系膜，因而活动幅度较大。

（1）升结肠　全长约18.6cm。在右髂窝内由盲肠延续而成，沿腰方肌和右肾前面上升，至右季肋区，于肝右叶下面转向左前下方，移行于横结肠。升结肠大部分位于右腹外侧区，较降结肠稍接近躯干正中线。其在腰背部的投影，相当于腰椎的横突附近。

升结肠的后面借疏松结缔组织连于右髂腰筋膜和右肾筋膜前层的下外侧部与右肾相接，在该部结缔组织内，有股外侧皮神经、髂腹下神经、髂腹股沟神经和第四腰动脉横过；其内面与小肠袢相邻；前及外面与腹前壁、腹外侧壁或大网膜右缘及部分小肠袢相邻。当肠腔空虚时，其近段的前面，可完全被小肠袢遮盖。结肠右曲位于右肾与肝右叶之间，因直接与肝右叶相接，故在肝右叶下面常形成压迹；其前内侧与十二指肠降部及胆囊底相接；前面与第十肋软骨相对。

（2）横结肠　长约50cm。在右季肋区起自结肠右曲，起初向左下前方延伸，逐渐转向左上后方，直至左季肋区，构成一向下的弓形弯曲。在脾门的下侧，横结肠由后向前转向下，形成结肠左曲或称脾曲。

横结肠的起始端为腹膜间位，前面由腹膜覆盖，后面则借结缔组织连于十二指肠降部胰头的前面，而其余部分直到脾曲，均为腹膜内位，完全被腹膜包裹，并且沿着系膜带，两层腹膜构成宽阔的横结肠系膜，把横结肠悬系在胰体的前面。

横结肠的毗邻，上方由右向左依次与肝右叶、胆囊、胃大弯和脾相邻；下方邻小肠袢；前面与腹前壁之间有大网膜相隔；后面与十二指肠降部、胰、十二指肠空肠曲及部分小肠袢相邻。结肠脾曲前面被肋骨掩盖，上方与胰尾及脾内面的下部相接，后内侧借腹膜和腹膜后结缔组织与左肾前筋膜相连。

（3）降结肠　于左季肋区结肠左曲开始，沿左肾外侧缘和腰方肌的前面下行，达髂嵴平面，移行为乙状结肠。降结肠位于左腹外侧区，较升结肠距中线稍远，位置深，管径相对稍小。前面完全被小肠袢遮盖。

降结肠后面与腹内筋膜、腰方肌、腹横肌和左肾外缘等相接触，其间尚有左肋下血管、左侧髂腹下神经、左髂腹股沟神经和左侧第4腰动脉等通过。前方被小肠袢覆盖。

（4）乙状结肠　是位于降结肠和直肠之间的一段肠管。因该段肠常呈"乙"字形弯曲，故而得名。乙状结肠始端在左髂嵴处与降结肠相移行。起初向内下方延至盆腔入口，于腰大肌的内缘再转向内上，形成此段肠管的第1个弯曲，肠管向内上方越过髂总动脉分叉处，急转向下，形成第2个弯曲，至第3骶椎高度续为直肠。

乙状结肠亦为腹膜内位器官，因此，腹膜包裹肠管后，形成幅度较宽的乙状结肠系膜，乙状结肠连于左髂窝和小骨盆后壁，系膜根的附着线常呈"人"字形。

当肠腔空虚时，乙状结肠的前方常被小肠袢遮盖；当充盈扩张时，则可直接与腹前壁相接，或伸入小肠袢之间；乙状结肠的外侧与左侧的髂外动、静脉、闭孔神经、股神经、生殖股神经、股外侧皮神经和精索内动、静脉相邻；后面接左侧髂内动脉、髂内静脉、输尿管、梨状肌和骶丛。第1个弯曲伸入盆腔，在男性紧邻膀胱，在女性则与子宫底、左输卵管和卵巢相接。

### 2. 结肠的组织结构

结肠壁由4层膜组成。

（1）黏膜　表面光滑，无环状皱襞和绒毛，有很多肠腺的开口。柱状细胞间夹有大量杯状细胞固有膜较厚，与小肠的结构基本相似。固有膜内有较多的淋巴小结，常向黏膜下层侵入。黏膜肌层较发达，由内环行、外纵行两层平滑肌组成。

（2）黏膜下层　在疏松结缔组织中含有较多脂肪细胞。有较大的血管、淋巴管和黏膜下神经丛。

（3）肌层　由内环行、外纵行两层平滑肌组成。纵肌层聚集成束，形成3条结肠带。每条结肠带约有12mm宽。在各条结肠带之间，纵肌层薄弱，并且不完整。在环、纵两肌层间有肠肌丛。

（4）浆膜　结肠表面大部分被浆膜覆盖。沿结肠带附近的浆膜，有堆积成群的脂肪细胞，形成结肠周围的脂肪垂。

### 3. 结肠神经支配

（1）各部分的神经支配　升结肠和横结肠的神经支配是来自肠系膜上丛，也包括交感及迷走神经两种纤维。人体降结肠、乙状结肠及直肠近侧部的交感神经来自肠系膜下丛；而副交感神经是由骶部脊髓第2~4骶节发出的纤维，经两侧盆内脏神经、左下腹下丛，再上升至这些部分。直肠远侧部的交感神经由下腹下丛发出的纤维，伴直肠上、下动脉而来。骶节的副交感纤维，也经盆内脏神经、盆丛分布至这部分。阴部神经的肛神经运动神经纤维支配肛门外括约肌。其感觉纤维分布至肛管远侧部。

（2）消化管壁内的神经支配　消化管壁内的神经构成丛状结构，有肠肌丛，位于纵行肌和环行肌之间；及黏膜下丛，位于黏膜下层。肠肌丛及黏膜下丛中包含许多神经节；这些神经节与外来进入管壁的神经纤维及其他壁内神经节发出的纤维相互联系着。迷走神经或骶副交感神经的传出性节前纤维，进入管壁，与这种神经节细胞发生突触联系。而交感神经进入管壁的纤维，已是节后纤维，直接终止于效应组织。

①消化管壁内的神经丛　壁内的神经丛，在消化管的不同部分存在某些差异。在咽壁，除咽丛外，一般没有壁内神经丛。

肠肌丛是由丰富的神经纤维组成的丛状结构，可包括3种丛网：初级、次级及三级丛。初级丛是比较粗大的结构，它的网眼大小与形式有较大的变化，成纵行排布。次级丛与初级丛紧密相连，它是由较细的神经纤维束形成。三级丛是非常精细的纤维束网，与次级丛相联系，位置与环形肌密切邻接。肠肌丛发纤维终止于肌层内的细胞。丛内的神经节位于节点内。在肠系膜附着区域制作的切片上，外来神经的支，可追踪到肠肌丛神经节；某些纤维终止于进入的第一个神经节；而其他的纤维，可能穿经此节与丛内另外的神经节接触，或进入至黏膜下丛的纤维束，到达黏膜下丛。自肠肌丛伸展入黏膜下丛的支是由节点发出，或直接自肠肌丛内的神经节发出，包括外来的神经纤维及壁内神经节的纤维。神经纤维行于环行肌纤维之间，到达黏膜下丛。

黏膜下丛是由相当细小的纤维束组成的网状结构，丛内有细小的神经节，也位于节点。丛的神经纤维在黏膜下层内，有的接近环行肌，有的接近黏膜肌层。自肠肌丛来的小支入黏膜下丛可以追踪到终止在此丛内的神经节，或穿经此节在黏膜下丛内延续到更远处。也有单支或呈小束的纤维自黏膜下丛到黏膜肌层，这种纤维穿过黏膜肌层，并在黏液腺之间分支，或延续进入小肠绒毛，终止于小肠绒毛内的肌纤维。

在肠肌丛及黏膜下丛内有许多神经节，大多数神经节位于节点处。节的形状呈扁平或晶体状，这与它们相联系的纤维排列有关。

②壁内神经节细胞 肠管壁内神经节细胞是多极细胞，但也有报道双极及假单极的神经细胞。

③细胞间神经丛 在肠肌丛及黏膜下丛的神经节内，存在着神经节内纤维的缠绕，一部分是该神经节细胞的突起，另一部分是外来纤维参与形成的。这种细胞间神经丛的纤维，在肠肌丛神经节内比黏膜下丛神经节内更为丰富。在肠肌丛神经节内细胞周围丛中大多数细小的纤维，为迷走神经节前纤维的末梢支，这种节前纤维在细胞间丛内与神经节细胞发生突触联系。而交感神经的节后纤维经肠肌丛不参加构成细胞间丛，直接终止于平滑肌和血管。

（3）消化管的传入神经 消化管的传入纤维，混合在交感（内脏大、小神经，最小神经，腰内脏神经等）及副交感神经（迷走神经，盆内脏神经）中到达脏器。其神经元胞体存在于脊神经节和脑神经节内。现认为，经交感神经传入的纤维传递痛刺激信号，特别是内脏的不适感和痛觉，而经副交感神经传入的纤维则传递非感觉信号（与胃肠反射有关的传入信号），但也有例外，如盆腔脏器的痛刺激可通过盆内脏神经向中枢传递。结肠的传入纤维经行于腰及胸内脏神经。有人发现，切除右侧交感神经以后，横结肠系膜或横结肠系膜的邻近部，其痛觉丧失，向尾侧可达横结肠中部；阑尾及阑尾系膜也失去痛觉，但在横结肠、结肠左曲及降结肠上部，其疼痛觉仍可存在。切除左侧交感神经则反应相反，髂嵴以上腹腔左侧结肠及其系膜的疼痛消失；而牵拉或电刺激盲肠、阑尾、结肠右曲和横结肠右半仍可引起疼痛，并在右下腹引起牵涉痛。这种传导疼痛纤维的配布，也是和胃的痛觉传入纤维相似，不是按原始肠管的左右，而是按肠管转位以后的解剖定位分的左右侧。在交感神经切除后，由降结肠向下的一段肠管丧失痛觉，至肛门以上16cm处（相当于直肠与乙状结肠连接处的水平高度），在此高度以下痛觉仍存在。直肠的痛觉传入纤维及反射性质的感觉纤维都经行于盆内脏神经，而不是交感神经。

## 【病因病理】

病因尚不完全清楚，但和下列几种因素有关：遗传因素、过敏因素、感染因素、自身免疫因素。结肠黏膜常常只有炎症性改变而未或不形成肉眼上可见的溃疡病变，或溃疡愈合，只遗留下肉眼上的炎症性病变。病变分布在直-乙状结肠的病例，可达98%。以上是现代医学对本病的认识，针刀医学原理认为，该病是由于脊柱病理区带的病理变化影响的一系列症状。

## 【临床表现】

（1）症状　一般起病缓慢，病情轻重不一，易反复发作。发作的诱因有精神刺激、过度疲劳、饮食失调、继发感染因素等，大便量少而黏滞带脓血，大便次数增多或便秘，里急后重，有些患者出现便前左下腹痉挛性疼痛、便后疼痛缓解的规律，其他症状可见上腹饱胀不适、嗳气、恶心。重症患者因长期营养丢失及厌食，可出现体重减轻，体力下降。

（2）体征

①左下腹或全腹有压痛，伴有肠鸣音亢进，常可触及硬管状的乙状结肠和降结肠，提示肠壁增厚。

②肛门指检，可有压痛或带出黏液、脓血。

（3）辅助检查

①血常规检查　贫血属于轻或重度，白细胞计数活动期高，以中性粒细胞增多为主。

②粪便检查　有黏液及不同量的红、白细胞，在急性发作期涂片可见大量的多核巨噬细胞，粪便培养阴性。

③X线检查　钡灌肠检查肠管边缘模糊，黏膜皱襞失去正常形态；结肠袋消失；铅管状结肠；结肠局部痉挛性狭窄和息肉；还可以见到溃疡引起的锯齿样影像。

④纤维内镜检查　对本病的诊断价值最大，除可对病变的范围、分布情况、炎症情况和溃疡等进行直接观察，还可取活体组织进行病理鉴别诊断，并可做细胞化学、培养、生化测定和免疫学研究等项目。注意此检查一般在急重症患者暂缓进行，以免穿孔或引起大量的出血。

## 【诊断要点】

（1）临床上有既往病史或持续、反复发作的腹泻、黏液血便等症状。

（2）手术标本病理、肠黏膜活检组织病理、内镜检查和X线检查，有4种之一即可。

（3）除外肠道特异性感染如寄生虫病、结核病和肠道肿瘤，以及其他肠道炎症性疾病如克罗恩病和免疫异常性疾病等。

## 【针刀治疗】

### 1. 治疗原则

依据人体弓弦力学系统理论及疾病病理构架的网眼理论，慢性溃疡性结肠炎是由于腰段脊柱弓弦力学系统受力异常后，人体通过粘连、瘢痕、挛缩对异常应力进行代偿，形成网络状的病理构架，引起腰段脊柱的变形，使结肠的位置发生改变，进而引发结肠的功能异常。故应用针刀整体松解腰段脊柱、胸腰结合部弦的行经路线及弓弦结合部的粘连瘢痕和挛缩，调节脊柱弓弦力学系统，恢复结肠的正常位置和功能。

**2. 操作方法**

2.1 第1次针刀松解腰段弓弦结合部的粘连和瘢痕　针刀操作方法参照中风后遗症第3次针刀松解术。

2.2 第2次针刀松解髂嵴骨面胸腰筋膜附着点、竖脊肌止点、腰方肌止点、腹外斜肌止点的粘连和瘢痕。

（1）体位　俯卧位。

（2）体表定位　双侧髂嵴前、中、后份，共6点。

（3）消毒　在施术部位，用活力碘消毒2遍，然后铺无菌洞巾，使治疗点正对洞巾中间。

（4）麻醉　用1%利多卡因局部浸润麻醉，每个治疗点注药1ml。

（5）刀具　Ⅰ型4号直形针刀。

（6）针刀操作（图15－22）

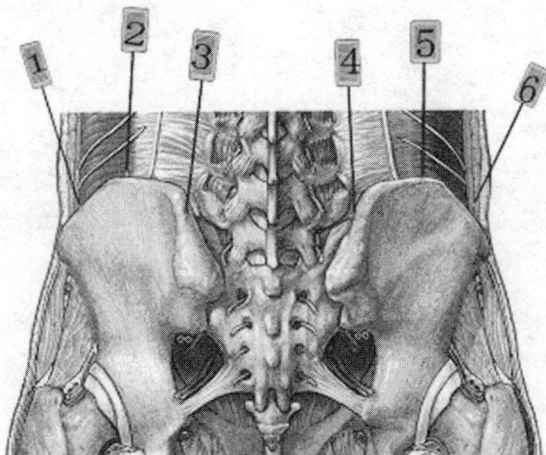

图15－22　针刀松解双侧髂嵴上软组织

①第1支针刀松解左侧髂嵴前份软组织的粘连和瘢痕　刀口线与人体纵轴一致，按四步进针刀规程进针刀，针刀体与皮肤垂直。针刀经皮肤、皮下组织，直达髂嵴骨面，纵疏横剥3刀，范围1cm，然后调转刀口线90°角，沿髂嵴骨面铲剥3刀，刀下有落空感时停止。

②第2支针刀松解左侧髂嵴中份软组织的粘连和瘢痕。

③第3支针刀松解左侧髂嵴后1/3交界点软组织的粘连和瘢痕。

④第4支针刀松解右侧髂嵴后份软组织的粘连和瘢痕。

⑤第5支针刀松解右侧髂嵴中1/3交界点软组织的粘连和瘢痕。

⑥第6支针刀松解右侧髂嵴前1/3交界点软组织的粘连和瘢痕。第2~6支针刀操作方法与第1支针刀相同。

⑦术毕，拔出针刀，局部压迫止血3分钟后，创可贴覆盖针眼。

## 【针刀术后手法治疗】

脊柱区带有阳性反应物者，出针刀后在进针刀处按压 30 秒钟。属于椎体有移位者，患者取俯卧位，腰部肌肉放松，双手拉住床头，一助手立于床尾，两手握两踝部牵引，在牵引的基础上，用力上下抖动数下，连续做 5 遍，术者立于患者躯干一侧，双手重叠放于 $T_{12} \sim L_1$ 棘突上，当助手用力牵引时，术者向下弹压 1 次。此手法可隔 2 日 1 次。

# 第十六章 妇科疾病

## 第一节 痛 经

凡在经期前后或行经期出现下腹疼痛或其他不适，影响工作及生活者，称为痛经。痛经分为原发性及继发性两种。前者是生殖器官无器质性病变者，后者是指由生殖器官器质性病变而致的痛经。本节主要叙述原发性痛经。

### 【针刀应用解剖】

#### 1. 盆腔韧带

盆腔韧带有连接盆腔器官并支持各器官的位置的功能，主要是由结缔组织增厚而成，有的韧带中含有平滑肌。

（1）**主韧带** 又称子宫颈横韧带。位于子宫两侧阔韧带基底部，从内侧子宫颈阴道上部的侧方，向外侧达骨盆壁。其中含有宽厚的结缔组织和平滑肌纤维，与盆膈膜的上筋膜相连，这一部分组织非常坚韧，对维持固定子宫颈的位置起主要作用。其上缘为子宫动、静脉。

（2）**圆韧带** 从两侧子宫角的前面，输卵管起始部的内下方开始，在阔韧带内向前下方伸展到骨盆侧壁，再经腹股沟管止于大阴唇内。其作用是维持子宫前倾位置。此韧带呈扁圆索状，较坚硬，全长约 12~14cm，由结缔组织和来自子宫肌纤维的平滑肌组成，其内有细小的血管、淋巴管及神经纤维。其作用是将子宫颈向后及向上牵引，协助维持子宫正常位置。

（3）**阔韧带** 呈翼状，由两层腹膜及其内的结缔组织所组成。从子宫两侧开始，向外直达骨盆侧壁，将骨盆腔分为前后两部，其上缘内侧 2/3 覆盖输卵管，外侧的 1/3 由输卵管伞端向外上方延展到骨盆侧壁，称之为骨盆漏斗韧带，因支持卵巢，故又称卵巢悬韧带。其中有卵巢的动静脉和淋巴管通过。在输卵管以下，卵巢附着处及卵巢固有韧带以上的部分，称为输卵管系膜。阔韧带后层与卵巢相接处，称为卵巢系膜。其余的大部分称为阔韧带基底部。在子宫和子宫颈两侧的阔韧带内，有大量疏松结缔组织，称为子宫旁组织。

（4）**膀胱宫颈与膀胱耻骨韧带** 盆腔腹膜外组织在子宫颈、阴道前壁两侧与膀胱之间，增厚成为纤维束，形成膀胱宫颈韧带。输尿管的最后一段埋存于其中。在膀胱与耻骨弓后壁之间亦有筋膜相连，形成膀胱耻骨韧带，有支持膀胱底的作用。

（5）子宫骶骨韧带　自子宫颈后上侧方相当于子宫颈内口处开始，向后绕过直肠两侧，呈扇形止于第2、3骶椎前的筋膜上。此韧带内含有结缔组织和少量平滑肌。

**2. 盆腔腹膜、筋膜、肌肉**

（1）盆腔腹膜　系指覆盖盆壁及盆腔器官的腹膜。前腹壁腹膜向下行至膀胱顶，继续向后向下覆盖膀胱上面及后壁，在子宫与膀胱之间形成浅的腹膜皱褶，称为子宫膀胱凹。再顺序经子宫底、子宫后壁、阴道后壁顶部反折至直肠前壁，形成较深的凹陷，称为子宫直肠窝，继续上行覆盖直肠上部及两侧盆壁，大约在第3骶椎水平，腹膜从直肠转折到骶骨前面沿中线上行，超出骶骨岬与后腹膜相连。盆腔腹膜于子宫两侧形成阔韧带。骶骨上部的腹膜后，有疏松的结缔组织，其中含有骶前神经和淋巴、血管等。子宫直肠窝为盆腔最低部位，若腹腔内有渗出液、血液或脓液时，常集聚于此处。它与阴道后穹隆仅隔一层阴道壁，故临床上可采用后穹隆穿刺，检查积液的性质，以明确诊断。

（2）盆腔筋膜　盆腔内各器官的外围，皆有一层坚实的筋膜包裹，筋膜层位于腹膜和该器官的肌层之间，并与盆膈的筋膜相连。它对维持盆腔器官正常位置有一定的作用，子宫和阴道的筋膜来源于盆膈的筋膜，在子宫颈周围此筋膜坚韧有力，其两侧与主韧带及子宫骶骨韧带相连，当上行至子宫体时，逐渐变薄而不明显。直肠阴道筋膜位于阴道后壁与直肠前壁之间、子宫直肠窝以下和盆膈以上。

（3）膀胱筋膜　后下方较厚，前侧方与侧脐韧带及膀胱上动脉相连，附着在耻骨联合后面。膀胱下部的筋膜，有加强耻骨和子宫颈之间的作用，在相当尿道内口处，膀胱筋膜与阴道筋膜相融合。在后方，膀胱筋膜与直肠筋膜较薄且疏松，至直肠上部逐渐变得不明显。

（4）盆腔肌肉　骨盆前侧壁为闭孔内肌（起于骶骨的前面，经坐骨大孔，止于股骨大转子尖），骨盆出口为多层肌肉及筋膜构成的骨盆底。

**3. 盆腔血管**

女性生殖器官的血流主要来自卵巢动脉、子宫动脉、阴道动脉及阴部内动脉。

（1）卵巢动脉　由腹主动脉前壁分出，左侧可来自左肾动脉，在腹膜后沿腰大肌前缘向下行至盆腔，并跨越输尿管及髂外动脉的外侧，然后经骨盆漏斗韧带向内再经卵巢系膜达卵巢，并在输卵管系膜内分出若干支供应输卵管。

（2）子宫动脉　系髂内动脉的分支，在腹膜后沿盆腔侧壁向下向前走行，经阔韧带基底部、子宫旁组织到达子宫外侧，在距子宫颈（内口水平）2cm处跨过输尿管，此后分出两支：第1支为子宫颈阴道支，分布到子宫颈、阴道及膀胱的一部分，第2支为子宫体支，走向子宫峡部，并沿子宫外侧蜿蜒上行，至子宫角处分为子宫底支、卵巢支及输卵管支，分布于输卵管。

（3）阴道动脉　系髂内动脉的一个分支，分布于阴道中下段前后两面，与子宫动脉的阴道支和阴部内动脉的分支相吻合。因此，阴道上段由子宫动脉的子宫颈阴道支供给，中段由阴道动脉供给，下段主要由痔中动脉和阴部内动脉供给。

（4）阴部内动脉 是髂内动脉前干的终支，经坐骨大孔的梨状肌下孔穿出骨盆腔，绕过坐骨棘的背面，再经坐骨小孔到达会阴及肛门，阴部内动脉分出 4 支：痔下动脉，供给直肠下段及肛门部；会阴动脉，分布在会阴浅部；阴唇动脉，分布在阴唇；阴蒂动脉，分布到阴蒂及前庭球。

**4. 神经**

（1）内生殖器官 主要由交感神经与副交感神经所支配。交感神经在腹主动脉前面形成含有神经节的腹主动脉丛。自上而下再分出：

①卵巢丛 经卵巢门进入卵巢，并在阔韧带内形成小支，分布于输卵管。

②骶前神经丛 又称上腹下神经丛，由腹主动脉丛的主要部分形成，在骶骨岬前方下行进入骨盆腔，分布于子宫、直肠和膀胱。

③下腹下神经丛 位于直肠壶腹后面，分为左右两束，其中少量神经纤维分布于子宫，主要部分形成骨盆神经丛。

④骨盆神经丛 除由上述交感神经纤维所组成外，还有来自第 2、3、4 骶神经的副交感神经纤维。大部分盆腔各器官由骨盆神经丛支配，如子宫体、子宫颈、阴道、直肠及膀胱上部等。生殖器官除了有离心传导的交感、副交感神经外，也有向心传导的感觉神经，能将子宫的冲动传向中枢，从而可以反射性引起子宫收缩。

（2）外生殖器官 外阴部皮肤及盆底随意肌系由阴部神经支配。阴部神经由 2、3、4 骶神经的分支组成，与阴部内动脉并行，在坐骨结节内侧下方分成 3 支：

①会阴神经 又分深浅两支，分布在会阴、大阴唇及会阴部肌肉，如会阴深、浅横肌、球海绵体肌、坐骨海绵体肌等。

②阴蒂背神经 为许多的小支，分布于阴蒂及包皮。

③肛门神经 又称痔下神经，分布于肛门周围。

## 【病因病理】

引起痛经的因素有多种，如神经精神因素，卵巢内分泌因素以及子宫因素等。

子宫肌肉强烈收缩，子宫血流量减少，使宫腔内压力增高而引起疼痛。子宫血流量减少，缺血缺氧也会引发剧烈的疼痛。此外，痛经还与前列腺素（PG）含量的升高有关。原发性痛经的子宫肌肉过强收缩与 PGF2 大量释放有关。原发痛经妇女的经血和子宫内膜中 PG 含量比正常人明显增多，严重痛经患者宫内膜中 PG 含量比正常人高 10 多倍。PGF2 活性明显增加，引起子宫过强收缩，导致痛经，尤其在经期初 36 小时内。月经来潮时，子宫内膜的 PG 经子宫肌与阴道壁血管、淋巴管被吸收进入血液，引起胃肠泌尿道和血管平滑肌的收缩，而产生一系列全身症状，如恶心呕吐、腹泻、晕厥等。PG 活性丧失后，症状消失。

其他因素还有血管加压素、子宫神经与神经递质等内分泌物质有关。

针刀医学认为痛经的主要原因是人体电生理线路功能紊乱，引起人体内生化成分的改变所致。

## 【临床表现】

下腹疼痛是痛经的主要症状，疼痛常于经前数小时开始，逐渐或迅速加剧，呈阵发性绞痛，持续时间长短不一，多于 2～3 日后缓解，严重者疼痛可放射到外阴、肛门、腰骶部，并伴有恶心、呕吐、腹痛、腹泻、头痛、烦躁、四肢厥冷、面色苍白等全身症状。

## 【诊断要点】

参照《中药新药临床研究指导原则》的有关内容制定：行经前后或月经期出现下腹疼痛、坠胀，伴腰酸或其他不适，严重影响生活和工作质量，经妇科检查（未婚者行肛诊）及 B 超检查生殖器官无明显器质性病变者，多发生于月经初潮后 2～3 年的青春期少女或未生育的年轻妇女。

## 【针刀治疗】

### 1. 治疗原则

依据人体弓弦力学系统理论及疾病病理构架的网眼理论，痛经是由于腰部软组织慢性损伤后引起腰段脊柱弓弦力学系统力平衡失调，形成网络状的病理构架，经期及其前后子宫收缩，引起腰腹部软组织痉挛而引发的疼痛。通过针刀整体松解腰腹部软组织的粘连和瘢痕，解除腰腹部软组织的痉挛。依据慢性软组织损伤病理构架的网眼理论，在腰部病变关键点进行针刀整体松解有效。本疗法不适用于器质性病变引起的痛经。

### 2. 操作方法

2.1 第 1 次针刀整体松解腰段脊柱弓弦力学系统软组织的粘连和瘢痕　针刀手术方法参照中风后遗症第 3 次针刀松解术。

2.2 第 2 次针刀松解腹白线及腹肌的粘连和瘢痕

（1）体位　仰卧位。

（2）体表定位　剑突顶点，耻骨联合点，双髂嵴中点。

（3）消毒　在施术部位，用活力碘消毒 2 遍，然后铺无菌洞巾，使治疗点正对洞巾中间。

（4）麻醉　用 1% 利多卡因局部浸润麻醉，每个治疗点注药 1ml。

（5）刀具　Ⅰ型 4 号直形针刀。

（6）针刀操作（图 16-1）

①第 1 支针刀松解剑突部腹白线的粘连瘢痕　在剑突顶点定位，刀口线与人体纵轴一致，按四步进针刀规程进针刀，针刀体与皮肤垂直。针刀经皮肤、皮下组织，直达剑突骨面，纵疏横剥 3 刀，范围 0.5cm，然后调转刀口线 90°角，向下铲剥 3 刀。

②第 2 支针刀松解耻骨联合部腹白线的粘连瘢痕　在耻骨联合定位，刀口线与人体纵轴一致，按四步进针刀规程进针刀，针刀体与皮肤垂直。针刀经皮肤、皮下组织，直达耻骨联合软骨骨面，纵疏横剥 3 刀，范围 0.5cm，然后调转刀口线 90°角，向上铲剥 3 刀。

③第 3 支针刀松解右侧腹肌在髂嵴中份止点的粘连和瘢痕　在右髂嵴中点定位，刀口线与人体纵轴一致，按四步进针刀规程进针刀，针刀体与皮肤垂直。针刀经皮肤、皮下组织，直达髂嵴骨面，纵疏横剥 3 刀，范围 0.5cm，然后调转刀口线 90°角，沿髂嵴骨面铲剥 3 刀，刀下有落空感时停止。

④第 4 支针刀松解左侧腹肌在髂嵴中份止点的粘连和瘢痕　在左髂嵴中点定位，刀口线与人体纵轴一致，按四步进针刀规程进针刀，针刀体与皮肤垂直。针刀经皮肤、皮下组织，直达髂嵴骨面，纵疏横剥 3 刀，范围 0.5cm，然后调转刀口线 90°角，沿髂嵴骨面铲剥 3 刀，刀下有落空感时停止。

⑤术毕，拔出针刀，局部压迫止血 3 分钟后，创可贴覆盖针眼。

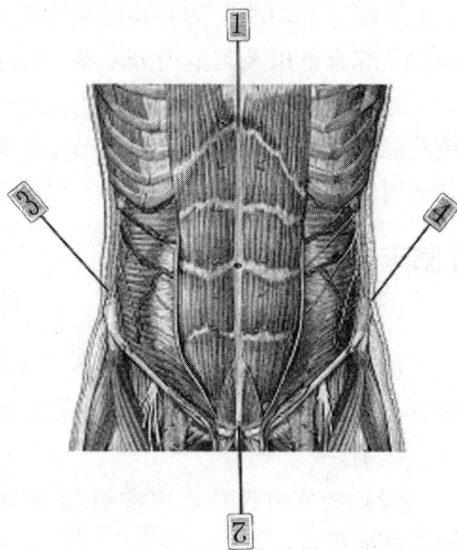

图 16－1　针刀松解腹白线及腹肌

## 【针刀术后手法治疗】

主动弯腰伸腰 3 次。

# 第二节　闭　经

本病是妇科疾病的常见症状，可分为原发性和继发性两类。前者是指女性年过 18 岁，月经尚未来潮者；后者是指女性在建立了正常月经周期后，停经 6 个月以上者。

## 【针刀应用解剖】

见本章第一节痛经与第三节慢性盆腔炎的针刀应用解剖相关内容。

## 【病因病理】

下丘脑－垂体－卵巢轴的任何一个环节发生故障都可以导致闭经。

（1）子宫性闭经　患者的卵巢功能和垂体促性腺激素分泌功能正常，但子宫内膜不能对卵巢激素产生正常的反应。

（2）卵巢性闭经　如果卵巢缺如或发育不良，卵巢损坏或早衰，致体内无性激素产生时，子宫内膜即不能生长，也不能发生周期性变化和剥脱，月经不能来潮。

（3）脑垂体性闭经　脑垂体前叶功能失调可影响促性腺激素的分泌，继而影响卵巢功能而引起闭经。

（4）丘脑下部性闭经　丘脑下部的功能失调可影响垂体，进而影响卵巢引起闭经。

引起丘脑下部功能失调有神经精神因素，消耗性疾病或营养不良，药物抑制综合征，闭经泌乳综合征以及其他内分泌腺功能的异常。

针刀医学认为，闭经固然由上述一些器官变化引起，但根本原因还是电生理线路系统功能紊乱所引起，用针刀调节电生理线路系统使之恢复正常功能，该病就可治愈。但是如属于肿瘤、生殖器官畸形、结核等原因引起者，即不适用本疗法。

## 【临床表现】

### 1. 子宫性闭经

（1）先天性无子宫或子宫发育不良　都为原发性闭经，外生殖器和第2性征发育良好，无阴道或仅有很浅的隐窝，如已婚，常诉性交困难，妇科检查可扪及偏小的子宫或只有残迹。

（2）子宫内膜粘连　常引起继发性闭经，伴有周期性下腹或腰背痛，外生殖器和第2性征正常。

### 2. 卵巢性闭经

（1）先天性卵巢发育不良　原发性闭经，矮身材，桶状胸，肘外翻，后发际低，第2性征不发育，生殖器呈幼稚型，常并发主动脉狭窄与泌尿系统异常。先天性卵巢发育不良的另一种表现是身材高大，骨骺闭合延迟，阴毛少，乳房小，骨盆狭窄，原发性闭经。

（2）无反应性卵巢综合征　原发性闭经，第2性征发育不良，腋毛、阴毛稀少或缺如，外阴及乳房发育较差，其临床表现酷似单纯性卵巢发育不全。

（3）卵巢功能早衰　此症多发生在20～30岁妇女，患者可有正常生育史，然后突然出现闭经；也可先有月经过少而后长期闭经。少数病例在月经初潮后有1～2次月经即出现闭经。由于雌激素水平低落，出现阴道干枯、性交困难、面部潮热、出汗烦躁等更年期综合征症状和体征。

### 3. 垂体性闭经

垂体前叶功能减退症最早出现和最常见的症状是产后无乳，然后出现产后闭经，性欲减退，第2性征逐渐消退，生殖器萎缩。如果促甲状腺素及促肾上腺素的分泌也受到影响，患者除闭经外，出现乏力、怕冷、毛发脱落、反应迟钝、心动过缓、血压降低等症状。

### 4. 丘脑下部性闭经

症状有嗜睡或失眠、多食、肥胖或顽固性厌食、消瘦，发热或体温过低，多汗或不出汗，手足发绀，括约肌功能障碍，精神变态，喜怒无常。

如为肥胖性生殖无能营养不良症，除闭经外，有生殖器官及第2性征发育不全和脂肪分布集中于躯干，大腿及肩臂、膝肘以下并不肥胖。如同时出现尿崩症、肢端肥大或溢乳症等，提示病变在下丘脑。

## 【诊断要点】

（1）以月经停闭为主要症状，表现为逾18周岁尚未初潮。

（2）患者可有因生活条件及营养状况较差而影响生长发育的病史，也有的患者年幼时有结核病史或家族中有同类病史。

（3）经查体和妇科检查可见生长发育较差，第二性征或内生殖器发育不良或有畸形等征象。

## 【针刀治疗】

### 1. 治疗原则

依据人体弓弦力学系统理论及疾病病理构架的网眼理论，闭经是由于腰部软组织慢性损伤后引起腰段脊柱弓弦力学系统力平衡失调，形成网络状的病理构架，导致子宫及附件的位置异常。通过针刀整体松解腰段脊柱弓弦力学系统软组织的粘连和瘢痕，恢复子宫及附件的正常位置及功能。

### 2. 操作方法

2.1 第1次针刀整体松解腰段脊柱弓弦力学系统软组织的粘连和瘢痕　针刀手术方法参照中风后遗症第3次针刀松解术。

2.2 第2次针刀松解髂嵴骨面胸腰筋膜附着点、竖脊肌止点、腰方肌止点、腹外斜肌止点的粘连和瘢痕　针刀手术方法参照慢性溃疡性结肠炎第2次针刀松解术。

## 【针刀术后手法治疗】

主动弯腰伸腰3次。

## 第三节　慢性盆腔炎

本病指内生殖器（包括子宫、输卵管和卵巢）及其周围结缔组织、盆腔腹膜的炎症，可局限于某部位，也可涉及整个内生殖器，常因急性期未经彻底治疗而转为慢性。

## 【针刀应用解剖】

女性盆腔内，前为膀胱，后为直肠，二者之间是子宫、卵巢、输卵管和阴道。

### 1. 子宫

子宫为空腔器官，呈倒置梨形，成年妇女子宫长 7~8cm，宽 4~5cm，厚 2~3cm，重约50g，宫腔容量约5ml。位于宫腔中央，依靠圆韧带、阔韧带、主韧带、宫骶韧带4对韧带的作用固定。子宫上部较宽称子宫体，上端隆突部分称子宫底，宫底两侧为子宫角，与输卵管相通，子宫下部较窄呈圆柱状称子宫颈。子宫体与子宫颈之间子宫狭部，非孕期长约1cm，分娩时可伸展拉长 7~10cm，成为产道的一部分。子宫壁很厚，由外层浆膜层、中层肌层、内层黏膜层即子宫内膜组成，子宫内膜从青春期到更年期，受卵巢激素的影响，有周期性改变并产生月经。

### 2. 卵巢

卵巢位于子宫底的后外侧，与盆腔侧壁相接，为女性生殖腺、左右各一，灰红色，呈扁平的椭圆形。卵巢属于腹膜内位器官，完全被子宫阔韧带后叶包裹形成卵巢囊。卵巢与子宫阔韧带间的腹膜皱襞，名卵巢系膜，很短，内有至卵巢的血管、淋巴管和神经通过。

卵巢是由卵巢动脉和子宫动脉的卵巢支供血。子宫动脉和卵巢动脉的卵巢支，从卵巢门进入髓质，形成螺旋状分支，并呈辐射状伸入皮质，在卵泡膜和黄体内形成毛细血管网，再由毛细血管网集合成微静脉，然后在髓质内汇成小静脉，经卵巢门离开。小静脉在卵巢系膜内构成卵巢静脉丛，最后汇集成卵巢静脉，与同名动脉伴行。左侧卵巢静脉注入左肾静脉，右侧直接注入下腔静脉。卵巢的神经来自卵巢神经丛和子宫神经丛。

**3. 输卵管**

为一对细长的管状器官，全长约 7.4~13.2cm，直径（外径）约 0.5cm。输卵管位于子宫底的两侧，子宫阔韧带的上缘内，外端达卵巢的上方，游离于腹腔内。每侧输卵管有两个开口，一个开口于子宫腔，另一个开口于腹膜腔。输卵管常因阴道、子宫的上行感染或腹膜腔的炎症而受累。

输卵管环绕卵巢的上下端和前缘，在卵巢系膜、卵巢固有韧带与输卵管之间，有由子宫阔韧带形成的输卵管系膜，其内含有至输卵管的血管、淋巴管和神经等。左输卵管与小肠和乙状结肠相邻；右侧者与小肠和阑尾（蚓突）接触。因此，临床上，右侧输卵管炎与阑尾炎的鉴别诊断比较困难，其原因是由于二者的解剖位置很接近。

腹腔内的腹膜经骨盆上口向下移行于盆腔内的腹膜，并被覆于盆腔各壁和盆腔脏器，形成许多皱襞和凹陷。由于女性盆腔内子宫和阴道的存在，直肠前面的腹膜向前返折到阴道后壁的上部（阴道后穹），并向上盖于子宫颈和体的后面，继而绕过子宫底，沿子宫前面下降至子宫峡部转至膀胱。在直肠与子宫之间腹膜移行形成的凹陷称直肠子宫陷凹，陷凹的底距肛门约 5.5cm，为站立和坐位时女性腹腔的最底部位，腹膜腔内的炎性渗出液、脓液和血液，常因重力作用聚集于此。在子宫前面与膀胱上面之间，腹膜返折形成的浅凹，称膀胱子宫陷凹。子宫前、后面的腹膜在子宫旁侧愈合成子宫阔韧带，并延至盆侧壁。

## 【病因病理】

一般为混合感染，致病菌如溶血性链球菌、厌氧链球菌、葡萄球菌、大肠杆菌、变形杆菌、沙眼衣原体等，通过血液、淋巴或直接扩散引起盆腔器官及结缔组织产生粘连、增厚，瘢痕增生，有时炎性渗出液未被吸收而形成囊性包块。

针刀医学认为本病的根本原因是由内脏器官慢性软组织损伤、脊柱区带病理变化和电生理线路紊乱导致支配内生殖器的神经电流量异常所致的一种慢性疾病。

## 【临床表现】

一般由急性期未经彻底治疗转化而来，大多数患者全身症状不明显，下腹坠胀，疼痛及腰骶部疼痛，在劳累、性生活后和经期加剧，常伴有月经不调，白带增多。子宫活动受限，在子宫及输卵管一侧或双侧可能触及囊状物，并有轻度压痛，盆腔结缔组织炎时，一侧或双侧有结节状增厚、压痛或可扪到包块。

## 【诊断要点】

（1）病史 多有急性盆腔炎病史。

（2）症状 下腹及腰痛，下腹坠胀，腰骶部酸痛，常在劳累、性交后、排便时及月经前后加重。可伴有低热、月经过多和白带增多。

（3）体征 子宫常呈后位，活动受限或粘连固定；输卵管炎时在子宫一侧或两侧可触及条索状物，并有轻度压痛；盆腔结缔组织发炎时，子宫一侧或两侧有片状增厚、压痛，或在子宫一侧或两侧摸到包块。

（4）辅助检查

①血常规 若有炎性肿块形成，可有白细胞或中性粒细胞轻度增高。

②B超检查 可探及附件炎性肿块、输卵管增粗或积液。

## 【针刀治疗】

### 1. 治疗原则

依据人体弓弦力学系统理论及疾病病理构架的网眼理论，慢性盆腔炎是由于腰骶部软组织慢性损伤后引起腰骶段脊柱弓弦力学系统力平衡失调，形成网络状的病理构架，导致子宫、膀胱、直肠失去正常的位置。通过针刀整体松解腰骶段脊柱弓弦力学系统软组织的粘连和瘢痕，恢复子宫、膀胱及直肠的正常位置及功能。

### 2. 操作方法

2.1 第1次针刀整体松解腰段脊柱弓弦力学系统软组织的粘连和瘢痕 针刀手术方法参照中风后遗症第3次针刀松解术。

2.2 第2次针刀松解髂嵴骨面胸腰筋膜附着点、竖脊肌止点、腰方肌止点、腹外斜肌止点的粘连和瘢痕 针刀手术方法参照慢性溃疡性结肠炎第2次针刀松解术。

2.3 第3次针刀松解骶髂部软组织的粘连和瘢痕

（1）体位 俯卧位。

（2）体表定位 髂后上棘，骶骨第2棘突结节，尾骨尖上1cm。

（3）消毒 在施术部位，用活力碘消毒2遍，然后铺无菌洞巾，使治疗点正对洞巾中间。

（4）麻醉 用1%利多卡因局部浸润麻醉，每个治疗点注药1ml。

（5）刀具 Ⅰ型4号直形针刀。

（6）针刀操作（图16-2）

①第1支针刀松解左侧骶结节韧带的粘连和瘢痕 在左侧髂后上棘定位，刀口线与脊柱纵轴

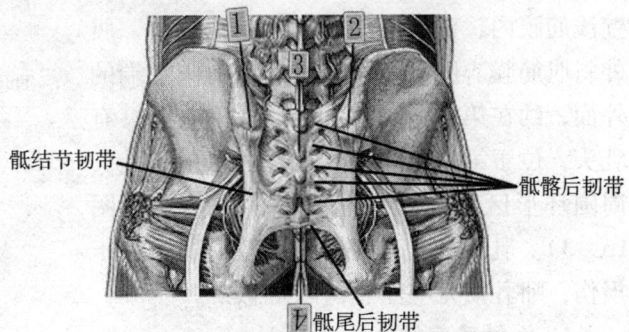

图16-2 针刀松解骶髂部软组织的粘连和瘢痕

平行，针刀体与皮肤垂直，针刀经皮肤、皮下组织，直达髂后上棘骨面，纵疏横剥3刀，调转刀口线90°，在骨面上向上铲剥3刀，范围0.5cm。

②第2支针刀松解右侧骶结节韧带的粘连和瘢痕　在右侧髂后上棘定位，刀口线与脊柱纵轴平行，针刀体与皮肤垂直，针刀经皮肤、皮下组织，直达髂后上棘骨面，纵疏横剥3刀，调转刀口线90°，在骨面上向上铲剥3刀，范围0.5cm。

③第3支针刀松解骶髂后韧带的粘连和瘢痕　在骶骨第2棘突结节定位，刀口线与脊柱纵轴平行，针刀体与皮肤垂直，针刀经皮肤、皮下组织，直达骨面，纵疏横剥3刀，调转刀口线90°，沿棘突结节分别向左右铲剥3刀，范围0.5cm。

④第4支针刀松解骶尾后韧带的粘连和瘢痕　在尾骨尖上1cm处定位，刀口线与脊柱纵轴平行，针刀体与皮肤垂直，针刀经皮肤、皮下组织，直达骨面，纵疏横剥3刀，调转刀口线90°，沿棘突结节分别向左右铲剥3刀，范围0.5cm。

⑤术毕，拔出针刀，局部压迫止血3分钟后，创可贴覆盖针眼。

## 【针刀术后手法治疗】

（1）如属于相关椎体位移，针刀术后立即进行手法治疗。

（2）如属于脊柱区带软组织损伤者，针刀术后在各个进针点处指压30秒，以促进局部的微循环。

# 第四节　乳腺囊性增生症

本病也称慢性囊性乳腺病（简称乳腺病），是乳腺间质的良性增生。如增生发生于腺管周围，可伴有大小不等的囊肿形成；如增生发生于腺管内，可表现为上皮的乳头样增生，并伴有乳腺管囊性扩张；也可见增生发生于小叶实质者。本病是妇女多发病之一，最常见于25～40岁之间。由于本病的临床表现有时与乳腺癌相似，因此，本病的正确诊断非常重要。

## 【针刀应用解剖】

女性乳房为哺育婴儿的器官，位于胸前壁浅筋膜内，其深层为胸大肌、前锯肌、腹外斜肌筋膜、胸肌筋膜及腹直肌前鞘上端的外面，约在第2～6肋之间。乳房的中央有乳头，位于第4肋间隙或第5肋水平。乳头周围环形区皮肤的色泽较深，为乳晕（图16－3）。乳头和乳晕的皮肤均较薄弱，易于损伤，哺乳期尤应注意，以防感染。

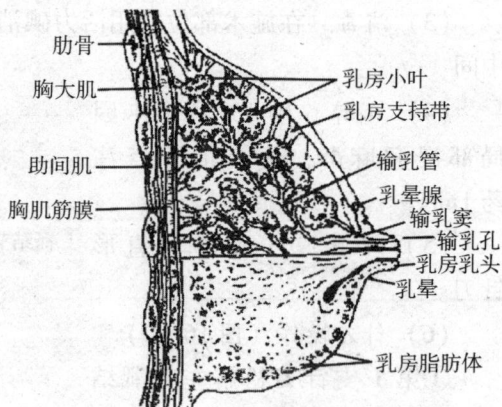

图16－3　乳房

### 1. 女性乳房结构

女性乳房主要由脂肪组织和乳腺构成

（图 16 - 4）。

（1）脂肪组织　乳房内的脂肪组织包于乳腺周围，呈囊状，称为脂肪囊，或称为乳房脂肪体。脂肪囊中有不同走向的结缔组织纤维束，由腺体基底部连于皮肤或胸部浅筋膜，形成分隔乳腺叶的隔障和支柱，称为乳房悬韧带，对乳房的位置有固定作用。乳腺癌患者，由于该韧带相对缩短，牵引皮肤向内凹陷，致使皮肤表面出现多数小凹，呈橘皮样改变。

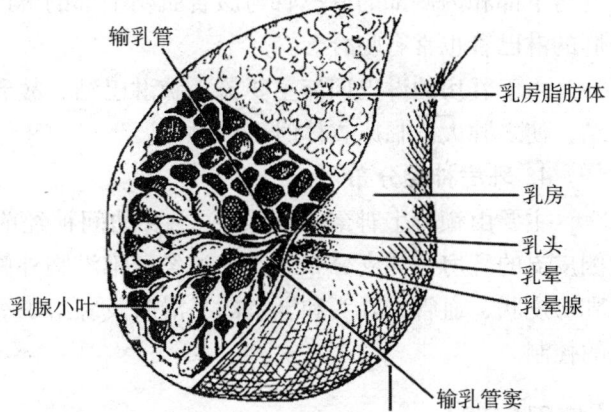

图 16 - 4　女乳房矢状断面

（2）乳腺　乳腺为复泡管状腺，由 15 ~ 20 个叶组成。叶外有结缔组织包绕。叶内又被结缔组织分隔形成若干小叶，乳腺导管分小叶内导管、小叶间导管和总导管（输乳管）三级，小叶内导管上皮由单层立方或柱状上皮构成，后两者由复层柱状上皮构成，并与表皮乳头上皮相连续。

乳腺结构与年龄和功能状态有关，青春期开始发育，妊娠末期及授乳期可分泌乳汁，称为活动性乳腺，无分泌功能的乳腺，称为静止期乳腺。静止期乳腺导管不发达，一般缺少腺泡，排卵后在黄体酮和卵泡素的作用下，导管末端增生扩大形成少量腺泡，结缔组织和脂肪组织含量丰富。妊娠期乳腺受大量激素作用而迅速增大。卵泡素促进导管增生，黄体酮可使腺泡数目增多，腺泡呈圆形或卵圆形，大小不等，上皮为立方或矮柱状。哺乳期乳腺，在催乳素作用下，腺体更加发达，腺泡和导管大量增生，结缔组织减少，脂肪细胞可以消失。小叶内充满不同分泌周期的腺泡。断乳后，腺上皮停止分泌，贮积的乳汁渐被吸收，腺泡缩小，细胞变性而自溶，或被巨噬细胞吞噬而清除。结缔组织和脂肪细胞增生，腺体又恢复至静止状态。绝经期后，卵巢激素水平下降，腺体萎缩退化，大部分腺泡和导管逐渐消失。整个腺体逐渐结缔组织所代替。

**2. 乳房血管分布**

乳房血管分为浅、深两组。浅静脉在乳头周围皮下组织内形成乳头静脉丛。因乳房皮肤较薄，故静脉在体表清楚可见。浅静脉汇入腋静脉及胸廓内静脉；深静脉与同名动脉伴行汇入较大的静脉。

**3. 乳房淋巴循环**

乳房淋巴很丰富，相互吻合成淋巴管丛。乳头和乳晕皮肤内的淋巴管丛，汇入乳晕下丛。深淋巴管起自腺泡周围间隙，在叶间隙和输乳管壁内合成淋巴管丛。深淋巴管除与皮肤的浅淋巴广泛吻合外，主要沿输乳管向乳头聚集，并同乳晕下丛连接。乳房外侧部及中部淋巴管可引流入腋淋巴结的胸肌群（前群）、肩胛下群（后群）及中央淋巴结，进而引入锁骨下淋巴结；乳房上部的淋巴管贯穿胸大肌，注入腋淋巴结的尖淋巴结或直接流入锁骨下淋巴和胸肌间淋巴结；乳房内侧部的淋巴管，一部分沿胸廓内动脉穿支，穿胸壁流入胸骨淋巴或与胸膜淋巴管吻合，另一部分与对侧乳房的淋巴管相吻合。乳房下部和内侧部的淋巴管与腹直肌鞘上部的淋巴管丛交通。此外，乳房淋巴管与膈和肝的淋巴管也常有吻合。

由于乳房的淋巴回流主要流入腋淋巴结，故乳腺炎或乳房癌肿，多首先侵及腋淋巴结，使之肿大。临床查体时可以触知。

### 4. 乳房神经分布

主要由锁骨上神经分支及第 4～6 肋间神经前皮支的乳房内侧支和该肋间神经的外侧皮支的乳房外侧支分布。交感神经纤维沿胸外侧动脉和肋间动脉分布至乳房，分布于乳房皮肤、血管、乳头和乳晕的平滑肌及腺组织等。乳腺的分泌活动受卵巢和垂体激素的控制。

## 【病因病理】

针刀医学认为，情绪性损伤和药物性损伤（使用含性激素或影响性激素的药物），引起的下丘脑－垂体－卵巢轴功能异常，导致调节人体内分泌功能紊乱和乳腺软组织代谢障碍所致。

## 【临床表现】

（1）症状

①乳房胀痛：具有周期性，常于月经前期发生或加重，少数患者也可无周期性加重。

②乳房肿块：常为多发性，见于一侧或两侧。可较局限，或可分散于整个乳房，月经期后可减少或消失。

③约有 15% 的患者可见乳头溢液。

（2）体征　查体可见肿块呈结节状，大小不一，质韧而不硬，活动度好，但与周围组织分界不清楚。腋窝淋巴结不肿大。

## 【诊断要点】

①乳房有不同程度的胀痛、刺痛或隐痛，可放射至腋下、肩背部，与月经、情绪变化有相关性，连续 3 个月或间断疼痛 3～6 个月不缓解；

②一侧或两侧乳房发生单个或多个大小不等、形态多样的肿块，肿块可分散于整个乳房，与周围组织界限不清，与皮肤或深部组织不粘连，推之可动，可有触痛，可随情绪及月经周期的变化而消长，部分患者可有乳头溢液或瘙痒。

## 【针刀治疗】

### 1. 治疗原则

依据人体弓弦力学系统理论及疾病病理构架的网眼理论，乳腺囊性增生症是由于乳腺软组织代偿性增生所形成的肿块。针刀闭合性手术治疗将肿块包膜刺破，使肿块内容物进入组织间隙，人体将其作为异物吸收。需要注意的是针刀治疗前，必须对肿块做穿刺活检，以排除乳腺癌。

**2. 操作方法**

（1）体位　坐位。

（2）体表定位　乳腺肿块。

（3）消毒　在施术部位，用活力碘消毒2遍，然后铺无菌洞巾，使治疗点正对洞巾中间。

（4）麻醉　用1%利多卡因局部浸润麻醉，每个治疗点注药1ml。

（5）刀具　Ⅰ型4号直形针刀。

（6）针刀操作

①乳腺肿块较小者可用1支针刀以一点三孔方式切破肿块包膜（图16-5）。摸准肿块，用一手固定。针刀于12点定位点进针，刀口线与乳腺管方向一致，针刀体与皮肤呈90°角，按四步进针刀规程进针刀，通过皮肤达皮下组织，刺破囊壁，即有一落空感，此时，缓慢进针刀，在囊腔中做纵疏横剥3刀，范围0.5cm。当刀下再有一突破感时，即刺破对侧囊壁，退针刀到囊腔中，做扇形提插刀法切割3刀，以刺破对侧囊壁为准。

②对乳腺肿块较大者用4支针刀分别切破肿块四周的包膜（图16-6）。摸准肿块，用一手固定。

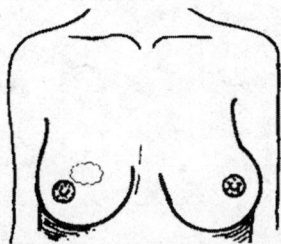

图16-5　一点三孔针刀切割　　　　图16-6　针刀切割体表定位

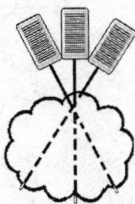

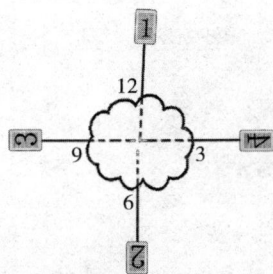

a. 第1支针刀于12点定位点进针，刀口线与乳腺管方向一致，针刀体与皮肤呈90°角，按四步进针刀规程进针刀，通过皮肤达皮下组织，刺破囊壁，即有一落空感，此时，缓慢进针刀，在囊腔中纵疏横剥3刀，范围0.5cm。

b. 第2支针刀于6点定位点进针，刀口线与乳腺管方向一致，针刀体与皮肤呈90°角，按四步进针刀规程进针刀，通过皮肤达皮下组织，刺破囊壁，即有一落空感，此时，缓慢进针刀，在囊腔中纵疏横剥3刀，范围0.5cm，与第1支针刀会合。

c. 第3支针刀于9点定位点进针，刀口线与乳腺管方向一致，针刀体与皮肤呈90°角，按四步进针刀规程进针刀，通过皮肤达皮下组织，刺破囊壁，即有一落空感，此时，缓慢进针刀，在囊腔中纵疏横剥3刀，范围0.5cm。

d. 第 4 支针刀于 3 点定位点进针，刀口线与乳腺管方向一致，针刀体与皮肤呈 90° 角，按四步进针刀规程进针刀，通过皮肤达皮下组织，刺破囊壁，即有一落空感，此时，缓慢进针刀，在囊腔中纵疏横剥 3 刀，范围 0.5cm，与第 3 支针刀会合。

③术毕，拔出针刀，局部压迫止血 3 分钟后，创可贴覆盖针眼。

## 【针刀术后手法治疗】

针刀术毕，用拇指揉按针刀治疗点 1 分钟。

# 第十七章　儿科疾病

## 第一节　小儿先天性斜颈

小儿先天性斜颈是一侧胸锁乳突肌发生纤维性挛缩后形成的畸形。一般认为发病原因是一侧胸锁乳突肌在难产时受伤，发生出血、机化，以致纤维变性后引起该肌挛缩。

### 【针刀应用解剖】

参见第七章第一节中胸锁乳突肌肌腱炎的针刀应用解剖。

### 【病因病理】

过去认为该病是由于难产及使用产钳等因素使一侧胸锁乳突肌产生血肿，肌纤维瘢痕挛缩而引起。但经过对千百万斜颈患儿胸锁乳突肌的局部肿块进行组织观察，并未发现任何陈旧性出血痕迹，况且一些正常分娩婴儿也发现有斜颈，故认为产伤并非斜颈的主要因素。有学者提出：斜颈是由于子宫内的压力异常所致，胎儿在宫内头颈偏向一侧或局部受压而使肌内局部血运障碍，发生缺血性纤维变性，使患儿在出生时胸锁乳突肌已产生挛缩。

### 【临床表现】

婴儿出生后，在一侧胸锁乳突肌内可摸到梭形的肿块，质硬而较固定。3~4个月后，肿块逐渐消失而发生挛缩，出现斜颈（但亦有部分患儿由于病情较轻，不发生显著挛缩，亦无畸形出现）。到1周岁左右，斜颈畸形更为明显，头部向一侧倾斜，下颌转向健侧。如勉强将头摆正，可见胸锁乳突肌紧张而突出于皮下，形如硬索。在发育过程中脸部逐渐不对称，健侧饱满，患侧短小，颈椎侧凸，头部运动受限制。若不及时治疗，畸形可随年龄的增长而加重。

### 【诊断要点】

（1）畸形表现为头颈倾向患侧，而脸转向健侧并后仰。

（2）新生儿胸锁乳突肌挛缩可触及梭形纤维肿块，肿块可在胸锁乳突肌内自行消退，胸锁乳突肌变短并挛缩。随年龄增长上述畸形加重，而且邻近器官产生继发畸形。

（3）头面五官不对称，如双眼不在同一水平，甚至大小不等，患侧颅骨发育扁平而小，颈胸椎出现代偿侧弯，双肩不平等一系列畸形。

（4）先天性肌性斜颈诊断并不困难，但应与其他原因所致的斜颈相鉴别：如应注意排除骨关节疾患或损伤所致的斜颈；通过 X 线片排除先天性颈椎畸形、颈椎半脱位、颈椎外伤、结核、类风湿关节炎等引起的斜颈。

## 【针刀治疗】

### 1. 治疗原则

依据人体弓弦力学系统理论及疾病病理构架的网眼理论，先天性斜颈一是胸锁乳突肌起点与止点产生粘连、瘢痕，其肌腹挛缩，二是由于该肌的病变引起其附近的软组织也产生网络状的粘连、瘢痕，且病变侧的粘连、挛缩所引起的拉力异常，从而形成一个病理构架。故治疗应通过针刀整体松解颈部及胸锁乳突肌的粘连和瘢痕，从而纠正畸形。

### 2. 操作方法

2.1 第 1 次针刀松解颈部软组织的粘连和瘢痕　参照颈椎病软组织损伤型之"T"形针刀整体松解术方法进行。

2.2 第 2 次针刀整体松解胸锁乳突肌起点与止点及行经路线中的粘连、瘢痕

（1）体位　侧卧位，头偏向对侧。

（2）体表定位　胸锁乳突肌起点与止点，肌腹部。

（3）消毒　在施术部位，用活力碘消毒 2 遍，然后铺无菌洞巾，使治疗点正对洞巾中间。

（4）麻醉　用 1% 利多卡因局部浸润麻醉，每个治疗点注药 1ml。

（5）刀具　I 型 4 号直形针刀。

（6）针刀操作（图 17 - 1）

①第 1 支针刀松解胸锁乳突肌胸骨头起点　触压到肌肉起点的压痛点，刀口线与胸锁乳突肌肌纤维方向一致，针刀体与皮肤呈 60° 角刺入，达胸骨肌肉起点处，调转刀口线 90°，与胸锁乳突肌肌纤维方向垂直，在骨面上向内铲剥 2 刀，范围 0.5cm。

②第 2 支针刀松解胸锁乳突肌锁骨部起点　触压到肌肉锁骨头起点的压痛点，刀口线与胸锁乳突肌肌纤维方向一致，针刀体与

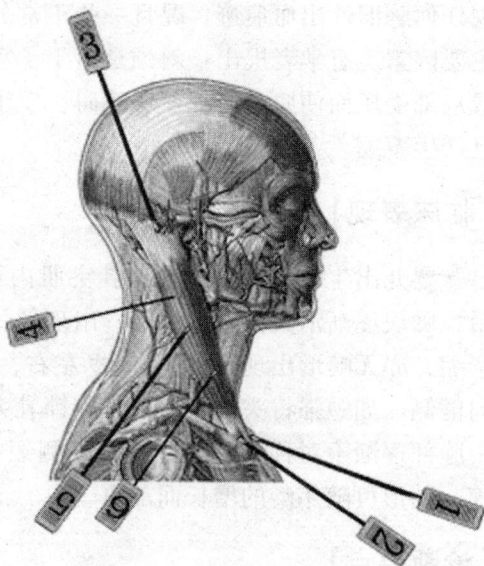

图 17 - 1　针刀松解胸锁乳突肌起点与止点及行经路线中病变

皮肤呈 90°角刺入，达胸锁乳突肌锁骨起点处，调转刀口线 90°，与胸锁乳突肌肌纤维方向垂直，在骨面上向内铲剥 2 刀，范围 0.5cm。

③第 3 支针刀松解胸锁乳突肌止点　如疼痛、压痛点在肌肉止点，在患侧压痛点处进针刀，针刀体与枕骨面呈 90°角刺入达乳突骨面后，调转刀口线 90°，在乳突骨面上向乳突尖方向铲剥 2 刀，范围 0.5cm。

④第 4 支针刀松解肌腹部上 1/3 交界点的粘连和瘢痕　在胸锁乳突肌肌腹部上 1/3 交界点定位，刀口线与胸锁乳突肌肌纤维方向一致，针刀体与皮肤呈 90°角刺入，有一落空感，再刺入肌肉内，纵疏横剥 2 刀，范围 0.5cm。

⑤第 5 支针刀松解肌腹部中点的粘连和瘢痕　在胸锁乳突肌肌腹部中点定位，针刀操作方法与第 4 支针刀相同。

⑥第 6 支针刀松解肌腹部下 1/3 交界点的粘连和瘢痕　在胸锁乳突肌肌腹下 1/3 交界点定位，针刀操作方法与第 4 支针刀相同。

⑦术毕，拔出针刀，局部压迫止血 3 分钟后，创可贴覆盖针眼。

（7）注意事项

在做肌腹部针刀松解时，应注意不要损伤胸锁乳突肌中段后侧的颈外静脉，具体方法是在针刀定位时，用手指按压锁骨上窝，显露颈外静脉在胸锁乳突肌中段后侧的充盈程度，用记号笔标出静脉走行方向，针刀松解时避开血管走行路径即可。

## 【针刀术后手法治疗】

（1）针刀治疗后即刻手法　主要的方法为分筋、理筋及肌抗阻力牵拉。

（2）针刀间隔期手法　以传统的推拿按摩手法为主，目的是帮助肌肉恢复血液循环，解除硬结，增加弹性。

# 第二节　小儿膝内翻

小儿膝内翻（即"O"形腿）是由于婴儿时期缺乏维生素 D，以致骨质缺钙、变软、骨骺发育障碍引起的肢体畸形。近年来，由于营养条件的改善和采取各种预防措施，典型病例已不多见，但在我国贫困山区和农村并不少见，亦有为先天性，可能与胎位不正等外在因素有关。

## 【针刀应用解剖】

参见第八章第三节膝关节骨性关节炎的针刀应用解剖。

## 【病因病理】

本病常因缺乏维生素 D 和日光照射，或肠道疾病、食物中钙、磷缺乏所致。上述因素均可引起血清中钙、磷不足，钙磷沉积下降，造成骨骼钙化障碍，骨质普遍软化，受压或负重后产生骨骼畸形。

在临床上亦有不少并无缺钙因素的"O"形腿婴幼儿病例，其病因与胎位、出生后哺育不当有关系。因幼儿骨骼正在迅速发育期，如卧床、站立时没有注意下肢体位，即可造成"O"形腿。

## 【临床表现】

因1岁内小儿可有生理性弯曲，故仅1岁以上的小儿才出现明显下肢畸形。膝内翻，双下肢伸直或站立时，两膝之间形成空隙，严重者近似"O"形，又叫"O"形腿。

## 【诊断要点】

（1）双下肢正面观呈"O"形，站立时更明显。行走时下肢不左右摇摆。个别有单侧发病或一侧内翻，另一侧外翻而呈"＜＜"。

（2）一般患儿无自觉症状，或稍大以后感到双腿易疲劳。髋膝踝三关节长期力线不正，成年后可能导致膝踝骨性关节炎而使关节受限。

（3）检查：双腿伸直并拢时两膝股骨内侧髁不能接触，若使其接触则小腿必须交叉。双踝靠拢，两膝之间的距离称为踝间距，测量踝间距越大，膝内翻程度越重。自髂前上棘至足1、2趾之间拉一条线，正常时该线通过髌骨正中，若髌骨向外侧偏离中线则视为膝内翻，偏离越远膝内翻越重。此法也可用作双侧内翻程度的比较。

（4）X线片：包括股骨下段与胫骨全长的正位片，可明确畸形的部位和有助于测量内翻的角度。畸形多在胫骨上干骺端，若在股骨下干骺端者则表现为股骨内侧髁发育小而短。也有在胫骨中下段弯曲者。在干骺端者骨骺线多在凸侧增宽，骨干内侧骨皮质相对增厚。若为佝偻病者，骨骺边缘不清，骺板增厚，临时钙化带模糊，呈毛刷状或杯口状，骨皮质稀疏。

## 【针刀治疗】

### 1. 治疗原则

依据人体弓弦力学系统理论及疾病病理构架的网眼理论，小儿膝内翻是由于膝关节前内侧软组织的粘连、瘢痕所引起的关节畸形。应用针刀将膝关节周围软组织所产生的粘连、瘢痕进行整体松解，使膝部的力学平衡得到恢复，从而矫正畸形。本法适用于年龄在10周岁以内的婴幼儿和未患过小儿麻痹症者。

### 2. 操作方法

2.1 第1次针刀松解参照膝关节骨性关节炎针刀治疗进行。

2.2 第2次针刀松解胫侧副韧带的粘连和瘢痕

（1）体位　仰卧伸膝位。

（2）体表定位　膝关节内侧副韧带行经路线。

（3）消毒　在施术部位，用活力碘消毒2遍，然后铺无菌洞巾，使治疗点正对洞巾中间。

（4）麻醉　用1%利多卡因局部浸润麻醉，每个治疗点注药1ml。

（5）刀具　Ⅱ型直形针刀。

（6）针刀操作（图17-2）

①第1支针刀松解胫侧副韧带行经路线的粘连瘢痕　使用直形Ⅱ型针刀。在膝关节内侧间隙上缘定点，针刀体与皮肤垂直，刀口线与小腿纵轴平行，按四步进针刀规程进针刀，经皮肤、皮下组织，当刀下有韧性感时，即到达胫侧副韧带，刺入韧带，纵疏横剥2刀，范围0.5cm。

②第2支针刀松解胫侧副韧带行经路线的粘连瘢痕　使用直形Ⅱ型针刀。在膝关节内侧间隙下缘定点，针刀体与皮肤垂直，刀口线与小腿纵轴平行，按四步进针刀规程进针刀，经皮肤、皮下组织，当刀下有韧性感时，即到达胫侧副韧带，刺入韧带，纵疏横剥2刀，范围0.5cm。

③术毕，拔出针刀，局部压迫止血3分钟后，创可贴覆盖针眼。

图17-2　胫侧副韧带针刀松解示意图

（7）注意事项

①每次针刀术毕，均做短暂膝关节对抗牵引，以进一步拉开粘连和挛缩，但由于儿童在生长期，不能使用暴力牵引，应循序渐进，否则可能造成膝关节骨折等严重并发症。

②对典型的患者，还需配合药物治疗，每日口服维生素D 5000~10000IU，连服1个月后改为预防量，即每日500~1000IU。需大量长期服用维生素D制剂时，宜用纯维生素D制剂而不宜用鱼肝油，以防维生素A中毒。对人工喂养的婴儿，每日服用维生素D 500~1000IU。对早产儿，出生后3个月内，给予较大量的维生素D，可达2000IU。同时应注意环境卫生和足够的阳光照射。

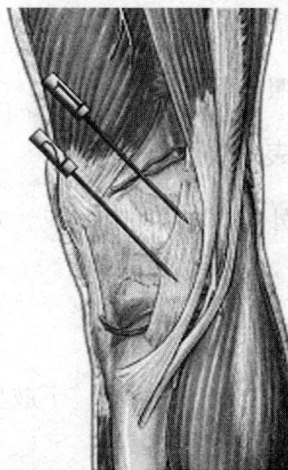

## 【针刀术后手法治疗】

针刀术毕，做膝关节被动伸屈3次。

# 第三节　小儿膝外翻

小儿膝外翻（即"X"形腿），是膝关节以下向外翻转，股骨下面关节向外倾斜，患儿双膝靠拢后，两侧内踝之间有一距离。其发病机理和病因与"O"形腿同，所应用的矫形器也和"O"形腿同，固定方法稍有差异。对适应证的选择也和"O"形腿同。针刀治疗部分和"O"形腿有所不同。

## 【针刀应用解剖】

参见第八章第三节膝关节骨性关节炎的针刀应用解剖。

## 【病因病理】

参照本章第二节膝内翻。

## 【临床表现】

膝外翻，与膝内翻相反，双下肢伸直时，两足内踝分离而不能并拢，严重者近似"X"形，又叫"X"形腿。

## 【诊断要点】

（1）双侧膝外翻者　下肢呈"X"形畸形。走路时步态蹒跚，甚至双膝互相碰撞。站立时双踝不能靠拢。

（2）单侧膝外翻者　又称"K"形腿，患侧自膝关节以下小腿明显向外侧偏斜，跛行明显。

（3）内侧副韧带和前十字韧带被拉长　内侧副韧带和前十字韧带被拉长而松弛，致使膝关节不稳，容易疲劳，容易损伤。可能出现疼痛、关节积液、滑膜炎等最终形成骨性关节炎。

（4）膝外翻的测量

①测量负重线　正常人从髂前上棘至足1、2趾之间连一条线，该线通过髌骨正中。若该线通过髌骨外侧半或外缘时则说明膝翻角增大，一般向外偏移达0.5cm时即可诊断为膝外翻畸形。

②测量踝间距　正常人取立正位时，双膝双踝均相互靠拢。若双膝靠拢，两内踝不能相接触，之间距离在3cm以上者则视为膝外翻。踝间距越大，膝外翻畸形越重。

（5）X线检查　摄膝关节正位片，在股骨内外侧踝关节面最低点连一条直线，称膝基线。再于股骨、胫骨分别画一条长轴线。正常股骨、胫骨长轴线外侧与膝基线构成的角度为80°、90°～98°。若膝外翻时二者均小于正常值。

## 【针刀治疗】

### 1. 治疗原则

依据人体弓弦力学系统理论及疾病病理构架的网眼理论，小儿膝外翻是由于膝关节前外侧软组织的粘连、瘢痕所引起的关节畸形。应用针刀将膝关节周围软组织所产生的粘连、瘢痕进行整体松解，使膝部的力学平衡得到恢复，从而矫正畸形。

### 2. 操作方法

2.1 第1次针刀松解参照膝关节骨性关节炎针刀治疗进行。

2.2 第2次针刀松解髂胫束的粘连和瘢痕

（1）体位　仰卧伸膝位。

（2）体表定位　髂胫束行经路线。

（3）消毒　在施术部位，用活力碘消毒2遍，然后铺无菌洞巾，使治疗点正对洞巾中间。

（4）麻醉　用1%利多卡因局部浸润麻醉，每个治疗点注药1ml。

（5）刀具　Ⅱ型直形和弧形针刀。

（6）针刀操作（图17-3）

①第1支针刀松解髂胫束止点的粘连和瘢痕　在胫骨外侧髁定点，使用Ⅱ型弧形针刀，刀口线与下肢纵轴方向一致，针刀体与皮肤呈90°角，按四步进针刀规程进针刀，经皮肤、皮下组织、筋膜达骨面，调转刀口线90°，弧形向下，然后向上铲剥2刀，范围0.5cm。

②第2支针刀松解髂胫束行经路线的粘连和瘢痕　在股骨外侧髁定点，使用Ⅱ型直形针刀，刀口线与下肢纵轴方向一致，针刀体与皮肤呈90°角，按四步进针刀规程进针刀，经皮肤、皮下组织，刀下有韧性感时提插切割2刀，深度0.5cm。

③术毕，拔出针刀，局部压迫止血3分钟后，创可贴覆盖针眼。

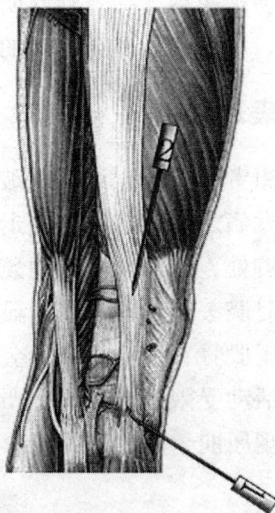

图17-3　髂胫束针刀松解示意图

## 【针刀术后手法治疗】

每次针刀术毕，均做短暂膝关节对抗牵引，以进一步拉开粘连和挛缩，但由于儿童在生长期，不能使用暴力牵引，应循序渐进，否则可能造成膝关节骨折等严重并发症。

# 第四节　小儿股骨头骨骺炎

本病又称幼年畸形性骨软骨炎，临床上又将其称为扁平髋或潘西氏病。主要是因为股骨头骺的骨化核的缺血坏死，导致股骨头不同程度的变形，从而影响髋关节功能活动的一种骨性关节炎。本病多见于儿童，特别是4~7岁的幼童，多以单侧发病为主；在成人，该病则以骨关节炎的形式出现。

## 【针刀应用解剖】

参见参见第八章第三节膝关节骨性关节炎的针刀应用解剖。

## 【病因病理】

本病发生的原因，大部分学者认为多由髋关节的外伤以及其慢性劳损所造成，如自高处跳下或多次摔倒以及髋部的撞击伤等，虽未出现骨折类的破坏，却可使位于股骨头处的骨骺受到损伤，并引起股骨头骨骺处的血供发生障碍，从而导致股骨头缺血性坏死。

由于小儿股骨头骨骺炎起病缓慢，病程长，所以其症状以及体征在早期均不会明显，而易被忽视，一旦症状明显时，又往往已是后期，给治疗带来困难。所以对该病要早发现、早治疗，才会有好的治疗效果。

## 【临床表现】

在患者步行时，可发现跛行，在快速步行时跛行会表现得更加明显，而远行困难。患者在发病之初，往往会在走路时出现患髋的疼痛，而于休息后减轻。主要表现在腹股沟的内侧处，并常向同侧的髋膝部放射，随病情进展，疼痛可由间歇性逐渐转变为持续性，此时髋关节功能障碍明显。本病开始时会因为疼痛而影响活动以及负重，随病情进展，由于股骨头骨骺的变形会逐渐影响患髋的屈伸与旋转活动，特别是在髋关节外展外旋时，活动受限更加明显，严重时下蹲与盘腿不能，穿裤子也会感到困难。至后期，患髋会出现屈曲、内收挛缩畸形，并伴有肌肉萎缩，以大腿为明显，臀部肌肉也可出现萎缩。

## 【诊断要点】

（1）跛行：可于患者步行时发现，让患者快速步行时，跛行会更加明显，远行则显得更为困难。

（2）疼痛：起初于步行时出现患髋疼痛，休息可缓解，常向同侧髋膝部放射，到后期，可由间歇性疼痛转变为持续性疼痛。

（3）髋关节运动功能障碍。

（4）后期患髋会呈屈曲、内收样挛缩畸形。

（5）肌肉萎缩，以大腿为明显。

（6）X线表现：

①早期：髋关节囊阴影会扩大，而关节间隙增宽，干骺端脱钙；股骨头处的骨化核会变小，而密度增高，外形尚可，数周后股骨头可向外侧脱位，半年后骨化核会出现碎裂；

②缺血坏死期：此期中，股骨头会变扁；

③退行期：病后1～3年内会发生退行性改变，股骨颈变得短而宽，干骺端稀疏，并有囊性样变；

④恢复期：股骨头骨骺密度恢复正常，但股骨头则变成宽扁的卵圆形、杯状，从而形成扁平状髋，甚至会出现半脱位。

## 【针刀治疗】

### 1. 治疗原则

针刀治疗依据针刀医学慢性软组织损伤病因病理学理论和病理构架的网眼理论，通过对髋关节周围软组织的关键病变点进行整体松解，再加以针刀术后的手法，彻底松解病变的病理构架，消除髋关节的病变，从而增加股骨头的血液供应，以达到治疗目的。

### 2. 操作方法

2.1 第1次针刀松解髋关节前侧关节囊及内收肌起点的粘连和瘢痕　针刀手术方法参照股骨头坏死第1次针刀手术方法。

2.2 第2次针刀松解髋关节后外侧关节囊及髂股韧带的粘连和瘢痕

（1）体位　俯卧位。

（2）体表定位　髋关节外侧关节穿刺点。

（3）消毒　在施术部位，用活力碘消毒2遍，然后铺无菌洞巾，使治疗点正对洞巾中间。

（4）麻醉　用1%利多卡因局部浸润麻醉，每个治疗点注药1ml。

（5）刀具　Ⅰ型弧形针刀。

（6）针刀操作（图17-4）

①松解髋关节外侧关节囊　从髋关节外侧关节穿刺点进针刀，刀口线与下肢纵轴平行，针刀体与皮肤呈130°角，沿股骨颈干角方向进针刀，针刀经皮肤、皮下组织，达股骨大转子尖，调转刀口线90°，弧形向上，提插刀法切割2刀，切开部分臀中肌止点，然后抬起针刀，使针刀体向上与股骨干呈90°角，再向下进针。当针刀有韧性感时即到达髂股韧带，有落空感时即到达关节腔，用提插刀法切割2刀，范围0.5cm。

②术毕，拔出针刀，局部压迫止血3分钟后，创可贴覆盖针眼。

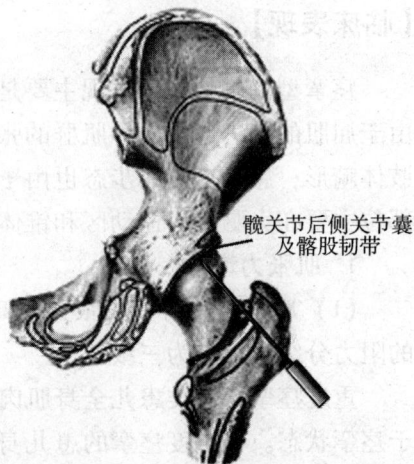

髋关节后侧关节囊及髂股韧带

图17-4　针刀松解髋关节后外侧关节囊

## 【针刀术后手法治疗】

针刀术毕，手法拔伸牵引，旋转髋关节3次，在病床上进行间断下肢牵引6周，牵引重量30kg，以使关节间隙增宽，血液微循环得以恢复，有利于软骨的生长发育。

## 第五节　痉挛性脑瘫

脑性瘫痪简称脑瘫，是指出生前到出生后1个月内各种原因所致的非进行性脑损伤。主要表现为中枢性运动障碍及姿势异常。痉挛性脑瘫患者占脑瘫的70%，它引起的肢体畸形，关节功能障碍严重影响了患者的生活质量。中医康复治疗痉挛性脑瘫虽然取得了一定疗效，但疗效缓慢，治疗周期长，疗效不确切；西医矫形外科治疗该病手术创伤大，康复周期长，往往还导致矫枉过正。针刀整体松解治疗痉挛性脑瘫创伤小、见效快、疗效确切、还避免了矫枉过正，是近年发展起来治疗该病的一种新方法。

## 【针刀应用解剖】

髋关节内收畸形参照第十一章股骨头坏死的针刀应用解剖；膝关节屈曲畸形参照第八章第三节膝关节骨性关节炎的针刀应用解剖；马蹄足畸形参照第七章第三节中踝关节陈旧性损伤的针刀应用解剖。

## 【病因病理】

针刀医学认为虽然脑损伤是非进行性，但运动障碍及姿势异常却是进展性，这是由于肢体软组织的长期慢性损伤后，肌肉、韧带、关节囊、筋膜的紧张、挛缩，引起关节力学传导异常，最终引起四肢弓弦力学系统、脊肢弓弦力学系统、脊柱弓弦力学系统的损害，超过了人体的自我代偿和自我修复限度，导致关节畸形、步态异常。

## 【临床表现】

痉挛型脑瘫的临床表现主要是肌张力增强、腱反射亢进、踝阵挛和巴氏征阳性。又由于屈肌的张力通常比伸肌群的张力高，而出现屈、伸肌力不平衡，出现特有的姿态与肢体畸形；患者走路的步态也由于屈肌张力增高严重痉挛之故而表现其独特步态。损伤部位主要在大脑皮层运动区和锥体束。

### 1. 肌张力增强

（1）肌张力过高　肌张力过高是脑性瘫痪的重要表现，根据检查时肢体痉挛产生的阻力分级，可分为三级：

重度痉挛：这类患儿全身肌肉处于高度共同收缩状态，也就是说，躯干和四肢都处于痉挛状态。在重度痉挛的患儿身上可以发现某些典型的痉挛外形，较常见的一种是：上肢完全屈曲，肘、腕和各指关节处呈屈曲状，肩韧带收缩，肩关节内旋、内收，肘部腕尺关节也内旋；下肢呈伸展状态；患儿头部常后仰，并转向一侧。在有些患儿肘关节也可以伸展为主，他们的肩韧带往往是拉长的；下肢的伸展状态表现为髋关节伸展、内旋，膝关节也伸展，踝关节跖屈，脚掌内翻，整个下肢内收，甚至出现剪刀样交叉。当然，每个患儿尚存在着各种个体差异。重度痉挛不仅仅累及上、下肢，它必然还累及躯干。背部肌群的痉挛可导致躯干运动缺乏，由于背部两侧肌群痉挛程度不同，还可引起脊柱侧弯。腰大肌的痉挛不仅仅导致腿部的屈曲，而且还会引起腰椎前突，抑制腰部肌群的活动。

中度痉挛：患儿在静止的状态下，出现的痉挛状态是中度的。当患儿企图运动时，特别是患儿平行受到威胁，而作出反应性运动时，他的肌张力会急剧增高。这类患儿的动作往往显得迟缓、笨拙。病理性原始反射可能存在，但不像重度痉挛的患儿那样容易引出。若痉挛状态不能改善，挛缩与畸形可能会逐渐产生，并趋于严重。

轻度痉挛：患儿在静止状态下或处于各种容易掌握的运动时，肌张力基本正常或轻度增高。当做难度较大的运动时，肌张力会相对增高，并可出现关联运动。做精细动作时，会显得笨拙，动作协调性差。这类患儿常不易引出病理性原始反射，并均能引出一定的自动反应。

**2. 姿势异常**

（1）上肢异常姿态　较严重的上肢痉挛性瘫痪时才能出现异常姿态，由于胸大肌、肱二头肌、旋前圆肌、腕屈肌、拇收肌、屈指肌等的张力高于伸肌，使患肢出现肩部外展、肘部屈曲、前臂旋前、屈腕、拇收屈指握拳姿态。

（2）下肢常见痉挛的肌群　①小腿三头肌挛缩；②髋部屈肌群（髂腰肌、股直肌、缝匠肌、阔筋膜张肌）挛缩；③内收肌群（大收肌、长收肌、短收肌、股薄肌、耻骨肌）挛缩。

（3）站立姿态　严重的双下肢痉挛性脑瘫往往不能独立站立，需要依靠扶持或靠墙站立，此时上身呈前倾、屈髋、屈膝、双足交叉足跟不能着地的典型姿态。根据病情的程度，上述畸形或轻或重。

**3. 步态异常**

（1）轻度尖足步态　为了缓解挛缩的小腿三头肌，足尖着地后足跟抬起，足趾伸肌收缩，踇趾呈鹅头状行走。开始着地是整个足底、膝关节保持屈曲状态似缓解痉挛，当向前跨越伸膝时足跟立即抬起，用前足支撑移动健肢，重心在跖骨头，在以上过程中踝关节运动极少，只是在正着地的前足部做蹬地运动，使身体抬起。

（2）高度尖足步态　如形成固定性尖足，即不能背屈、足底不再着地，足跟也不再着地。矢状面观：双足支撑时，足的蹬地由足尖进行，急剧离地，从后向前，伸直性痉挛变为失调性收缩，膝强烈过屈，接着足尖再次着地。呈明显的跳跃步态，使垂直方向大幅度运动。此外可以看到患者头部交替向前方探出，有人称其为"鸡样"或"鸽样"步态。

（3）屈髋、屈膝、尖足步态　在正常步行中，矢状面上主要是髋、膝、踝三大关节反复地进行屈曲和伸展运动。尖足将引起膝、髋代偿性屈曲挛缩，继而造成下肢屈曲畸形。步行时，患者使身体向前倾斜呈一种持续鞠躬姿势，为的是使足从后方迈到前方，呈典型鸡样步态。

（4）痉挛性全身障碍步态　患者基本上是四肢瘫或三肢瘫或以双下肢瘫为主。患者不能用足跟站立，看似轻微尖足，但其在腰椎前凸、屈髋、内收、屈膝状态下走路。

**4. 锥体束损害特有反射**

（1）巴彬斯基氏征阳性　此反射是检查大脑皮质运动区及其皮质脊髓束纤维受损害时的重要依据之一。

（2）霍夫曼反射阳性　是判断锥体束损害的依据。

**5. 腱反射阵挛**

腱反射出现阵挛表现也是锥体束损害类脑性瘫痪的体征之一，通常以踝阵挛出现率最高，其次是髌阵挛，腕阵挛也偶尔见到。

## 【诊断要点】

1. 婴儿期出现的中枢性瘫痪。

2. 可伴有智力低下、惊厥、行为异常、感觉障碍及其他异常。

3. 需除外进行性疾病所致的中枢性瘫痪及正常儿一过性运动发育落后。

另外，据2000年9月第六届全国小儿脑性瘫痪学术交流暨国际交流会上重新确定，脑瘫的定义应按照《脑瘫流行病学》（英文版）规定从出生前至出生后3岁以前，大脑非进行性损伤引起的姿势运动障碍。

痉挛性脑瘫的诊断要符合上述脑性瘫痪的诊断要点，还具有痉挛性脑瘫的临床特点就可以确诊。

## 【针刀治疗】

### 1. 治疗原则

依据针刀医学关于人体弓弦力学系统及疾病病理构架的网眼理论，痉挛性脑瘫所造成的关节畸形及软组织的紧张挛缩是由于脊柱、脊肢及四肢弓弦力学系统的力平衡失调所致。通过针刀整体松解关节周围软组织的粘连瘢痕，调节关节内张力、拉力和压力平衡，从而有效矫正畸形及软组织的挛缩。

### 2. 操作方法

2.1 第1次"口"字形针刀整体松解术　参照中风后遗症第3次针刀松解方法进行。

2.2 第2次针刀松解胸腰筋膜　参照腰椎间盘突出症第2次针刀松解方法进行。

2.3 第3次针刀松解髋关节内收肌起点的粘连和瘢痕

（1）体位　仰卧位。

（2）体表定位　耻骨上支、耻骨下支。

（3）消毒　在施术部位，用活力碘消毒2遍，然后铺无菌洞巾，使治疗点正对洞巾中间。

（4）麻醉　用1%利多卡因局部浸润麻醉，每个治疗点注药1ml。

（5）刀具　Ⅰ型弧形针刀。

（6）针刀操作（图17-5）

①第1支针刀松解耻骨肌起点　在耻骨上支触摸到成条索状的耻骨肌起点处的压痛点，刀口线与耻骨肌纤维方向一致，针刀体与皮肤垂直刺入，达肌肉起点处，调转刀口线90°与耻骨肌肌纤维方向垂直，在耻骨上支骨面上向内铲剥2刀，范围0.5cm。

②第2支针刀松解长收肌起点　在耻骨结节处摸到条索状的长收肌起点处的压痛点，刀口线与该肌肌纤维方向一致，针刀体与皮肤呈90°角刺入，针刀经皮肤、皮下组织，直达骨面，在骨面上向内铲剥2刀，范围0.5cm，以松解肌肉与骨面的粘连和瘢痕。

③第3支针刀松解短收肌和股薄肌起点　在耻骨下支处摸到条索状的短收肌和骨薄

肌起点后定位，刀口线与两肌肌纤维方向一致，针刀经皮肤、皮下组织，达骨面，在骨面上向内铲剥2刀，范围0.5cm，以松解肌肉与骨面的粘连和瘢痕。

④术毕，拔出针刀，局部压迫止血3分钟后，创可贴覆盖针眼。

2.4 第4次针刀松解内收肌止点的粘连和瘢痕

（1）体位　患侧卧位。

（2）体表定位　挛缩的内收肌止点。

（3）消毒　在施术部位，用活力碘消毒2遍，然后铺无菌洞巾，使治疗点正对洞巾中间。

（4）麻醉　用1%利多卡因局部浸润麻醉，每个治疗点注药1ml。

（5）刀具　Ⅰ型4号直形针刀。

（6）针刀操作（图17-6）

①第1支针刀松解短收肌止点　在大腿中上段内侧触摸到成条索状的短收肌止点处的压痛点，刀口线与下肢纵轴方向一致，针刀体与皮肤垂直刺入，达肌肉在股骨的止点处，贴骨面向内后铲剥2刀，范围0.5cm。

②第2支针刀松解长收肌止点　在大腿中上段内侧触摸到成条索状的长收肌止点处的压痛点，刀口线与下肢纵轴方向一致，针刀体与皮肤垂直刺入，达肌肉在股骨的止点处，贴骨面向内后铲剥2刀，范围0.5cm。

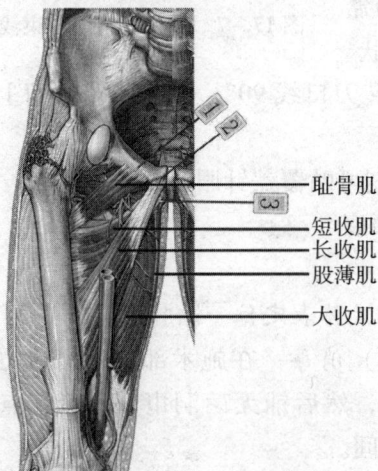

图17-5　针刀松解股内收肌损伤　　图17-6　针刀松解短收肌、长收肌、大收肌止点

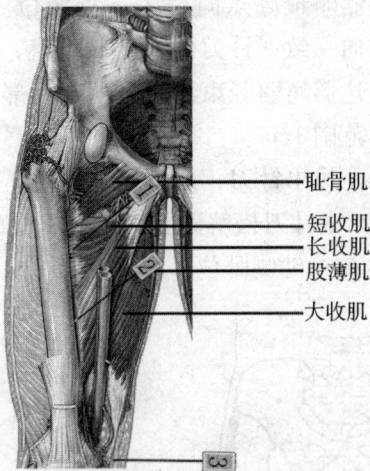

③第3支针刀松解大收肌止点　在大腿中段内侧触摸到成条索状的大收肌止点处的压痛点，刀口线与下肢纵轴方向一致，针刀体与皮肤垂直刺入，达肌肉在股骨的止点处，贴骨面向内后铲剥2刀，范围0.5cm。

④术毕，拔出针刀，局部压迫止血3分钟后，创可贴覆盖针眼。

2.5 第5次针刀松解髂胫束浅层附着部的粘连和瘢痕

（1）体位　健侧卧位，患侧在上。

（2）体表定位　髂嵴。

（3）消毒　在施术部位，用活力碘消毒2遍，然后铺无菌洞巾，使治疗点正对洞巾中间。

（4）麻醉　用1%利多卡因局部浸润麻醉，每个治疗点注药1ml。

（5）刀具　Ⅰ型3号直形针刀。

（6）针刀操作（图17-7）

①第1支针刀松解髂胫束浅层附着区前部的粘连和瘢痕　在髂前上棘后2cm处定位。刀口线与髂胫束走行方向一致，针刀体与皮肤垂直，针刀经皮肤、皮下组织，达髂嵴前部髂胫束浅层附着区前部骨面，调转刀口线90°，在髂骨翼骨面上向下铲剥2刀，范围1cm。

②第2支针刀松解髂胫束浅层附着区中部的粘连和瘢痕　在髂嵴最高点定位。刀口线与髂胫束走行方向一致，针刀体与皮肤垂直，针刀经皮肤、皮下组织，达髂嵴髂胫束浅层附着区中部骨面，调转刀口线90°，在髂骨翼骨面上向下铲剥2刀，范围1cm。

③第3支针刀松解髂胫束浅层附着区后部的粘连和瘢痕　在髂嵴最高点向后2cm处定位。刀口线与髂胫束走行方向一致，针刀体与皮肤垂直，针刀经皮肤、皮下组织，达髂嵴髂胫束浅层附着区后部骨面，调转刀口线90°，在髂骨翼骨面上向下铲剥2刀，范围1cm。

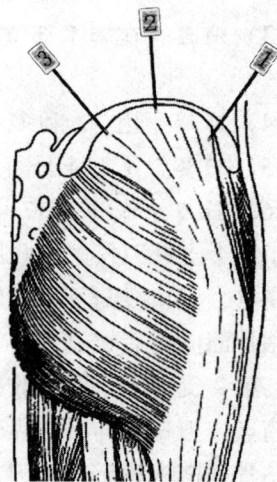

图17-7　针刀松解髂胫束浅层

④术毕，拔出针刀，局部压迫止血3分钟后，创可贴覆盖针眼。

2.6　第6次针刀松解髂胫束行经路线的粘连和瘢痕

（1）体位　健侧卧位，患侧在上。

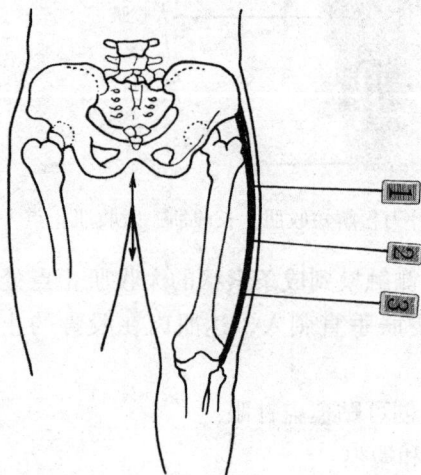

图17-8　针刀松解髂胫束行经路线

（2）体表定位　髂胫束。

（3）消毒　在施术部位，用活力碘消毒2遍，然后铺无菌洞巾，使治疗点正对洞巾中间。

（4）麻醉　用1%利多卡因局部浸润麻醉，每个治疗点注药1ml。

（5）刀具　Ⅰ型3号、4号直形针刀。

（6）针刀操作（图17-8）

①第1支针刀松解髂胫束上段的粘连和瘢痕　在大腿外侧上段定位。刀口线与髂胫束走行方向一致，针刀体与皮肤垂直，针刀经皮肤、皮下组织，当刀下有韧性感时，即到达髂胫束，再向内刺入1cm，纵

疏横剥 2 刀，范围 1cm。

②第 2 支针刀松解髂胫束中段的粘连和瘢痕　在大腿外侧中段定位。刀口线与髂胫束走行方向一致，针刀体与皮肤垂直，针刀经皮肤、皮下组织，当刀下有韧性感时，即到达髂胫束，再向内刺入 1cm，纵疏横剥 2 刀，范围 1cm。

③第 3 支针刀松解髂胫束下段的粘连和瘢痕　在大腿外侧下段定位。刀口线与髂胫束走行方向一致，针刀体与皮肤垂直，针刀经皮肤、皮下组织，当刀下有韧性感时，即到达髂胫束，再向内刺入 1cm，纵疏横剥 2 刀，范围 1cm。

④术毕，拔出针刀，局部压迫止血 3 分钟后，创可贴覆盖针眼。

（7）针刀术后手法治疗　术后患者仰卧位，患侧下肢取最大屈髋屈膝位时，医生将手压在膝关节髌骨外下缘，向对侧肩关节方向弹压 2 次。

2.7 第 7 次针刀松解腓肠肌与比目鱼肌内外侧缘之间的纵行粘连瘢痕

（1）体位　俯卧位。

（2）体表定位　跟腱周围。

（3）消毒　在施术部位，用活力碘消毒 2 遍，然后铺无菌洞巾，使治疗点正对洞巾中间。

（4）麻醉　用 1% 利多卡因局部浸润麻醉，每个治疗点注药 1ml。

（5）刀具　Ⅰ型 4 号直形针刀。

（6）针刀操作（图 17-9）

①第 1 支针刀在跟腱止点上方 5cm、跟腱内侧定点，刀口线与下肢纵轴平行，针刀体与皮肤呈 90°角，针刀经皮肤、皮下组织，当刀下有阻力感时，即到达跟腱，针刀沿跟腱内缘向内下探寻，当刀下有落空感时，即到达跟腱内缘，向内侧转动针刀体，使针刀体与冠状面平行，针刀刃端从内向外，沿跟腱内侧前缘与比目鱼肌的肌间隙进针刀，一边进针刀，一边纵疏横剥，每次纵疏横剥范围 1cm。直至小腿后正中线，准备与第 2 支针刀会合。

②第 2 支针刀在跟腱止点上方 5cm、跟腱外侧定点，刀口线与下肢纵轴平行，针刀体与皮肤呈 90°角，针刀经皮肤、皮下组织，当刀下有阻力感时，即到达跟腱，针刀沿跟腱外缘向外下探寻，当刀下有落空感时，即到达跟腱外缘，向外侧转动针刀体，使针刀体与冠状面

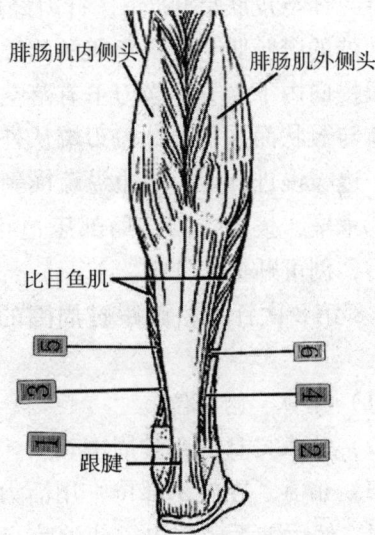

图 17-9　针刀松解腓肠肌与比目鱼肌内外侧缘之间的纵形粘连

平行，针刀刃端从外向内，沿跟腱外侧前缘与比目鱼肌的肌间隙进针刀，一边进针刀，一边纵疏横剥，每次纵疏横剥范围 1cm。直至小腿后正中线，与第 1 支针刀会合。

③第 3 支针刀在第 1 支针刀上方 2cm、腓肠肌内侧定点，刀口线与下肢纵轴平行，

针刀体与皮肤呈90°角，针刀经皮肤、皮下组织，当刀下有阻力感时，即到达腓肠肌，针刀沿腓肠肌内侧向内下探寻，当刀下有落空感时，即到达腓肠肌内缘，向内侧转动针刀体，使针刀体与冠状面平行，针刀刃端从内向外，沿腓肠肌内侧前缘与比目鱼肌的肌间隙进针刀，一边进针刀，一边纵疏横剥，每次纵疏横剥范围1cm。直至小腿后正中线，准备与第2支针刀会合。

④第4支针刀在第2支针刀上方2cm、腓肠肌外侧定点，刀口线与下肢纵轴平行，针刀体与皮肤呈90°角，针刀经皮肤、皮下组织，当刀下有阻力感时，即到达腓肠肌，针刀沿腓肠肌外侧向内下探寻，当刀下有落空感时，即到达腓肠肌外缘，向内侧转动针刀体，使针刀体与冠状面平行，针刀刃端从外向内，沿腓肠肌外侧前缘与比目鱼肌的肌间隙进针刀，一边进针刀，一边纵疏横剥，每次纵疏横剥范围1cm。直至小腿后正中线，准备与第2支针刀会合。

⑤第5支针刀在第3支针刀上方2.5cm、腓肠肌内侧定点，刀口线与下肢纵轴平行，针刀体与皮肤呈90°角，针刀经皮肤、皮下组织，当刀下有阻力感时，即到达腓肠肌，此处的腓肠肌与比目鱼肌的间隙比较模糊，应仔细体会刀下的感觉，针刀沿腓肠肌内侧缓慢向内下探寻，当刀下有落空感时，即到达腓肠肌内缘，向内侧转动针刀体，使针刀体与冠状面平行，针刀刃端从内向外，沿腓肠肌内侧前缘与比目鱼肌的肌间隙进针刀，一边缓慢进针刀，一边纵疏横剥，每次纵疏横剥范围1cm。针刀操作深度2cm。

⑥第6支针刀在第4支针刀上方2.5cm、腓肠肌外侧定点，刀口线与下肢纵轴平行，针刀体与皮肤呈90°角，针刀经皮肤、皮下组织，当刀下有阻力感时，即到达腓肠肌，此处的腓肠肌与比目鱼肌的间隙比较模糊，应仔细体会刀下的感觉，针刀沿腓肠肌外侧缓慢向内下探寻，当刀下有落空感时，即到达腓肠肌外缘，向外侧转动针刀体，使针刀体与冠状面平行，针刀刃端从外向内，沿腓肠肌内侧前缘与比目鱼肌的肌间隙进针刀，一边缓慢进针刀，一边纵疏横剥，每次纵疏横剥范围1cm。针刀操作深度2cm。

⑦术毕，拔出针刀，局部压迫止血3分钟后，创可贴覆盖针眼。

**2.8 第8次针刀松解跟腱周围的粘连瘢痕**

（1）体位 俯卧位。

（2）体表定位 跟腱周围。

（3）消毒 在施术部位，用活力碘消毒2遍，然后铺无菌洞巾，使治疗点正对洞巾中间。

（4）麻醉 用1%利多卡因局部浸润麻醉，每个治疗点注药1ml。

（5）刀具 Ⅰ型直形和弧形针刀。

（6）针刀操作（图17-10）

①第1支针刀松解跟腱止点中部的粘

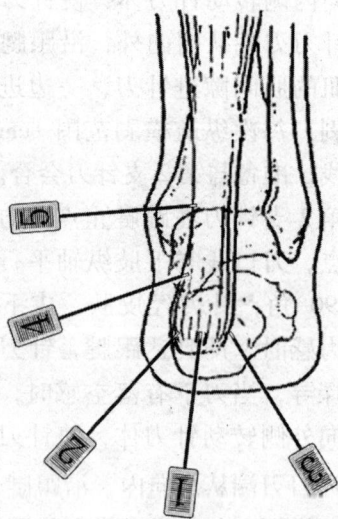

图17-10 针刀松解跟腱周围的粘连示意图

连瘢痕　在跟腱止点中点定位。刀口线与下肢纵轴平行，针刀体与皮肤呈90°角，针刀经皮肤、皮下组织，当刀下有阻力感时，即到达跟腱，继续进针刀1cm，纵疏横剥2刀，范围0.5cm，以松解跟腱内部的粘连和瘢痕，然后进针刀达跟骨骨面，调转刀口线90°，在骨面上向上铲剥2刀，范围0.5cm，以松解跟腱止点的粘连和瘢痕。

②第2支针刀松解跟腱止点内侧的粘连瘢痕　在第1支针刀内侧0.5cm处定位。刀口线与下肢纵轴平行，针刀体与皮肤呈90°角，针刀经皮肤、皮下组织，当刀下有阻力感时，即到达跟腱，继续进针刀1cm，纵疏横剥2刀，范围0.5cm，以松解跟腱内部的粘连和瘢痕，然后进针刀达跟骨骨面，调转刀口线90°，在骨面上向上铲剥2刀，范围0.5cm，以松解跟腱止点内侧的粘连和瘢痕。

③第3支针刀松解跟腱止点外侧的粘连瘢痕　在第1支针刀外侧0.5cm处定位。刀口线与下肢纵轴平行，针刀体与皮肤呈90°角，针刀经皮肤、皮下组织，当刀下有阻力感时，即到达跟腱，继续进针刀1cm，纵疏横剥2刀，范围0.5cm，以松解跟腱内部的粘连和瘢痕，然后进针刀达跟骨骨面，调转刀口线90°，在骨面上向上铲剥2刀，范围0.5cm，以松解跟腱止点外侧的粘连和瘢痕。

④第4支针刀松解跟腱与内侧软组织之间的粘连瘢痕　在第2支针刀上面2cm处定位。刀口线与下肢纵轴平行，针刀体与皮肤呈90°角，针刀经皮肤、皮下组织，当刀下有阻力感时，即到达跟腱，针刀沿跟腱内缘向外探寻，当刀下有落空感时，即到达跟腱与内侧软组织的粘连瘢痕处，调转刀口线90°，提插刀法切割跟腱内侧部2刀，然后纵疏横剥2刀，范围0.5cm。

⑤第5支针刀松解跟腱与内侧软组织之间的粘连瘢痕　在第4支针刀上面2cm处定位。刀口线与下肢纵轴平行，针刀体与皮肤呈90°角，针刀经皮肤、皮下组织，当刀下有阻力感时，即到达跟腱，针刀沿跟腱内缘向外探寻，当刀下有落空感时，即到达跟腱与内侧软组织的粘连瘢痕处，调转刀口线90°，提插刀法切割跟腱内侧部2刀，然后纵疏横剥2刀，范围0.5cm。

⑥术毕，拔出针刀，局部压迫止血3分钟后，创可贴覆盖针眼。

2.9 第9次针刀松解三角韧带及其周围的粘连瘢痕

（1）体位　俯卧位，踝关节中立位。

（2）体表定位　踝关节内侧。

（3）消毒　在施术部位，用活力碘消毒2遍，然后铺无菌洞巾，使治疗点正对洞巾中间。

（4）麻醉　用1%利多卡因局部浸润麻醉，每个治疗点注药1ml。

（5）刀具　Ⅰ型和弧形直形针刀。

（6）针刀操作（图17－11）

①第1支针刀松解三角韧带的起点　使用专用弧形针刀，从内踝尖部进针刀，刀口

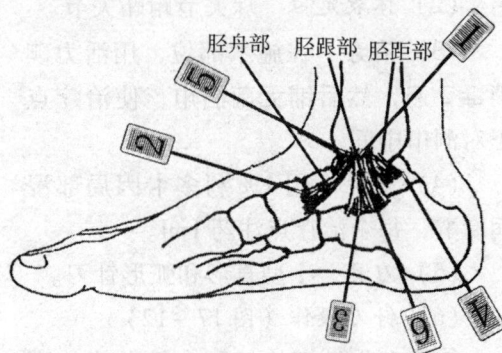

图17－11　踝关节前内侧松解示意图

线与下肢纵轴平行，针刀体与皮肤呈90°角，按四步进针刀规程进针刀。针刀经皮肤、皮下组织到达内踝尖骨面，调转刀口线90°，使针刀的弧形面与内踝尖骨面相吻合，贴骨面向下铲剥2刀，范围0.5cm，然后退针刀到皮下，针刀体分别向前向后至内踝尖前部及后部，在骨面上向下铲剥2刀，范围0.5cm，

②第2支针刀松解胫舟韧带　使用专用弧形针刀，在内踝尖部前方2.5cm处，摸清楚距舟关节间隙，从关节间隙进针刀，刀口线与下肢纵轴平行，针刀体与皮肤呈90°角，针刀经皮肤、皮下组织到达舟骨骨面，调转刀口线90°，使弧形面与骨面相吻合，在骨面上向下铲剥2刀，范围0.5cm。

③第3支针刀松解胫跟韧带　使用专用弧形针刀，从内踝尖部下方2.5cm、跟骨内侧进针刀，刀口线与下肢纵轴平行，针刀体与皮肤呈90°角，针刀经皮肤、皮下组织，到达跟骨骨面，调转刀口线90°，使针刀弧形面与跟骨骨面相吻合，在骨面上向上铲剥2刀，范围0.5cm。

④第4支针刀松解胫距后韧带　使用专用弧形针刀，从内踝尖部后下方2.5cm处进针刀，刀口线与下肢纵轴平行，针刀体与皮肤呈90°角，针刀经皮肤、皮下组织到达距骨骨面，调转刀口线90°，使针刀弧形面与距骨骨面相吻合，在骨面上向上铲剥2刀，范围0.5cm。

⑤第5支针刀松解踝关节前方关节囊部　触摸足背动脉搏动处，在足背动脉内侧1cm足背侧横纹线上进针刀，刀口线与下肢纵轴平行，针刀体与皮肤呈90°角，针刀经皮肤、皮下组织，当有落空感时即到达关节腔，用提插刀法切割2刀，范围0.5cm。再调转刀口线90°，用提插刀法切割2刀，范围0.5cm。

⑥第6支针刀松解胫跟韧带行经线路　使用Ⅰ型4号针刀，从第1支针刀下方1.5cm处进针刀，刀口线与下肢纵轴平行，针刀体与皮肤呈90°角，针刀经皮肤、皮下组织，当刀下有阻力感时，即到达胫跟韧带，再向下进针刀2mm，行纵疏横剥2刀，范围0.5cm。

⑦术毕，拔出针刀，局部压迫止血3分钟后，创可贴覆盖针眼。

2.10　第10次针刀松解跗跖关节囊、跗跖韧带及其周围的粘连瘢痕

（1）体位　仰卧位，踝关节中立位。

（2）体表定位　踝关节跗跖关节。

（3）消毒　在施术部位，用活力碘消毒2遍，然后铺无菌洞巾，使治疗点正对洞巾中间。

（4）麻醉　用1%利多卡因局部浸润麻醉，每个治疗点注药1ml。

（5）刀具　Ⅰ型直形和弧形针刀。

（6）针刀操作（图17-12）

①第1支针刀松解距舟关节囊、距舟韧带起点及其周围的粘连瘢痕　使用

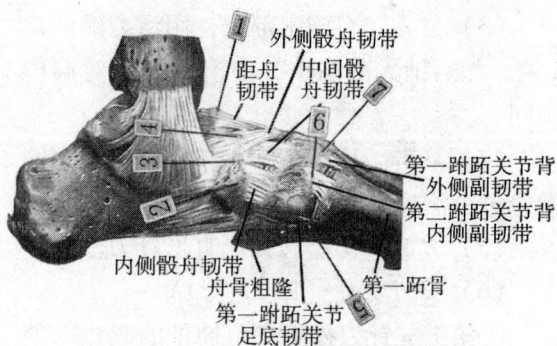

图17-12　针刀松解跗跖关节囊示意图

Ⅰ型弧形针刀，先用记号笔将足背动脉走行路线标记出来，以避免损伤。在胫距关节背侧，足背动脉内侧0.5cm处定位。使用弧形针刀，刀口线与足纵轴平行，针刀体与皮肤呈90°角，按四步进针刀规程进针刀。针刀经皮肤、皮下组织到达距骨骨面，调转刀口线90°，使针刀的弧形面与距骨骨面相吻合，贴骨面向前下铲剥2刀，范围0.5cm，然后分别向内、向后外做扇形铲剥，范围0.5cm。

②第2支针刀松解内侧舟楔关节囊、内侧骰舟背侧韧带起点处的粘连瘢痕　使用Ⅰ型弧形针刀，摸清楚内侧舟楔关节间隙，在内侧舟楔关节间隙进针刀，刀口线与下肢纵轴平行，针刀体与皮肤呈90°角，按照四步进针刀规程进针刀，针刀经皮肤、皮下组织到达舟骨骨面，调转刀口线90°，使弧形面与舟骨面相吻合，在骨面上向舟楔关节间隙铲剥2刀，范围0.5cm。

③第3支针刀松解中间舟楔关节囊、中间骰舟背侧韧带起点处的粘连瘢痕　使用Ⅰ型弧形针刀，摸清楚内侧舟楔关节间隙，在第2支针刀外侧1cm处进针刀，刀口线与下肢纵轴平行，针刀体与皮肤呈90°角，按照四步进针刀规程进针刀，针刀经皮肤、皮下组织到达舟骨骨面，调转刀口线90°，使弧形面与舟骨骨面相吻合，在骨面上向舟楔关节间隙铲剥2刀，范围0.5cm。

④第4支针刀松解外侧舟楔关节囊、外侧骰舟背侧韧带起点处的粘连瘢痕　使用Ⅰ型弧形针刀，摸清楚内侧舟楔关节间隙，在第3支针刀外侧1cm处进针刀，刀口线与下肢纵轴平行，针刀体与皮肤呈90°角，按照四步进针刀规程进针刀，针刀经皮肤、皮下组织到达舟骨骨面，调转刀口线90°，使弧形面与舟骨骨面相吻合，在骨面上向舟楔关节间隙铲剥2刀，范围0.5cm。

⑤第5支针刀松解第1跗跖关节足底韧带及第1跗跖关节囊的粘连瘢痕　使用Ⅰ型弧形针刀，摸清楚内侧舟楔关节间隙，从第1跗跖关节内侧进针刀，刀口线与足纵轴平行，针刀体与皮肤呈90°角，按照四步进针刀规程进针刀，针刀经皮肤、皮下组织到达第1跗跖关节跖骨头，调转刀口线90°，使弧形面与跖骨头骨面相吻合，在骨面上向第1跗跖关节间隙铲剥2刀，范围0.5cm。

⑥第6支针刀松解第1跗跖关节背内侧韧带及第1跗跖关节囊的粘连瘢痕　使用Ⅰ型弧形针刀，摸清楚第1跗跖关节间隙，从第1跗跖关节背内侧进针刀，刀口线与足纵轴平行，针刀体与皮肤呈90°角，按照四步进针刀规程进针刀，针刀经皮肤、皮下组织到达第1跗跖关节跖骨头，调转刀口线90°，使弧形面与跖骨头骨面相吻合，在骨面上向第1跗跖关节间隙铲剥2刀，范围0.5cm。

⑦第7支针刀松解第1跗跖关节背外侧韧带及第1跗跖关节囊的粘连瘢痕　使用Ⅰ型弧形针刀，摸清楚第1跗跖关节间隙，从第1跗跖关节背外侧进针刀，刀口线与足纵轴平行，针刀体与皮肤呈90°角，按照四步进针刀规程进针刀，针刀经皮肤、皮下组织到达第1跗跖关节跖骨头，调转刀口线90°，使弧形面与跖骨头骨面相吻合，在骨面上向第1跗跖关节间隙铲剥2刀，范围0.5cm。

⑧术毕，拔出针刀，局部压迫止血3分钟后，创可贴覆盖针眼。

2.11 第11次针刀松解踝关节外侧关节囊、相关韧带及其周围的粘连瘢痕

（1）体位　仰卧位，踝关节中立位。

（2）体表定位　踝关节外侧。

（3）消毒　在施术部位，用活力碘消毒2遍，然后铺无菌洞巾，使治疗点正对洞巾中间。

（4）麻醉　用1%利多卡因局部浸润麻醉，每个治疗点注药1ml。

（5）刀具　Ⅰ型弧形针刀。

（6）针刀操作（图17－13、17－14）

①第1支针刀松解踝关节后侧关节囊、距腓后韧带起点的粘连瘢痕　在外踝尖后上方1cm处定位。使用Ⅰ型弧形针刀，刀口线与足纵轴平行，针刀体与皮肤呈90°角，按四步进针刀规程进针刀。针刀经皮肤、皮下组织到达外踝后侧腓骨骨面，调转刀口线90°，使针刀的弧形面与外踝后缘骨面相吻合，贴骨面向后下铲剥2刀，当刀下有落空感时停止，然后分别向上、向下做扇形铲剥，范围0.5cm。

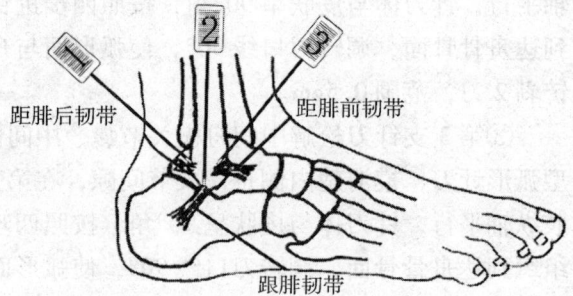

图17－13　针刀松解踝关节外侧关节囊

②第2支针刀松解踝关节外侧关节囊、跟腓韧带起点的粘连瘢痕　在外踝尖定位。使用Ⅰ型弧形针刀，刀口线与足纵轴平行，针刀体与皮肤呈90°角，按四步进针刀规程进针刀。针刀经皮肤、皮下组织到达外踝尖骨面，调转刀口线90°，使针刀的弧形面与外踝尖骨面相吻合，贴骨面向后下铲剥2刀，当刀下有落空感时停止，然后分别向前、向后外做扇形铲剥，范围0.5cm。

③第3支针刀松解踝关节前侧关节囊、距腓前韧带起点的粘连瘢痕　在外踝尖前上方1cm处定位。使用Ⅰ型弧形针刀，刀口线与足纵轴平行，针刀体与皮肤呈90°角，按四步进针刀规程进针刀。针刀经皮肤、皮下组织到达外踝前侧腓骨骨面，调转刀口线90°，使针刀的弧形面与外踝前缘骨面相吻合，贴骨面向前下铲剥2刀，当刀下有落空感时停止，然后分别向上、向下做扇形铲剥，范围0.5cm。

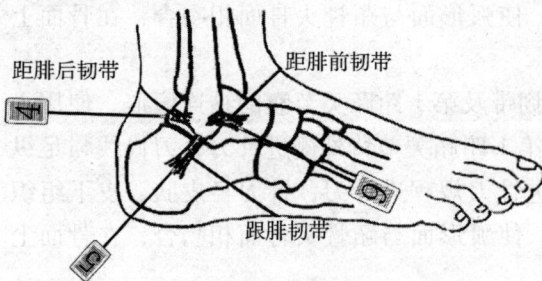

图17－14　针刀松解外踝周围韧带示意图

④第4支针刀松解距腓后韧带止点的粘连瘢痕　在第1支针刀后方2cm处定位。使用Ⅰ型弧形针刀，刀口线与足纵轴平行，针刀体与皮肤呈90°角，按四步进针刀规程进针刀。针刀经皮肤、皮下组织到达距骨骨面，调转刀口线90°，使针刀的弧形面与距骨面相吻合，贴骨面向前下铲剥2刀，范围0.5cm，然后分别向上、向下做扇形铲剥，范围0.5cm。

⑤第5支针刀松解跟腓韧带止点的粘连瘢痕 在外踝尖下后方2.5cm处定位。使用Ⅰ型弧形针刀，刀口线与足纵轴平行，针刀体与皮肤呈90°角，按四步进针刀规程进针刀。针刀经皮肤、皮下组织到达外跟骨骨面，调转刀口线90°，贴骨面向上铲剥2刀，然后分别向前、向后外做扇形铲剥，范围0.5cm。

⑥第6支针刀松解距腓前韧带止点的粘连瘢痕 在第3支针刀前下方2.5cm处定位。使用Ⅰ型弧形针刀，刀口线与足纵轴平行，针刀体与皮肤呈90°角，按四步进针刀规程进针刀。针刀经皮肤、皮下组织到达距骨骨面，调转刀口线90°，使针刀的弧形面与距骨面相吻合，贴骨面向后铲剥2刀，范围0.5cm，然后分别向内、向外做扇形铲剥，范围0.5cm。

⑦术毕，拔出针刀，局部压迫止血3分钟后，创可贴覆盖针眼。

（7）针刀术后手法治疗 针刀术毕，先做踝关节对抗牵引3分钟，然后做踝关节外翻、外旋运动3次。

2.12 第12次针刀松解腓骨长肌、腓骨短肌之间的粘连瘢痕

（1）体位 仰卧位。

（2）体表定位 以腓骨为骨性标志选择性定点。

（3）消毒 在施术部位，用活力碘消毒2遍，然后铺无菌洞巾，使治疗点正对洞巾中间。

（4）麻醉 用1%利多卡因局部浸润麻醉，每个治疗点注药1ml。

（5）刀具 Ⅰ型4号直形针刀。

（6）针刀操作（图17-15、17-16）

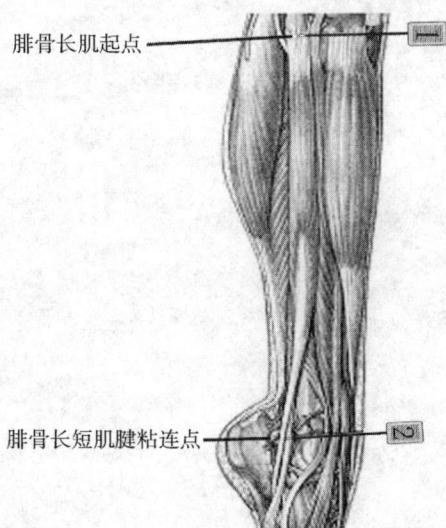

图17-15 针刀松解腓骨长、短肌腱　　图17-16 针刀松解腓骨短肌起点

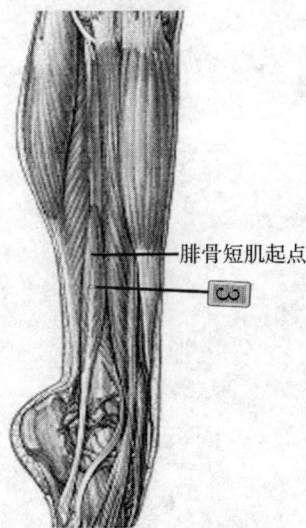

①第1支针刀松解腓骨长肌起点处的粘连瘢痕 在腓骨头外下3cm处定点，针刀体与皮肤垂直，刀口线与小腿纵轴平行，按照四步进针刀规程进针刀，针刀经皮肤、皮下组织达腓骨面，纵疏横剥2刀，范围1cm。

②第 2 支针刀松解腓骨长、短肌腱的粘连瘢痕　在外踝后方扪到腓骨长短肌腱硬结处定点，针刀体与皮肤垂直，刀口线与小腿纵轴平行，按照四步进针刀规程进针刀，针刀经皮肤、皮下组织，仔细寻找到腓骨长短肌腱之间的间隙后，纵疏横剥 2 刀，范围 1cm。

③第 3 支针刀松解腓骨短肌起点处的粘连瘢痕　在腓骨中下 1/3 外侧定点，针刀体与皮肤垂直，刀口线与小腿纵轴平行，按照四步进针刀规程进针刀，针刀经皮肤、皮下组织达腓骨面，纵疏横剥 2 刀，范围 1cm。

④术毕，拔出针刀，局部压迫止血 3 分钟后，创可贴覆盖针眼。

（7）注意事项　第 2 支针刀松解腓骨长短肌腱的粘连瘢痕时，需注意当针刀不同程度刺入皮肤、皮下组织后，针刀刃端向前后摆动，寻找两肌腱的间隙，再进行针刀操作，不能做提插切割刀法，否则可能切断肌腱，引起医疗事故。

## 【针刀术后手法治疗】

针刀术后做踝关节内外翻被动活动。

# 第十八章　五官科疾病

## 第一节　颈性失明

本病是针刀医学独特的诊疗疾患之一，它表现为不明原因的视力极度下降甚至全盲，但用针刀影像学诊断读片法可在颈椎 X 线平片见寰椎、枢椎有移位。

### 【针刀应用解剖】

参见第八章第一节颈椎病的针刀应用解剖。

### 【病因病理】

根据脊柱区带病因学可知是由寰椎与/或枢椎的移位所致。

### 【临床表现】

（1）眼部无任何器质性改变，表现为单纯性视力极度下降甚至全盲。
（2）体格检查示颈部后群肌肉、软组织紧张；触诊第 1 颈椎横突双侧位置不对称。
（3）用针刀医学影像学诊断读片法发现颈椎 X 线平片寰椎、枢椎有明显移位。

### 【诊断要点】

根据临床表现、针刀影像学诊断读片法可见颈椎 X 线平片寰椎、枢椎有移位并排除其他致盲疾病，即可诊断为颈性失明。

### 【针刀治疗】

#### 1. 治疗原则

依据针刀医学关于人体弓弦力学系统及疾病病理构架的网眼理论，颈性失明是由于颈段弓弦力学系统力平衡失调引起椎动脉供血不足，使眼部供血减少所致，通过针刀整体松解颈段弓弦力学系统软组织的粘连瘢痕，恢复眼部的血液供应。

#### 2. 操作方法

2.1 第 1 次针刀松解上段颈部的慢性软组织损伤　参照颈椎病软组织损伤型"T"

形针刀整体松解术进行。

2.2 第2次针刀松解寰椎横突头上斜肌起点和头下斜肌止点的粘连和瘢痕

（1）体位　俯卧低头位。

（2）体表定位（图18-1）　以乳突为参照点，在乳突后下方摸到的骨突部即为寰椎横突。

（3）消毒　在施术部位，用活力碘消毒2遍，然后铺无菌洞巾，使治疗点正对洞巾中间。

（4）麻醉　用1%利多卡因局部浸润麻醉，每个治疗点注药1ml。

（5）刀具　Ⅰ型4号直形针刀。

（6）针刀操作（图18-2）

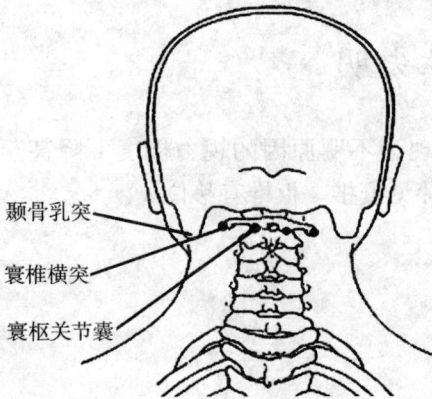

图18-1　针刀松解寰枢椎软组织
附着点的体表定位

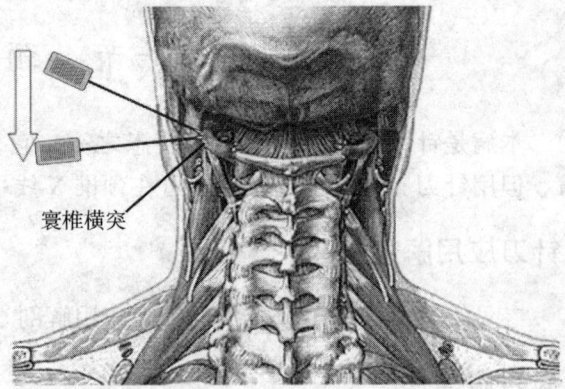

图18-2　寰椎横突针刀松解示意图

①以左侧为例，先摸到左侧乳突，在乳突的后下方摸到的骨突部就是寰椎横突。刀口线与人体纵轴一致，针刀体先向头侧倾斜45°，与寰椎横突呈60°角，针刀从正侧面乳突下进针，针刀经过皮肤、皮下组织、头最长肌、胸锁乳突肌后部直达寰椎横突尖骨面，然后针刀体逐渐向脚侧倾斜与寰椎横突平行，在骨面上铲剥3刀，范围0.1cm。右侧寰椎横突针刀松解与左侧相同。

②术毕，拔出针刀，局部压迫止血3分钟后，创可贴覆盖针眼。

（7）注意事项

此部位的针刀操作，针刀进针时，针刀体先向头侧倾斜45°，到达骨面，针刀不会进入椎管和横突孔，但此时针刀刀法无法施行，所以，在有骨面作参照物的情况下，将针刀体逐渐向脚侧倾斜与寰椎横突平行，就可以进行针刀的铲剥了。横突尖到横突孔的距离在0.2cm以上，所以，范围不超过0.1cm，不会进入横突孔。

## 【针刀术后手法治疗】

针刀术后，嘱患者俯卧位，一助手牵拉肩部，术者正对患者头项，右肘关节屈曲并托住患者下颌，左手前臂尺侧压在患者枕骨上，随颈部的活动施按揉法。用力不能过大，以免造成新的损伤。最后，提拿两侧肩部，并从患者肩至前臂反复揉搓3次。

# 第二节　眉棱骨痛

"眉棱骨"是中医名称，位于两眉上缘骨突处，即是眉弓。眉棱骨疼痛是农村常见病，好发于老年妇女。

## 【针刀应用解剖】

颅前面观：此面可见额骨和面额骨。面部中央有骨性鼻腔的前口，即梨状孔。其外上方为眶，下方是上、下颌骨构成的口腔支架。眶上缘内侧半上方的隆起称眉弓，其深面有额窦。眉弓上外侧的隆起是额结节；两眉弓之间的平坦区是眉间。前面突出结构是眶、骨性鼻腔和口腔。

## 【病因病理】

软组织变性之瘢痕组织卡压神经末梢、微循环障碍是其主要病因。

## 【临床表现】

不明原因的两眉弓疼痛，无其他全身性疾病。

## 【诊断要点】

根据临床表现，排除其他病因即可诊断。

## 【针刀治疗】

### 1. 治疗原则

依据针刀医学关于人体弓弦力学系统及疾病病理构架的网眼理论，眉棱骨痛实质是由于眶上神经或滑车上神经受到卡压，应用针刀松解局部的神经卡压粘连。

### 2. 操作方法

（1）体位　仰卧位。

（2）体表定位　眶上缘正中压痛点为眶上神经卡压点，此点向内 1cm 为滑车上神经卡压点。

（3）刀具　Ⅰ型 4 号直形针刀。

（4）消毒　在施术部位，用活力碘消毒 2 遍，然后铺无菌洞巾，使治疗点正对洞巾中间。

（5）麻醉　用 1% 利多卡因局部浸润麻醉，每个治疗点注药 1ml。

（6）针刀操作（图 18 - 3）

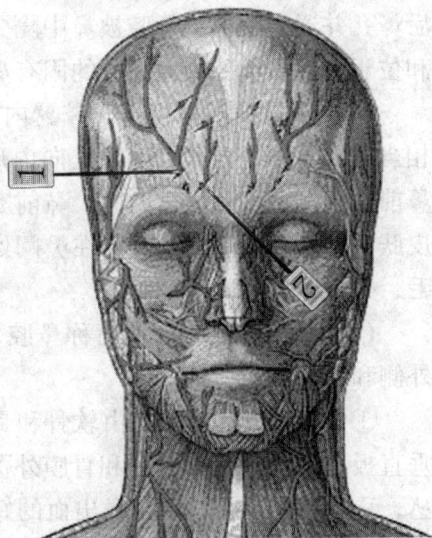

图 18 - 3　针刀松解眶上神经、滑车上神经示意图

①第1支针刀松解眶上神经卡压点的粘连瘢痕　从定点处进针刀，刀口线与人体纵轴一致，针刀体与皮肤垂直，严格按四步进针刀规程进针刀，针刀经皮肤、皮下组织、筋膜达骨面，纵疏横剥3刀，然后分别向上向下铲剥3刀，范围0.5cm。

②第2支针刀松解滑车上神经卡压点的粘连瘢痕　从定点处进针刀，刀口线与人体纵轴一致，针刀体与皮肤垂直，严格按四步进针刀规程进针刀，针刀经皮肤、皮下组织、筋膜达骨面，纵疏横剥3刀，然后分别向上向下铲剥3刀，范围0.5cm。

③术毕，拔出针刀，局部压迫止血3分钟后，创可贴覆盖针眼。

## 【针刀术后手法治疗】

针刀术毕，行局部指压分拨手法。

# 第三节　过敏性鼻炎

本病是一种吸入外界过敏性抗原而引起以鼻痒、打嚏、流清涕等为主要症状的疾病。由于过敏原呈季节性的增减或持续存在，其发病呈季节性（俗称枯草热）或常年性。患者与吸入性哮喘一样，往往有明显的遗传过敏体质，在疾病发作时尚可伴有眼结膜、上腭及外耳道等处的发痒。

## 【针刀应用解剖】

### 1. 鼻腔

鼻腔为一顶窄底宽、前后径大于左右径的不规则狭长腔隙。前起自前鼻孔，后止于后鼻孔并通鼻咽部。鼻腔被鼻中隔分成左右两侧，每侧鼻腔又分为位于最前段的鼻前庭和位于其后占鼻腔绝大部分的固有鼻腔。

（1）鼻前庭　是相当于鼻翼内面的空间，前界即前鼻孔，后界为鼻阈，后者是在相当于大翼软骨外侧脚上缘处向内形成的弧形隆起，是鼻前庭最狭窄处，亦称鼻内孔。鼻前庭外侧壁即鼻翼之内面，鼻前庭之内侧壁即鼻中隔最前部——鼻小柱。鼻前庭覆盖皮肤，是外鼻皮肤的延续，在鼻阈处向后则移行为固有鼻腔的黏膜。鼻前庭皮肤布有鼻毛，并富于皮脂腺和汗腺。

（2）固有鼻腔　通常简称鼻腔，前起自鼻内孔（即鼻阈），后止于后鼻孔。有内、外侧和顶、底4壁。

①内侧壁即鼻中隔。由软骨和骨组成，分别为鼻中隔软骨、筛骨正中板（又称筛骨垂直板）和犁骨。软骨膜和骨膜外覆有黏膜。鼻中隔最前下部的黏膜内动脉血管汇聚成丛，称利特尔区，该区是鼻出血的好发部位，故又称"易出血区"。

②外侧壁　是解剖学最为复杂的部位，也是最具生理和病理意义的部位（图18-4、18-5）。其由诸多骨骼组成，但主要部分是筛窦和上颌窦的内侧壁。鼻腔外侧壁从下向上有3个呈阶梯状排列、略呈贝壳形的长条骨片，外覆黏膜，分别称为下、中、上鼻甲，其大小依次缩小约1/3，其前端的位置则依次后移约1/3。3个鼻甲之上缘均附

加于鼻腔外侧壁，游离缘皆向内下悬垂于鼻腔内，故每一鼻甲与鼻腔外侧壁均形成一间隙，分别称为下、中、上鼻道。

a. 下鼻甲和下鼻道　下鼻甲为一独立骨片，是 3 个鼻甲中最大者，其前端接近鼻前庭，后端则距咽鼓管咽口仅 1 ~ 1.5cm。

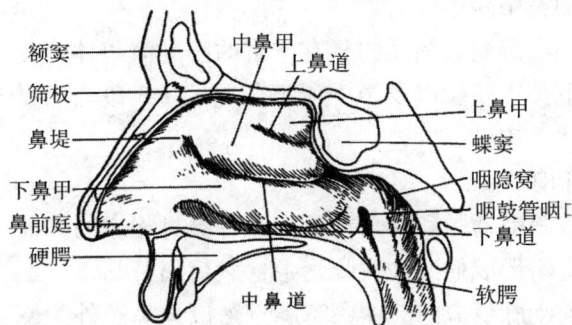

图 18 - 4　鼻腔外侧壁

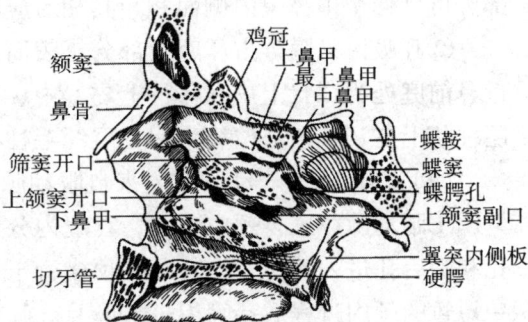

图 18 - 5　鼻腔外侧壁

b. 中鼻甲和中鼻道　中鼻甲属筛骨的一个结构。中鼻甲前方的鼻腔外侧壁上有一丘状隆凸，谓鼻堤，通常含 1 ~ 4 个气房。中鼻甲后端的后上方、近蝶窦底处的鼻腔外侧壁上有一骨孔，谓蝶腭孔，向后通翼腭窝，是蝶腭神经及同名血管出入鼻腔之处。

中鼻道外侧壁上有两个隆起，前下者呈弧形嵴状隆起，名钩突；其后上的隆起，名筛泡，内含 1 ~ 4 个较大气房，均属筛窦结构。两者之间有一半月形裂隙，名半月裂孔，长约 10 ~ 20mm，宽约 2 ~ 3mm，半月裂孔向前下和外上逐渐扩大的漏斗状空间，名筛漏斗，额窦经鼻额管开口于其最上端，其后便是前组筛窦开口，最后为上颌窦开口。

中鼻甲、中鼻道及其附近区域的解剖结构的生理异常和病理改变在鼻和鼻窦炎性疾病的发病机理中最为关键，该区域被称为"窦口鼻道复合体"。

c. 上鼻甲和上鼻道　上鼻甲亦属筛骨结构，是最小的鼻甲，位于鼻腔外侧壁上后部。因中鼻甲位于其前下方，故前鼻镜检查一般窥视不到上鼻甲。上鼻甲后端的后上方有蝶筛隐窝，位于筛骨（上）和蝶窦前壁（下）形成的角内，是蝶窦开口所在。后组筛窦则开口于上鼻道。

以中鼻甲游离缘水平为界，其上方鼻甲与鼻中隔之间的间隙称为嗅沟或嗅裂；在该水平以下，鼻甲与鼻中隔之间的不规则腔隙则称总鼻道。

③顶壁　很窄，呈穹隆状。前段倾斜上升，为鼻骨和额骨鼻突构成；后段倾斜向下，即蝶窦前壁；中段水平，即为分隔颅前窝的筛骨水平板，属颅前窝底的一部分，板上多孔（筛孔），故又名筛板，容嗅区黏膜的嗅丝通过抵达颅内，筛板菲薄而脆，外伤或在该部位施行鼻腔手术时较易损伤。

④底壁　即硬腭的鼻腔面，与口腔相隔。前 3/4 由上颌骨腭突、后 1/4 由腭骨水平部构成。

⑤前鼻孔　由鼻翼的游离缘、鼻小柱和上唇围绕而成。

⑥后鼻孔　主要由蝶骨体、蝶骨翼突内侧板、腭骨水平部后缘、犁骨后缘围绕而

成；外覆黏膜，形略椭圆，较前鼻孔为大。

（3）鼻腔黏膜　鼻腔黏膜与鼻泪管、鼻窦和鼻咽的黏膜相连续，分为嗅区黏膜和呼吸区黏膜两部分。

①嗅区黏膜　范围较小，主要分布在上鼻甲内侧面和与其相对应的鼻中隔部分，小部分可延伸至中鼻甲内侧面和与其相对应的鼻中隔部分。

②呼吸区黏膜　占鼻腔大部分，表面光滑湿润，黏膜内具有丰富的静脉海绵体。接近鼻前庭处为鳞状上皮和移行上皮，中、下鼻甲前端以及鼻中隔下部前约 1/3 段为假复层柱状上皮，其余部位均为假复层纤毛柱状上皮。

（4）鼻腔血管　动脉主要来自眼动脉和颌内动脉。

①眼动脉　来自颈内动脉，在眶内分成筛前动脉和筛后动脉。两者穿过相应的筛前孔和筛后孔进入筛窦，均紧贴筛顶横行于骨嵴形成的凹沟或骨管中，然后离开筛窦，经一短暂的颅内过程后穿筛板进入鼻腔。筛前动脉供应前、中筛窦和额窦以及鼻腔外侧壁和鼻中隔的前上部。筛后动脉则供应后筛窦以及鼻腔外侧壁和鼻中隔的后上部。

筛前、后动脉是识别筛顶和额窦开口部位的解剖标志，术中应注意识别勿损伤。此外，筛前动脉明显粗于筛后动脉，一旦损伤，出血较剧，断端缩回眶内可致眶内血肿等并发症。另外，经眶结扎筛前动脉常是治疗因筛前动脉出血所致严重鼻出血的有效手段。

②颌内动脉　在翼腭窝内相继分出蝶腭动脉、眶下动脉和腭大动脉供应鼻腔，其中蝶腭动脉是鼻腔血供的主要动脉。

③静脉回流　鼻腔前部、后部和下部的静脉最后汇入颈内、外静脉，鼻腔上部静脉则经眼静脉汇入海绵窦，亦可经筛静脉汇入颅内的静脉和硬脑膜窦（如上矢状窦）。鼻中隔前下部的静脉亦构成丛，称克氏静脉丛，也是该部位出血的重要来源。老年人下鼻道外侧壁后部近鼻咽处有表浅扩张的鼻后侧静脉丛，称为吴氏鼻咽静脉丛，常是后部鼻出血的主要来源。

**2. 鼻窦**

鼻窦是围绕鼻腔、藏于某些面颅骨和脑颅骨内的含气空腔，一般左右成对，共有4对。依其所在颅骨命名，即上颌窦、筛窦、额窦和蝶窦。各窦的形态大小不同，发育常有差异。窦内黏膜与鼻腔黏膜连接，各有窦口与鼻腔相通。

## 【病因病理】

**1. 病因**

除强调精神因素为本病重要诱因外，主要因素可归纳为以下几个方面。

（1）变应性体质　常与其他变应性疾病，如支气管哮喘、荨麻疹等同时或交替发作，多有家族史，可能与遗传有关。

（2）变应原接触　①吸入物：如尘埃、花粉、真菌、动物皮毛、化学粉末等。②食入物：许多食物均可以引起过敏，如面粉、牛奶、鸡蛋等；药物如水杨酸、磺胺类和抗生素等。③细菌及其毒素。④注射物如血清、青霉素、链霉素等。⑤接触物：如油漆、皮毛、氨水等致敏原。

（3）其他因素　如冷热变化，温度不调，阳光或紫外线的刺激等，还可能有内分泌失调，或体液酸碱平衡失调等内在因素，如肾上腺素缺少，甲状腺素、卵巢素及垂体后叶素失调或体液偏于碱性等。

**2. 病理**

常年性变态反应性鼻炎，早期鼻黏膜水肿呈灰色，病变属可逆性，此时病理检查，可见上皮下层显著水肿，组织内有嗜伊红细胞浸润，鼻分泌物中亦含有嗜伊红细胞。如过敏反应衍变为炎性反应，组织改变即较显著，上皮变形，基膜增厚和水肿，有血管周围浸润和纤维变性，腺体肥大、膨胀、阻塞，可囊肿样变性。慢性炎症的病变更显著，有上皮增生，甚至乳头样形成。有继发感染者，病变黏膜呈颗粒状，分泌物转为脓性，多形核细胞增多，黏膜下有细胞浸润及纤维组织增生。

季节性变态反应性鼻炎病理主要为鼻黏膜水肿，有嗜伊红细胞浸润，分泌物呈水样，可有息肉形成。

针刀医学认为本病的病因是鼻腔内有劳损（可为炎症性损伤），鼻窦附近有微循环障碍。

## 【临床表现】

发病时鼻痒、连续打喷嚏、流大量水样性清涕，有时尚伴有眼结膜、上腭部甚至外耳道部的奇痒等为本病的临床特征。由于鼻黏膜肿胀，患者常有鼻塞和嗅觉减退现象。症状通常早、晚加重，日间及运动后好转。患者通常全身症状不明显，但如并发鼻窦炎后可有发热、面颊部胀痛、乏力和纳滞等症状。患者得病后常常伴有鼻黏膜的高敏状态，发病季节内对任何强烈的气味、污染的空气，乃至气候温度的变化都会有症状的反复，本病的后期患者常可发展成对多种抗原与刺激因素过敏而呈一种终年易鼻塞、流涕的状态。患者在发作期常呈一种张口呼吸的面容（儿童尤其明显），由于经常因鼻痒而搓揉，可见鼻梁部皮肤的横纹，鼻翼部分肥大，伴过敏性眼结膜炎者尚可见结膜的轻度充血与水肿。窥鼻镜检查可见本症患者鼻黏膜多苍白水肿，分泌物甚多，大都呈水样，镜下检查可见有大量嗜酸性粒细胞。

实验室检查方面，患者对相应的抗原皮肤试验常呈阳性速发型反应（反应常在 10～15 分钟内发生）。在体外用放射性过敏原吸附试验（RAST）或酶联免疫吸附测定（ELISA），也能自患者血清内检出特异性 IgE 的存在。本症患者中仅 30%～40% 有总 IgE 的升高，血象内嗜酸性粒细胞仅稍增高或不增高。

## 【诊断要点】

（1）有明确吸入物致敏原线索，有个人或家族过敏性疾病史，发作期有典型的症状和体征，各记 1 分，共 3 分。

（2）变应原皮肤试验阳性反应，且至少有一种为（＋＋）或（＋＋）以上，记 2 分。

（3）变应原鼻激发试验阳性，且与皮肤试验疾病史符合，记 2 分。

（4）鼻分泌物涂片嗜酸性粒细胞阳性，记1分。

（5）得分6~8分可诊断为常年性变应性鼻炎；3~5分为可疑变应性鼻炎。

## 【针刀治疗】

**1. 治疗原则**

依据针刀医学关于人体弓弦力学系统及疾病病理构架的网眼理论，过敏性鼻炎是由于鼻腔内软组织的粘连和瘢痕，导致鼻腔功能异常，应用针刀松解局部的粘连。

**2. 操作方法**

（1）体位　仰卧位。

（2）体表定位　鼻腔黏膜。

（3）消毒　在施术部位，用活力碘消毒2遍，然后铺无菌洞巾，使治疗点正对洞巾中间。

（4）麻醉　用1%利多卡因局部浸润麻醉，每个治疗点注药1ml。

（5）刀具　Ⅰ型4号直形针刀。

（6）针刀操作（图18-6）

①针刀由一侧鼻孔进入，沿鼻腔内侧壁刺穿黏膜，紧贴鼻中隔软骨做黏膜下纵疏横剥3刀，范围0.5cm。松解对侧鼻腔内侧壁，方法相同。

②针刀由一侧鼻孔进入，沿鼻腔外侧壁刺入中鼻甲，紧贴中鼻甲骨质表面做黏膜下纵疏横剥3刀，范围0.5cm。松解对侧鼻腔外侧壁，方法相同。

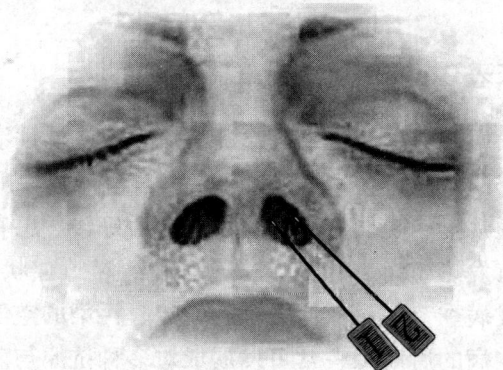

图18-6　过敏性鼻炎针刀松解——鼻腔内松解

③术毕，拔出针刀，局部压迫止血3分钟后，创可贴覆盖针眼。

## 【针刀术后手法治疗】

局部治疗术后用手在鼻腔外侧按压1分钟。

# 第四节　慢性咽炎

本病为咽部黏膜、黏膜下及淋巴组织的弥漫性炎症，常为上呼吸道炎症的一部分。本病为常见病，多发于成年人。

## 【针刀应用解剖】

**1. 咽部的体表标志**

咽是呼吸道和消化道的共同通道，全长约12cm，上起颅底，下至第6颈椎，前后扁平，上宽下窄略成漏斗形。前面与鼻腔、口腔和喉相通，后壁与椎前筋膜相邻。以软腭及会厌上缘为界，可分为鼻咽、口咽及喉咽三部分。（图18-7）

（1）咽鼓管咽口　位于下鼻甲后端平面，略呈三角形，其上界和后界为咽鼓管圆枕。

（2）咽隐窝　位于鼻咽侧壁，紧靠咽鼓管咽口，呈深窝状。

（3）管腭皱襞　从管口前唇向下至腭形成一小皱襞。

（4）管咽皱襞　咽鼓管咽口的后方，有一垂直向下黏膜皱襞，为管咽皱襞。

（5）咽鼓管扁桃体　正对咽鼓管开口后方的黏膜内的一小团淋巴组织。

（6）扁桃体窝　呈三角形，前壁为舌腭弓，其下有片状薄膜，覆盖扁桃体的前下方，称为三角皱襞。

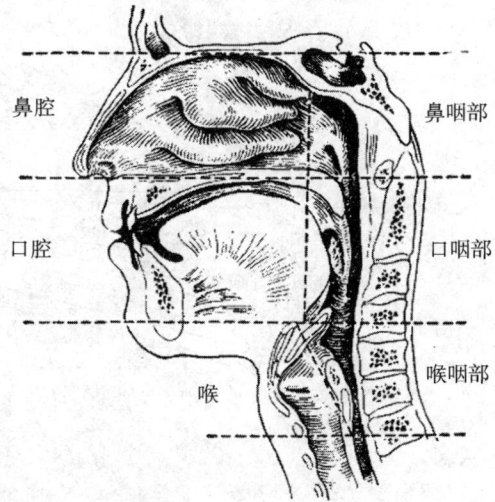

图18-7　咽腔分段

（7）腭弓　为口咽外侧壁两条突起的皱襞，前方称为腭舌弓，后方称为腭咽弓。

（8）软腭　是一片能活动的黏膜皱襞，悬于硬腭的后缘，在口咽和鼻咽之间向后下方倾斜。

（9）梨状隐窝　位于喉口的两侧，外侧面是甲状软骨和甲状舌骨膜，内侧是杓状会厌襞。

（10）喉口　倾斜的位于喉咽的前部，上界是会厌，下界是喉的杓状软骨，两侧为杓状会厌襞。

**2. 咽部组成结构**（图18-8、18-9）

（1）顶后壁的骨性结构　主要由蝶骨体、枕骨底部和第1、2颈椎构成。

（2）硬腭　为上颌骨腭突和腭骨水平部所构成。骨面上有粘骨膜附着较紧，上面为鼻腔粘骨膜，下面的粘骨膜很厚，黏膜下层含有很多黏液腺和涎腺，称为脚腺。

（3）腭腱膜　为一薄层纤维性的腭腱膜，可加强软腭，其由腭帆张肌延伸的肌腱构成。

（4）咽颅底筋膜　支持咽黏膜的纤维层在咽上缩肌上方增厚形成。

（5）颊咽筋膜　肌外膜较薄，覆盖于咽上缩肌，且向前越过翼突下颌缝并覆盖颊肌的筋膜。

（6）软腭　由表面覆有黏膜的弧形肌腱膜所构成。软腭前部略呈水平，后部斜向后下方，称为腭帆，从腭帆向两侧移行成前后两个弓形皱襞，前面皱襞称为舌腭弓，达于舌根侧缘；后面皱襞称为咽腭弓，达于咽后壁。由舌腭弓、悬雍垂、腭帆后缘及舌根围成的孔道称为咽峡，为口腔与咽之通道。

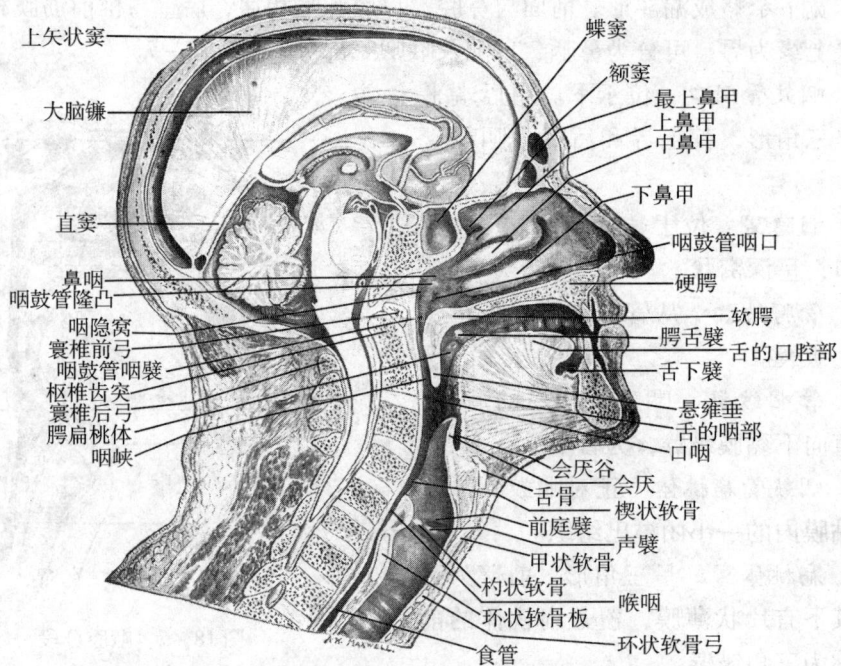

图 18 - 8　咽部正中矢状面

上矢状窦
大脑镰
直窦
鼻咽
咽鼓管隆凸
咽隐窝
寰椎前弓
咽鼓管咽襞
枢椎齿突
寰椎后弓
腭扁桃体
咽峡

蝶窦
额窦
最上鼻甲
上鼻甲
中鼻甲
下鼻甲
咽鼓管咽口
硬腭
软腭
腭舌襞
舌的口腔部
舌下襞
悬雍垂
舌的咽部
口咽
会厌谷
会厌
舌骨
楔状软骨
前庭襞
声襞
甲状软骨
杓状软骨
喉咽
环状软骨板
环状软骨弓
食管

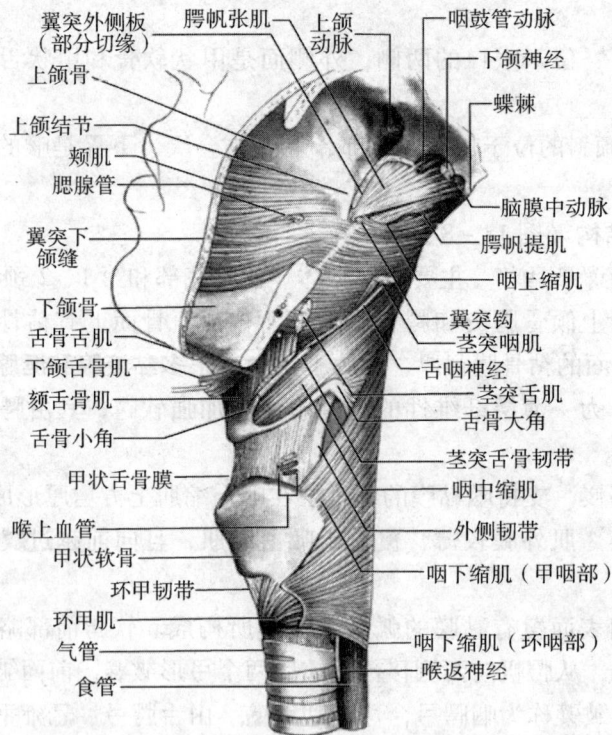

图 18 - 9　咽肌

翼突外侧板（部分切缘）
腭帆张肌
上颌动脉
上颌骨
上颌结节
颊肌
腮腺管
翼突下颌缝
下颌骨
舌骨舌肌
下颌舌骨肌
颏舌骨肌
舌骨小角
甲状舌骨膜
喉上血管
甲状软骨
环甲韧带
环甲肌
气管
食管

咽鼓管动脉
下颌神经
蝶棘
脑膜中动脉
腭帆提肌
咽上缩肌
翼突钩
茎突咽肌
舌咽神经
茎突舌肌
舌骨大角
茎突舌骨韧带
咽中缩肌
外侧韧带
咽下缩肌（甲咽部）
咽下缩肌（环咽部）
喉返神经

（7）**腭帆提肌** 位于腭帆张肌的后内侧，呈扁圆柱形，其肌纤维附着于腭腱膜的上侧，在中线并与对侧的肌纤维结合。起自颞骨岩部下面、颈动脉管外口的前方及咽鼓管软骨内侧，向前内下方走行，之后行于二束咽腭肌之间，在软腭中散开。腭帆提肌有提起腭帆的作用，也提高咽鼓管的底部，当肌纤维缩短、增粗时，使其咽口变小、阻力增加，以致管腔的宽度变小

（8）**腭帆张肌** 位于翼内肌内侧，为三角形的薄肌，起于咽鼓管软骨外侧、翼突舟状窝及蝶骨嵴内侧，渐形成肌腱和肌束，垂直向下成直角绕过翼突钩，腭帆张肌有开大咽鼓管口的作用。

（9）**腭舌肌** 为一小的肌纤维束，其表面有黏膜覆盖，形成舌腭弓。起于腭腱膜的下面，与对侧的肌肉连续，向下向前在扁桃体前面附着于舌的外侧。有使腭帆下降的作用，两侧同时收缩时，使咽峡缩小。

（10）**悬雍垂肌** 起于腭骨的后鼻嵴和腭腱膜，两侧悬雍垂肌位于此腱膜两层之间，肌纤维向后下伸入悬雍垂黏膜下，止于其尖端，有使悬雍垂上提和缩短的作用。

（11）**腭咽括约肌** 位于腭帆提肌的外侧，起于腭腱膜上表面的前外侧部，并向内与咽上缩肌的上缘融合，受副神经颅部咽丛支配。两侧腭咽肌同时收缩可将咽拉向上、前和内侧，因此吞咽时可使咽缩短。腭咽肌靠近腭咽弓，并能将其拉向前。

（12）**咽上缩肌** 前端附着于翼沟、翼突下颌缝的后缘，以及下颌骨的下颌舌骨肌线后端，止于枕骨基底部的咽结节。由副神经颅部经咽丛支配。主要收缩咽的上部。

（13）**咽中缩肌** 向前附着于舌骨小角和茎突舌骨韧带下部及整个舌骨大角上缘，所有纤维止于咽缝，受副神经颅部咽丛支配。在吞咽时可收缩咽的中部。

（14）**咽下缩肌** 可分为甲咽肌和环咽肌两部分。甲咽肌起自于甲状软骨板的斜线、甲状软骨板斜线的后方的带和甲状软骨下角来的一条小带；环咽肌起自环甲肌附着点与甲状软骨下角的关节面之间的环状软骨侧缘。甲咽肌和环咽肌都向后内行，与对侧的同名肌会合。环咽肌在咽最狭窄的地方与食管的环形纤维融合，甲咽肌止于正中咽缝。均受副神经颅部咽丛支配。环咽肌还受喉返神经及喉上神经外支支配。环咽肌主要是在喉咽与食管的连接处起括约肌的作用，甲咽肌主要是收缩咽的下部。

**3. 咽部的血管、神经**

（1）**咽部的血液供应** 来自颈外动脉系统，有咽升动脉、颈外动脉的扁桃体支、腭升支、腭降支、颌内动脉的腭后支等。静脉则回流到咽缩肌和颈咽筋膜间的咽静脉丛，注入颈内静脉。

（2）**神经支配** 迷走神经、舌咽神经及交感神经的分支组成咽丛，司咽部感觉及肌肉运动。鼻咽顶部及两侧的神经来自蝶腭神经节。腭帆张肌出三叉神经下颌支所支配。

## 【病因病理】

**1. 病因**

除强调精神因素为本病重要诱因外，主要因素可归纳为以下几个方面。

（1）**变应性体质** 常与其他变应性疾病，如支气管哮喘、荨麻疹等同时或交替发

作，多有家族史，可能与遗传有关。

（2）变应原接触 ①吸入物：如尘埃、花粉、真菌、动物皮毛、化学粉末等。②食入物：许多食物均可以引起过敏，如面粉、牛奶、鸡蛋等；药物如水杨酸、磺胺类和抗生素等。③细菌及其毒素。④注射物如血清、青霉素、链霉素等。⑤接触物：如油漆、皮毛、氨水等致敏原。

（3）其他因素 如冷热变化，温度不调，阳光或紫外线的刺激等，还可能有内分泌失调，或体液酸碱平衡失调等内在因素，如肾上腺素缺少，甲状腺素、卵巢素及垂体后叶素失调或体液偏于碱性等。

**2. 发病机理**

本病迄今发病机理未明，学说甚多，目前的重要学说，有神经反射学说，组织胺学说，乙酰胆碱学说。总之，可能包括许多复杂因素，如抗原－抗体反应、神经精神因素、组织胺类物质、遗传因素、内分泌等，这些因素在变态反应发生原理中都有可能占重要地位。

**3. 病理**

常年性变态反应性鼻炎，早期鼻黏膜水肿呈灰色，病变属可逆性，此时病理检查，可见上皮下层显著水肿，组织内有嗜伊红细胞浸润，鼻分泌物中亦含有嗜伊红细胞。如过敏反应衍变为炎性反应，组织改变即较显著，上皮变形，基膜增厚和水肿，有血管周围浸润和纤维变性，腺体肥大、膨胀、阻塞，可囊肿样变性。慢性炎症的病变更显著，有上皮增生，甚至乳头样形成。有继发感染者，病变黏膜呈颗粒状，分泌物转为脓性，多形核细胞增多，黏膜下有细胞浸润及纤维组织增生。

季节性变态反应性鼻炎病理主要为鼻黏膜水肿，有嗜伊红细胞浸润，分泌物呈水样，可有息肉形成。

以上是西医学对本病的认识，针刀医学认为本病的病因是鼻腔内有劳损（可为炎症性损伤），鼻窦附近有微循环障碍。

**【临床表现】**

（1）症状 咽部可有各种不适感觉，如灼热、干燥、微痛、异物感、痰黏感，习惯以咳嗽清除分泌物，常在晨起用力清除分泌物时，有作呕不适。通过咳嗽，清除出稠厚的分泌物后症状缓解。上述症状因人而异，轻重不一，一般全身症状多不明显。

（2）体征

①慢性单纯性咽炎 检查时，咽部反射亢进，易引起恶心，咽黏膜弥漫性充血，色暗红，咽后壁有散在的淋巴滤泡增生，其周围有扩张的血管网，且常附有少量黏稠分泌物。

②慢性肥厚性咽炎咽黏膜增厚，弥漫充血，色深红，小血管扩张，咽后壁淋巴滤泡增生、充血、肿胀隆起呈点状分布或相互融合成块状，或可见1～2个淋巴滤泡顶部有黄白色小点，严重者两侧咽侧索、咽腭弓等处有充血肥厚（实际就是咽部软组织损伤后的增生）。

③萎缩性咽炎 检查时咽部感觉及反射减退，可见咽黏膜菲薄、干燥；萎缩较重者，黏膜薄如发光的蜡纸，咽部吞咽运动时黏膜出现皱纹，咽后壁隐约可见颈椎体轮

廓；萎缩更重者，黏膜表面常附有片状深灰色或棕褐色干痂（实际就是咽部软组织损伤后的变性挛缩）。

## 【诊断要点】

（1）本病呈慢性发作，病程长，咽部有干、痒、隐痛、异物感等症状。

（2）检查有咽黏膜慢性充血、肥厚，淋巴滤泡肿大，或咽黏膜萎缩变薄等局部体征。但慢性咽炎有时仅为继发病变，或与慢性咽炎相似的症状，常是许多全身疾病的局部表现，故须详问病史，重视对鼻腔、鼻窦、喉腔、下呼吸道、消化道以及全身疾病的检查，找出病源，以便进行去因治疗。本病尤其要注意与咽部梅毒、麻风、结核、狼疮、肿瘤、咽神经官能症、食道癌、丙种球蛋白缺乏症、茎突过长症等进行鉴别。

（3）颈椎 X 线显示：颈椎关节有旋转移位。

## 【针刀治疗】

### 1. 治疗原则

依据针刀医学关于人体弓弦力学系统及疾病病理构架的网眼理论，慢性咽炎是由于颈段弓弦力学系统受损所引起的咽喉功能异常，应用针刀整体松解颈段弓弦力学系统及咽部软组织的粘连和瘢痕。

### 2. 操作方法

2.1 第 1 次针刀松解上段颈部软组织的粘连和瘢痕　参照颈椎病软组织损伤型"T"形针刀整体松解术进行。

2.2 第 2 次针刀松解咽部软组织粘连瘢痕。

（1）体位　仰卧仰头位，闭口。

（2）体表体位　舌骨。

（3）消毒　在施术部位，用活力碘消毒 2 遍，然后铺无菌洞巾，使治疗点正对洞巾中间。

（4）麻醉　用 1% 利多卡因局部浸润麻醉，每个治疗点注药 1ml。

（5）刀具　Ⅰ型 4 号直形针刀。

（6）针刀操作（图 18-10）

①第 1 支针刀松解茎突舌骨肌弓弦结合部的粘连瘢痕　在舌骨体与舌骨大角拐弯处进针刀，刀口线与人体纵轴一致，针刀体与皮肤垂直，严格按四步进针刀规程进针刀，针刀经皮肤、皮下组织筋膜达舌骨面，纵疏横剥 3 刀，然后贴舌骨骨面向下铲剥 3 刀，范围 0.5cm。

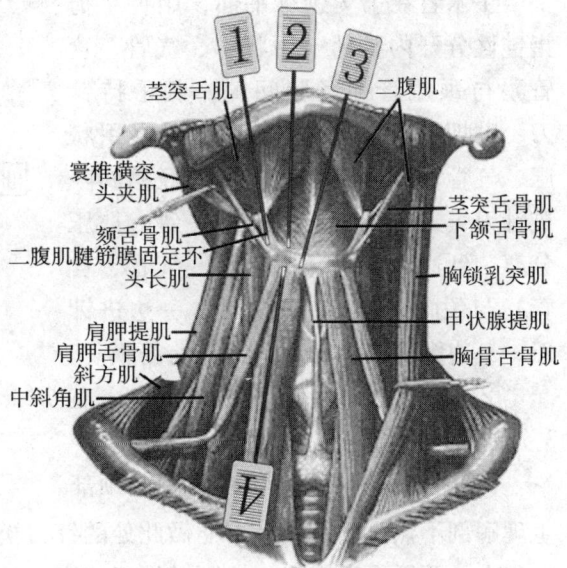

图 18-10　针刀松解咽部软组织

②第2支针刀松解颏舌骨肌弓弦结合部的粘连瘢痕　在第1支针刀内侧0.5cm处定点进针刀，刀口线与人体纵轴一致，针刀体与皮肤垂直，严格按四步进针刀规程进针刀，针刀经皮肤、皮下组织、筋膜达舌骨面，纵疏横剥3刀，然后贴舌骨骨面向上铲剥3刀，范围0.5cm。

③第3支针刀松解胸骨舌骨肌弓弦结合部的粘连瘢痕　在第2支针刀内侧0.5cm处定点进针刀，刀口线与人体纵轴一致，针刀体与皮肤垂直，严格按四步进针刀规程进针刀，针刀经皮肤、皮下组织、筋膜达舌骨面，纵疏横剥3刀，然后贴舌骨骨面向下铲剥3刀，范围0.5cm。

④第4支针刀松解肩胛舌骨肌弓弦结合部的粘连瘢痕　在第2支针刀下0.5cm处定点进针刀，刀口线与人体纵轴一致，针刀体与皮肤垂直，严格按四步进针刀规程进针刀，针刀经皮肤、皮下组织、筋膜达舌骨面，纵疏横剥3刀，然后贴舌骨骨面向下铲剥3刀，范围0.5cm。

⑤术毕，拔出针刀，局部压迫止血3分钟后，创可贴覆盖针眼。

2.3 第3次针刀松解颈部筋膜

（1）体位　仰卧位，闭口。

（2）体表定位　喉结平面。

（3）消毒　在施术部位，用活力碘消毒2遍，然后铺无菌洞巾，使治疗点正对洞巾中间。

（4）麻醉　用1%利多卡因局部浸润麻醉，每个治疗点注药1ml。

（5）刀具　Ⅰ型4号直形针刀。

（6）针刀操作（图18-11、18-12）

①术者在第7颈椎平面，用押手拇指钝性分开内脏鞘（甲状腺、气管、食管）与颈血管神经鞘间隙，刺手持针刀，贴押手拇指背面，从内脏鞘（甲状腺、气管、食管）与颈血管神经鞘间隙进针刀，刀口线和人体纵轴一致，加压分离，到达内脏鞘（甲状腺、气管、食管）与颈血管神经鞘间隙后，一边进针刀，一边纵疏横剥3刀，达椎前筋膜。

②术毕，拔出针刀，局部压迫止血3分钟后，创可贴覆盖针眼。

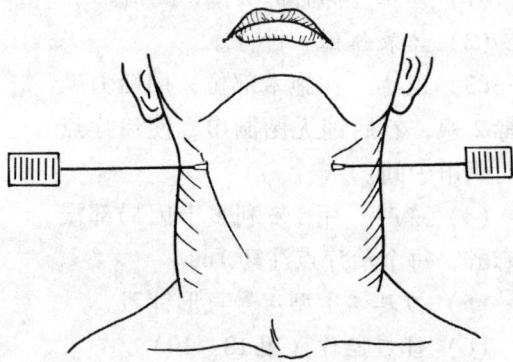

图18-11　针刀进针点示意图

（7）注意事项　初学者或者对颈部生理解剖不熟悉的医生，不能做此处的针刀松解，以防止损伤重要神经血管。针刀手术过程中，要缓慢进针刀，控制进针刀速度，如纵疏横剥过程中患者出现剧痛，可能是针刀刺伤了颈部血管，应立即停止针刀操作，退针刀1cm后，稍调整方向继续进针刀，纵疏横剥的范围不能超过0.5cm。

## 【针刀术后手法治疗】

嘱患者俯卧位,一助手牵拉肩部,术者正对患者头项,右肘关节屈曲并托住患者下颌,左手前臂尺侧压在患者枕骨上,随颈部的活动施按揉法。用力不能过大,以免造成新的损伤。最后,提拿两侧肩部,并从患者肩至前臂反复揉搓3次。

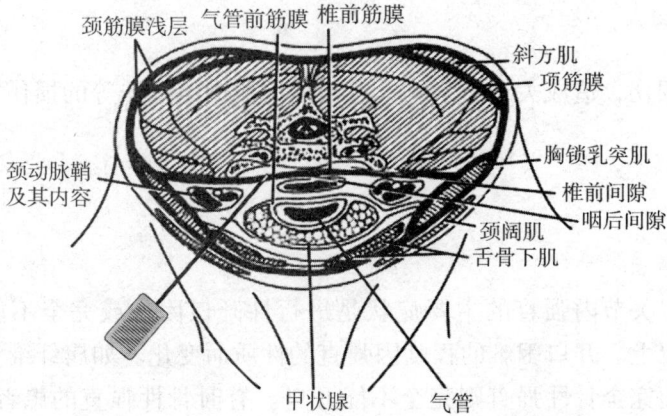

图18-12 针刀松解第7颈椎平面断面解剖

# 第五节 颞下颌关节紊乱症

本病因器质性病变导致长期开口困难或完全不能开口者,称为颞下颌关节强直。临床上可分为两类:第一类是由于一侧或两侧关节内发生病变,最后造成关节内的纤维性或骨性粘连,称为关节内强直,简称关节强直,也有人称真性关节强直;第二类病变是在关节外上下颌间皮肤、黏膜或深层组织,称为颌间挛缩或关节外强直,也有人称假性关节强直。

## 【针刀应用解剖】

颞下颌关节又称下颌关节,由下颌骨的下颌头与颞骨的下颌窝和关节结节构成。其关节面表面覆盖的是纤维软骨。关节囊松弛,上方附着于下颌窝和关节结节的周围,下方附着于下颌颈,囊外有从颧弓根部至下颌颈的外侧韧带予以加强。囊内有纤维软骨构成的关节盘,关节盘呈椭圆形,上面如鞍状,前凹后凸,与关节结节和下颌窝的形状相对应。盘的周缘与关节囊相接,将关节腔分成上、下两部。关节囊的前部较薄弱,因此,下颌关节易向前脱位。

关节的运动:两侧颞下颌关节必须同时运动,所以属于联合关节。下颌骨可做上提和下降、前进和后退以及侧方运动。其中,下颌骨上提和下降的运动发生在下关节腔,前进和后退的运动发生在上关节腔。侧方运动是一侧的下颌头对关节盘做旋转运动,而对侧的下颌头和关节盘一起对关节窝做前进的运动。张口是下颌骨下降并伴向前的运动，故大张口时，下颌骨体下降向下后方，而下颌头随同关节盘滑至关节结节的下方，如张口过大，关节囊过分松弛时，下颌头可滑至关节结节的前方，而不能退回关节窝，造成下颌关节脱位。复位时，必须先将下颌骨拉向下，超过关节结节，再将下颌骨向后推，才能将下颌头纳回下颌窝内。闭口则是下颌骨上提并伴有下颌头和关节盘一起滑回关节窝的运动。

## 【病因病理】

下颌关节的损伤，造成关节囊挛缩；或因周围肌肉、皮肤等的损伤、挛缩造成下颌关节运动受限。

## 【临床表现】

（1）关节内紊乱

①开口困难　关节内强直的主要症状是进行性开口困难或完全不能开口，病史较长，一般在数年以上。开口困难的程度因强直的性质而变化。如属纤维性强直一般可有一定的开口度；而完全骨性强直则完全不能开口。有时骨性强直的患者，尤其是儿童，用力开口时，下颌骨仍可有数毫米的活动度，但这并非关节的活动，而是下颌体的弹性及颅颌连接处不全骨化的结果。开口困难造成进食困难，通常只能由磨牙后间隙处缓慢吸入流汁或半流汁，或从牙间隙用手指塞入小块软食。

②面下部发育障碍畸形　多发生在儿童。由于咀嚼功能的减弱和下颌的主要生长中心髁状突被破坏所致。下颌畸形一般随年龄的增长而日益明显，表现为面容两侧不对称，颏部偏向患侧。患侧下颌体、下颌升支短小，相应面部反而丰满；健侧下颌由于生长发育正常，相应面部反而扁平、狭长，因而常常容易误诊。双侧强直者，由于整个下颌发育障碍，下颌内缩、后退，而正常上颌却向前突，形成特殊的下颌畸形面容（图18－13）。发病年龄愈小，颜面下部发育障碍畸形愈严重。尤其是幼儿，由于下颌发育受阻，形成下颌畸形和下颌后缩，使下颌骨及其相应的组织，特别是舌和舌骨均处于后缩位置，即与咽后壁间的距离缩小，造成上呼吸道狭窄，以致引起阻塞性睡眠呼吸暂停综合征。这种综合征在入睡后，发生严重鼾声，并有呼吸暂停，而频繁的呼吸暂停和缺氧可引起一系列心肺功能障碍，有的伴有精神障碍，甚至可危及生命。

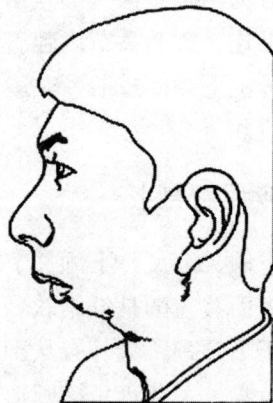

图18－13　双侧颞下颌关节强直的下颌畸形面容示意图

除有下颌发育障碍外，下颌角前切迹明显凹陷，下颌角显著向下突出。发生角前切迹的一般解释是：由于患者经常力图开口，长期地下颌升颌肌群向上牵引与下颌体上的降颌肌群向下牵拉而形成。

③咬颌关系错乱　下颌骨发育障碍造成面下部垂直距离变短，牙弓变小而狭窄。因

此，牙的排列和垂直方向生长均受阻碍，结果造成咬颌关系明显错乱。下颌磨牙常倾向舌侧，下颌牙的颊尖咬于上颌牙的舌尖，甚至无接触；下颌切牙向唇侧倾斜呈扇形分离。如果关节强直发病于成年人或青春发育期以后，因下颌骨已发育正常或基本正常，则面部无明显畸形，仅有开口受限。

④髁状突活动减弱或消失　用两手小指末端放在两侧外耳道内，拇指放在颧骨部做固定，请患者做开闭口运动和侧方运动，此时通过外耳道前壁，不仅能查明髁状突有无活动度，并且可对比两侧髁状突运动的差别，以便确定诊断。关节内强直侧没有活动或者活动度极小（纤维性强直），而健侧则活动明显。

⑤X线检查　在关节侧位X线片上，可见3种类型：第1种类型正常关节解剖形态消失，关节间隙模糊，关节窝及髁状突骨密质有不规则破坏，临床上可有轻度开口运动，此种类型多属纤维性强直。第2种类型可见关节间隙消失，髁状突和关节窝融合成很大的致密团块，呈骨球状。第3种类型可见致密的骨性团块波及乙状切迹，使正常喙突、颧弓乙状切迹影像消失，在下颌升支侧位X线片上，下颌升支和颧弓甚至可完全融合呈"T"型。

（2）关节外紊乱

①开口困难　关节外强直的主要症状也是开口困难或完全不能开口。在询问病史时，常有因坏疽性口炎引起的口腔溃烂史，或上下颌骨损伤史，或放射治疗等病史。开口困难的程度因关节外瘢痕粘连的程度而有所不同。由于病理变化发生在关节外部，而不侵及下颌骨的主要生长发育中心，因此，即使在生长发育期前患病，一般患者面下部发育障碍畸形和咬颌关系错乱均较关节内强直为轻。

②口腔或颌面部瘢痕挛缩或缺损畸形　颌间挛缩常使患侧口腔龈颊沟变浅或消失，并可触到范围不等的条索状瘢痕区，但当瘢痕发生在下颌磨牙后区以后的部位时，则不易被查到。由坏疽性口炎引起者，常伴有软组织缺损畸形，牙排列错乱。由于损伤或灼伤引起的颌间瘢痕或缺损畸形，诊断比较容易。

③髁状突活动减弱或消失　与关节内强直比较，多数挛缩的瘢痕较关节内强直的骨性粘连有伸缩性，所以开颌运动时，患侧髁状突尚可有轻微活动，尤其是在侧方运动时，活动更为明显；但如颌间瘢痕已骨化，呈骨性强直时，则髁状突的活动也可以消失。

④X线检查　在关节侧位X线片上，髁状突、关节窝和关节间隙清楚可见。在下颌骨或颧骨后前位片上，有些病例可见到上颌与下颌升支之间的颌间间隙变窄，密度增高。有时可见大小不等的骨化灶，甚至上、下颌骨之间或下颌与颧骨、颧弓之间形成骨性粘连，这时可称为骨性颌间挛缩。

（3）混合性紊乱　临床上可见关节内和关节外强直同时存在的病例，其症状为二者症状的综合，称为混合型强直。

## 【诊断要点】

（1）关节内紊乱　①开口困难：关节内强直的主要症状是进行性开口困难或完全不能开口，病史较长，一般在数年以上。属纤维性强直一般可有一定的开口度；而完全骨性强直则完全不能开口。②下颌畸形面容。③咬颌关系错乱。④X 线检查可明确分型。

（2）关节外紊乱　①开口困难：关节外强直的主要症状也是开口困难或完全不能开口。②口腔或颌面部瘢痕挛缩或缺损畸形。③髁状突活动减弱或消失。④X 线检查可明确诊断。

（3）混合性紊乱　关节内和关节外强直同时存在。

## 【针刀治疗】

### 1. 治疗原则

依据针刀医学关于人体弓弦力学系统及疾病病理构架的网眼理论，颞下颌关节紊乱是由于颞下颌关节弓弦力学系统受损所引起的关节功能异常，应用针刀整体松解颞下颌关节弓弦力学系统软组织的粘连和瘢痕。

### 2. 操作方法

2.1 第 1 次针刀松解两侧咬肌的粘连瘢痕和挛缩

（1）体位　仰卧仰头位，闭口。

（2）体表定位　两侧咬肌起点与止点及硬结条索，以右侧为例，介绍针刀手术方法。

（3）消毒　在施术部位，用活力碘消毒 2 遍，然后铺无菌洞巾，使治疗点正对洞巾中间。

（4）麻醉　用 1% 利多卡因局部浸润麻醉，每个治疗点注药 1ml。

（5）刀具　Ⅰ型 4 号弧形防滑针刀。

（6）针刀操作（图 18-14）

①第 1 支针刀松解右侧咬肌起点的粘连和瘢痕　在颧弓咬肌起点处定点，刀口线与人体纵轴方向平行，针刀体与皮肤垂直，严格按四步进针刀规程进针刀，针刀经皮肤、皮下组织，直达骨面，纵疏横剥 3 刀，范围 0.5cm，然后，调转刀口线 90°，沿骨面向下铲剥 3 刀，范围 0.5cm。

②第 2 支针刀松解右侧咬肌止点的粘连和瘢痕　在下颌角咬肌止点处定点，刀口线与人体纵轴方向平行，针刀体与皮肤垂直，严格按四步进针刀规程进针刀，针刀经皮肤、皮下组织，直达骨面，纵疏横剥 3 刀，范围 0.5cm，然后，调转刀口线 90°，沿骨面向上铲剥 3 刀，范围 0.5cm。

③第 3 支针刀松解右侧咬肌行经路线的粘连

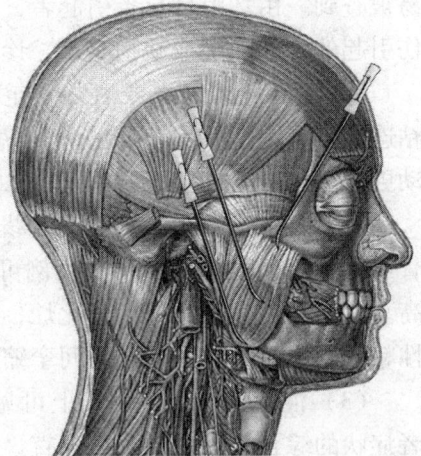

图 18-14　针刀松解两侧咬肌

和瘢痕　在咬肌表面硬结和条索处定点，刀口线与咬肌肌纤维方向平行，针刀体与皮肤垂直，严格按四步进针刀规程进针刀，针刀经皮肤、皮下组织，刀下有韧性感时，即到达病变处，再进针刀 0.5cm，纵疏横剥 3 刀，范围 0.5cm。

④术毕，拔出针刀，局部压迫止血 3 分钟后，创可贴覆盖针眼。

2.2 第 2 次针刀松解两侧颞下颌关节关节囊及韧带的粘连瘢痕和挛缩

（1）体位　仰卧仰头位，闭口。

（2）体表定位　张口触摸到颞下颌关节凹陷两侧的骨突定点，以右侧为例，介绍针刀手术方法。

（3）消毒　在施术部位，用活力碘消毒 2 遍，然后铺无菌洞巾，使治疗点正对洞巾中间。

（4）麻醉　用 1% 利多卡因局部浸润麻醉，每个治疗点注药 1ml。

（5）刀具　Ⅰ型 4 号弧形防滑针刀。

（6）针刀操作（图 18-15）

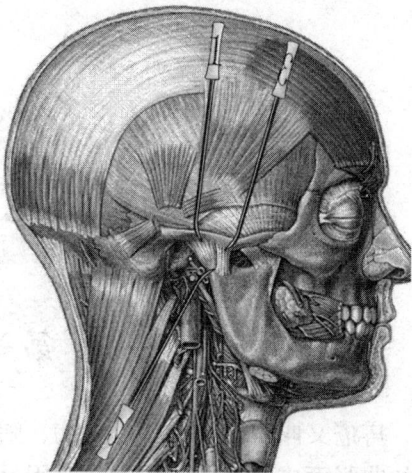

图 18-15　针刀松解颞下颌关节囊、韧带

①第 1 支针刀松解右侧颞下颌关节关节囊颞骨起点处的粘连和瘢痕　张口触摸到颞下颌关节凹陷上缘颞骨关节窝定点，刀口线与人体纵轴方向平行，针刀体与皮肤垂直，严格按四步进针刀规程进针刀，针刀经皮肤、皮下组织，直达颞骨骨面，纵疏横剥 3 刀，范围 0.5cm，然后，调转刀口线 90°，沿骨面向下铲剥 3 刀，范围 0.5cm。

②第 2 支针刀松解右侧颞下颌关节关节囊颞骨止点处的粘连和瘢痕　张口触摸到颞下颌关节凹陷下缘下颌骨髁头突定点，刀口线与人体纵轴方向平行，针刀体与皮肤垂直，严格按四步进针刀规程进针刀，针刀经皮肤、皮下组织，直达颞骨骨面，纵疏横剥 3 刀，范围 0.5cm，然后，调转刀口线 90°，沿骨面向上铲剥 3 刀，范围 0.5cm。

③第 3 支针刀松解右侧颞下颌外侧韧带起点的粘连和瘢痕　在第 1 支针刀前 0.8cm 处定点，刀口线与人体纵轴方向平行，针刀体与皮肤垂直，严格按四步进针刀规程进针刀，针刀经皮肤、皮下组织，直达颞骨骨面，纵疏横剥 3 刀，范围 0.5cm，然后，调转刀口线 90°，沿骨面向下铲剥 3 刀，范围 0.5cm。

④术毕，拔出针刀，局部压迫止血 3 分钟后，创可贴覆盖针眼。

## 【针刀术后手法治疗】

针刀术毕，做颞下颌关节推压放松手法。患者正坐位，术者立于患者后侧，将患者的头部紧贴术者的胸壁，双手四指托住下颌体，双拇指顶在两侧下颌角，拇指先用力向前推压颞下颌关节，然后其余四指用力向后推压颞下颌关节，达到进一步松解病变部位残余的粘连和瘢痕的目的。反复推压 3 次。

# 第十九章 肛肠疾病

## 第一节 痔 疮

痔疮又叫痔，是一种常见病，随年龄增长而发病率增高，是齿线两侧直肠上、下静脉丛曲张而成的静脉团块。常会因反复机械性损伤而出血、栓塞或团块脱出。

### 【针刀应用解剖】

直肠黏膜在壶腹部呈现数条半月状的横皱襞，称直肠横襞，有阻挡粪便的作用。直肠颈因肠腔突然变窄，黏膜出现 8～16 条纵行皱襞，称为肛柱或直肠柱。在肛柱的黏膜下均有动、静脉丛分布，当柱内静脉丛曲张时，则形成了原发性内痔。肛柱下端的半月形的黏膜皱襞称为肛瓣，又称直肠瓣。沿着肛瓣的附着线构成一条波状的环形线，称为齿状线或称梳状线。由于齿状线附近的上皮附着十分牢固，直肠黏膜脱垂时，常跨过该线而脱出。由齿状线向下延伸约 1.5cm 的幅度，围绕固有肛管表面形成一环形隆起，称肛梳或痔环。此区由未角化的复层扁平上皮覆盖，其深部含有痔外静脉丛，有时在齿状线以下，沿着肛门内括约肌内面遗留一层灰白色环形的肛直带，为导致低位直肠颈狭窄和痔发生的形态学基础。

齿状线以上，直肠颈黏膜为复层立方上皮，其血液供应来自直肠上动脉，于黏膜下有丰富的痔静脉丛，该丛汇集成直肠上静脉，最后加入门静脉系；该部的淋巴引流，经髂内及髂总淋巴结达腰淋巴结；其神经支配主要来自自主神经盆丛（包括肠系膜下神经丛、腹上丛和腹下丛等），由于内脏感觉神经对刺激的敏感性差，内痔、直肠癌或置入检查器械时，常无痛觉。

齿状线以下上皮为复层扁平上皮，其血液来自肛动脉，皮下组织内也含丰富的痔静脉丛，该丛汇集成肛静脉，最后引入下腔静脉；该部淋巴管主要注入腹股沟淋巴结；有躯体神经分布，主要来自第 3、4 骶神经前支组成的肛门神经，通常躯体神经对刺激较敏感，故外痔或常有痛感。由于肛门和膀胱的神经均来自第 4 骶神经，有肛门疾患时，疼痛可向会阴、臀部和股部放射，有时可发生反射性的尿闭。相反，膀胱颈部疾患，也可反射性地引起里急后重等症状。

直肠颈及固有肛管周围有肛门内括约肌和肛门外括约肌。前者为直肠壁的环行平滑肌层在直肠颈及固有肛管处增厚而成；后者围绕着直肠颈的全长，常被分为皮下部、浅部和深部3个部分，外括约肌深部和皮下部由痔下神经支配，浅部由第4骶神经的会阴支支配，由于肌束方向各异，故其作用力相反，3部分外括约肌有各自的神经支配，故可交替收缩，如此一缩一舒的蠕动运动，将粪块排出体外。此外，肛提肌的部分纤维也参与排便。

直肠黏膜肥厚，肠腺较长，固有膜内有很多淋巴小结，侵入黏膜下层，黏膜肌层由2~3层平滑肌组成，黏膜下层有丰富的弹力纤维网，在直肠柱的黏膜下层内有丰富的血管丛，其中静脉丛迂曲，腔大壁薄，缺少静脉瓣，故在直肠下端容易形成局部的静脉曲张，即所谓"痔"。

直肠的肌层分为内环、外纵两层。内环肌在肛管处增厚，形成肛门内括约肌。当它收缩时可压迫肛管，帮助排便，并且有助于痔静脉丛内的血液回流。另外，在肛门缘处有肛门外括约肌，属于横纹肌，能缩紧肛门。

直肠的血液供应来源较广，上部由直肠上动脉供血，直肠颈及固有肛管部则由直肠下动脉和肛动脉供血。上述各动脉向肠壁内发分支，并且，在肌层、黏膜下层及黏膜层内分别形成相应的微血管构型。在直肠柱的上皮下及固有层内有两层微血管结构，浅层者在上皮下为简单稀疏的桥形毛细血管襻，深层为管径粗大而丰富的静脉丛，即痔内静脉丛。桥形毛细血管襻的动脉端与来自黏膜下丛的毛细血管前微动脉相续，而静脉端则汇入深部静脉丛。在肛梳的皮下则缺乏毛细血管层，偶尔可见毛细血管襻，固有层内具有丰富的静脉丛，即痔外静脉丛。痔内与痔外静脉丛之间相互延续，无明显分界，而管径则粗细不匀，极度迂曲，为痔形成的基础。

## 【病因病理】

肛管上端和齿线上下有直肠黏膜下的静脉丛，为平滑肌纤维及弹性结缔组织所包绕，形似海绵状组织块。肛管关闭时，成"Y"形裂隙，而将四周组织分为3个部分。排便时静脉丛内血液充盈，易受粪便挤压与损伤。另外，因直肠静脉无静脉瓣，长期站立或端坐可使直肠静脉回流困难，加之直肠上、下静脉丛壁薄位浅，而容易形成痔。

**1. 病因**

（1）习惯性便秘　长时间用力排便使直肠上、下静脉丛静脉内压长时间增高，逐渐破坏包绕在其外的平滑肌纤维和弹性结缔组织，使静脉逐渐曲张而成痔。坚硬的粪块反复损伤其表面的黏膜或皮肤，引起微血管破裂出血。

（2）腹内压增高　妊娠、盆腔肿瘤、肝硬化和排便时用力等均可使腹内压增高，影响门静脉和下腔静脉回流，导致直肠上、下静脉丛瘀血。

（3）直肠下端和肛管的慢性感染　直肠的局部感染可引起排便次数增加、使静脉本身及周围组织纤维化和失去弹性。

（4）其他　年老体弱或长期疾病引起营养不良，使局部组织萎缩无力，也易引起静脉扩张。长期饮酒及喜食大量辛辣刺激性食物可因局部充血而引发痔。

### 2. 分类和分期

痔根据其所在部位不同可以分为以下 3 类：

（1）内痔　是直肠上静脉丛的曲张静脉团块，位于齿状线以上，表面为直肠黏膜所覆盖，常见于左侧、右前及右后 3 处。按其严重程度可分为 3 期：第 1 期，排便时带血，痔块不脱出肛门外，仅肛镜检查可见；第 2 期，排便时痔块脱出肛门外，便后自行回复；第 3 期，排便时痔块脱出肛门外，不能自行回复而需用手托回。

（2）外痔　是直肠下静脉丛的曲张静脉团块，位于齿状线以下，表面为肛管皮肤所覆盖。单纯外痔见于肛门周围，常因静脉内血栓形成而突出在外。

（3）混合痔　由于直肠上、下静脉丛互相吻合，互相影响，因而痔块位于齿线上下，表面同时为直肠黏膜和肛管皮肤所覆盖，成为混合痔。

痔初期以内痔多见。由于静脉曲张不断加重，四周组织不断破坏和萎缩，因而痔块逐渐长大。痔块常由于表面黏膜或皮肤受损而出血、感染或形成血栓。严重者，痔块因脱出肛门外又为痉挛的括约肌所嵌顿，以致瘀血水肿，呈暗紫色甚至坏死。

针刀医学认为多种原因可引起局部慢性软组织损伤，出现 4 种病理表现（包括粘连、瘢痕、挛缩、堵塞），痔就是堵塞后形成的病理产物。

## 【临床表现】

（1）排便时出血　内痔或混合痔最常见的症状是血便，其特点是便时无痛、血色鲜红，且为间歇性。出血量一般不大，但有时也可较大，呈喷射状，以致患者严重贫血，但便后血止。便秘、粪便干硬、大便次数增多、饮酒及进食刺激性食物等是痔出血的诱因。

（2）痔块脱出　内痔或混合痔发展到一定程度（第 2、3 期）即可脱出肛门外。痔块脱出会影响劳动。

（3）疼痛　单纯性内痔无疼痛感，而外痔和混合痔则有疼痛感。痔常因表浅黏膜或皮肤受损后感染或血栓形成，或脱出后嵌顿引起水肿、感染和坏死，而出现疼痛症状。局部疼痛是血栓性外痔的特点。

（4）瘙痒　由于痔块脱出及括约肌松弛，黏液流出肛门外而刺激周围皮肤，引起瘙痒甚至皮肤湿疹。内痔或混合痔脱出时，可在肛门周围见到痔块。血栓性外痔可在肛门周围见一突出的暗紫色长圆形肿块，有时可见出血点。不脱出的痔块需借助指检和肛镜检查方可查到。另外，指检不但可以排除其他病变，且可用来判断肛镜检查是否可以进行。

## 【诊断要点】

（1）内痔是肛垫（肛管血管垫）的支持结构、血管丛及动静脉吻合支发生的病理性改变。

（2）外痔是直肠下静脉属支在齿状线远侧表皮下静脉丛的病理性扩张和血栓形成。

（3）混合痔是内痔通过丰富的静脉丛吻合支和相应部位的外痔静脉丛相互融合。

（4）内痔的临床表现和分度：内痔的主要临床表现是出血和脱出，可伴发血栓、绞窄、嵌顿以及排便困难。

内痔的分度：

Ⅰ度：便时带血、滴血或喷射状出血，便后出血可自行停止，无痔脱出。

Ⅱ度：常有便血，排便时有痔脱出，便后可自行还纳。

Ⅲ度：偶有便血，排便或久站、咳嗽、劳累、负重时痔脱出，需用手还纳。

Ⅳ度：偶有便血，痔脱出不能还纳。

（5）外痔的主要临床表现是肛门不适、潮湿不洁、异物感，如发生血栓及皮下血肿有剧痛。

（6）混合痔的主要临床表现是内痔和外痔的症状可同时存在，严重时表现为环状痔脱出。

## 【针刀治疗】

### 1. 治疗原则

依据人体弓弦力学系统理论及疾病病理构架的网眼理论，痔疮是由于腰骶部软组织慢性损伤后引起腰骶段脊柱弓弦力学系统力平衡失调，形成网络状病理构架，导致直肠静脉回流障碍所致，通过针刀整体松解腰骶段脊柱弓弦力学系统软组织的粘连和瘢痕及病变静脉团。

### 2. 操作方法

2.1 第1次针刀松解腰骶段脊柱弓弦力学系统软组织的粘连和瘢痕　针刀手术方法参照中风后遗症第3次针刀治疗（图19-1）。

2.2 第2次针刀松解痔疮部位

（1）体位　膝胸卧位。

（2）体表定位　痔核。

（3）消毒　在施术部位，用活力碘消毒2遍，然后铺无菌洞巾，使治疗点正对洞巾中间。

（4）麻醉　用1%利多卡因局部浸润麻醉，每个治疗点注药1ml。

（5）刀具　Ⅰ型4号直形针刀。

（6）针刀操作（图19-1）

刀口线与直肠纵轴一致，针刀体与皮肤垂直，严格按四步进针刀规程进针刀，针刀经痔核部皮肤、皮下组织，在痔核基底部行通透剥离3刀。如痔核大或脱出者，应进行局部治疗。用针刀在痔核基底部行通透剥离，痔核会自行枯萎、脱落。

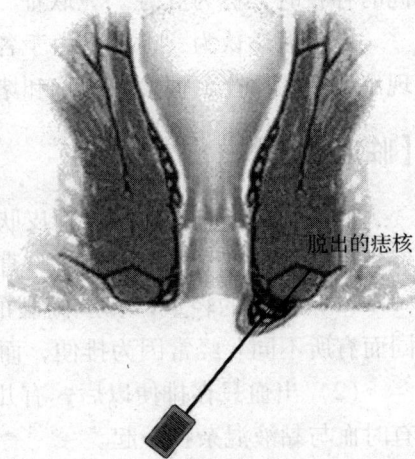

脱出的痔核

图19-1　针刀松解痔疮部位

## 【针刀术后手法治疗】

针刀术毕，做腰部斜扳手法。

# 第二节　肛　裂

本病是指肛管后正中部（少数在前正中部）由反复损伤和感染引起的皮肤全层裂开，以致形成溃疡，经久不愈，并有典型症状。患者多有长期便秘史，且肛管后正中部位皮肤裂伤多见。

## 【针刀应用解剖】

参见本章第一节痔疮的针刀应用解剖。

## 【病因病理】

多数患者由于大便干燥，排便时用力过猛，而引起肛管皮肤出现纵向裂口或椭圆形溃疡，或合并感染的裂口，即肛裂。有少数肛裂患者起始于后正中部位的肛窦炎。反复损伤使肛管裂伤深及全层皮肤，并无法愈合。肛裂形成后必然继发感染，因此更不易愈合。

肛管后正中部位是肛裂的常见部位，因其皮肤较为固定，且有弯曲，易于受损。发生在肛管其他部位的表浅性裂伤很快自愈，且无症状。

肛管反复损伤与感染，使基底变硬，肉芽增生，色灰白，时间较长的可形成一突出肛门外的袋状皮垂，很像外痔，俗称"前哨痔"。肛裂、"前哨痔"和齿线上乳头肥大同时存在时，称为肛裂"三联征"。

针刀医学认为，本病是由于各种原因引起的局部软组织慢性损伤，其病理过程也表现出典型的粘连、瘢痕、挛缩和堵塞。

## 【临床表现】

肛门裂初起时，仅在肛管皮肤上形成一个小的裂隙，裂口表浅，颜色鲜红。继之发展，可以裂到皮下组织，甚或一直裂到肛门括约肌。

（1）疼痛的轻重，和肛门裂的大小、深浅，患病时间长短，因为个人的敏感性不同而有所不同。经常因为排便，而引起阵发性疼痛。

（2）出血只在排便以后，有几滴鲜血滴出，或者在粪便上、便纸上染有少许血液，有时血与黏液混杂在一起。

（3）便秘患者因为恐惧排便时的疼痛不敢大小便而致便秘，又因为便秘使得肛门裂加重，从而形成恶性循环。

（4）瘙痒因为肛门裂有分泌物，刺激肛门部皮肤所致。

## 【诊断要点】

(1) 大便时阵发性肛门疼痛。

(2) 大便时出血。

(3) 可伴有便秘。

## 【针刀治疗】

### 1. 治疗原则

依据人体弓弦力学系统理论肛裂是腰骶段弓弦力学系统力平衡失调，导致内脏弓弦力学系统失去平衡所致。依据疾病病理构架的网眼理论，通过针刀整体松解腰骶段弓弦力学系统相关软组织，同时松解局部病变的粘连瘢痕和挛缩，治愈该病。

### 2. 操作方法

2.1 第1次针刀松解——"口"字形针刀整体松解术　参见中风后遗症第3次针刀松解方法进行。

2.2 第2次针刀松解肛门局部的粘连、瘢痕和挛缩

(1) 体位　截石位。

(2) 体表定位　距肛裂下方1cm。

(3) 消毒　在施术部位，用活力碘消毒2遍，然后铺无菌洞巾，使治疗点正对沿巾中间。

(4) 麻醉　用1%利多卡因局部麻醉。

(5) 刀具　Ⅰ型4号直形针刀。

(6) 针刀操作（图19-2）

①在定点处进针刀，刀口线方向和直肠纵轴平行，针刀体和皮肤呈90°角，按四步进针刀规程进针刀，针刀经皮肤、皮下组织，当刀下有韧性感时提插切割3刀，范围1cm。

②术毕，拔出针刀，局部压迫止血3分钟后，创可贴覆盖针眼。

(7) 注意事项

针刀操作在局部粘连和瘢痕组织中进行，不能穿过肠壁，进入肛管，以免引起局部感染；每天用1:5000高锰酸钾液坐浴3次。大便前后再分别增加坐浴1次。

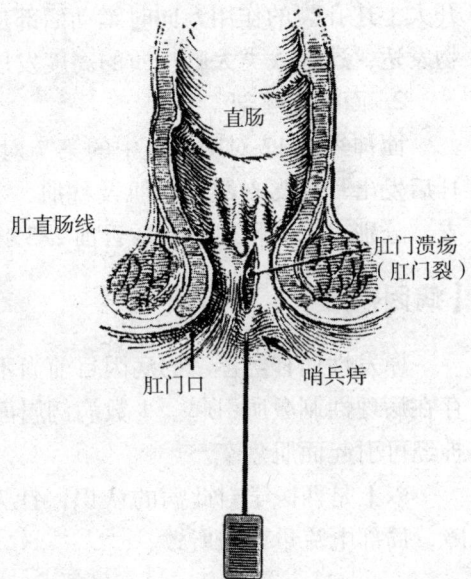

图19-2　肛裂针刀松解术

# 第二十章　周围神经疾病

## 第一节　面肌痉挛

面肌痉挛又称半面痉挛，为半侧面部肌肉阵发性不自主抽搐，中年以上女性较多见。

### 【针刀应用解剖】

**1. 面肌**

面肌为扁薄的皮肌，位置浅表，大多起自颅骨的不同部位，止于面部皮肤，主要分布于面部孔裂周围，如眼裂、口裂和鼻孔周围，可分为环形肌和辐射肌两种，有闭合或开大上述孔裂的作用，同时牵动面部皮肤显示喜怒哀乐等各种表情。人类面肌较其他动物发达，这与人类大脑皮质的高度发展，思维和语言活动有关，人耳周围已明显退化。

**2. 面神经解剖**

面神经是 12 对脑神经中的第 7 对，经内耳门茎乳突孔出颅，沿耳廓后沟上行，在耳后发出耳后支支配耳后肌及枕肌，亦发出前穿支至耳廓前面分出颞支、颧支和下颌支，分别支配表情肌运动、舌前 2/3 味觉和支配泪腺、下颌下腺及舌下腺分泌。

### 【病因病理】

原发性面神经痉挛的病因目前尚不明了，可能是由于在面神经传导路上的某些部位存在病理性刺激所引起。少数病例属面神经麻痹的后遗症，也有人认为颅内血管压迫面神经可引起面肌痉挛。

以上是西医学对此病的认识，针刀医学认为本病是由电生理系统的线路发生了故障，局部电流量增强所致。

### 【临床表现】

痉挛常自一侧眼轮匝肌起始，后渐扩展到同侧诸表情肌，唯额肌较少受累。抽搐呈间歇性不规则发作，不能自控。疲劳、情绪激动、谈笑瞬目等可诱发或使之加重。多数患者抽搐时面部无疼痛。频繁发作可影响视力、言语与咀嚼功能。偶见患侧面部血管舒缩功能紊乱。镫骨肌受累可致耳鸣和听觉过敏。长期持续痉挛可致面部联动与肌无力。本病罕有自然恢复者，如不治疗终将发生强直痉挛与面瘫。

## 【诊断要点】

根据临床表现，无其他神经系统体征，肌电图显示有纤维震颤而无失神经支配等确诊不难。X线颞骨断层、CT、MRI，有助于排除面神经鞘膜瘤、听神经瘤等引起的面肌阵挛。此外尚需与特发性眼睑痉挛、局灶性癫痫、面神经错位再生、面部肌束的轻微颤动（肌颤搐）及儿童面肌习惯性跳动区别。

## 【针刀治疗】

### 1. 治疗原则

依据人体弓弦力学系统理论及疾病病理构架的网眼理论，面肌痉挛是面部弓弦力学系统力平衡失调，形成网络状的病理构架，导致面肌功能异常所致。通过针刀整体松解面部弓弦力学系统软组织的粘连和瘢痕，收到良好疗效。

### 2. 操作方法

2.1 第1次调节眼轮匝肌颞肌的应力集中点

（1）体位　仰卧位。

（2）体表定位　眼轮匝肌，颞肌。

（3）消毒　在施术部位，用活力碘消毒2遍，然后铺无菌洞巾，使治疗点正对洞巾中间。

（4）麻醉　用1%利多卡因局部定点麻醉，每个治疗点注药1ml。

（5）刀具　Ⅰ型弧形针刀。

（6）针刀操作（图20-1）

①第1支针刀定在右眉的正中点或眶上缘中点正对瞳孔处　刀口线与眼轮匝肌肌纤维平行，刺入后调转刀口线，向眉两旁垂直切断部分肌纤维。

②第2支针刀在右眶下孔凹陷处松解　眶下孔凹陷处（四白穴）为进针刀点（此为眶下神经起始部），刀口线与身体横轴平行，针刀体与针刀刺入点皮肤平面垂直，直达骨面，铲剥3刀，范围0.5cm。

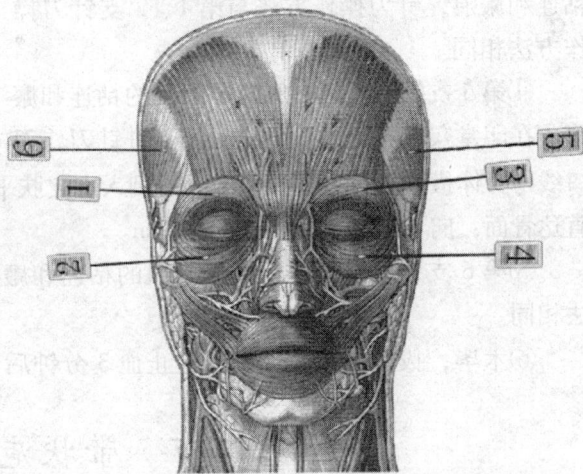

图20-1　面肌痉挛第1次针刀松解

③第3、4支针刀分别松解左侧眼轮匝肌的粘连和瘢痕　针刀操作方法与第1、2支针刀操作方法相同。

④第5支针刀松解左侧颞肌的粘连和瘢痕　在右外眼角上2cm再向外2cm处定点

进针刀，刀口线与身体横轴平行，针刀体与针刀刺入点皮肤平面垂直，针刀经皮肤、皮下组织、筋膜直达骨面，铲剥3刀，范围0.5cm。

　　⑤第6支针刀松解右侧颞肌的粘连和瘢痕　针刀操作方法与第5支针刀操作方法相同。

　　⑥术毕，拔出针刀，局部压迫止血3分钟后，创可贴覆盖针眼。

2.2　第2次调节口轮匝肌及降眉间肌的应力集中点

（1）体位　仰卧位。

（2）体表定位　口轮匝肌及降眉间肌。

（3）消毒　在施术部位，用活力碘消毒2遍，然后铺无菌洞巾，使治疗点正对洞巾中间。

（4）麻醉　用1%利多卡因局部浸润麻醉，每个治疗点注药1ml。

（5）刀具　Ⅰ型4号弧形防滑针刀。

（6）针刀操作（图20-2）

　　①在与右侧鼻翼外缘中点平齐的鼻唇沟向内侧定一点　刀口线与鼻翼线平行，针刀向内下刺入达骨面，铲剥3刀，范围0.5cm。

　　②在一侧下颌部，下唇的侧方，颏唇沟中央的凹陷处旁开1cm处，刀口线与口轮匝肌的肌纤维平行，针刀向内下刺入达骨面，铲剥3刀，范围0.5cm。

　　③第3、4支针刀分别松解左侧口轮匝肌的粘连和瘢痕，针刀操作方法与第1、2支针刀操作方法相同。

　　④第5支针刀松解右侧隆眉间肌的粘连和瘢痕　在印堂穴向右旁开0.5cm处定点进针刀，刀口线与身体横轴平行，针刀体与针刀刺入点皮肤平面垂直，针刀经皮肤、皮下组织、筋膜直达骨面，向下铲剥3刀，范围0.5cm。

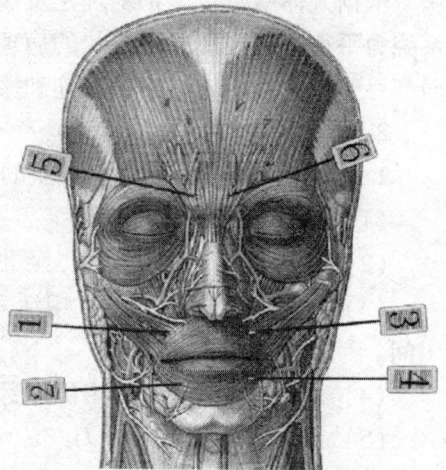

图20-2　面肌痉挛第2次针刀松解术

　　⑤第6支针刀松解左侧隆眉间肌的粘连和瘢痕　针刀操作方法与第5支针刀操作方法相同。

　　⑥术毕，拔出针刀，局部压迫止血3分钟后，创可贴覆盖针眼。

# 第二节　带状疱疹后遗症

　　本病是由水痘-带状疱疹病毒感染引起的一种以簇集状丘疱疹、局部刺痛为特征的急性病毒性疱疹皮肤病。该病毒潜伏于脊髓后根神经节的神经元中，当细胞免疫功能下降时被激活而发病。疱疹多沿某一周围神经分布，排列成带状，出现于身体的某一侧，好发于肋间神经、颈神经、三叉神经及腰神经分布区域。若不经治疗，一般2周左右疱疹可结痂自愈。带状疱疹患者一般可获得对该病毒的终生免疫，但亦有反复多次发作者。

## 【针刀应用解剖】

见第二十一章第一节黄褐斑的针刀应用解剖。

## 【病因病理】

本病的病原体水痘－带状疱疹病毒有亲神经和皮肤的特性。对该病毒无免疫力或有低免疫力的人群（多数是儿童）感染后，病毒经呼吸道黏膜侵入人体内，使人发生水痘或呈隐性感染。以后病毒侵入皮肤的感觉神经末梢，可长期潜伏于脊髓神经后根或脑神经节的神经元内。当宿主的免疫功能减退时，如患某些感染（如感冒）、恶性肿瘤，使用某些免疫抑制剂，经放射治疗、器官移植、发生外伤、处于月经期以及过度疲劳等，神经节内的病毒即被激发活化，使受累神经节发炎或坏死，产生神经痛。同时，病毒沿感觉神经通路到达皮肤，即在该神经支配区内发生特有的节段性疱疹。

针刀医学认为，水痘－带状疱疹病毒易潜伏于人体，处在人体能调节的范围内，可不发病。当人体由于长期不正确姿势导致的脊柱疲劳性损伤、积累性损伤、日常生活中的隐蔽性损伤等，使脊柱区带软组织损伤或骨关节移位，造成沿相应节段的感觉神经受压、牵拉、卡压，从而表现出沿神经分布区的疱疹性改变。此外，药物性损害、射线的侵害性损伤等都可导致疱疹病毒活跃造成皮肤损害。

## 【临床表现】

本病好发于皮肤与黏膜交界处，特别是口角、唇缘、鼻孔周围。患处往往先有感觉过敏和神经痛，随后出现潮红斑，继而变化为成簇而不融合的粟粒至黄豆大水疱，疱液澄清或混浊。陆续发疹，常依次沿神经呈带状分布，各簇水疱群之间皮肤正常。数日后水疱干涸、结痂，愈后遗留暂时性淡红斑或色素沉着。全程2~3周。皮损常发生在身体的一侧，沿某一周围神经分布区排列，一般不超过中线。多见于肋间神经或三叉神经第1分支区，亦可见于腰腹部、四肢及耳部等。

## 【诊断要点】

根据簇集性水疱、带状排列、单侧分布及伴有明显的神经痛等特点，即可诊断。

## 【针刀治疗】

### 1. 治疗原则
依据人体弓弦力学系统理论及疾病病理构架的网眼理论，带状疱疹性后遗症是由于病毒引起的肋间神经卡压所致。通过针刀准确松解卡压，可治愈该病。

### 2. 操作方法
2.1 第1次针刀松解肋间神经周围的粘连、瘢痕、挛缩和堵塞（以第9肋间神经病

变为例)

（1）体位　根据病变部位取仰卧或俯卧位。

（2）体表定位　沿病变肋间神经行经路线。

（3）消毒　在施术部位，用活力碘消毒2遍，然后铺无菌洞巾，使治疗点正对洞巾中间。

（4）麻醉　用1%利多卡因局部浸润麻醉，每个治疗点注药1ml。

（5）刀具　Ⅰ型4号直形针刀。

（6）针刀操作（图20-3）

①第1支针刀松解肋角部肋间神经的卡压　在第9肋肋角部定点，刀口线与肋骨平行，针刀体与皮肤呈90°，按四步进针刀规程进针刀，针刀经皮肤、皮下组织达肋骨面，针刀沿肋骨面向下至肋骨下缘，贴骨面纵行疏通3刀，范围0.5cm。

②第2支针刀松解第9肋骨中部肋间神经的卡压　在同一肋骨上，距第1支针刀向外3cm，刀口线与肋骨平行，针刀体与皮肤呈90°，按四步进针刀规程进针刀，针刀经皮肤、皮下组织达肋骨面，针刀沿肋骨面向下至肋骨下缘，贴骨面纵行疏通3刀，范围0.5cm。

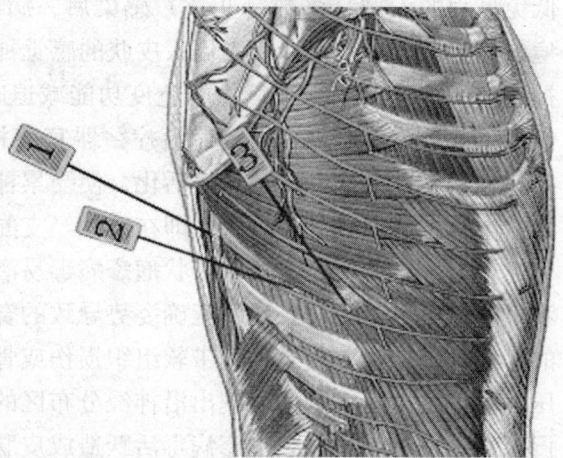

图20-3　针刀松解第9肋间神经病变

③第3支针刀松解第9肋骨中后部肋间神经的卡压　在同一肋骨上，距第2支针刀向外3cm，刀口线与肋骨平行，针刀体与皮肤呈90°，按四步进针刀规程进针刀，针刀经皮肤、皮下组织达肋骨面，针刀沿肋骨面向下至肋骨下缘，贴骨面纵行疏通3刀，范围0.5cm。

④术毕，拔出针刀，局部压迫止血3分钟后，创可贴覆盖针眼。

2.2 第2次针刀松解各痛性结节、条索的粘连、瘢痕、挛缩和堵塞

（1）体位　根据病变部位取侧卧、仰卧或俯卧位。

（2）体表定位　痛性结节、条索部。

（3）消毒　在施术部位，用活力碘消毒2遍，然后铺无菌洞巾，使治疗点正对洞巾中间。

（4）麻醉　用1%利多卡因局部浸润麻醉，每个治疗点注药1ml。

（5）刀具　Ⅰ型4号直形针刀。

（6）针刀操作　在痛性结节部定点，刀口线与人体主要神经血管走行方向一致，针刀体与皮肤呈90°，按四步进针刀规程进针刀，针刀经皮肤、皮下组织达结节条索部，纵行疏通3刀，范围0.5cm。术毕，拔出针刀，局部压迫止血3分钟后，创可贴覆盖针眼。

## 【针刀术后手法治疗】

（1）如属于颈、胸、腰椎骨关节位置变化者，针刀术后即用颈、胸、腰椎整复手法。

（2）如属于脊椎区带软组织损伤者，针刀术后立即在局部用指揉法按揉1分钟即可。

# 第三节　神经卡压综合征

### 一、枕大神经卡压综合征

本病是由于外伤、劳损或炎性刺激等原因导致局部软组织渗出、粘连和痉挛，刺激、卡压或牵拉枕大神经，引起头枕顶放射痛为主要表现的一种临床常见病。

## 【针刀应用解剖】

枕大神经发自颈2神经后支，绕寰枢关节后向上行，在枕外隆突旁、上项线处，穿过半棘肌及斜方肌止点及其筋膜至颈枕处皮肤。枕大神经的分支较多、较大并且相互交织成网状，分布于颈枕部皮肤。

## 【病因病理】

长期低头工作，颈肌痉挛，深筋膜肥厚，炎症渗出，粘连，可压迫枕大神经。由于枕大神经绕寰枢关节，当寰枢关节半脱位、脱位时亦可受牵拉或损伤；再者，颈部肌肉，尤其是斜方肌的肌筋膜炎，也可导致此神经受压，产生神经支配区的疼痛，局部淋巴结肿大，也可能是致痛的原因。

## 【临床表现】

（1）症状　以枕大神经痛为突出的症状，多呈自发性疼痛，常因头部运动而诱发，其疼痛为针刺样、刀割样，头部疼痛或咳嗽用力均可诱发疼痛。疼痛发作时常伴有局部肌肉痉挛，偶见枕大神经支配区有感觉障碍。

（2）体征　检查头颈呈强迫性体位，头略向后侧方倾斜，在枕外隆凸与乳突连线的内1/3处（即枕大神经穿出皮下处）及第2颈椎棘突与乳突连线中点有深压痛。在其上的上项线处有浅压痛。各压痛点可向枕颈放射，有时在枕大神经分布区尚有感觉过敏或感觉减退（图20-4）。

## 【诊断要点】

枕大神经卡压综合征主要依据上述临床表现诊断。落枕患者无颈项部外伤史，晨起时感到一侧或双侧颈项部疼痛，活动困难，局部僵硬，头歪向患侧，颈部活动时疼痛加重，有时可牵涉肩背部。胸锁乳突肌呈痉挛状态，严重者可累及斜方肌和肩胛提肌，可触及条索状的肌束，局部压痛明显。

## 【针刀治疗】

### 1. 治疗原则

依据人体弓弦力学系统理论，枕大神经卡压是由于神经周围软组织卡压神经所致。依据疾病病理构架的网眼理论，一侧神经受到卡压，另一侧软组织也会挛缩和粘连，通过针刀准确松解，解除卡压。

### 2. 操作方法

（1）体位　俯卧位。

（2）体表定位　枕大神经穿出皮下处。

（3）消毒　在施术部位，用活力碘消毒2遍，然后铺无菌洞巾，使治疗点正对洞巾中间。

（4）麻醉　用1%利多卡因局部浸润麻醉，每个治疗点注药1ml。

（5）刀具　Ⅰ型4号直形针刀。

（6）针刀操作（图20-5）

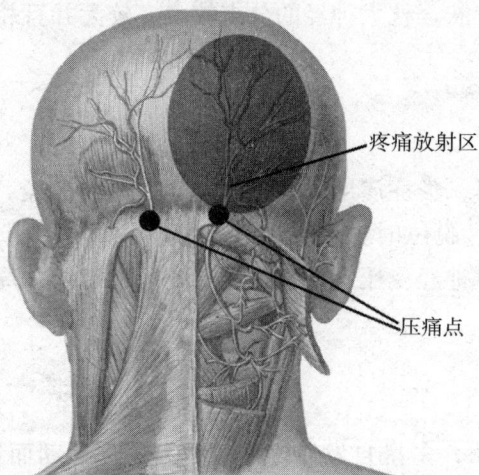

图20-4　枕大神经的压痛点及其疼痛放射区　　　图20-5　针刀松解枕大神经卡压

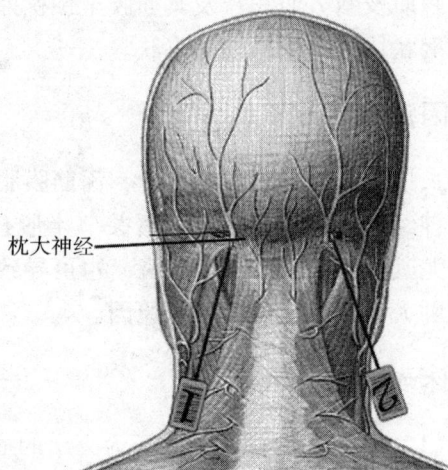

①第1支针刀松解左侧枕大神经穿出皮下处的卡压　在枕外隆凸与左侧乳突连线的内1/3处（即枕大神经穿出皮下处）定位。刀口线与人体纵轴一致，针刀体向脚侧倾斜45°，与枕骨垂直，将手拇指贴在上项线进针刀点上，从押手拇指的背侧进针刀，针刀到达上项线骨面后，调转刀口线90°，铲剥3刀，范围0.5cm。

②第2支针刀松解右侧枕大神经穿出皮下处的卡压　针刀松解方法参照第1支针刀松解操作。

③术毕，拔出针刀，局部压迫止血3分钟后，创可贴覆盖针眼。

（7）注意事项（图20-6）

在做针刀松解时，针刀体应向脚侧倾斜，与纵轴呈45°角，与枕骨面垂直，不能与纵轴垂直，否则有损伤椎管的危险。

## 【针刀术后手法治疗】

患者俯卧位，一助手牵拉双侧肩部，术者正对患者头项，右肘关节屈曲并托住患者下颌，左手前臂尺侧压在患者枕骨上，随颈部的活动施按揉法。用力不能过大，以免造成新的损伤。最后，提拿两侧肩部，并从患者肩至前臂反复揉搓3次。

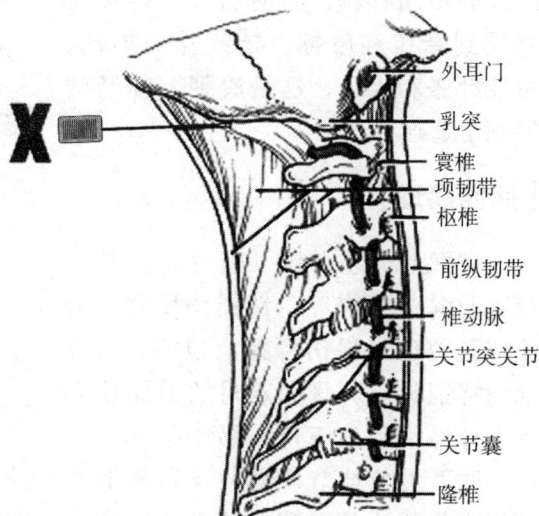

图20-6 枕大神经针刀松解危险操作示意图

外耳门
乳突
寰椎
项韧带
枢椎
前纵韧带
椎动脉
关节突关节
关节囊
隆椎

## 二、肩胛上神经卡压综合征

本病是由于肩胛上神经在肩胛切迹处受到压迫而产生的一系列临床症状。

肩胛上神经卡压是肩部疼痛病因中最常见的原因之一。有学者认为，该征约占所有肩痛患者的1%~2%。间接和直接暴力都可以造成肩胛上神经不同程度的损伤，而牵拉伤可能作用最大，损伤单独累及肩胛上神经也是可能的。发生colles骨折时，致伤的外力传递到前臂、上臂和肩关节，由于肩胛上神经比较固定，可直接造成神经损伤；也可同时损伤神经周围组织，在愈合过程中可能减少切迹间的容积，而压迫神经或其发向肩关节的分支，成为colles骨折的后遗症，而造成骨科医师误认的"冻结肩"。

## 【针刀应用解剖】

肩胛上神经起源于臂丛神经上干，其纤维来自$C_4$、$C_5$、$C_6$，是运动和感觉的混合神经。从上干发出后沿斜方肌和肩胛舌骨肌深面外侧走行，通过肩胛横韧带下方的肩胛切迹进入冈上窝，而与其伴行的肩胛上动、静脉则从该韧带的浅层跨过，再进入冈上窝。该神经在经过肩胛切迹和肩胛上横韧带所组成的骨-纤维孔较为固定。肩胛上神经在冈上窝发出两根肌支支配冈上肌，两支或更多的细感觉支支配肩关节和肩锁关节的感觉。肩胛上切迹在解剖上可分为以下6种类型：①肩胛上界较宽的窝；②切迹为钝V字形；③对称的U形与侧界平行；④非常小的V形沟；⑤与三型相似，但由于韧带骨化使切迹内直径减小；⑥完全性韧带骨化。这些变化可能与神经卡压相关（图20-7）。然后，该神经与肩胛上动脉和静脉伴行，穿过肩胛下横韧带。肩胛上神经的感觉神经纤维和肱骨后的皮肤感觉在相间的神经节段，且均是支配深部感觉的纤维，故有人常诉的肩周疼痛是钝痛，经常不能说清确切部位。Sunderland认为，由于上肢的不断活动，肩胛骨的不断移位，而使切迹处神经反复受到牵拉和摩擦，导致神经损伤、炎性肿胀和卡压，这是肩胛上神经的解剖学基础。

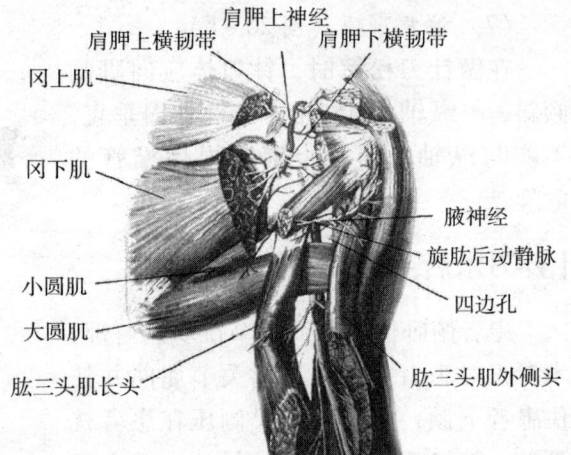

图 20－7　肩胛上神经解剖

## 【病因病理】

肩胛上神经卡压可因肩胛骨骨折或盂肱关节损伤等急性损伤所致。肩关节脱位也可损伤肩胛上神经。肩部前屈特别是肩胛骨固定时的前屈使肩胛上神经活动度下降，易于损伤。肿瘤、肱盂关节结节样囊肿及肩胛上切迹纤维化等均是肩胛上神经卡压的主要原因。有报道认为，肩袖损伤时的牵拉也可致肩胛上神经损伤。各种局部脂肪瘤和结节均可压迫肩胛上神经的主干或肩胛下神经分支引起卡压。

肩胛上神经在通过肩胛上切迹时神经相对固定，使其易于在重复运动时受损。肩胛骨和肱盂关节的重复运动使神经在切迹处摩擦出现神经的炎性反应、水肿，这样就可导致卡压性损害。肩胛骨远端的运动可致肩胛上神经拉紧，引起"悬吊效应"，使神经在切迹处绞索，引起神经病变。Mizuno 等报道，当副神经麻痹后，肩胛骨向下外侧下垂可使肩胛上神经受到肩胛上横韧带的牵拉。肩胛上神经肩关节支可引起肱盂关节疼痛，这是临床最常见的症状。

## 【临床表现】

（1）病史患者通常有创伤或劳损史，以优势手多见，男性多于女性。

（2）症状患者多有颈肩部不适，呈酸胀钝痛，患者常不能明确指出疼痛部位。有夜间痛醒史，疼痛可沿肩肱后放射至手部，亦可向肩胛下部放射。疼痛和肩部主动活动有关，被动活动多不产生疼痛，颈部活动对疼痛无明显影响，逐渐出现肩外展无力、上举受限。

（3）体征　①冈上肌、冈下肌萎缩。②肩外展无力，特别是开始30°左右的肩外展肌力明显较健侧减弱。③肩外旋肌力明显下降，甚至不能。④肩部相当于肩胛切迹处压痛明显。

## 【诊断要点】

肩胛上神经卡压综合征的诊断需通过仔细地询问病史、完整的物理检查及肌电检查来确诊。以下辅助检查有助于该征的诊断：

（1）上臂交叉试验　即双臂前屈90°，在胸前交叉，肩部疼痛加重。

（2）肩胛骨牵拉试验　令患者将患侧手放置于对侧肩部，并使肘部处于水平位，患侧肘部向健侧牵拉，可刺激卡压的肩胛上神经，诱发肩部疼痛。

（3）利多卡因注射试验 对临床表现不典型的病例，可于肩胛上切迹压痛点注射1%利多卡因。如果症状迅速缓解，可倾向于肩胛上神经卡压综合征的诊断。

（4）肌电检查 肩胛上神经运动传导速度明显减慢，冈上肌、冈下肌均有纤颤电位，腋神经及三角肌正常。

（5）X线检查 肩胛骨前后位片向骶尾部倾斜15°～30°投照，以检查肩胛上切迹的形态，有助于诊断。

## 【针刀治疗】

### 1. 治疗原则

依据人体弓弦力学系统理论及疾病病理构架的网眼理论，肩胛上神经卡压是由于神经周围软组织卡压神经所致，通过针刀准确松解卡压。

### 2. 操作方法

（1）体位 俯卧位。

（2）体表定位 肩胛冈中点上方1cm，肩胛冈中、外1/3下方。

（3）消毒 在施术部位，用活力碘消毒2遍，然后铺无菌洞巾，使治疗点正对洞巾中间。

（4）麻醉 用1%利多卡因局部浸润麻醉，每个治疗点注药1ml。

（5）刀具 Ⅰ型4号直形针刀。

（6）针刀操作（图20－8）

①第1支针刀松解肩胛上横韧带 在肩胛冈中点上方1cm，针刀体与皮肤垂直，刀口线与冈上肌肌纤维方向垂直，按四步进针刀规程进针刀，直达肩胛骨冈上窝骨面，然后针刀向上探寻，当有落空感时到达肩胛骨的肩胛上切迹，退针刀0.5cm，到骨面上，提插刀法沿肩胛上切迹向前切割3刀，范围0.5cm。

②第2支针刀松解肩胛下横韧带 在肩胛冈中、外1/3下方酸、麻、胀痛明显处定位，针刀体与皮肤垂直，刀口线与冈下肌肌纤维方向一致，按四步进针刀规程进针刀，直达肩胛骨冈下窝骨面，在骨面上纵疏横剥3刀，范围0.5cm。

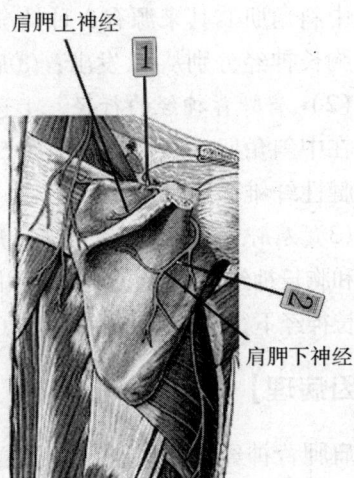

肩胛上神经

肩胛下神经

图20－8 针刀松解肩胛上神经卡压

③术毕，拔出针刀，局部压迫止血3分钟后，创可贴覆盖针眼。

（7）注意事项

在做肩胛上横韧带针刀松解时，针刀沿肩胛骨冈上窝的骨面向上去寻找肩胛上切迹，此法安全，无危险性。

## 【针刀术后手法治疗】

针刀松解术毕，患者坐位，主动耸肩 2 次。应用阻抗抬肩手法：患者端坐位，医生用手掌压住患肘关节，嘱患者用力抬肩，当抬到最大位置时，医生突然放开按压的手掌，使冈下肌最大限度地收缩，1 次即可。

### 三、肩胛背神经卡压综合征

本病表现为颈、肩、背、腋及侧胸壁的酸痛和不适，肩胛背神经是一来自 $C_5$ 神经根与胸长神经合干的神经。

有关肩胛背神经卡压的文献报道较少。1993 年 Kevin 报道用肩胛背神经封闭治疗颈肩痛，取得一定的疗效，其封闭点为肩胛背神经易受压的中斜角肌及肩胛骨内上角内侧缘处，此处也正是临床压痛最为明显处，同时也符合解剖学观察。

## 【针刀应用解剖】

肩胛背神经多起自 $C_5$ 神经根，部分纤维发自 $C_4$ 神经根，同时存在着 $C_4$、$C_5$ 共干的现象。肩胛背神经的起始部位为前斜角肌所覆盖，穿过中斜角肌后与副神经并行，至肩胛提肌前缘后穿过该肌达菱形肌，支配肩胛提肌和大小菱形肌。

（1）肩胛背神经的起源　肩胛背神经在距椎间孔边缘 $5\sim8mm$，自 $C_5$ 外侧发出后即进入中斜角肌。其来源有 3 种情况：①肩胛背神经与胸长神经起始段合干；②肩胛背神经与胸长神经分别从 $C_5$ 发出；③肩胛背神经接收 $C_3\sim C_4$ 发出的分支。

（2）肩胛背神经的行径　上述 3 种形式发出的肩胛背神经，其起始部均穿过中斜角肌，在中斜角肌内斜行，行走约 $5\sim30mm$，距起点约 $5mm$ 处有 $2\sim3$ 束 $2mm$ 粗的中斜角肌腱性纤维横跨其表面。

（3）肩胛背神经的分支合干　肩胛背神经的分支合干者，出中斜角肌 $1\sim2mm$，肩胛背神经和胸长神经分开后，主干即发出 1 分支，经肩胛提肌，然后在菱形肌深面下行。$C_5$ 发出的胸长神经下行至锁骨水平先后与 $C_6$ 及 $C_7$ 发出的胸长神经支合干，然后沿前锯肌深面行走。

## 【病因病理】

肩胛背神经被头夹肌、肩胛提肌和大小菱形肌包绕，单纯性肩胛背神经卡压极少见，常常伴发于臂丛神经的损伤或卡压。肩胛背神经卡压产生的原因可能有：一是颈神经根（特别是 $C_5$ 神经根）受压而累及作为其分支的肩胛背神经；另一原因是肩胛背神经在其行经中因解剖因素而受压，如穿过中斜角肌的腱性起始纤维；也可因局部肿瘤（如脂肪瘤）、放射性组织损伤或慢性组织损伤引起卡压。

## 【临床表现】

（1）病史及症状　本病常见于中青年女性。全部患者均以颈肩背部不适、酸痛为主要症状。颈部不适与天气有关，于阴雨天、冬天可加重，劳累后也可加重。上臂上举受限，颈肩背部酸痛，常不能入睡。肩部无力，偶有手麻，主要为前臂及手桡侧半发麻。

（2）体征和检查　部分患者可有前臂感觉减退，少数患者上肢肌力特别是肩外展肌力下降。局部压痛点明显，多数位于患侧背部3、4胸椎棘突旁3cm及胸锁乳突肌后缘中点。

## 【诊断要点】

可根据临床特点进行诊断，如颈肩部疼痛、不适，沿肩胛背神经行经有压痛，特别是按压3、4胸椎棘突旁可诱发同侧上肢麻痛，则可明确诊断为该病。

## 【针刀治疗】

### 1. 治疗原则

依据人体弓弦力学系统理论及疾病病理构架的网眼理论，肩胛背神经卡压是由于神经周围软组织卡压神经所致，通过针刀准确松解卡压即可。

### 2. 操作方法

（1）体位　坐位。

（2）体表定位　肩胛骨内上角与$C_6$棘突连线的中点。

（3）消毒　在施术部位，用活力碘消毒2遍，然后铺无菌洞巾，使治疗点正对洞巾中间。

（4）麻醉　用1%利多卡因局部浸润麻醉，每个治疗点注药1ml。

（5）刀具　Ⅰ型4号直形针刀。

（6）针刀操作（图20-9）

①针刀松解肩胛背神经在菱形肌上缘的粘连和瘢痕　在肩胛骨内上角与$C_6$连线的中点明显压痛点处进针刀，针刀体与皮肤垂直，刀口线与人体纵轴一致，按四步进针刀规程进针刀，经皮肤、皮下组织，刀下有坚韧感，患者有局部酸麻痛感时，即到达肩胛背神经在菱形肌上缘的粘连和瘢痕，以提插刀法切割3刀，范围0.5cm，然后再纵疏横剥3刀，范围0.5cm。

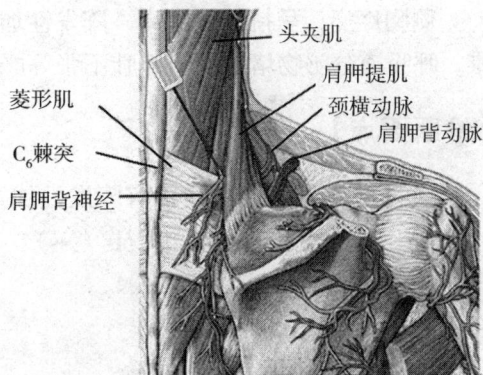

图20-9　针刀松解肩胛背神经卡压

②术毕，拔出针刀，局部压迫止血3分钟后，创可贴覆盖针眼。

## 【针刀术后手法治疗】

针刀术后，患者坐位，嘱患者做拥抱动作4次，以进一步拉开局部的粘连。

## 四、肋间神经卡压综合征

外伤、劳损、带状疱疹及胸外科开放性手术后瘢痕粘连等均可以引起肋间神经的卡压，此处卡压患者疼痛剧烈。

### 【针刀应用解剖】

肋间隙即肋与肋之间的间隙，隙内有肋间肌肉、血管、神经和结缔组织膜等结构。肋间隙的宽窄不一，上部肋间隙较窄，下部较宽；肋间隙前部较宽，后部较窄，但可随体位的变化而改变。肋弯曲而有弹性，第 5~8 肋曲度大，易发生骨折。骨折断端如向内位移，可刺破胸膜和肋间血管及神经。

肋间内肌与肋间最内肌之间有肋间血管和神经通过，肋间神经共 11 对，在相应肋间隙内沿肋沟前行，至腋前线附近发出外侧皮支。第 2 肋间神经外侧皮支较粗大，称肋间臂神经，横经腋窝，分布于腋窝和臂内侧皮肤。肋间神经本干继续前行，上 6 对至胸骨侧缘、下 5 对和肋下神经经肋弓前面至白线附近浅出，易名为前皮支。

### 【病因病理】

肋间神经周围的粘连瘢痕压迫刺激了肋间神经引起临床表现。

### 【临床表现】

侧胸疼痛，呈持续性隐痛、阵发性加剧，老年患者可因为胸痛不敢咳嗽，造成排痰困难，呼吸道分泌物堵塞，引起肺不张等严重并发症。检查：卡压部位的 Tinel 征（＋）。

### 【诊断要点】

（1）侧胸持续性隐痛，有阵发性加重，严重者不能咳嗽。
（2）神经卡压部位 Tinel 征（＋）。

### 【针刀治疗】

#### 1. 治疗原则

依据人体弓弦力学系统理论及疾病病理构架的网眼理论，肋间神经卡压是由于神经周围软组织卡压神经所致，通过针刀准确松解卡压即可。

#### 2. 操作方法

（1）体位　健侧卧位。
（2）体表定位　肋间神经卡压点。
（3）消毒　在施术部位，用活力碘消毒 2 遍，然后铺无菌洞巾，使治疗点正对洞巾中间。
（4）麻醉　用 1% 利多卡因局部浸润麻醉，每个治疗点注药 1ml。
（5）刀具　Ⅰ型 4 号直形针刀。

（6）针刀操作（图20-10）

①在 Tinel 征阳性点定位，针刀体与皮肤垂直，刀口线与肋弓方向一致，按四步进针刀规程进针刀，针刀经皮肤、皮下组织、筋膜，直达肋骨骨面，然后针刀向下探寻，当有落空感时已到肋骨下缘，针刀沿肋骨下缘向下铲剥3刀，范围0.5cm。

②术毕，拔出针刀，局部压迫止血3分钟后，创可贴覆盖针眼。

（7）注意事项　在做针刀松解时，针刀先到达肋骨骨面，沿骨面向下找到肋骨下缘。针刀松解一定在肋骨骨面上操作，不可超过肋骨下缘，否则可能刺破胸膜引起创伤性气胸。

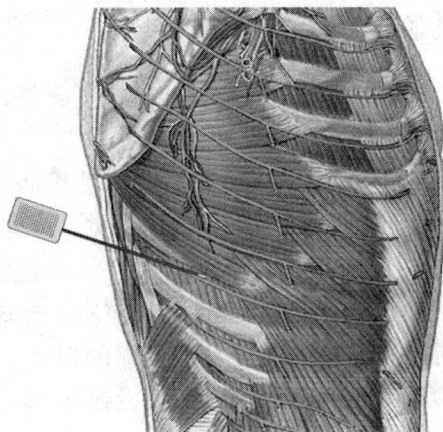

图20-10　针刀松解肋间神经卡压

## 【针刀术后手法治疗】

针刀术毕，用拇指揉按针刀治疗点1分钟。

### 五、四边孔综合征

本病即旋肱后动脉和神经或腋神经的一个主要分支在四边孔处受压后所引起的一系列临床症候群。其主要表现是腋神经支配的肩臂外侧的感觉障碍和三角肌功能及肩外展受限。可继发于肩部外伤或上肢过分运动后。胸廓出口综合征也可合并四边孔综合征。

## 【针刀应用解剖】

四边孔是由小圆肌、大圆肌、肱三头肌长头和肱骨颈内侧缘组成的解剖间隙。大小圆肌之间有一层筋膜组织，腋神经从后侧束发出后即斜向后行、贴四边孔上缘过该孔，沿三肌深层继续向外、向前行走，支配肩背外侧皮肤感觉的皮支穿出肌肉进入皮下。大圆肌起于肩胛骨下角的背面及冈下筋膜，止于肱骨小结节嵴，使肱骨内收、内旋。小圆肌起于肩胛骨腋缘背面，止于肱骨大结节下部和关节囊，使肱骨内收和外旋。肱三头肌长头起于肩胛骨盂下粗隆，与其他两头合并后止于尺骨鹰嘴。当肩关节外展、外旋时，这三块肌肉均受到牵拉，从上方、下方及内侧对四边孔产生压迫。

## 【病因病理】

四边孔综合征可能是一种获得性疾病，因在尸体解剖的研究中未能发现在术中所见到的纤维束状结构，故不支持该病是以先天性解剖异常为基础的疾病。Francel 认为该病与创伤有关，也可能是肩关节过度的活动，使腋神经在肩袖周围的肌腹中反复摩擦创伤致纤维化，造成在该部位产生可能压迫神经血管的粘连所致。陈德松在解剖学研究中发现肱三头肌长头是造成腋神经卡压的常见部位。

## 【临床表现】

（1）病史　本病以青壮年多见，以优势手为主，可发生于双侧肢体，可能有肩部外伤史。

（2）症状　患肢呈间隙性疼痛或麻痛，可播散到上臂、前臂和手部，部分患者可有肩沉加重、肩部无力的感觉，一些病例有夜间疼痛史，症状在不知不觉中加重，在就诊时已有肩外展障碍。

（3）体征　①肩关节前屈、外展、外旋时症状加重。②肩外展肌力下降，或肩外展受限。③可有三角肌萎缩的现象。④从后方按压四边孔有明显的局限性压痛。⑤将肩关节置外旋位1分钟可诱发疼痛。

## 【诊断要点】

诊断主要依靠体检结果，即肩部疼痛，肩外展肌力下降，三角肌萎缩，四边孔处局限性压痛，肩和上臂外侧麻木及肩外展无力或受限。以下辅助检查有助于诊断：

（1）肌电图　三角肌可有纤颤电位，腋神经传导速度减慢。

（2）血管造影　旋肱后动脉闭塞，常可提示腋神经受压。

## 【针刀治疗】

### 1. 治疗原则

依据人体弓弦力学系统理论及疾病病理构架的网眼理论，四边孔综合征是由于腋神经受到周围软组织卡压所致，通过针刀准确松解神经卡压处。

### 2. 操作方法

（1）体位　坐位。

（2）体表定位　四边孔。

（3）消毒　在施术部位，用活力碘消毒2遍，然后铺无菌洞巾，使治疗点正对洞巾中间。

（4）麻醉　用1%利多卡因局部浸润麻醉，每个治疗点注药1ml。

（5）刀具　Ⅰ型4号直形针刀。

（6）针刀操作（图20-11）

①针刀切开部分四边孔粘连筋膜和瘢痕　在四边孔Tinel征阳性点定位，针刀体与皮肤垂直，刀口线与人体纵轴一致。按四步进针刀规程进针刀，经皮肤、皮下组织，当刀下有坚韧感时即到达四边孔，以提插刀法切割3

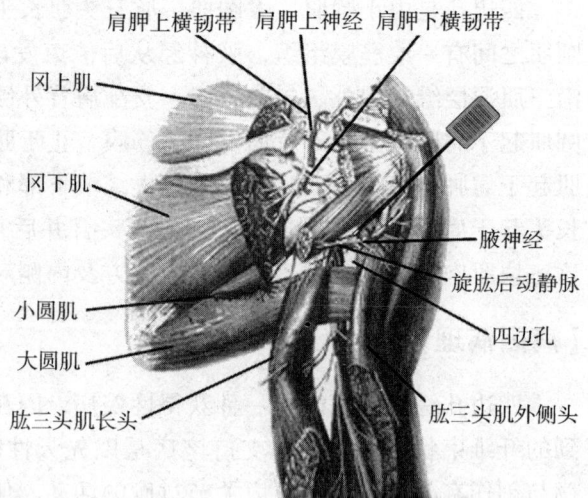

图20-11　针刀松解四边孔

刀，范围 0.5cm，然后再纵疏横剥 3 刀，范围 0.5cm。

②术毕，拔出针刀，局部压迫止血 3 分钟后，创可贴覆盖针眼。

（7）注意事项 进针刀要缓慢，如果在进针刀过程中患者有剧痛或肩关节有电麻感，可能为针刀刺伤了旋肱后动脉或者腋神经，应退针刀于皮下，稍调整针刀体角度再进针刀，即可避开血管神经。

## 【针刀术后手法治疗】

针刀术后，患者坐位，嘱患者做拥抱动作 4 次，以进一步拉开四边孔的粘连。

## 六、旋前圆肌综合征

本病是前臂正中神经主干由于各种因素作用受到卡压，表现为正中神经主干受损后运动及感觉障碍的一种综合征。

1951 年，Seyffarth 首次提出了"旋前圆肌综合征"这一概念，报道的 17 例患者均为正中神经在旋前圆肌的两个头之间及屈指浅肌所形成的弓处受压所引起。以后对该病的定义、临床表现、电生理等方面均陆续有文献报道。1978 年 Spinner 对本病的诊断、治疗、预后进行了详尽的描述。

## 【针刀应用解剖】

正中神经在肘部行于肱肌的表面、肱二头肌腱膜及部分屈肌起点的下方。在前臂近侧 1/3，正中神经于旋前圆肌的两个头之间下行，与尺动脉相隔而后行于屈指浅、深肌之间，至前臂远端 1/3 浅出于前臂桡侧深筋膜深层，而后进入腕管。

正中神经在肘横纹上 3~4cm 有肌支出现，分别支配旋前圆肌、桡侧腕屈肌、掌长肌、指浅屈肌及肘关节的肌支。旋前圆肌的肱骨头多为第 1 支，在 Hueter 线上 3.5cm~线下 5.5cm 的范围发出。在旋前圆肌的肱骨头与尺骨头汇合处水平发出正中神经的重要分支——骨间前神经。旋前圆肌的肱骨头起自内上髁屈肌群共同起点、内侧肌间隔。Dellon 认为肱骨头起自肱骨内上髁近侧 2cm，正常的起点仅附着于内上髁。异常高位的附着点的肱骨头在伸肘旋前时可产生对正中神经的卡压。尺骨头起于尺骨冠状突，斜向外下，与内上髁头汇合在桡肌深面，止于桡骨中下 1/3 外侧。当两头汇合时形成一个旋前圆肌的腱弓，该弓位于 Hueter 线以下 3~7.5cm，长约 4.5cm。可因尺骨头的构成不同而形成不同形态的腱弓：尺骨头是肌性的，腱弓偏正中神经的桡侧；尺骨头为腱性的，其本身就形成了腱弓；尺骨头缺如，腱弓也就不存在。

正中神经与旋前圆肌的关系可有不同的变异。人群中 80% 的人正中神经自旋前圆肌的两个头之间穿过，其余 20% 的人正中神经与旋前圆肌关系如下：正中神经经过肱骨头深面与尺骨头无关或仅有很小的关系；正中神经经过旋前圆肌两头汇合成肌腹的深面；正中神经穿过旋前圆肌的任意一个头的肌腹。穿过旋前圆肌后，正中神经继而穿过指浅屈肌形成的腱弓。该弓为指浅屈肌内侧头与外侧头汇合形成，该弓位于 Hueter 线下方约 6.0cm 处。

## 【病因病理】

凡是能造成正中神经在前臂行经途中产生局部卡压的因素，都可以成为旋前圆肌综合征的病因。

（1）肱二头肌腱膜　正中神经在肘部自肱二头肌腱膜下方穿过，前臂旋前时，腱膜与正中神经关系较紧密，易形成卡压。当腱膜增厚、正中神经直接行于腱膜下方、腱膜下血肿形成或腱膜纤维化时，都会形成对正中神经的卡压。

（2）旋前圆肌　旋前圆肌肌腹肥厚，旋前圆肌肱骨头起点过高，肱骨头深面或尺骨头浅面腱性组织过多，旋前圆肌形成的腱弓均会造成正中神经卡压。

（3）指浅屈肌形成腱弓　正中神经从指浅屈肌腱弓下经过进入深面时，可以产生卡压。

## 【临床表现】

旋前圆肌综合征发病年龄多在 50 岁左右，女性多于男性，为男性患者的 4 倍以上。

（1）症状

①前臂近端疼痛　以旋前圆肌区疼痛为主，抗阻力旋前时疼痛加剧，可向肘部、上臂放射，也可向颈部和腕部放射。一般无夜间疼痛史。该特点可与腕臂综合征进行鉴别。

②感觉障碍　手掌桡侧和桡侧 3 个半手指麻木，但感觉减退比较轻，反复旋前运动可使感觉减退加重。

③肌肉萎缩　手指不灵活，拇食指捏力减弱，以拇食指对指时拇指的掌指关节、食指的近指关节过屈，而远节关节过伸为特征，鱼际肌有轻度萎缩。

（2）体征

①感觉检查　正中神经分布区（包括手掌侧基底部、正中神经掌皮支的支配区域）感觉减退或过敏，前臂近侧压痛。

②运动检查　手指屈曲，大鱼际对掌、对指肌力减弱。

## 【诊断要点】

根据病史、症状、体征多可对本病进行诊断。辅助检查有助于旋前圆肌综合征的诊断。

（1）物理检查

①Tinel 征　肘部附近、旋前圆肌深面 Tinel 征阳性，阳性率约 50%。向前臂、桡侧 3 个半指或肘部近侧放射，另称 McMamy 征。

②旋前圆肌激发试验　屈肘、抗阻力前臂旋前检查多为阳性。

③指浅屈肌腱弓激发试验　中指抗阻力屈曲诱发桡侧 3 个半指麻木，为指浅屈肌腱弓激发试验阳性。

④肱二头肌腱膜激发试验　前臂屈肘 120°，抗阻力旋前，诱发正中神经感觉异常，

为肱二头肌腱膜激发试验阳性。

（2）肌电图检查　旋前圆肌综合征患者可出现运动或感觉传导速度减慢。应用电极针对卡压区正中神经支配肌群进行电诊断，通过判断肌肉、神经失电位的变化，有助于诊断和鉴别诊断。

（3）旋前圆肌综合征应与腕管综合征相鉴别　两者临床表现相似，主要相同点：①腕部和前臂痛；②大鱼际肌肌力减弱；③桡侧3个半手指麻木或感觉异常。但旋前圆肌综合征无夜间痛，腕部 Tinel 征阴性，腕部神经传导速度正常，掌皮支区感觉减退。旋前圆肌综合征需与胸廓出口综合征、臂丛神经炎、神经根型颈椎病等病症相鉴别。

## 【针刀治疗】

### 1. 治疗原则

依据人体弓弦力学系统理论及疾病病理构架的网眼理论，旋前圆肌综合征是由于正中神经周围软组织卡压所致，通过针刀准确松解神经卡压处。

### 2. 操作方法

（1）体位　坐位。肩关节外展90°，前臂置于手术台上。

（2）体表定位　肱二头肌腱止点，旋前圆肌肌腹部，指浅屈肌所形成的腱弓。

（3）消毒　在施术部位，用活力碘消毒2遍，然后铺无菌洞巾，使治疗点正对洞巾中间。

（4）麻醉　用1%利多卡因局部浸润麻醉，每个治疗点注药1ml。

（5）刀具　Ⅰ型4号直形针刀。

（6）针刀操作

①第1支针刀松解正中神经在肱二头肌止点腱膜处的卡压点（图20-12）　在肱二头肌腱止点处，以 Tinel 征阳性点定位，针刀体与皮肤垂直，刀口线与上肢纵轴一致，按四步进针刀规程进针刀，从定位处刺入，针刀经皮肤、皮下组织、浅筋膜，当刀下有坚韧感，患者有酸、麻、胀感时，即到达肱二头肌止点腱膜处的卡压点，在此纵疏横剥3刀，范围0.5cm。

②第2支针刀松解正中神经在旋前圆肌肌腹部的卡压点（图20-13）　在前臂前侧上1/3部，以 Tinel 征阳性点定位，针刀体与皮肤垂直，刀口线与上肢纵轴一致，按四步进针刀规程进针刀，从定位处刺入，针刀经皮肤、皮下组织、浅筋膜，当刀下有坚韧感，患者有酸、麻、胀感时，即到达旋前圆肌肌腹部的卡压点，在此纵疏横剥3刀，范围0.5cm。

③术毕，拔出针刀，局部压迫止血3分钟后，创可贴覆盖针眼。

## 【针刀术后手法治疗】

针刀术后，患者坐位，做肘关节伸屈旋转及过伸动作3次。

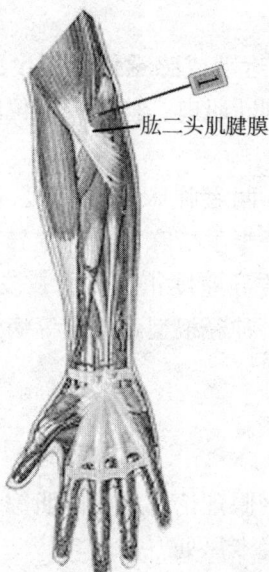

图 20 – 12　针刀松解肱二头肌止点腱膜　　图 20 – 13　针刀松解旋前圆肌肌腹部

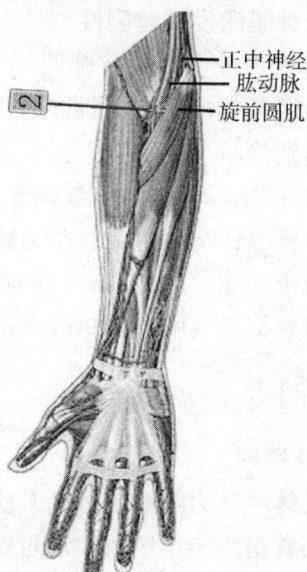

## 七、肘管综合征

本病又称创伤性尺神经炎、迟发性尺神经炎、肘部尺神经卡压等，是临床上最常见的尺神经卡压病变，也是最常见的上肢神经卡压征之一。1957 年，Osborne 确定了尺神经卡压的概念，1958 年，Feindel 和 stratford 将肘部尺神经区命名为"肘管"，将在此处发生的尺神经受压病变称为"肘管综合征"。

### 【针刀应用解剖】

肘管是由尺侧腕屈肌肱骨头、尺骨鹰嘴头之间的纤维性筋膜组织（弓状韧带）和肱骨内上髁髁后沟（尺神经沟）围成的骨性纤维性管鞘。其前壁为内上髁，外壁为肘关节内侧的尺肱韧带，内侧壁是肘管支持带。尺神经经肘管自上臂内侧下行至前臂内侧，在尺神经沟内位置表浅，可触及其在沟内的活动。正常情况下，鹰嘴和内上髁的距离变宽，肘管后内侧筋膜组织被拉紧，同时外侧的尺肱韧带向内侧凸出，肘管容积变小。伸肘时，肘管的容积最大（图 20 – 14）。

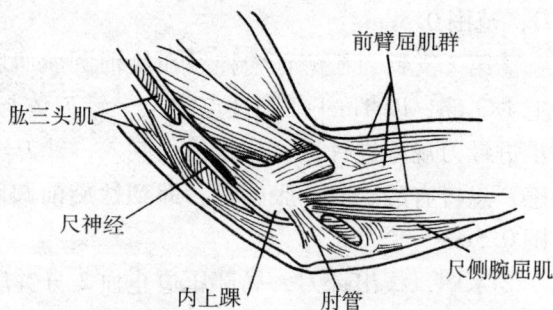

图 20 – 14　肘管解剖结构图

### 【病因病理】

引起肘管综合征的原因可分为内源性或外源性。内源性神经卡压则是指由于各种解剖结构异常而导致的神经卡压，如

struthers 弓、滑车上肘肌、上臂内侧肌间隔、前臂深屈肌腱膜、肘管支持带、肱三头肌内侧头、肘部畸形（先天性或创伤后）、局部占位性病变（脂肪瘤、骨软骨瘤等）、肘关节骨性关节炎等，均可成为尺神经卡压的直接原因。

除了针刀应用解剖结构对尺神经的影响外，肘部在做屈伸运动时，也可对肘管和肘部尺神经产生重要的影响。屈肘时肘部尺神经更易受到卡压，其机制是屈肘时尺神经受到牵拉摩擦，使肘管内压力升高。目前一般认为，尺神经受牵拉后内部张力的上升对神经内微循环造成影响，从而导致神经传导功能的障碍。肘管内高压对尺神经的影响机制可能是受压后神经缺血缺氧，或是直接的机械性损伤作用所致。

外源性神经卡压可由以下一些原因引起：

（1）手术后麻痹　在外科手术后出现症状，特别是骨科手术和心脏手术后。

（2）麻醉后麻痹　是由于长时间麻醉时，上臂和肘部的位置不当，使神经受到压迫。

（3）止血带麻痹　是由于不适当地或过长时间的使用止血带所致。

（4）职业性尺神经卡压　工作时经常保持屈肘位，易导致肘部尺神经卡压的发生。如计算机键盘操作员、自动生产线装配工和汽车驾驶员，办公室工作者如伏案工作时肘内侧长期压在桌面上，也可诱发尺神经的卡压。

（5）其他　如肘内侧钝击伤可引起急性神经卡压，习惯性屈肘休息或睡眠也可诱发尺神经的卡压。

另外，和其他任何的神经卡压病变一样，存在全身性疾病，如糖尿病、肾病、酒精中毒、营养不良、麻风病等均可诱发压迫性神经疾患。

## 【临床表现】

（1）症状　肘部尺神经卡压常见于中年男性，以体力劳动者多见。患者最常见的症状是环指、小指麻木和刺痛感。轻度患者可能只有症状的存在；中、重度患者可有感觉的减退和消失。患者在肘内侧可有酸痛不适感，并可向远侧或近侧放射。夜间可因麻木而醒。患者还可有手部乏力、握力减退、肌肉萎缩、活动笨拙、不灵活、抓不紧东西等主诉。常常在用手工作时，特别是做屈肘活动时症状会加重。

（2）体征

①尺神经支配区感觉障碍　包括刺痛、过敏或感觉缺失。除尺侧1个半手指出现感觉障碍外，手背尺侧也出现感觉障碍。

②肌肉萎缩、肌力减退　病程不同，手部肌萎缩程度也不同。早期可出现手部肌无力现象，晚期可出现爪形手畸形。肌力减退最突出的表现是小指处于外展位，内收不能，握力、捏力减弱。重度患者肌肉完全麻痹，有时尺侧腕屈肌和指深屈肌受累而肌力减弱。

③肘部尺神经滑脱、增粗　尺神经随着肘关节的屈伸运动，在肱骨内上髁上方会出现异常滑动。有时可摸到肘部一端尺神经增粗或有梭形肿大，并有压痛。

④肘外翻畸形　肘部有骨折史者可出现肘外翻畸形。

⑤屈肘试验阳性　屈肘时可加剧尺侧1个半手指的麻木或异常感。

⑥肘部 Tinels 征阳性

（3）分类　Dellon 等于 1988 年对本病提出了新的分类标准。

Ⅰ轻度　①感觉：间歇性感觉异常，振动觉增高。②运动：自觉（主观）衰弱无力，笨拙或失去协调。③试验：屈肘试验和（或）Tinel 征（＋）。

Ⅱ中度　①感觉：间歇性感觉异常，振动觉正常或增高。②运动：衰弱的程度较明显，有夹、握力减弱。③试验：屈肘试验和（或）Tinel 征（＋）。

Ⅲ重度　①感觉：感觉异常持续存在，振动觉减低，两点辨别觉异常。②运动：夹、握力减弱及肌力萎缩。③试验：屈肘试验和（或）Tinel 征（＋），爪形手畸形。

## 【诊断要点】

根据病史和临床表现、特殊检查及肌电检查，对典型病例不难做出诊断，但早期诊断有一定的困难。

（1）感觉功能检查　感觉功能检查对诊断肘管综合征具有重要意义。肘管综合征尺侧皮肤感觉变化的特点是：手部尺侧 1 个半手指、小鱼际及尺侧手背部感觉障碍。

（2）屈肘试验　屈肘试验对于肘管综合征的诊断具有一定的特异性。检查方法：患者上肢自然下垂位，屈肘 120°，持续约 3 分钟，出现手部尺侧感觉异常者为阳性。

（3）X 线平片　X 线检查可发现肘部骨性结构的异常。

（4）肌电图　电生理检查对肘管综合征的诊断与鉴别诊断，特别是一些复杂病例的诊断，有一定的参考价值。

## 【针刀治疗】

### 1. 治疗原则

依据人体弓弦力学系统理论及疾病病理构架的网眼理论，肘管综合征是由于尺神经周围软组织卡压所致，通过针刀准确松解卡压即可。

### 2. 操作方法

（1）体位　坐位，患侧肩关节外展 90°，肘关节屈曲 90°。

（2）体表定位　肱骨内上髁、尺骨鹰嘴。

（3）消毒　在施术部位，用活力碘消毒 2 遍，然后铺无菌洞巾，使治疗点正对洞巾中间。

（4）麻醉　用 1% 利多卡因局部浸润麻醉，每个治疗点注药 1ml。

（5）刀具　Ⅰ型 4 号直形针刀。

（6）针刀操作（图 20－15）

①第 1 支针刀松解肘管弓状韧带起点

在肱骨内上髁定位。针刀体与皮肤垂直，刀口线与尺侧腕屈肌纤维方向一致，

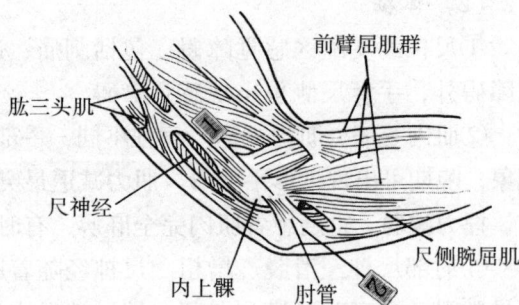

图 20－15　针刀松解肘管

按四步进针刀规程进针刀，从定位处刺入，针刀经皮肤、皮下组织，直达肱骨内上髁骨面，针刀沿骨面向后，提插刀法切割 3 刀，范围 0.5cm。

②第 2 支针刀松解肘管弓状韧带止点 在尺骨鹰嘴内缘定位。针刀体与皮肤垂直，刀口线与尺侧腕屈肌纤维方向一致，按四步进针刀规程进针刀，从定位处贴鹰嘴内缘进针刀，针刀经皮肤、皮下组织，直达尺骨鹰嘴骨面，针刀沿骨面向后，提插刀法切割 3 刀，范围 0.5cm。

③术毕，拔出针刀，局部压迫止血 3 分钟后，创可贴覆盖针眼。

(7) 注意事项 在做针刀松解时，如患者出现沿尺神经方向窜麻感，系因针刀碰到尺神经的缘故，退针刀于皮下，严格按照上述针刀松解方法再进针刀即可。

## 【针刀术后手法治疗】

针刀松解术毕，患者坐位，主动伸屈肘关节 2 次。

## 八、桡管综合征

早在 1883 年，就有学者认为桡神经或桡神经分支的卡压可能是引起网球肘的原因之一。1972 年，Roles 和 Maudsley 首先描述了桡管综合征，桡管并不是一个真正的管道，实质上是桡神经穿过的一个区域的组织所组成，引起桡管综合征的解剖原因和引起骨间后神经卡压综合征的解剖原因在 Frohse 弓和旋后肌管这一段是重叠的。但是，桡管综合征没有功能障碍，也就是说没有骨间后神经支配的肌肉麻痹。1979 年，Werner 和 Lister 首次通过详尽的资料，证实了桡神经卡压与肘外侧、前臂近端外侧疼痛的关系，并提出与肱骨外上髁炎的鉴别要点及与网球肘的联系。近年来，随着对桡管综合征研究的不断深入，对其认识亦日臻完善。

## 【针刀应用解剖】

桡神经源于臂丛神经后束，其神经纤维来源于 $C_5 \sim T_1$。桡神经主要支配肱桡肌、桡侧伸腕长肌和肱肌的桡侧部，一般桡神经向这些肌肉发出 1~3 个分支。在腋窝内，桡神经位于腋动脉的后面，肩胛下肌、背阔肌和大圆肌之前，斜向下外，经背阔肌下缘与肱三头肌长头腱所形成的"臂腋角"的前方，与肱深动脉伴行，先行于肱三头肌长头与内侧头之间的肱肌管，紧贴肱三头肌长头与内侧肱二头肌的表面，旋向外下方，在外侧头起始部的下方，桡神经通过外侧头起始部形成的肌纤维环，进入外侧肌间隙，此环约在肱骨外上髁近侧 10cm 处。肌间隙开始为肱桡肌与肱肌之间的间隙，随后是肱桡肌与桡侧伸腕肌之间的间隙。桡神经顺肌间隙越过肱骨外上髁的前方进入前臂，分为深、浅 2 支。浅支为桡神经浅支，深支为骨间后神经。

桡管位于桡骨近端前侧，长约 4 指，起于肱骨桡骨小头关节的近端，其远端的止点位于旋后肌浅面，桡神经由其深部穿过。外侧壁由肱桡肌和桡侧伸腕长、短肌构成，桡侧伸腕短肌的筋膜边界向内侧与前臂深筋膜相邻，与骨间后神经保持紧密接触，这些肌肉跨过神经形成桡管的前壁。桡管的底部由肱桡关节囊构成，内侧壁由肱肌和肱二头肌肌腱构成。

桡神经穿出桡管后，沿桡骨近端 1/3 行向后方。旋后肌二头止点间存在一裸露区，位于桡骨的后部，二头肌结节水平。在此处前臂旋后时，神经与骨膜可直接接触。当该区域发生骨折、桡骨小头脱位或进行内固定时，易损伤桡神经。当桡神经穿过旋后肌浅头后，还有许多束带可引起神经卡压。束带偶尔在旋后肌中部形成桡管内的变异，如桡侧伸腕短肌起点腱性化或止点分裂均可致桡管综合征的发生。

桡神经出旋后肌后，在前臂背侧，骨间后神经分出浅支和深支。浅支支配尺侧腕伸肌、指总伸肌、小指伸肌。深支支配拇长展肌、拇长伸肌、拇短伸肌、食指固有伸肌。最后神经通过第 4 伸肌间室支配腕背侧关节囊和指间关节。

在桡管内，引起骨间后神经卡压的解剖结构有 4 个：①第 1 个神经卡压点位于桡骨小头水平，为肱肌和肱桡肌之间的筋膜束带或两肌之间的组织粘连所引起。由于该束带变异较多，在此部位的压迫临床较少见。②第 2 个神经卡压点位于桡骨颈水平，由 Henry 血管祥卡压神经所致。Henry 血管祥由桡动脉返支和静脉的分支组成。这些血管有时与神经缠绕，向旋后肌、肱肌和前臂伸肌群发出分支。③第 3 个神经卡压点位于桡侧伸腕短肌近端内侧，系功能性神经卡压。桡侧伸腕短肌源于伸肌群止点和肘关节的侧副韧带。它的起点为筋膜，与旋后肌的起点相连续，这一结构具有一定的临床意义。当松解 Frohse 弓时，同时可减小桡侧伸腕短肌对外上髁的张力，对外上髁炎也可起到一定的治疗作用。然而，松解桡侧伸腕短肌不能缓解 Frohse 的卡压。④第 4 个神经卡压点为 Frohse 弓。Frohse 弓为反折型弓形结构，距桡侧伸腕短肌边界远端 1cm，距肱桡关节 2～4cm，是引起桡管综合征的最常见的原因。弓形结构为旋后肌浅头的近端边界，神经由此穿出。该结构的外侧起自外上髁的最外端，为腱性结构。纤维结构向远端形成弓形结构前，回旋并与内侧纤维合并。内侧纤维起自外上髁内侧，恰位于桡骨小头关节面的外侧。内侧纤维为腱性或膜性结构，使腱弓更为坚硬。纤维腱弓厚度和大小存在明显的变异。由于新生儿旋后肌浅头近端总是肌性结构，由此可以认为纤维结构的形成与后天前臂旋前和旋后活动有关。

## 【病因病理】

桡管综合征的发生以重复性前臂慢性损伤为主，以优势手常见。手工劳动者及需反复用力旋转前臂的运动员易发此征。40～60 岁患者较多见，发病前无明显创伤病史，症状逐渐出现，男女比例相似。据统计，网球肘患者中约 5% 为桡管综合征，其他引起桡管综合征的原因如下：

（1）外伤　Spinner 报告了 10 例桡管综合征的病例，其中 9 例有前臂外伤史。外伤所致前臂损伤，可在桡神经易卡压部位形成瘢痕和粘连，引起神经卡压征的发生。

（2）肿瘤　旋后肌管内的腱鞘囊肿和脂肪瘤。

（3）骨折和脱位　桡骨小头脱位和孟氏骨折易致桡神经损伤。

（4）类风湿关节炎　类风湿病变可使滑膜增厚，晚期可破坏肱桡关节囊，致桡骨小头脱位，损伤神经。

（5）局部瘢痕 炎症和外伤后，逐渐出现局部瘢痕，可致神经卡压。

（6）病毒性神经炎 发生症状3个月常可问及"感冒"史，不能追问到其他有关病因，病毒感染后，也可造成神经内外结缔组织的增生。

（7）医源性损伤 主要是局部注射封闭药物、外敷膏药等，可致神经周围瘢痕形成和神经的损伤。

## 【临床表现】

（1）病史和症状 本病以中年男性为多见，可能有长期的"网球肘"病史。最主要的临床表现是肘外侧痛，以钝痛为主，可向近端沿桡神经放射，也可向远端沿骨间后神经放射，患者常不能明确指出疼痛点。前臂及肘部活动后疼痛加剧，夜间痛比较明显。

（2）体征 ①压痛点：在肘外侧沿桡神经的行经部位进行触压会出现不适、酸痛，肱骨外上髁亦有压痛，但最显著压痛点位于肱骨外上髁下方，偏内侧2～3cm。②中指试验：抗阻力伸中指均可诱发肘外侧疼痛。③感觉检查：手背桡侧、前臂外侧，可能有轻度的感觉减退。

## 【诊断要点】

肘外侧疼痛，肘外侧压痛广泛，最显著压痛点位于肱骨外上髁下内方2.5cm处，无功能障碍及感觉障碍，应考虑为桡管综合征。

## 【针刀治疗】

### 1. 治疗原则

依据人体弓弦力学系统理论及疾病病理构架的网眼理论，桡管综合征是由于桡神经周围软组织卡压所致，通过针刀准确松解卡压。

### 2. 操作方法

（1）体位 坐位。肩关节外展90°，前臂置于手术台上。

（2）体表定位 桡骨小头水平卡压点、桡骨颈水平卡压点、桡侧伸腕短肌近端内侧神经卡压点。

（3）消毒 在施术部位，用活力碘消毒2遍，然后铺无菌洞巾，使治疗点正对洞巾中间。

（4）麻醉 用1%利多卡因局部浸润麻醉，每个治疗点注药1ml。

（5）刀具 Ⅰ型4号直形针刀。

（6）针刀操作

①第1支针刀松解肱肌和肱桡肌之间的卡压点（图20－16） 在上臂外侧下1/3，以Tinel征阳性点定位，针刀体与皮肤垂直，刀口线与上肢纵轴一致，按四步进针刀规程进针刀，从定位处刺入，针刀经皮肤、皮下组织、浅筋膜，当刀下有坚韧感，患者有酸、麻、胀感时，即到达肱肌和肱桡肌之间的筋膜束带或两肌之间的组织粘连瘢痕点，

在此纵疏横剥 3 刀，范围 0.5cm。

②第 2 支针刀松解桡骨颈水平卡压点（图 20－17）　在桡骨颈前外侧水平，以 Tinel 征阳性点定位，针刀体与皮肤垂直，刀口线与上肢纵轴一致，按四步进针刀规程进针刀，从定位处刺入，针刀经皮肤、皮下组织、浅筋膜，达桡骨颈骨面，患者有酸、麻、胀感，在骨面上铲剥 3 刀，范围 0.5cm。

③第 3 支针刀松解桡侧伸腕短肌近端内侧引起的神经卡压点（图 20－18）　在肱骨外上髁定位，针刀体与皮肤垂直，刀口线与上肢纵轴一致，按四步进针刀规程进针刀，从定位处刺入，针刀经皮肤、皮下组织、浅筋膜，达肱骨外上髁骨面，在外上髁前缘贴骨向前铲剥 3 刀，范围 0.5cm。

图 20－16　针刀松解桡神经桡骨小头水平卡压点

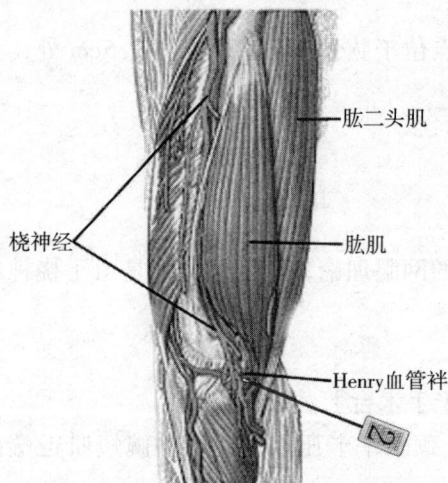

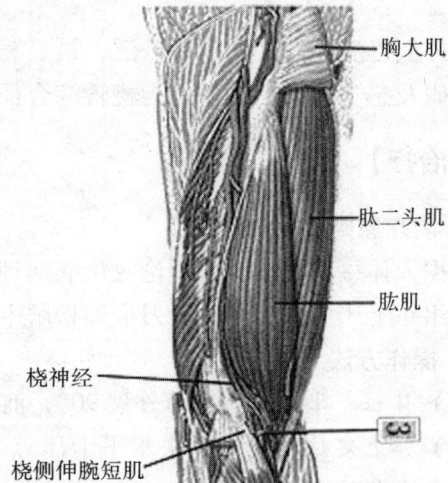

④术毕，拔出针刀，局部压迫止血 3 分钟后，创可贴覆盖针眼。

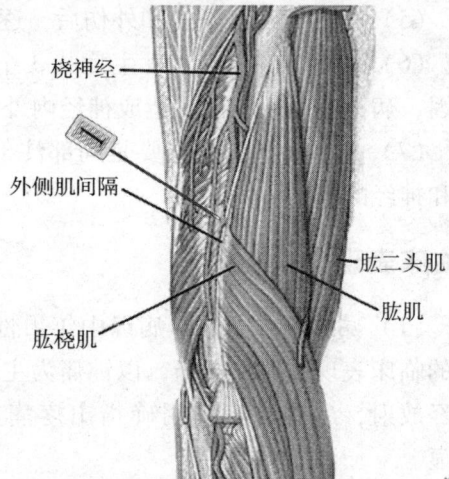

图 20－17　桡神经桡骨颈水平卡压点松解　图 20－18　针刀松解桡侧伸腕短肌近端神经卡压点

## 【针刀术后手法治疗】

针刀术后，患者坐位，做肘关节伸屈、旋转动作 3 次。

## 九、腕管综合征

本病是周围神经卡压中最常见的一种，多以重复性手部运动特别是抓握性手部运动者多见，如用充气钻的工人、木工、铁匠等。中年人多发，占患者总数的 82％，女性多于男性。

## 【针刀应用解剖】

腕管是由腕横韧带及腕骨形成的一个管道（图20-19）。腕管的桡侧界由舟骨结节、大多角骨和覆盖于桡侧腕屈肌的筋膜隔组成，尺侧界由豌豆骨、三角骨和钩骨钩组成。腕管的顶部、屈肌支持带由桡骨远端扩展至掌骨的基部。腕管有3个重要的组成结构：前臂深筋膜、腕横韧带和大小鱼际肌间腱膜。腕横韧带起自舟状骨结节和多角骨桡侧突起，

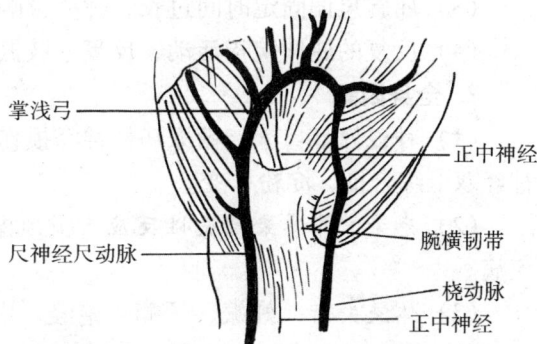

图20-19 腕横韧带处的解剖结构示意图

止于豌豆骨和钩骨钩尺侧。在其浅面由近端前臂筋膜、掌长肌和掌部远端筋膜组成。腕骨内容物包括屈指浅肌（4根肌腱）、屈指深肌（4根肌腱）、拇长屈肌（1根肌腱），共9根肌腱及其滑膜和正中神经。

正中神经在前臂位于指浅、深屈肌肌腹间，常位于指浅屈肌深部的肌膜内。在前臂远端，神经浅出部位位于指浅屈肌和桡侧腕屈肌间，恰位于掌长肌后侧或桡后侧。当穿过腕管的桡掌部屈肌支持带后，在屈肌支持带的远端分为6支：正中神经运动返支、3支指固有神经（分别位于拇指桡侧、拇指尺侧、食指桡侧）和2支指神经（1支在食指尺侧和中指桡侧，1支在中指尺侧和环指桡侧）。78%的运动神经束位于神经的桡掌位，其余位于神经的掌中位。56%的运动支穿过分隔的筋膜后首先进入大鱼际肌。第1蚓状肌由到食指桡侧指固有神经支配，第2蚓状肌由支配食指和中指的指神经支配。正中神经掌皮支源于正中神经桡掌侧距腕横纹约5cm处近端，于掌长肌与桡侧腕屈肌间的前臂筋膜下发出分支，在腕横纹0.8cm处由掌部穿出，分为桡、尺支。

正中神经的高位分支可起源于前臂近侧或前臂中1/3部，与正中神经主干并行，通常被正中动脉或异常肌肉分隔。正中神经返支可通过韧带外、韧带下和韧带内穿过腕横韧带。

## 【病因病理】

腕管内压升高时，可减慢或中断神经的轴浆运输，使神经束膜水肿，而当压力成为持续的压迫状态时，可发生神经内膜水肿，神经内膜、束膜的通透性下降，从而使神经纤维束受压，神经内血供减少，神经纤维发生永久性的病理变化。桡骨远端骨折时腕关节过屈位固定，腕管内急性出血、液体增多，如血友病腕部出血、腕管内注射、烧伤引起腕管内渗出均可因腕管内压力增高而引起该综合征。

腕管综合征的病因可分为局部性和全身性因素。

**1. 局部因素**

（1）腕管容积变小 腕骨变异，腕横韧带增厚，肢端肥大。

（2）腕管内容物变多 创伤性关节炎，前臂或腕部骨折，腕骨脱位或半脱位，变

异的肌肉，局部软组织肿块，正中动脉损伤或栓塞，滑膜增生，局部血肿形成等。

（3）屈腕尺偏固定时间过长，睡姿影响。

（4）反复的屈伸腕指活动，反复上肢振动，工作影响。

**2. 全身因素**

（1）**神经源性因素**　糖尿病性神经损伤，酒精中毒性神经损伤，工业溶剂毒作用，神经双卡综合征，淀粉样变。

（2）**感染、非感染性炎性反应**　类风湿关节炎，痛风，非特异性滑膜炎，感染性疾病。

（3）**体液失衡**　妊娠、子痫、绝经、甲状腺功能紊乱、肾功能衰竭、红斑狼疮行血透的患者，雷诺病、肥胖、变形性骨炎。

在诸多的病因中，发生率最高的为非特异性滑膜炎，其次为类风湿关节炎。

## 【临床表现】

（1）**分型**　根据网眼理论，将腕管综合征分为腕管入口卡压和腕管出口卡压。正中神经进入腕管时受到的卡压为入口卡压，正中神经出腕管时受到的卡压为出口卡压。临床上绝大部分正中神经有腕管的卡压都是出口卡压（图 20 - 20）。

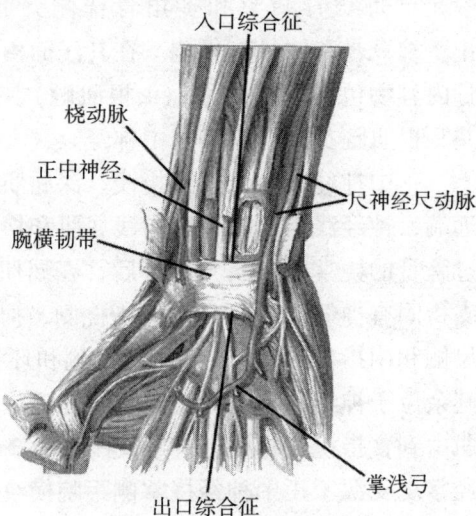

图 20 - 20　腕管综合征分型

（2）**临床表现**　腕管综合征好发于中年女性，多为 40 ~ 60 岁，其临床表现为：①桡侧 3 个半指麻木、疼痛和感觉异常。这些症状也可在环指、小指或腕管近端出现。掌部桡侧近端无感觉异常。②常有夜间痛及反复屈伸腕关节后症状加重。患者常以腕痛、指无力、捏握物品障碍及物品不自主从手中掉下为主诉。③病变严重者可发生大鱼际肌萎缩，拇对掌功能受限。腕部的不适可向前臂、肘部甚至肩部放射；当症状进一步加重时，出现精细动作受限，如拿硬币、系纽扣困难。

## 【诊断要点】

患者出现桡侧 3 个半指疼痛、麻木，感觉减退和鱼际肌萎缩三大症状中的 1 个或 2 个症状时要考虑该病，尤其伴有夜间因麻木而醒者更应高度怀疑该病。

物理检查及其他辅助检查具有重要诊断价值。

（1）**两点辨别觉**　用钝头分规纵向检查（＞6mm 为阳性）。可作为评价腕管综合征的一项指标。

（2）**单丝检查**　用单丝垂直触压皮肤。检查中，患者视野应离开检查手。该项检查灵敏度、特异度均较高。

（3）振感检查　用256Hz频率的音叉击打坚硬物后，用音叉的尖端置于检查指指尖，并双手同指对照，观察感觉变化。

（4）Phalen 试验　双前臂垂直，双手尽量屈曲，持续60秒手部正中神经支配区出现麻木和感觉障碍为阳性。30秒出现阳性表明病变较重。该检查灵敏度为75%～88%，特异性为47%，与单丝检查合用灵敏度增加82%，特异性增至86%。

（5）止血带试验　将血压表置于腕部，充气使气压达20kPa（150mmHg），持续30秒，出现麻木为阳性。该检查灵敏度、特异度较高。

（6）腕部叩击试验　腕部正中神经部叩击，灵敏度为67%。

（7）肌电图、X线、CT和MRI检查　对腕管综合征的辅助诊断和鉴别诊断具有重要价值。

## 【针刀治疗】

### 1. 治疗原则

依据人体弓弦力学系统理论及疾病病理构架的网眼理论，腕管损伤后引起瘢痕和挛缩，使腕管容积变小，管腔狭窄而产生上述临床表现。在慢性期急性发作时，病变组织有水肿渗出刺激神经末梢，使上述临床表现加剧。用针刀将腕横韧带切开松解，使腕部的力学平衡得到恢复，此病就得到治愈。

### 2. 操作方法

（1）体位　坐位。

（2）体表定位　腕横韧带 Tinel 征阳性点。

（3）消毒　在施术部位，用活力碘消毒2遍，然后铺无菌洞巾，使治疗点正对洞巾中间。

（4）麻醉　用1%利多卡因局部浸润麻醉，每个治疗点注药1ml。

（5）刀具　Ⅰ型4号斜刃针刀。

（6）针刀操作

①针刀松解腕横韧带 Tinel 征阳性点　刀口线先与前臂纵轴平行，针刀体与皮肤垂直，按四步进针刀规程进针刀，针刀斜面刀刃向上，针刀经皮肤、皮下组织，刀下有坚韧感时即到达腕横韧带近端，然后针刀向近端探寻，当有落空感时到达腕横韧带近端，此时将针刀体向前臂近端倾斜90°，与腕横韧带平行，向上挑切腕横韧带，范围0.5cm，以切开部分腕管近端的腕横韧带（图20-21）。

②术毕，拔出针刀，局部压迫止血3分钟后，创可贴覆盖针眼。

（7）注意事项　在做出口针刀松解时，

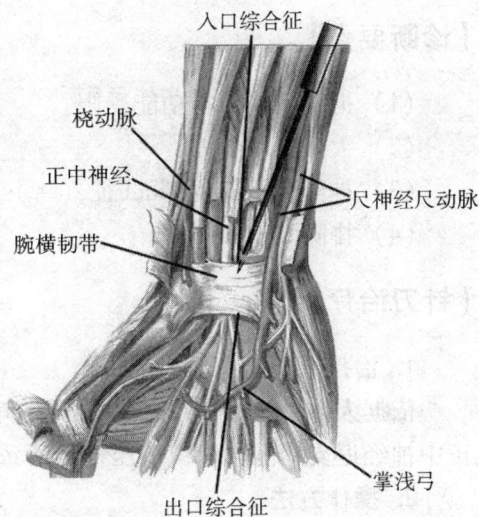

图20-21　针刀松解腕管出口卡压

注意针刀始终在有坚韧感的腕横韧带上切割，不能在其他部位切割，否则可能引起正中神经的医源性损伤。

## 【针刀术后手法治疗】

针刀松解术毕，患者坐位，将腕关节过度背伸 2 次。

### 十、正中神经返支卡压综合征

本病是正中神经出腕管后其鱼际肌支所受到软组织的卡压，外科手术松解痛苦大，术后遗留终身瘢痕，针刀松解效果立竿见影。

## 【针刀应用解剖】

正中神经返支也称鱼际肌支，在腕横韧带远端 0.3～0.5cm 由正中神经干发出，其主干长度不超过 1cm。它一般再分为 2 个肌支，支配拇短展肌及拇短屈肌。

正中神经返支可通过以下 3 种形式穿过腕横韧带：韧带外、韧带下和韧带内，主要支配拇短展肌和拇对掌肌。

## 【病因病理】

各种软组织损伤、局部肿块、解剖异常等均可致正中神经返支卡压。正中神经返支卡压后出现局部组织的萎缩、感觉障碍。

## 【临床表现】

临床以拇对掌、对指功能受限为主，疼痛不明显，表现为大鱼际肌萎缩，但无感觉异常。一旦确诊应尽早行神经松解术。

## 【诊断要点】

（1）拇对掌、对指功能受限。
（2）大鱼际肌萎缩。
（3）神经卡压部位 Tinel 征（＋）。
（4）排除其他疾病。

## 【针刀治疗】

### 1. 治疗原则

依据人体弓弦力学系统理论及疾病病理构架的网眼理论，正中神经返支卡压是由于正中神经返支周围软组织卡压神经所致，通过针刀准确松解卡压即可。

### 2. 操作方法

（1）体位　坐位。肩关节外展 90°，前臂旋前位，置于手术台上。
（2）体表定位　正中神经返支卡压点。

（3）消毒 在施术部位，用活力碘消毒2遍，然后铺无菌洞巾，使治疗点正对洞巾中间。

（4）麻醉 用1%利多卡因局部浸润麻醉，每个治疗点注药1ml。

（5）刀具 Ⅰ型4号斜刃针刀。

（6）针刀操作

①针刀松解正中神经返支卡压点 在远侧腕掌横纹远端约2.5cm，腕关节掌侧正中偏外侧，以Tinel征阳性点定位，针刀体与皮肤垂直，刀口线与上肢纵轴一致，按四步进针刀规程进针刀，针刀经皮肤、皮下组织、浅筋膜，当刀下有坚韧感，患者有酸、麻、胀感时，即到达正中神经返支卡压点，然后针刀向远端探寻，当有落空感时到达腕横韧带远端，此时将针刀体向前臂远端倾斜90°，与腕横韧带平行，以提插刀法向近端切割韧带3刀，范围0.5cm，以切开部分腕管远端的腕横韧带（图20-22）。

②术毕，拔出针刀，局部压迫止血3分钟后，创可贴覆盖针眼。

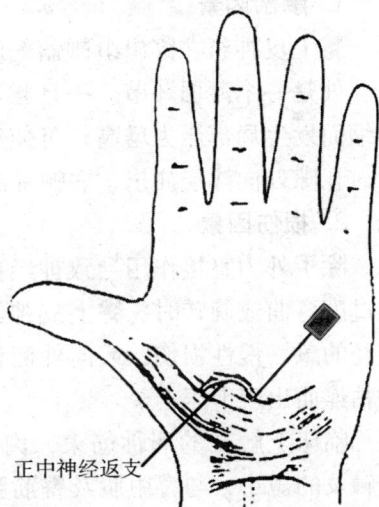

正中神经返支

图20-22 正中神经返支卡压

## 【针刀术后手法治疗】

针刀术后，患者坐位，做腕关节过度背伸活动3次。

### 十一、臀上皮神经卡压综合征

本病是指臀上皮神经经过髂嵴骨纤维管处由各种原因造成卡压或嵌顿等损伤而引起的疼痛。臀上皮神经由$T_{12} \sim L_1$脊神经后外侧支组成，其大部分行走在软组织中，在行程中出孔点、横突点、入臀点均为骨纤维管是易损伤的部位。

## 【针刀应用解剖】

由$T_{12} \sim L_3$脊神经后外侧支的皮支组成。从起始到终止，大部分行走在软组织中，将其行走过程分为四段、六点、一管（图20-23）。

骨表段：椎间孔发出后（出孔点），沿横突背行走并被纤维束固定（横突点）。

肌内段：进入竖脊肌（入肌点），向下、向外走行于肌内，走出竖脊肌（出肌点）。

筋膜下段：走行于胸腰筋膜浅层深面。

皮下段：走出深筋膜（出筋膜点），与筋膜下段成一钝角的转折，向下外走行，穿行于皮下浅筋膜。此段跨越髂嵴，经过由坚强的竖脊肌、胸腰筋膜在髂嵴的上缘附着处所形成的骨纤维性扁圆形隧道（骨性纤维管）进入臀筋膜（入臀点）。

入臀后一般分为前、中、后三支，在筋膜中穿行，中支最粗大，最长者可至股后部腘窝平面之上。

## 【病因病理】

### 1. 解剖因素

臀上皮神经在穿出由骶髂筋膜形成的卵圆形的孔隙处是一个薄弱环节。一旦腰部损伤，臀肌强力收缩而发生局部压力增高，可使筋膜深部脂肪组织从该孔隙处向浅层疝出、嵌顿等而引起腰痛。

### 2. 损伤因素

除了外力直接作用导致神经损伤外，躯干向健侧过度弯曲或旋转时，臀上皮神经受牵拉，可发生神经的急、慢性损伤，或向外侧移位，造成神经水肿粘连而出现卡压。

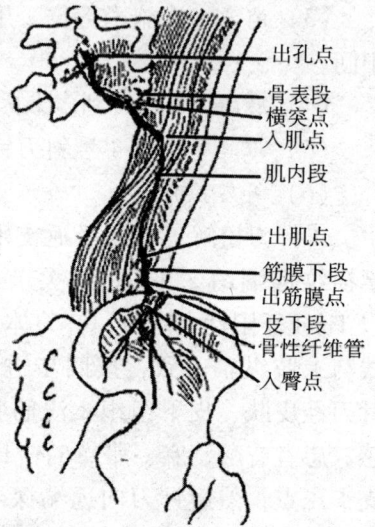

图 20-23　臀上皮神经四段、六点、一管

临床上触及的痛性筋束，肉眼观察呈小片状，较触及的短小，与臀中肌及臀筋膜粘连，为纤维性粘连。全部束状物均非神经，与肉眼所见的神经支也无粘连。这些束状结节，光镜下观察均系纤维脂肪组织，其中有小血管壁增厚、炎性细胞浸润。可见横纹肌纤维，偶尔夹有神经纤维。

## 【临床表现】

主要表现为患侧腰臀部尤其是臀部的疼痛，呈刺痛、酸痛或撕裂样疼痛，而且疼痛常常是持续发生的，很少有间断发生。一般疼痛的部位较深，区域模糊，没有明确的界限。急性期疼痛较剧烈，并可向大腿后侧放散，但常不超过膝关节。患侧臀部可有麻木感，但无下肢麻木；患者常诉起坐困难，弯腰时疼痛加重。

## 【诊断要点】

多数患者可以检查到固定的压痛点，一般在 $L_3$ 横突和髂嵴中点及其下方压痛，按压时可有胀痛或麻木感，并向同侧大腿后方放射，一般放射痛不超过膝关节。直腿抬高试验多为阴性，但有 10% 的患者可出现直腿抬高试验阳性，腱反射正常。

## 【针刀治疗】

### 1. 治疗原则

依据人体弓弦力学系统理论及疾病病理构架的网眼理论，臀上皮神经卡压综合征是由于臀上皮神经周围软组织卡压所致，通过针刀准确松解卡压。

### 2. 操作方法

（1）体位　俯卧位。

（2）体表定位　第 3 腰椎横突点，髂嵴中后部。

（3）消毒　在施术部位，用活力碘消毒2遍，然后铺无菌洞巾，使治疗点正对洞巾中间。

（4）麻醉　用1%利多卡因局部浸润麻醉，每个治疗点注药1ml。

（5）刀具　Ⅰ型3号直形针刀。

（6）针刀操作（图20-24）

①第1支针刀松解L₃横突点的粘连瘢痕　从L₃棘突上缘顶点旁开3cm，在此定位。刀口线与脊柱纵轴平行，针刀经皮肤、皮下组织，直达横突骨面，刀体向外移动，当有落空感时即到L₃横突尖，在此用提插刀法切割横突尖的粘连瘢痕3刀，深度0.5cm，以松解臀上皮神经在横突尖部的粘连和瘢痕。

②第2支针刀松解臀上皮神经入臀点的粘连和瘢痕　在髂嵴中后部压痛点定位。刀口线与脊柱纵轴平行，针刀经皮肤、皮下组织，直达髂骨骨面，刀体向上移动当有落空感时，即到髂嵴上缘臀上皮神经的入臀点，在此纵疏横剥3刀，深度0.5cm，以松解臀上皮神经入臀点的粘连和瘢痕。

③术毕，拔出针刀，局部压迫止血3分钟后，创可贴覆盖针眼。

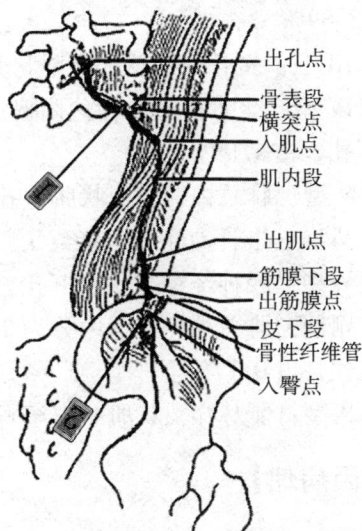

图20-24　针刀松解臀上皮神经卡压

出孔点
骨表段
横突点
入肌点
肌内段
出肌点
筋膜下段
出筋膜点
皮下段
骨性纤维管
入臀点

## 【针刀术后手法治疗】

针刀松解术毕，患者仰卧位，屈膝屈髋2次。

### 十二、梨状肌综合征

本病是坐骨神经在通过梨状肌出口时受到卡压或慢性损伤引起的一组临床证候群。本病多见于青壮年，男性多于女性，近2:1，可有臀部外伤史、劳累、受寒湿等诱因。主要症状为臀中部相当于梨状肌体表投影部位疼痛，并向股外侧、股后侧、小腿外侧放射。大部分患者有间歇性跛行和下肢痛，蹲位休息片刻可缓解，极少有腰痛症状；亦可有臀部、股部等肌肉萎缩表现。

## 【针刀应用解剖】

梨状肌起自骶骨前外侧面，止于股骨大转子尖，属于下肢外旋肌之一；坐骨神经为全身最大的神经，起自腰骶神经丛，经坐骨神经通道穿至臀部，位于臀大肌和梨状肌的前面，上孖肌、闭孔内肌、下孖肌和股方肌的后面，向下至大腿。在臀部与梨状肌关系密切，二者间关系常有变异，坐骨神经与梨状肌的关系可分为以下9型。

Ⅰ型：坐骨神经总干穿梨状肌下孔至臀部，此型为常见型，占61.19%。

Ⅱ型：胫神经穿梨状肌下孔，腓总神经穿梨状肌肌腹，此型为常见变异型，占 32.89%。

Ⅲ型：坐骨神经总干穿梨状肌肌腹，占 0.61%。

Ⅳ型：坐骨神经在骨盆内已分为 2 大终支，即胫神经和腓总神经，两支同穿梨状肌下孔，占 1.99%。

Ⅴ型：腓总神经穿梨状肌下孔，胫神经穿梨状肌肌腹，占 0.26%。

Ⅵ型：坐骨神经总干穿梨状肌上孔至臀部，占 0.08%。

Ⅶ型：胫神经穿梨状肌下孔，腓总神经穿梨状肌上孔，占 2.6%。

Ⅷ型：腓总神经在盆内分为 2 支，1 支穿梨状肌上孔，1 支与胫神经同经梨状肌下孔出盆，占 0.17%。

Ⅸ型：骶丛穿梨状肌肌腹至臀部后，再分出坐骨神经，占 0.17%。

## 【病因病理】

由于梨状肌解剖特点及其变异，加之各种外伤、疾病及慢性劳损，导致梨状肌肥厚与纤维化，引起梨状肌综合征的发生，主要包括以下几方面：

（1）梨状肌压迫坐骨神经，由于坐骨神经或其分支通过异常的梨状肌，这种变异是病因之一。此外，除了变异的梨状肌之外，发生了病变的梨状肌也可造成坐骨神经疼痛，如受寒湿、外伤、劳损，或者 $S_1$、$S_2$ 或骶丛受刺激等因素，导致梨状肌受刺激而发生痉挛、肿大，与周围组织发生粘连。

（2）变异的梨状肌腱所致的坐骨神经受压，梨状肌腱异常发育时，坐骨神经及其分支可经过梨状肌两腱之间或一腱前方或后方，这种异常的梨状肌腱直接压迫坐骨神经及其周围的营养血管，以致局部血运障碍及无菌性炎性反应引起坐骨神经痛。

（3）骶髂关节的病变及梨状肌腱止端下方与髋关节囊之间滑液囊的炎症等。骶髂关节的病变或滑液囊的炎性变可以刺激梨状肌引起痉挛，并可通过炎性刺激该肌和坐骨神经产生坐骨神经痛。当神经根周围有瘢痕或蛛网膜炎时，从椎间孔到臀部一段坐骨神经发生粘连，导致坐骨神经张力增大，移动范围缩小，易被梨状肌压迫。

## 【临床表现】

坐骨神经除发出至髋关节囊后部的关节支与大腿后屈肌群的肌支外，主要以其两大终末支，即胫神经与腓总神经支配膝关节以下的运动功能及部分感觉功能。患者主诉大腿后侧至小腿外侧或足底有放射性疼痛及麻木感，患肢无力，但腰痛常不明显。检查患肢股后肌群，小腿前、后及足部肌力减弱，重者踝、趾关节活动完全丧失，出现足下垂；小腿外侧及足部感觉减退或消失。可发现梨状肌有痉挛呈条索状或腊肠状，梨状肌有压痛，并向下放射，一般腰椎棘突旁无压痛，脊柱前屈时下肢疼痛加重，后伸时疼痛减轻或缓解。直腿抬高试验多为阳性，端坐屈头无腿痛。将足内旋疼痛出现，并向下放射。

## 【诊断要点】

（1）特殊检查 ①主动试验 令患者伸髋、伸膝时做髋关节外旋动作，同时在患者足部予以对抗。患者出现臀中部及坐骨神经疼痛或加重为阳性。②被动试验 被动用力内旋、屈曲、内收髋关节，引起疼痛或疼痛加重者为阳性。臀部压痛点加强试验：患者俯卧于检查床上，按压臀区痛点后，嘱患者支撑起上肢，使脊柱过伸，继而嘱患者跪俯床上使脊柱屈曲。比较臀部同一压痛点伸屈两种姿势的疼痛程度，如脊柱过伸时压痛减轻，而脊柱屈曲时压痛加重，称为椎管外疼痛反应。③骶管冲击试验 向骶管内推注0.5%普鲁卡因20ml，如患肢放射痛不加重，为椎管外反应。而椎管内病变常常在注药时出现下肢疼痛，有助于与椎间盘突出病相鉴别。

（2）辅助检查 腰椎X线摄片多无明显病变，骨盆摄片时有骶髂关节炎等表现。超声检查在梨状肌综合征诊断中有一定价值。谢雁翔（1990年）认为：①梨状肌横断径增大、形态异常；②梨状肌肌外膜粗糙增厚（≥3mm）；③梨状肌回声不均，光点粗强；④梨状肌下孔狭窄或消失（≤8mm）；⑤坐骨神经变异或显示不清。上述5项中具有4项者，即可提示为梨状肌综合征。坐骨神经肌电图亦可有异常发现，如呈现纤颤电位或单纯相等变化，神经传导速度可下降，CT检查一般认为无诊断价值。

## 【针刀治疗】

### 1. 治疗原则

依据人体弓弦力学系统理论及疾病病理构架的网眼理论，梨状肌综合征是由于坐骨神经在梨状肌出口处受到周围软组织的卡压所致，通过针刀准确松解卡压即可。

### 2. 操作方法

（1）体位 俯卧位。

（2）体表定位 坐骨神经在梨状肌下孔的体表投影，即髂后上棘与尾骨尖连线的中点与股骨大转子连线的中内1/3交点处。

（3）消毒 在施术部位，用活力碘消毒2遍，然后铺无菌洞巾，使治疗点正对洞巾中间。

（4）麻醉 用1%利多卡因局部浸润麻醉，每个治疗点注药1ml。

（5）刀具 Ⅰ型3号直形针刀。

（6）针刀操作（图20-25）

①针刀松解坐骨神经在梨状肌下孔的卡压点 在定位处进针刀，针刀体与皮肤垂直，刀口线与下肢纵轴一致，按四步进针刀规程进针刀，针刀经皮肤、皮下组织、浅筋膜、肌肉，当患者有麻木感时，已到

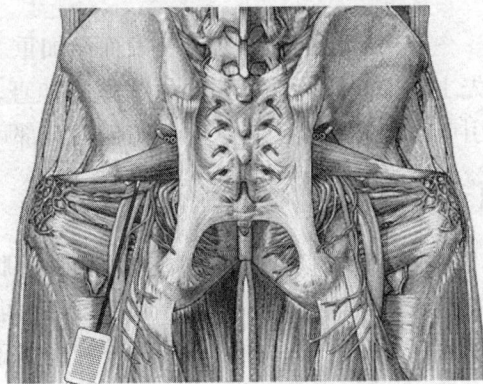

图20-25 针刀松解梨状肌卡压

坐骨神经在梨状肌下孔的部位，退针刀 2cm，针刀体向内或者向外倾斜 10°~15°，再进针刀，刀下有坚韧感时，即到坐骨神经在梨状肌下孔的卡压点，以提插刀法向下切割 3 刀，范围 0.5cm。

②术毕，拔出针刀，局部压迫止血 3 分钟后，创可贴覆盖针眼。

## 【针刀术后手法治疗】

针刀术后，进行手法治疗，俯卧位，做直腿抬高 3 次。

## 十三、股神经卡压综合征

本病是由于股神经途经的鞘管发生狭窄而使股神经受压所引起的一系列症状，如处理不及时，往往引起不易恢复的股四头肌麻痹。

## 【针刀应用解剖】

股神经由腰丛发出后，在腰大肌与髂肌之间下行，并随同髂腰肌经肌腔隙入股，在股前方分为数支支配耻骨肌、缝匠肌、股四头肌及股前区皮肤，其终支为隐神经。髂腰肌为髂腰肌筋膜所包绕，在腹股沟部，其后侧及外侧为髂骨，内侧为髂耻骨梳韧带，前方为腹股沟韧带，筋膜内包有股神经及股外侧皮神经，是一个密闭的腔隙。在腹股沟韧带下方，髂腰肌筋膜增厚形成纤维弓，构成致密的鞘管。

## 【病因病理】

不论何种原因引起髂腰肌撕裂伤，均可造成肌筋膜鞘管内水肿、出血，致使髂腰肌筋膜下张力增加，压迫其内的股神经和股外侧皮神经，导致神经卡压征。常见原因有髋关节过伸运动引起的髂腰肌牵拉伤，或髂腰肌强烈收缩而致伤；或血友病患者虽轻度损伤而导致局部血肿，均可发病；此外，手术不当也可导致局部瘢痕对神经的压迫。

## 【临床表现】

外伤后发病者，常为突发而渐加重。病情的进程与髂腰肌出血的缓急有关。患者首先主诉患侧髂窝部疼痛，患髋不能伸直，呈外展、外旋位。此常为髂腰肌内张力增高，引起肌肉痉挛所致，这时，患侧髂窝部可触及肿块或有饱满感。

## 【诊断要点】

在腹股沟韧带上方有明显压痛，下腹部也有压痛。先有大腿前内侧至膝及小腿前内侧的麻木，而后伸膝力弱，膝腱反射由弱到消失，股四头肌逐渐无力而麻痹，肌肉出现萎缩。本征可同时并发股外侧皮神经卡压征，出现股外侧皮肤感觉障碍。

## 【针刀治疗】

### 1. 治疗原则

依据人体弓弦力学系统理论及疾病病理构架的网眼理论，股神经卡压综合征是由于股神经周围软组织卡压神经所致，通过针刀准确松解卡压即可。

### 2. 操作方法

（1）体位　仰卧位。

（2）体表定位　腹股沟韧带中点外下2cm，Tinel阳性点。

（3）消毒　在施术部位，用活力碘消毒2遍，然后铺无菌洞巾，使治疗点正对洞巾中间。

（4）麻醉　用1%利多卡因局部浸润麻醉，每个治疗点注药1ml。

（5）刀具　Ⅰ型4号直形针刀。

（6）针刀操作（图20-26、20-27）

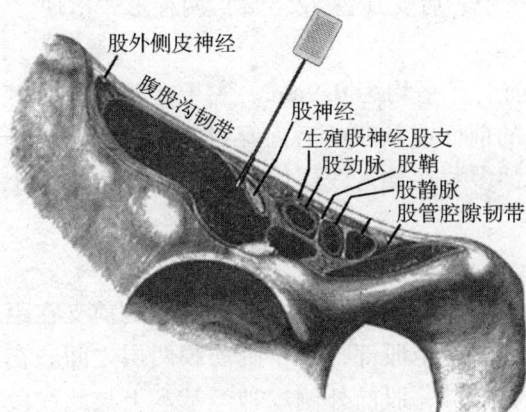

图20-26　针刀松解股神经卡压上面观　　图20-27　针刀松解股神经卡压前面观

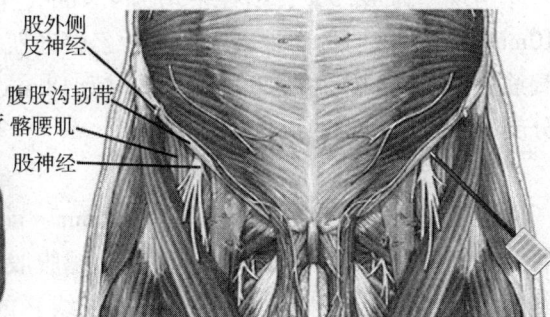

①针刀松解股神经在腹股沟韧带处的卡压点　在定位处进针刀，针刀体与皮肤垂直，刀口线与下肢纵轴一致，按四步进针刀规程进针刀，针刀经皮肤、皮下组织、浅筋膜，当患者有麻感时，已到达股神经在腹股沟韧带处卡压点的部位，退针刀2cm，针刀体向外侧倾斜10°～15°，以提插刀法向下切割3刀，范围0.5cm。

②术毕，拔出针刀，局部压迫止血3分钟后，创可贴覆盖针眼。

## 十四、股前外侧皮神经卡压综合征

股前外侧皮神经在途经之处因某种致压因素卡压引起的神经功能障碍，从而引起大腿部麻痛等一系列症状，称为股外侧皮神经卡压综合征。

## 【针刀应用解剖】

股前外侧皮神经由腰大肌外缘向下跨过髂窝，先位于髂筋膜深面，至近腹股沟韧带处即位于髂筋膜中，神经于髂前上棘内侧下方1.0~1.5cm处穿出腹股沟韧带的纤维性管道。纤维性管道长2.5~4.0cm，此处的神经干较为固定。剖开纤维性管道，见股前外侧皮神经在髂前上棘内侧，与髂筋膜紧密连在一起，有纵横交错的纤维组织包裹神经，并与髂前上棘内侧附着成一片。股前外侧皮神经出腹股沟韧带的纤维性管道后行于大腿阔筋膜下方，于髂前上棘下方3.0~5.0cm处穿过阔筋膜，在此点神经亦相对固定。在两处相对固定的神经段，正好位于髋关节的前方。随髋关节的屈伸，该段神经容易受到牵拉和挤压。另外，股前外侧皮神经在骨盆内行程长、出骨盆入股部时形成的角度大、穿过缝匠肌的途径有变异等，均可以诱发神经卡压。在股部可将股前外侧皮神经分为主干型（占42.5%）和无主干型（占57.5%）两类。主干型以一粗大主干跨越腹股沟韧带至股部，再分为前、后两支（占25%）或前、中、后三支（占17.5%）；无主干型在股部直接以前、后支（占35%）或前、中、后支（占22.5%）两种形式出现。

### 1. 主干

出现率为42.5%，横径平均为4.4mm，前后径平均为0.9mm。主干在距髂前上棘10mm处跨越腹股沟韧带进入股部，经缝匠肌的前面或从肌的后面穿过该肌上部，行于阔筋膜两层之间，在股部的长度平均为18mm，多数在穿入浅层以前即分为2个或3个分支，少数以主干的形式穿出深筋膜。

### 2. 前支

出现率为100%，横径平均为2.5mm，前后径平均为0.8mm。无主干型的前支在距髂前上棘13.8（6.1~32.0）mm处跨越腹股沟韧带至股部，行于阔筋膜两层之间。在髂髌连线（髂前上棘与髌骨外侧缘的连线）的上1/3，股前外侧皮神经基本上与此线段平行，绝大多数在其内侧10mm的范围内下降，分布于大腿前外侧部皮肤。在股部其长度平均为85（12.7~257）mm。穿阔筋膜浅出的部位距髂前上棘70.4（17~190）mm。

### 3. 后支

出现率为100%，横径平均为2.4mm，前后径平均为0.7mm。无主干型的后支在距髂前上棘9.3mm处越过腹股沟韧带进入股部，于距髂前上棘30.7（1.0~80.0）mm处，髂连线内、外侧各约4mm的范围内，穿深筋膜至浅层，分布于大腿外侧部上份的皮肤。此神经在股部的长度平均为30.0（4.8~141）mm。

### 4. 中间支

出现率为40%，横径平均为1.8mm，前后径平均为0.7mm。无主干型中间支在髂前上棘12.2（4.0~16.4）mm处越过腹股沟韧带至股部，行于阔筋膜两层之间，于距髂前上棘63.1（13~126）mm处，髂髌连线内、外侧各约4mm的范围内穿深筋膜至浅层，分布于大腿前外侧部皮肤。此神经在股部的长度为93（42~215）mm。

## 【病因病理】

（1）由于股前外侧皮神经在骨盆内行程长，出骨盆入股部时形成的角度大，穿过缝匠肌的途径有变异，而且在穿腹股沟韧带的纤维性管道和阔筋膜时神经亦相对固定，因此当肢体活动或体位不当时，容易使其受到持续性牵拉、摩擦、挤压等，造成局部组织水肿，瘢痕形成，肌筋膜鞘管增厚，引起神经卡压。此外，肥胖的中老年女性易发生骶髂脂肪疝嵌顿，压迫股前外侧皮神经。

（2）骨盆骨折、肿瘤、异物、石膏固定，均可引起股外侧皮神经卡压。

（3）手术切取髂骨时，刺激或局部瘢痕粘连可压迫神经。

（4）外伤发生的髂腰肌筋膜内血肿，亦可引起卡压。

## 【临床表现】

患者主诉股前外侧麻木，有针刺或灼样疼痛，但不超过膝关节，患侧臀部可有麻木感，无下肢麻木，有些患者还伴有股四头肌萎缩，行走时疼痛加重，卧床休息症状可缓解。

## 【诊断要点】

髂前上棘内下方有压痛，该处 Tinel 征阳性，股前外侧感觉减退或过敏。后伸髋关节、牵拉股外侧皮神经时，症状加重。为了明确诊断，了解致压原因，应进一步用 X 线检查腰椎、骨盆及髋部有无骨性病变，或采用其他诊断技术排除肿瘤、结核、炎症或出血导致的股外侧皮神经受压等。

## 【针刀治疗】

### 1. 治疗原则

依据人体弓弦力学系统理论及疾病病理构架的网眼理论，股前外侧皮神经卡压综合征是由于股前外侧皮神经周围软组织卡压所致，通过针刀准确松解卡压。

### 2. 操作方法

（1）体位　仰卧位。

（2）体表定位　髂前上棘压痛点。

（3）消毒　在施术部位，用活力碘消毒2遍，然后铺无菌洞巾，使治疗点正对洞巾中间。

（4）麻醉　用1%利多卡因局部浸润麻醉，每个治疗点注药1ml。

（5）刀具　Ⅰ型4号直形针刀。

（6）针刀操作（图20-28）

①针刀松解股前外侧皮神经髂前

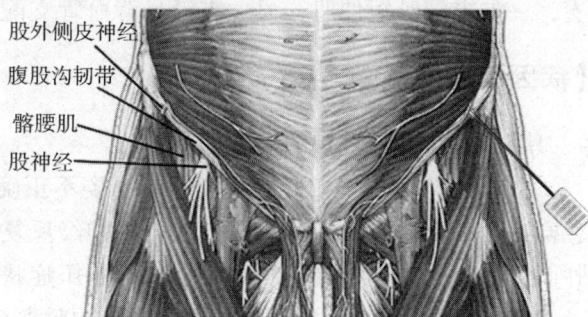

图20-28　针刀松解前面观

股外侧皮神经
腹股沟韧带
髂腰肌
股神经

上棘卡压点　在髂前上棘压痛点定位，针刀体与皮肤垂直，刀口线与下肢纵轴一致，按四步进针刀规程进针刀，针刀经皮肤、皮下组织、筋膜，直达髂前上棘内侧骨面，针刀在骨面上向下铲剥3刀，范围0.5cm。

②术毕，拔出针刀，局部压迫止血3分钟后，创可贴覆盖针眼。

(7) 注意事项

在做针刀松解时，针刀松解一定在骨面上操作，不可脱离骨面，否则可能刺破腹壁，损伤腹腔内脏器官。

## 十五、腓总神经卡压综合征

腓总神经与腓骨小头相邻，各种原因引起的腓骨小头的变形或增大，以及解剖的变异，均可引起腓总神经卡压综合征的发生，是下肢较常见的一种周围神经卡压症。

### 【针刀应用解剖】

坐骨神经至大腿下1/3处分出胫神经及腓总神经。腓总神经经过腘窝外侧沟后，在腓骨头的后外侧下行，于腓骨头颈交界部与腓骨骨膜相连，并进入腓管内（图20-29）。腓管是指腓骨长肌纤维与腓骨颈所形成的骨纤维管道，长度约27mm，腓管入口为腓骨长肌起始部及腘筋膜，一般均为腱性筋膜。腓管的出口可为腱性纤维，可为肌肉，也可为腱肌联合。在腓管内，腓总神经与腓骨颈的骨膜紧贴在一起。腓

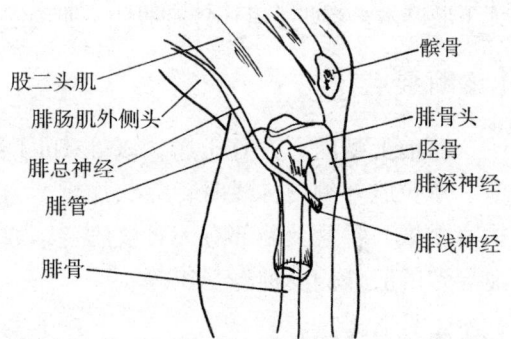

图20-29　腓管结构

总神经在腓管部有3个分支，即腓浅神经、腓深神经和胫前返神经。腓浅神经走行于腓骨长短肌之间，其运动支支配小腿外侧肌群；感觉支于小腿中、下1/3处穿出筋膜，支配小腿外侧、足背和趾背皮肤。腓深神经走行于胫骨前肌和拇长伸肌之间，其肌支支配小腿胫前肌群，有分支沿胫前血管及足背血管走行，穿出踝前十字韧带后，分出两条分支，一支支配趾短伸肌，另一支沿足背血管支配第1趾间隙背侧皮肤感觉。

### 【病因病理】

腓总神经卡压常见的病因如下：

(1) 因体位不当而致神经受压　坐姿不正确（如喜架腿坐），或各种体位时膝关节急剧屈曲和下蹲位时使其受压，或腓总神经反复被腓骨长肌纤维弓挤压、摩擦，发生水肿而致受压，局部结缔组织增生会加重卡压症状。

(2) 局部的占位性病变　胫腓关节的腱鞘囊肿、腓骨上端的肿瘤、腓肠肌外侧头籽骨、股二头肌腱腱鞘囊肿、外侧半月板囊肿等均可压迫腓总神经而致病。

(3) 小腿上端骨折，关节结构紊乱　腓骨颈骨折、胫骨平台骨折等。晚期可在骨

痂形成过程中直接或间接地对腓总神经形成压迫。膝关节内侧脱位可引起腓总神经断离。

（4）踝关节内翻位扭伤 由于腓总神经被固定在腓骨颈上方腓骨长肌深面，有力的踝内翻引起突然的牵拉，亦可损伤腓总神经，使之发生水肿而卡压。

（5）医源性损伤 全膝关节成形术后引起的腓总神经麻痹，石膏或小夹板使用不当，在妇科检查或分娩过程中受脚架压迫等。

## 【临床表现】

多有膝关节外伤史、不良体位等诱因或有占位性病变。患者常有小腿酸软无力、前外侧麻木，或足下垂等临床表现。

## 【诊断要点】

（1）患者有明确的膝关节外伤史、不良体位等诱因或有占位性病变。

（2）患侧胫前肌、趾长伸肌、拇长伸肌、腓骨长肌肌力减弱，小腿外侧及足背部皮肤感觉减退。

（3）有时患侧局部可扪及肿块，腓骨颈部 Tinel 征呈阳性。

（4）症状严重，出现足下垂者，需高抬膝、髋关节，足向上甩。

（5）对于腓深神经卡压程度的检测，可通过检测胫前肌的背伸踝关节功能和拇长伸肌、拇伸和 2~4 趾的伸趾功能改变来判断。拇伸功能往往表现微弱和不完全麻痹，这时可以通过双侧对比来确定。肌电图检查可见无随意活动电位，刺激诱发电位可正常。

（6）X 线检查可对本病辅助诊断，并排除膝关节其他病变。

## 【针刀治疗】

### 1. 治疗原则

依据人体弓弦力学系统理论及疾病病理构架的网眼理论，腓总神经卡压综合征是由于腓总神经在行经腓骨小头后缘时，受到周围软组织的卡压所致，通过针刀准确松解卡压即可。

### 2. 操作方法

（1）体位 仰卧位，患膝屈曲60°。

（2）体表定位 腓管前部与后部卡压点。

（3）消毒 在施术部位，用活力碘消毒2遍，然后铺无菌洞巾，使治疗点正对洞巾中间。

（4）麻醉 用1%利多卡因局部浸润麻醉，每个治疗点注药1ml。

（5）刀具 Ⅰ型4号直形针刀。

针刀操作（图20-30）

①第1支针刀切开腓管后部的卡压点 在腓骨头颈交界的后方点定位，针刀体与皮

肤垂直，刀口线与腓骨纵轴呈45°角，与腓总神经走行方向一致，按四步进针刀规程进针刀，经皮肤、皮下组织、筋膜直达腓骨头颈交界骨面，针刀向前下方纵疏横剥3刀，范围0.5cm。

②第2支针刀切开腓管前部的卡压点　在腓骨头颈交界的前方点定位，针刀体与皮肤垂直，刀口线与腓骨纵轴呈45°角，与腓总神经走行方向一致，按四步进针刀规程进针刀，经皮肤、皮下组织、筋膜直达腓骨头颈交界骨面，针刀向前下方纵疏横剥3刀，范围0.5cm。

③术毕，拔出针刀，局部压迫止血3分钟后，创可贴覆盖针眼。

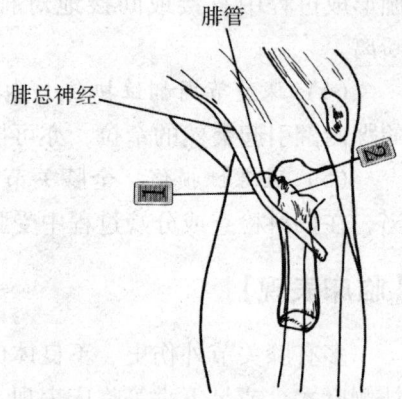

图20-30　针刀松解腓管

（7）注意事项　在做针刀松解时，针刀先到达腓骨骨面，刀口线方向必须与腓总神经保持一致，针刀松解一定在腓骨骨面上操作，否则可能损伤腓总神经。

## 【针刀术后手法治疗】

针刀松解术毕，伸屈膝关节2次

### 十六、腓浅神经卡压综合征

本病常发生于慢性劳损性骨筋膜室高压或胫腓骨骨折及筋膜室内出血等因素所致的急性骨筋膜室高压，此时膨大的肌肉引起腓浅神经在穿出筋膜部受压，引发一系列临床表现。

## 【针刀应用解剖】

腓浅神经来源于腓总神经，绝大部分起始处位于小腿上1/3上区腓骨颈处，少数可在上1/3中区起始。一般起始后在上1/3段，行于腓骨长肌深面与腓骨之间的区域内，然后于上1/3下区和中1/3上区行于腓骨长、短肌之间的区域内，继而行于前肌间隔的外侧深筋膜的深面，下行至浅出处，腓浅神经主要以主干和分支（足背内侧，中间皮神经）两种形式穿出深筋膜，以前者为主。主干穿出深筋膜的位置主要位于外踝上方、小腿中1/3下区和下1/3上区。足背内侧皮神经亦主要由该区域穿出深筋膜。足背中间皮神经穿出深筋膜的部位，主要位于下1/3区的中上区。

## 【病因病理】

慢性劳损性骨筋膜室高压或胫腓骨骨折及筋膜室内出血，均可引起此神经受到卡压；此外，许多特发性因素、骨折引起的软组织损伤、足跟跖屈内翻性损伤，也可引起腓浅神经受到卡压。

## 【临床表现】

　　该病在临床上较少见，小腿、足背及踝前疼痛是该综合征的主要特征（图 20 - 31）。疼痛与站立有关，站立抬高患肢时，疼痛可缓解，故又可称为"站立性"疼痛。患者可有怕走远路等主诉。体检时，可发现小腿外侧有固定压痛点或 Tinel 征阳性。X 线摄片检查无异常，肌电图检查可有腓浅神经感觉传导速度减慢，潜伏期改变。

## 【诊断要点】

　　依据临床表现及相关检查，可对本病做出准确的诊断。

## 【针刀治疗】

图 20 - 31　腓浅神经卡压疼痛分布

### 1. 治疗原则

　　依据人体弓弦力学系统理论及疾病病理构架的网眼理论，腓浅神经卡压综合征是由于腓浅神经周围软组织卡压所致，通过针刀准确松解卡压即可。

### 2. 操作方法

　　（1）体位　仰卧位。

　　（2）体表定位　小腿外侧中下 1/3，Tinel 征阳性点（图 20 - 32）。

　　（3）消毒　在施术部位，用活力碘消毒 2 遍，然后铺无菌洞巾，使治疗点正对洞巾中间。

　　（4）麻醉　用 1% 利多卡因局部浸润麻醉，每个治疗点注药 1ml。

　　（5）刀具　Ⅰ型 4 号直形针刀。

　　（6）针刀操作（图 20 - 33）

　　①针刀松解腓浅神经出筋膜处的卡压点　在腓浅神经出筋膜处的卡压点定位。针刀体与皮肤垂直，刀口线与下肢纵轴一致，按四步进针刀规程进针刀，经皮肤、皮下组织，当刀下有坚韧感，患者有酸、麻、胀感时，已到达腓浅神经出筋膜处的卡压点，纵疏横剥 3 刀，范围 0.5cm。

　　②术毕，拔出针刀，局部压迫止血 3 分钟后，创可贴覆盖针眼。

## 【针刀术后手法治疗】

　　针刀术后，仰卧位，做踝关节内翻、外翻动作 3 次。

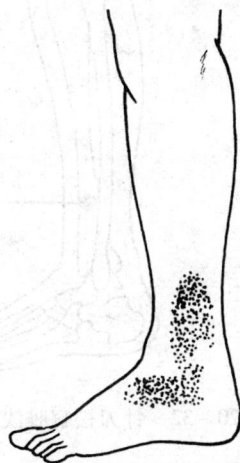

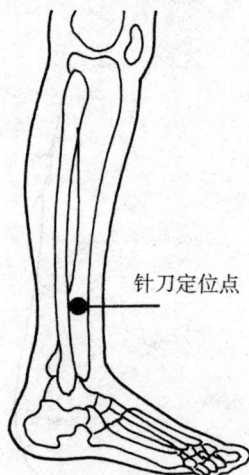

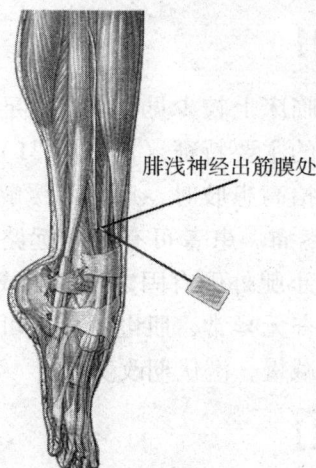

图 20 - 32　针刀松解腓浅神经卡压体表定位　　图 20 - 33　针刀松解腓浅神经卡压

## 十七、跗管综合征

本病又称踝管综合征，多发于老年人，多因随年龄增长韧带弹性较低所致。其次，踝关节反复扭伤也容易发病，它与跗管所在的位置和本身结构有很大关系。该病在临床上常被误诊为风湿脚痹或末梢神经炎。近年来矫形外科用手术疗法切除部分支持带以松解胫后神经的压迫，疗效显著，但较为痛苦，有的尚残留轻微不适。

### 【针刀应用解剖】

跗管是在内踝下侧的一个狭窄的骨性通道（图 20 - 34），上面有分裂韧带覆盖，下面有跟骨内侧面组成的扁形管腔，中间有胫后动脉，胫后神经，拇长屈肌、趾长屈肌通过，分裂韧带受损伤挛缩使管腔更为狭窄。

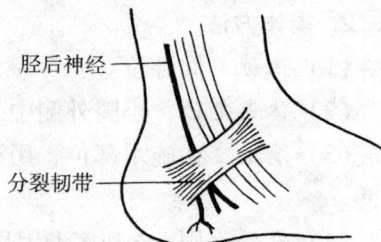

图 20 - 34　跗管结构

### 【病因病理】

发病原因一是平常足部缺乏活动，而突然活动量增大。二是踝关节反复扭伤，使跗管内肌腱摩擦劳损或肌腱部分撕裂，产生慢性少量出血、水肿、日久机化、增生、肥厚及瘢痕。造成跗管内容物体积增大。而跗骨为骨性纤维管，缺乏伸缩性，不能随之膨胀，因而形成相对狭窄，于是管内压力增高，由此产生胫后神经受压症状。

### 【临床表现】

初期主要表现为在走路多、久立或劳累后出现内踝后部不适，休息后改善。持续日久，则出现跟骨内侧和足底麻木或有蚁行感。重者可出现足趾皮肤干燥、发亮，汗毛脱落及足部内在肌肉萎缩，走路跛行。

## 【诊断要点】

①痛麻区域局限于跟骨内侧和足底。②叩击内踝后方，足部针刺感可加剧。③做足部极度背伸时，症状加剧。

## 【针刀治疗】

### 1. 治疗原则

依据人体弓弦力学系统理论及疾病病理构架的网眼理论，跖管综合征是由于胫后神经受到周围软组织的卡压所致，通过针刀准确松解卡压。

### 2. 操作方法

（1）体位　患侧卧位。患侧在下，将患足内踝朝上，沙袋垫平稳。

（2）体表定位　在内踝后缘与足跟骨之间画一直线，分别在内踝与跟骨内侧定位。

（3）消毒　在施术部位，用活力碘消毒2遍，然后铺无菌洞巾，使治疗点正对洞巾中间。

（4）麻醉　用1%利多卡因局部浸润麻醉，每个治疗点注药1ml。

（5）刀具　Ⅰ型4号直形针刀。

（6）针刀操作（图20-35）

①第1支针刀切开分裂韧带内踝部的起点　在内踝后缘定位，针刀体与皮肤垂直，刀口线与腓骨纵轴呈45°角，按四步进针刀规程进针刀，针刀经皮肤、皮下组织、筋膜，直达内踝后缘骨面，沿骨面向下探寻，刀下有坚韧感时，即到达分裂韧带的起点，以提插刀法切割3刀，范围0.5cm。

②第2支针刀切开分裂韧带跟骨内侧的止点　在跟骨内侧面定位，针刀体与皮肤垂直，刀口线与下肢纵轴呈45°角，按四步进针刀规程进针刀，针刀经

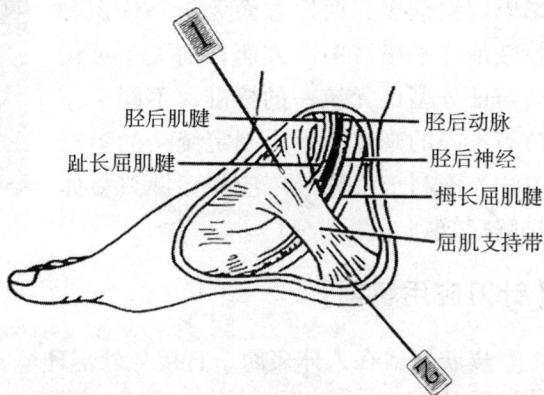

图20-35　针刀松解跖管

皮肤、皮下组织、筋膜，直达跟骨内侧骨面，沿骨面探寻，刀下有坚韧感时，即到达分裂韧带的止点，向上下各铲剥切割3刀，范围0.5cm。

③术毕，拔出针刀，局部压迫止血3分钟后，创可贴覆盖针眼。

## 【针刀术后手法治疗】

针刀术后，患者仰卧，患肢外旋，医生以一指禅推法或揉法于小腿内后侧，由上而下推至踝部，重点在跖管局部，沿与跖管纵向肌纤维垂直的方向推、揉5分钟，以通经活血，使跖管压力降低，同时在局部配合弹拨法疏理经筋，最后顺肌腱方向用擦法。

# 第二十一章 美容与整形外科疾病

## 第一节 黄 褐 斑

本病亦称肝斑，蝴蝶斑，是一种常见的发生于颜面部的局限性淡褐色到深褐色的色素沉着性皮肤病。多见于中青年妇女。一般认为与内分泌激素代谢异常有关，由于黄褐斑的发病机理复杂，影响因素众多，西医方面无统一认识和特效治疗手段；中医方面目前关于黄褐斑辨证分型也无统一的标准，不同医家持有不同的观点，无法制定统一的治疗方法，不利于临床推广应用。针刀整体松解疗效好（图 21 - 1）。

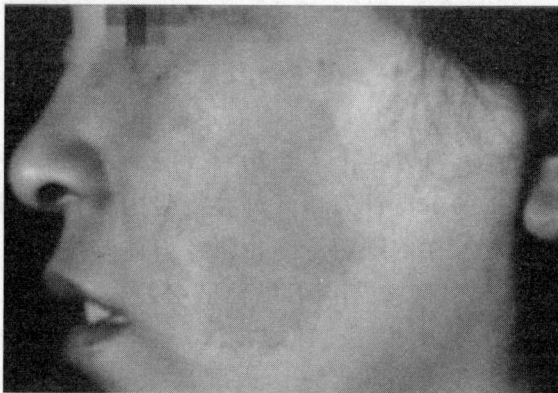

图 21 - 1　黄褐斑

## 【针刀应用解剖】

皮肤覆盖在人体表面，直接与外部环境接触。成人皮肤面积平均为 $1.6m^2$，约占人体体重的 16%。皮肤在消化、呼吸、泌尿生殖管道的开口处，皮肤与黏膜相延续，在眼睑边缘皮肤与结膜相连。皮肤具有多种感受器和丰富的感觉神经末梢分布，能感觉冷、温、痛、触和压等刺激，脂肪组织是人体的机械减震装置，可保护深层组织免受异常力学损伤，同时可增加皮肤的张力，使皮肤有一定的活动度。

皮肤分为上皮性的表皮和结缔组织性的真皮两部分。从表皮衍生来的附属器官有毛发、指（趾）甲，其内大量的脉管和神经，以及真皮内的皮脂腺、汗腺等腺体也属附属器官，真皮内有适应于各种感觉和生理代谢活动的感受器（图 21 - 2）。

### 1. 表皮

表皮属复层鳞状上皮，主要由角朊细胞、黑色素细胞、朗格汉斯细胞及少量淋巴细胞和 Merkel 细胞组成。

角朊细胞是由外胚层分化而来的上皮细胞，占细胞总数的 80% 以上。角膜细胞之间有一定间隙，可见细胞间桥，即电镜下所见的桥粒。根据细胞的分化特点，表皮由内向外依次分为基底层、棘层、颗粒层、透明层和角质层。基底层借助基底膜带与真皮连接。

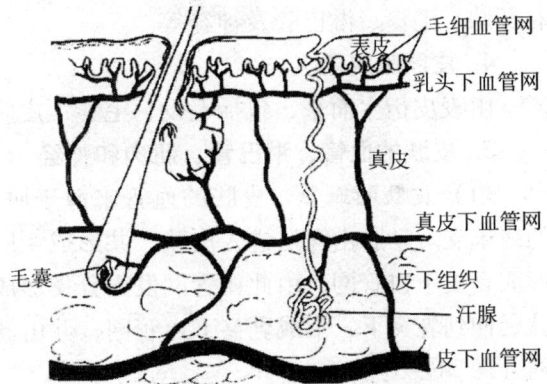

图 21 - 2　皮肤结构

（1）基底层　位于表皮最外层，又名生发层。仅为一层柱状或立方状的基底细胞，是分裂增生能力最强的一层。

（2）棘层　位于基底层上方，由4～10层棘细胞组成。棘细胞的张力原纤维特别丰富，维持细胞间连接，以适应皮肤的伸张牵引等外力的机械作用。

（3）颗粒层　位于棘层之上，由2～4层梭形细胞组成。

（4）透明层　仅见于掌跖等角膜质层肥厚的表皮区，该层是防止水及电解质通过的屏障。

此外，基底膜带位于表皮和真皮之间，除紧密连接真皮外，还有渗透和屏障作用。表皮无血管，营养物质可通过此带进入表皮，代谢产物则通过此带进入真皮，但又限制分子量大于40000的大分子物质通过。当基层膜带损伤时，炎症细胞、肿瘤细胞和一些大分子可通过此带进入表皮。

**2. 真皮**

由胶原纤维、弹力纤维、细胞和基质组成，又分为乳头层和网状层，层间无明显界限。乳头层内有丰富的毛细血管和毛细淋巴管，并有游离神经末梢和 Meissner 小体。乳头层下方为网状层，内含较大的血管、淋巴管、神经及皮肤附属器、肌肉等。

（1）胶原纤维　是真皮结缔组织的主要成分。乳头层的胶原纤维细小，不成束，方向不规则，网状层的胶原纤维较粗，囊状，呈水平方向排列。

（2）网状纤维　较细，分支互相交织成网状。主要分布在乳头层的皮肤附属器、血管和神经周围以及基底膜带的网状板等处。

（3）弹力纤维　较细，呈波浪状缠绕在胶原纤维之间。它使皮肤具有弹性，拉长后可恢复原状。

（4）基质　为无定形均质状物质，充填于纤维和细胞之间，主要化学成分为粘多糖、水、电解质、血浆蛋白等。粘多糖使基质形成有许多微小孔隙的分子立体构型。小于孔隙直径的物质可自由通过，进行物质交换，大于孔隙者，如细菌则被限于局部，有利于吞噬细胞的吞噬和消灭。

（5）细胞　真皮结缔组织可见纤维细胞、肥大细胞、巨噬细胞、淋巴细胞和其他白细胞。

**3. 皮下组织**

真皮下方为皮下组织，由疏松结缔组织及脂肪小叶组成，又称皮下脂肪层，此层内有汗腺、毛囊、淋巴管及神经等。

**4. 皮肤附属器**

由表皮衍生而来，包括毛发、毛囊、皮脂腺、汗腺及指（趾）甲等。

**5. 皮肤的血管、淋巴管、肌肉和神经**

（1）皮肤的血管　皮肤的血管来源于肌肉动脉的皮穿支，肌间隙的分支及皮动脉的终末支。动脉由深层进入皮肤，共形成4层血管网，即首先在皮肤脂肪和真皮交界处形成真皮下血管网，由此血管网发出分支形成真皮内血管网到皮肤附件，再由上行小动脉延伸到乳突下，形成乳突下血管网，并由此发出小动脉终末支到乳突，构成毛细血管网（图21-3）。

（2）皮肤的淋巴管　皮肤的淋巴管比较发达。盲端起自真皮乳头的结缔组织间隙，汇集成皮下淋巴网。由于毛细淋巴管内压力低于毛细血管及周围组织间隙，且通透性较大，所以皮肤中的游离细胞、病理产物、细菌、肿瘤细胞等均易达到淋巴结，在淋巴结内被吞噬，或引起免疫反应，甚至进一步扩散。

（3）皮肤的肌肉　皮肤的平滑肌主要包括立毛肌、阴囊肉膜、乳晕的平滑肌和血管壁中的平滑肌。面部表情肌和颈部颈阔肌属横纹肌。

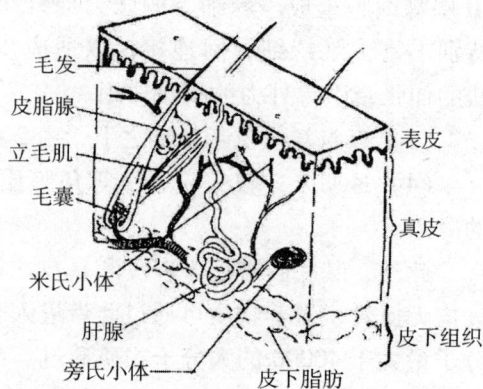

图21-3　皮肤血管网

（毛发、皮脂腺、立毛肌、毛囊、米氏小体、肝腺、旁氏小体、表皮、真皮、皮下组织、皮下脂肪）

（4）皮肤的神经　皮肤中有感觉神经及运动神经。

①皮肤的感觉神经　皮肤的感觉神经末梢可分为以下3类：

a. 末端变细的游离神经末梢，主要分布到表皮下及毛囊周围。

b. 末端膨大的游离神经末梢。

c. 有囊包括的神经末梢：只占皮肤感觉器的一小部分，形态结构特殊。而且多位于感觉敏感的特定部位，主要有环层小体、触觉小体、Ruffini 小体等。

②皮肤的运动神经　交感神经肾上腺素能纤维支配立毛肌、血管和一部分汗腺。小汗腺分泌细胞受交感神经的胆碱能纤维支配。

**6. 皮肤的生理功能**

（1）保护作用　表皮、真皮和皮下组织构成一个完整的屏障结构，对机械性刺激、物理性损害、化学性损伤和微生物的侵袭有防御和保护作用。

（2）感觉作用　通过皮肤的多种感受器，正确地辨别外界事物。

（3）调节体温　皮肤在体温调节中起着十分重要的作用，体温的发散主要通过汗腺分泌、呼吸以及生理排泄等途径完成。防止体温低下则有赖于皮肤血管收缩、立毛肌收缩和汗腺分泌减少等。

此外，皮肤还有物质代谢、再生等作用。

## 【病因病理】

目前病因尚不清，常认为与内分泌功能改变有关。见于妇女妊娠期或口服避孕药者及其他因素。妇女妊娠期的黄褐斑（妊娠性黄褐斑），开始于妊娠 3～5 个月，分娩以后色素斑渐渐消失。面部色素沉着可能是由于雌激素与黄体酮联合作用，刺激黑色素细胞，而孕激素促使黑素体的转运和扩散，增加了黑色素的生成促使色素沉着。

也见于慢性胃肠疾病、肝病、结核、癌瘤、恶性淋巴瘤和慢性酒精中毒等。长期应用某些药物如苯妥英钠、氯丙嗪（冬眠灵）、避孕药均可发生黄褐斑。此外，强烈的日晒、化妆品的应用也可诱发黄褐斑。黄褐斑也见于未婚、未孕的正常女性或男性，其原因不明。

其在皮肤中的病理改变是：表皮中色素过度沉着，真皮中噬黑素细胞有较多的色素。真皮血管和毛囊周围有少许淋巴细胞浸润。

针刀医学认为，黄褐斑是由于头面部弓弦力学系统的力平衡失调，面部的弓弦力学结构出现粘连、瘢痕、挛缩，导致皮肤应力异常，随着病情的发展，面部软组织的粘连瘢痕又引起颈部的弓弦力学系统的粘连和瘢痕，卡压了支配面部的神经和血管，使皮肤营养不足，局部微循环障碍，引起皮肤色素沉着。

## 【临床表现】

皮损为淡褐色或黄褐色斑，边界较清，形状不规则，对称分布于眼眶附近、额部、眉弓、鼻部、两颊、唇及口周等处，无自觉症状及全身不适。在夏天强烈阳光照晒后、月经行经期、孕期时，色素斑色素加深变黑；分娩后或停用避孕药后部分患者色素斑可以减退，甚至消失。但大多数患者病程难以确定，可持续数月或数年而不退。

## 【诊断要点】

本病是一种比较常见的色素性皮肤病，不难诊断。好发于女性面颊部、鼻梁、口唇周围，其为褐色或淡黑色的斑，形状、大小不等，表面光滑，不痛不痒，呈对称性分布，状如蝴蝶。

## 【针刀治疗】

### 1. 治疗原则

依据人体弓弦力学系统理论及疾病病理构架的网眼理论，黄褐斑是由于面部弓弦力学系统力平衡失调所致，用针刀调节面部的弓弦力学的异常应力，恢复面部皮肤等软组织的营养，使其恢复正常，斑痕消失。

### 2. 操作方法

2.1 第 1 次针刀松解面部动静态弓弦力学系统的粘连、瘢痕和挛缩

（1）体位　仰卧位。

（2）体表定位　面部皮肤、皮下及弓弦结合部。

（3）消毒　在施术部位，用活力碘消毒2遍，然后铺无菌洞巾，使治疗点正对洞巾中间。

（4）麻醉　用1%利多卡因局部浸润麻醉，每个治疗点注药1ml。

（5）刀具　Ⅰ型4号直形针刀。

（6）针刀操作（图21-4）

①第1支针刀松解额中部软组织的粘连瘢痕　刀口线与人体纵轴一致，针刀体与皮肤垂直，严格按四步进针刀规程进针刀，针刀经皮肤、皮肤组织筋膜达额骨面，纵疏横剥3刀，然后调转刀口线90°，铲剥3刀，范围0.5cm。

②第2支针刀松解右侧额部软组织的粘连瘢痕　刀口线与人体纵轴一致，针刀体与皮肤垂直，严格按四步进针刀规程进针刀，针刀经皮肤、皮下组织筋膜达额骨面，纵疏横剥3刀，然后调转刀口线90°，铲剥3刀，范围0.5cm。然后提针刀于真皮内，针刀体与皮肤平行，向左提插切割3刀，范围0.5cm，以松解真皮层内的粘连和瘢痕。

③第3支针刀松解右侧颞部软组织的粘连瘢痕　刀口线与人体纵轴一致，针刀体与皮肤垂直，严格按四步进针刀规程进针刀，针刀经皮肤、皮下组织筋膜达颞骨面，纵疏横剥3刀，然后调转刀口线90°，沿颞骨骨面上下铲剥3刀，范围0.5cm。然后提针刀于真皮内，针刀体与皮肤平行，向左提插切割3刀，范围0.5cm，以松解真皮层内的粘连和瘢痕。

④第4、5支针刀松解左侧额、颞部软组织的粘连瘢痕　针刀操作方法与第2、3支针刀的操作方法相同。

⑤第6支针刀松解右侧颌部软组织的粘连瘢痕　刀口线与人体纵轴一致，针刀体与皮肤垂直，严格按四步进针刀规程进针刀，针刀经皮肤、皮肤组织筋膜达下颌角骨面，纵疏横剥3刀，然后调转刀口线90°，向下铲剥3刀，当刀下有落空感时停止进针刀，一般铲剥的范围为0.5cm。然后提针刀于真皮内，针刀体与皮肤平行，向左提插切割3刀，范围0.5cm，以松解真皮层内的粘连和瘢痕。

⑥第7支针刀松解左侧颌部软组织的粘连瘢痕　针刀操作方法与第6支针刀的操作方法相同。

⑦术毕，拔出针刀，局部压迫止血3分钟后，创可贴覆盖针眼。

2.2　第2次针刀松解眼眶附近、额部、眉弓、鼻部、两颊、唇及口周等处皮下硬结及条索

（1）体位　仰卧位。

（2）体表定位　眼眶附近、额部、眉弓、鼻部、两颊、唇及口周等处皮下硬结及条索。

（3）消毒　在施术部位，用活力碘消毒2遍，然后铺无菌洞巾，使治疗点正对洞巾中间。

（4）麻醉　用1%利多卡因局部浸润麻醉，每个治疗点注药1ml。

（5）刀具　Ⅰ型4号直形针刀。

（6）针刀操作（图 21－5）

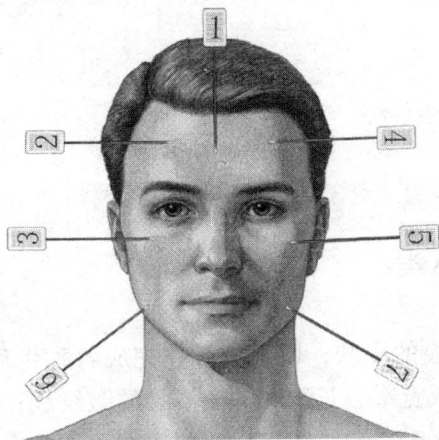

图 21－4　第 1 次针刀松解黄褐斑　　　　图 21－5　第 2 次针刀松解黄褐斑

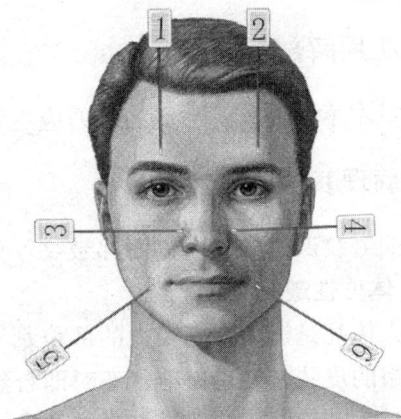

①第 1 支针刀松解右侧眉部皮肤、皮下的硬结和条索　从硬结和条索处进针刀，刀口线与人体纵轴一致，针刀体与皮肤垂直，严格按四步进针刀规程进针刀，针刀经皮肤、皮下组织筋膜达硬结条索，纵疏横剥 3 刀，然后提插切割 3 刀。

②第 2 支针刀松解左侧眉部皮肤、皮下的硬结和条索　针刀操作方法与第 1 支针刀的操作方法相同。

③第 3 支针刀松解右侧鼻翼部的硬结和条索　从硬结和条索处进针刀，刀口线与人体纵轴一致，针刀体与皮肤垂直，严格按四步进针刀规程进针刀，针刀经皮肤、皮下组织筋膜达硬结条索，纵疏横剥 3 刀，然后提插切割 3 刀。

④第 4 支针刀松解左侧鼻翼部皮肤、皮下的硬结和条索　针刀操作方法与第 3 支针刀的操作方法相同。

⑤第 5 支针刀松解右侧口角轴的硬结和条索　从硬结和条索处进针刀，刀口线与人体纵轴一致，针刀体与皮肤垂直，严格按四步进针刀规程进针刀，针刀经皮肤、皮下组织筋膜达硬结条索，纵疏横剥 3 刀，然后提插切割 3 刀。

⑥第 6 支针刀松解左侧口角轴的硬结和条索　针刀操作方法与第 5 支针刀的操作方法相同。

⑦术毕，拔出针刀，局部压迫止血 3 分钟后，创可贴覆盖针眼。

# 第二节　面部皱纹

人类的面颈部皮肤常可见有呈条、带状的皱纹线，这些皱纹线的出现大多与皮肤老化有关，尤其是当皱纹线在数量上增多、沟纹加深时，无疑是皮肤老化的征象。皱纹是健美的大敌，颜面部和颈部是人们与外界交流的窗口，从无任何遮盖，特别是面部是显示人体美最重要的部位。因此，怎样推迟皱纹的产生和加重或除去和减轻已经出现的皱纹，便成为人们留住青春美容、延缓容貌衰老最为关心的问题。采取行之有效的办法将皱纹除去，以延缓青春丽容的时间，或追回渐失去的丽容，有利于改善审美心态，防止心理上的衰老。

## 【针刀应用解剖】

参见本章第一节黄褐斑的针刀应用解剖。

## 【病因病理】

按照皱纹产生的原因，面部皱纹可分为3类。

### 1. 体位性皱纹线

在人体凡是运动幅度较大的部位都有宽松的皮肤，以适应肢体完成各种生理运动。这些充裕的皮肤在处于松弛状态时即自然形成宽窄、长短和深浅不等的皱纹线；当皮肤被拉紧时，皱纹线随即消失；当体位发生改变时，皱纹线出现的部位亦发生改变。这种随体位的不同而出现的皮肤皱纹线称为体位性皱纹线。这种皱纹线均出现在关节附近，人出生时即已存在，属于正常生理现象，而非皮肤老化表现。例如颈部、肘部和膝部的横行皮肤皱纹线即生来有之，随关节的屈伸状态的不同（即体位的不同），皱纹出现的侧别（前、后、内、外侧）和程度亦不相同，但皱纹线总是出现在皮肤松弛的一侧。但当人们进入壮年之后，随着年龄的不断增加和全身生理机能的逐渐降低、皮肤弹性亦逐渐减退，其表现为原来的体位性皱纹线逐渐加深和增多，这就是皮肤老化的表现。

### 2. 动力性皱纹线

动力性皱纹线的产生是面部表情肌收缩牵拉皮肤的结果。表情肌属皮肌，即起于骨面或筋膜，止于皮肤，收缩时牵拉皮肤。使皮肤呈现出各种不同形态、大小、深浅的皱纹，同时引起眼、耳、鼻、口等器官在形态、位置上发生相应的改变，从而显露出多姿多彩的表情，抒发和传递着内心世界各种复杂多变的情感和信息。由于万物之灵的人类具有高度的思维和语言能力，其表情常是千变万化、奥妙莫测的，因此表情肌数量多，结构精细．功能灵巧，各肌或肌群之间舒缩运动配合完美，从而使动力性皱纹线在形态和程度上也表现出多样性。当表情肌收缩时，肌纤维缩短，牵引皮肤形成与肌纤维长轴相垂直的皮肤皱纹线，这是动力性皱纹线的特点之一；另一特点是此线一旦形成，即使该表情肌未收缩，皱纹线也不会完全消失。因此，动力性皱纹线的出现，亦为老化的征象。对于个别人来说，只是出现时间的早晚和轻重程度的不同而已，这常与体质、情绪、工作环境和性质、职业等有关，瘦者或体弱者出现较早，胖者或体健者出现较晚，女性较男性出现要早；经常夸张性的面部表情可以加速此类线的提早出现或程度的加深。若皱纹明显加重，则更应视为老化的表现之一。

面部主要的动力性皱纹线有：（图21-6）

额纹，俗称抬头纹，位于眉和眉间的上方至邻近前

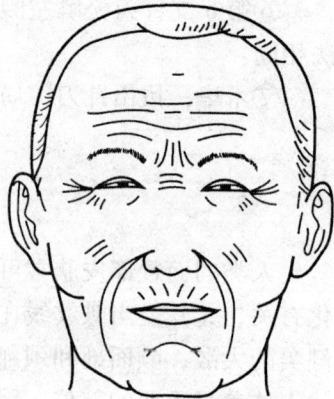

图21-6　动力性皱纹线

额发际处，呈横向排列，为额肌收缩所致，恰与额肌纤维走行方向垂直。沟纹一般为3~6条，可分为正中组和外侧组，前者在眉间上方，后者在眉的上方，正中组与外侧组之间可稍有连续或有分叉，外侧组的产生乃因额肌直接收缩所致，中间组的产生则系两侧额纹共同牵拉正中皮肤的结果。正常时，左、右额纹对称。额肌受面神经颞支支配，一侧面神经额支同时接受双侧皮质核束发来的冲动，故当面神经核下瘫（下运动神经元损伤）时，病灶侧额肌瘫痪，额纹消失；当面神经核上瘫（上运动神经元损伤）时，两侧额纹均正常存在。

额纹出现较早，少数人可于20多岁即开始展现。随着年龄的增长，皮肤逐渐老化，弹性下降，额纹也随之加深。坚持每天按摩皮肤，促进血液循环，改善皮肤营养，可延缓额纹的出现或加深。

眉间纹位于两眉之间，多为2~3条，主为垂直走向，但下部纹常向两侧略呈八字形展开，亦与眉间肌纤维方向垂直。

鼻根纹是位于鼻根部的横纹，常为1~2条，位于左、右内眦连线上方，此为纵行的降眉间肌收缩所致。

眼睑纹布于上、下睑皮肤，为眼轮匝肌收缩所致。上睑纹细密明显，中间部呈垂直向内侧部稍向内上方辐射，外侧部亦逐渐向外上方散开。下睑纹稍粗浅，呈垂直状或稍斜向外下，如有眼袋时皱纹不明显。

鱼尾纹呈粗细不等的条纹状，沿外眦部做放射状排列，闭眼时因眼轮匝肌收缩致纹理更为明显。随着年龄的增长，皮肤弹性降低而松弛，鱼尾纹会逐渐加深并向两侧稍延伸。

鼻唇沟纹构成鼻唇沟外侧缘，即位于颊脂垫与口轮匝肌相交处的皮肤皱襞，多为一条，但有时在主纹的内侧或外侧可有一与主纹相平行的次纹，次纹常较短浅。任何人在微笑时均可出现此纹，但年轻人在不笑时可消失。中年起则逐渐显露，不笑时也可存在，笑时则更明显。鼻唇沟纹若下延至下颌体下缘，则应视为明显老化的现象。鼻唇沟纹是上唇外上侧呈放射状排列的表情肌收缩所致，在年老者，也有因皮肤松弛所致的重力性皱纹相混，故亦有将鼻唇沟纹看作是混合性皱纹者。

颊纹位于颊部，鼻唇沟纹的外侧，为一或数条，并略与鼻唇沟纹平行。较明显的颊纹常上延过颧部，并可与下睑外侧纹和下部鱼尾纹相连续。其产生原理同鼻唇沟纹，但出现较晚。瘦人的颊纹更为明显。

唇纹是上、下唇的皮肤皱纹，在唇中部呈垂直状，两侧的纹理渐向外上（上唇）或外下（下唇）倾斜，在口角处则呈放射状排列。唇部因缺乏皮下组织，皮肤与口轮匝肌紧连。口轮匝肌又较宽，故皱纹呈现出密而细的特点，红唇处较明显；拱嘴时皮肤部可有2~3条粗纹，上唇者较明显。

颏纹位于颏部，横行走向，多不明显，为颏部肌收缩所致。

耳前纹位于耳轮脚与颧弓根之间及其上方，呈纵行走向，一般为1~2条，老者和瘦者明显。此纹为耳前肌收缩所致。

### 3. 重力性皱纹

重力性皱纹出现的时间较晚，多在 40 岁以后逐渐发生。其产生机制是因骨骼的萎缩、肌肉的松弛和皮肤弹性的减弱，加之皮下脂肪逐渐减少，在重力作用下皮肤松弛下垂所致。随着年龄的不断增长，上述变化越来越明显，重力性皱纹线也越来越多和加重。因此，在正常情况下，重力性皱纹线的出现亦是老化的征象之一。但在体弱多病和重症营养不良的情况下，也可出现重力性皱纹线，呈现出"小老头"、"小老太"的征象，这种情况就不应视为老化的表现。不管什么情况，重力性皱纹线的出现，都与美容格格不入，必须尽早预防。

重力性皱纹线临床表现为：多发生在骨骼较突出处和肌肉较多处，乃因骨骼和肌肉的萎缩减少了对皮肤的支撑作用，加之皮肤弹性下降，皮肤在重力作用下松弛下垂。

在额部，由于颅顶骨（包括额骨）的萎缩，额肌和帽状腱膜松弛，额部皮肤弹性减弱而下垂所致的重力性皱纹线已融于动力性皱纹线，使额部皱纹加深。因此，试图将二者加以区别是无必要也不可能，而且在美容除皱术中也是采取同一术式施之。

在睑部，由于皮肤薄，皮下组织疏松，脂肪较少，当眼轮匝肌和额肌（额肌的少部纤维交错止于眼轮匝肌）松弛时，上睑皮肤即逐渐下垂形成所谓"肿眼泡"，以上睑外侧部为甚；在下睑，还因眶隔萎缩，眶内脂肪疝出，致皮肤臃肿下垂，形成所谓"眼袋"。"肿眼泡"和"眼袋"为睑部重力性皱纹的典型代表，明显有碍于美容，只能采取美容手术矫正。

当额肌和皱眉肌萎缩松弛时，眉间皮肤下垂可加重鼻根横纹。

因颧骨萎缩和口周辐射状肌松弛，颊脂体缩小，致使颧、颊部皮肤一并下垂。由于口角皮肤较固定，故下垂皮肤在口角外侧明显臃肿，甚至与松弛的下颌皮肤共同形成"重下颌"。

## 【临床表现】

面部皱纹增多是人体老化的主要表现之一，随着年龄的增长，皱纹渐渐出现和增多。出现的顺序一般是前额、上下眼睑、眼外眦、耳前区、颊、颈部、下颏、口周。

## 【针刀治疗】

### 1. 治疗原则

依据人体弓弦力学系统理论及疾病病理构架的网眼理论，皱纹是由于面部弓弦力学系统的力平衡失调，在面部产生的条索状瘢痕。用针刀松解面部弓弦力学系统的粘连和瘢痕，恢复面部皮肤等软组织的营养，就能减少甚至消除皱纹。根据面部皱纹的位置不同，将其分为四种类型，分别进行针刀整体松解。

### 2. 操作方法

2.1 额部除皱术

（1）体位　仰卧位。

（2）体表定位　额部皮肤、皮下，及弓弦结合部（图 21 - 7）。

（3）**消毒** 在施术部位，用活力碘消毒2遍，然后铺无菌洞巾，使治疗点正对洞巾中间。

（4）**麻醉** 用1%利多卡因局部浸润麻醉，每个治疗点注药1ml。

（5）**刀具** Ⅰ型4号直形针刀。

（6）**针刀操作**（图21-8）

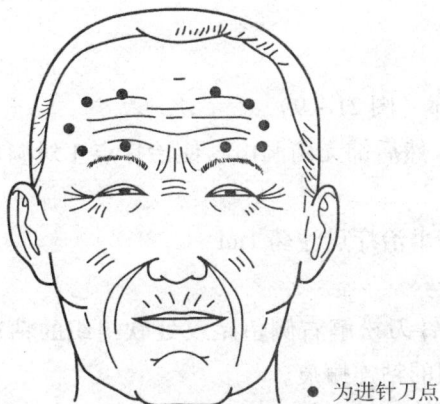

图21-7 额部除皱针刀体表定位 图21-8 针刀松解额部除皱

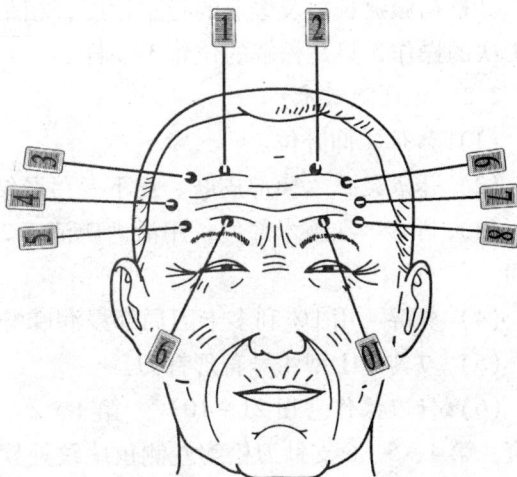

第1、3、4、5、9支针刀松解额部右侧皱纹处软组织的粘连瘢痕。第2、6、7、8、10支针刀松解额部左侧皱纹处软组织的粘连瘢痕。

①第1支针刀在右侧额部最上皱纹中点定点，刀口线与人体纵轴一致，针刀体与皮肤垂直，严格按四步进针刀规程进针刀，针刀经皮肤、皮下组织筋膜达额骨面，纵疏横剥3刀，然后调转刀口线90°，贴骨面分别向上向下铲剥3刀，范围0.5cm。

②第2支针刀在左侧额部最上皱纹中点定点，针刀操作方法与第1支针刀相同。

③第3支针刀在第1支针刀进针点外2cm定点，刀口线与人体纵轴一致，针刀体与皮肤垂直，严格按四步进针刀规程进针刀，针刀经皮肤、皮下组织筋膜达额骨面，纵疏横剥3刀，然后贴骨面向内铲剥3刀，范围0.5cm。

④第4支针刀在第3支针刀进针点下2cm定点，针刀操作方法与第1支针刀相同。

⑤第5支针刀在第4支针刀进针点下2cm定点，针刀操作方法与第1支针刀相同。

⑥第6支针刀在第2支针刀进针点外2cm定点，刀口线与人体纵轴一致，针刀体与皮肤垂直，严格按四步进针刀规程进针刀，针刀经皮肤、皮下组织筋膜达额骨面，纵疏横剥3刀，然后贴骨面向内铲剥3刀，范围0.5cm。

⑦第7支针刀在第6支针刀进针点下2cm定点，针刀操作方法与第1支针刀相同。

⑧第8支针刀在第7支针刀进针点下2cm定点，针刀操作方法与第1支针刀相同。

⑨第9支针刀在右侧额部最下皱纹中点定点，刀口线与人体纵轴一致，针刀体与皮肤垂直，严格按四步进针刀规程进针刀，针刀经皮肤、皮下组织筋膜达额骨面，纵疏横剥3刀，然后调转刀口线90°，贴骨面分别向上向下铲剥3刀，范围0.5cm。

⑩第 10 支针刀松解额部左侧最下部皱纹处软组织的粘连瘢痕，在左侧额部最下皱纹中点定点，针刀操作方法与第 9 支针刀相同。

⑪术毕，拔出针刀，局部压迫止血 3 分钟后，创可贴覆盖针眼。

（7）注意事项

①针刀松解时，注意保护表皮层，不可刺开表皮。

②根据瘢痕长短及瘢痕的轻重程度，相距 7 日后做第 2 次松解术。第 2 次松解重复第 1 次的操作，只是松解的位置不一样。

### 2.2 鱼尾除皱术

（1）体位　仰卧位。

（2）体表定位　额部皮肤、皮下及弓弦结合部（图 21-9）。

（3）消毒　在施术部位，用活力碘消毒 2 遍，然后铺无菌洞巾，使治疗点正对洞巾中间。

（4）麻醉　用 1% 利多卡因局部浸润麻醉，每个治疗点注药 1ml。

（5）刀具　Ⅰ型 4 号直形针刀。

（6）针刀操作（图 21-10）　第 1、2、3 支针刀松解右侧鱼尾纹处软组织的粘连瘢痕。第 4、5、6 支针刀松解左侧鱼尾纹处软组织的粘连瘢痕。

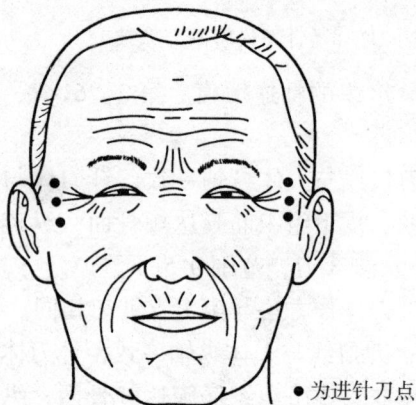

图 21-9　鱼尾除皱针刀体表定位　　　　图 21-10　针刀松解鱼尾除皱

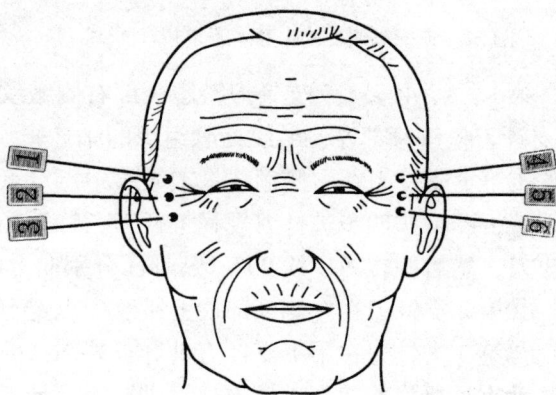

①第 1 支针刀在右侧鱼尾纹最上尾端（相当于眼眶外 3cm 上 2cm）定点，刀口线与人体纵轴一致，针刀体与皮肤垂直，严格按四步进针刀规程进针刀，针刀经皮肤、皮下组织筋膜达骨面，纵疏横剥 3 刀，然后贴骨面分别向内铲剥 3 刀，范围 0.5cm。

②第 2 支针刀在第 1 支针刀下 2cm 定点，针刀操作方法与第 1 支针刀相同。

③第 3 支针刀在第 2 支针刀下 2cm 定点，针刀操作方法与第 1 支针刀相同。

④第 4 支针刀在左侧鱼尾纹最上尾端（相当于眼眶外 3cm 上 2cm）定点，刀口线与人体纵轴一致，针刀体与皮肤垂直，严格按四步进针刀规程进针刀，针刀经皮肤、皮下组织筋膜达骨面，纵疏横剥 3 刀，然后贴骨面分别向内铲剥 3 刀，范围 0.5cm。

⑤第 5 支针刀在第 4 支针刀下 2cm 定点，针刀操作方法与第 1 支针刀相同。

⑥第 6 支针刀在第 5 支针刀下 2cm 定点，针刀操作方法与第 1 支针刀相同。

⑦术毕，拔出针刀，局部压迫止血 3 分钟后，创可贴覆盖针眼。

（7）注意事项　同额部除皱术。

2.3　鼻唇沟纹除皱术

（1）体位　仰卧位。

（2）体表定位　鼻唇部皮肤、皮下及弓弦结合部（图 21 – 11）。

（3）消毒　在施术部位，用活力碘消毒 2 遍，然后铺无菌洞巾，使治疗点正对洞巾中间。

（4）麻醉　用 1% 利多卡因局部浸润麻醉，每个治疗点注药 1ml。

（5）刀具　Ⅰ型 4 号直形针刀。

（6）针刀操作（图 21 – 12）　第 1、2、3 支针刀松解右侧鼻唇沟皱纹处软组织的粘连瘢痕。第 4、5、6 支针刀松解左侧鼻唇沟皱纹处软组织的粘连瘢痕。

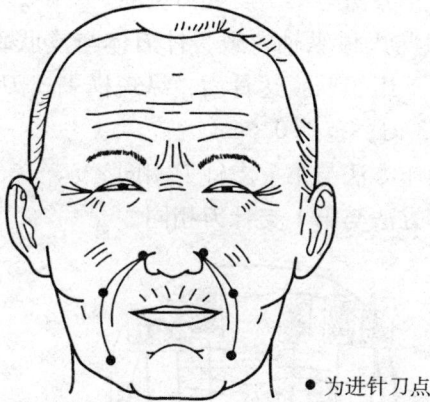

●为进针刀点

图 21 – 11　鼻唇沟纹除皱针刀体表定位　　图 21 – 12　针刀松解鼻唇沟纹除皱

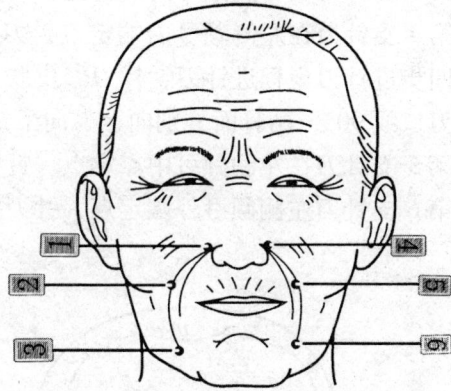

①第 1 支针刀在右侧鼻唇沟纹定点，刀口线与人体纵轴一致，针刀体与皮肤垂直，严格按四步进针刀规程进针刀，针刀经皮肤、皮下组织筋膜达骨面，纵疏横剥 3 刀，然后贴骨面分别向内下铲剥 3 刀，范围 0.5cm。

②第 2 支针刀在右侧口角外缘 3cm 定点，针刀操作方法与第 1 支针刀相同。

③第 3 支针刀在第 2 支针刀下 3cm 定点，针刀操作方法与第 1 支针刀相同。

④第 4 支针刀在左侧鼻唇沟纹定点，刀口线与人体纵轴一致，针刀体与皮肤垂直，严格按四步进针刀规程进针刀，针刀经皮肤、皮下组织筋膜达骨面，纵疏横剥 3 刀，然后贴骨面分别向内下铲剥 3 刀，范围 0.5cm。

⑤第 5 支针刀在左侧口角外缘 3cm 定点，针刀操作方法与第 1 支针刀相同。

⑥第 6 支针刀在第 5 支针刀下 3cm 定点，针刀操作方法与第 1 支针刀相同。

⑦术毕，拔出针刀，局部压迫止血 3 分钟后，创可贴覆盖针眼。

（7）注意事项　同额部除皱术。

2.4　面中部除皱术

（1）体位　仰卧位。

（2）体表定位　鼻唇部皮肤、皮下及弓弦结合部（图21-13）。

（3）消毒　在施术部位，用活力碘消毒2遍，然后铺无菌洞巾，使治疗点正对洞巾中间。

（4）麻醉　用1%利多卡因局部浸润麻醉，每个治疗点注药1ml。

（5）刀具　Ⅰ型4号直形针刀。

（6）针刀操作（图21-14）　第1、2、3支针刀松解右侧面中部皱纹处软组织的粘连瘢痕。第4、5、6支针刀松解左侧面中部皱纹处软组织的粘连瘢痕。

①第1支针刀在右侧颧弓外端定点，刀口线与人体纵轴一致，针刀体与皮肤垂直，严格按四步进针刀规程进针刀，针刀经皮肤、皮下组织、筋膜达骨面，纵疏横剥3刀，然后调转刀口线90°，贴骨面分别向上、向下铲剥3刀，范围0.5cm。

②第2支针刀在右侧颧弓中点定点，针刀操作方法与第1支针刀相同。

③第3支针刀在右侧颧弓内端定点，针刀操作方法与第1支针刀相同。

④第4支针刀在左侧颧弓内端定点，刀口线与人体纵轴一致，针刀体与皮肤垂直，严格按四步进针刀规程进针刀，针刀经皮肤、皮下组织筋膜达骨面，纵疏横剥3刀，然后调转刀口线90°，贴骨面分别向上、向下铲剥3刀，范围0.5cm。

⑤第5支针刀在左侧颧弓中点定点，针刀操作方法与第1支针刀相同。

⑥第6支针刀左侧颧弓外端定点，针刀操作方法与第1支针刀相同。

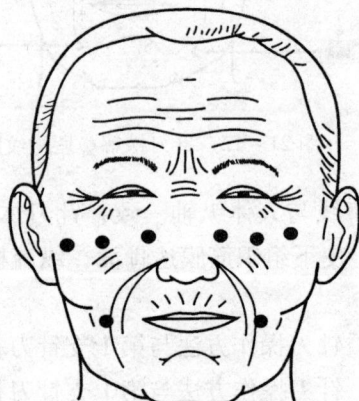

●为进针刀点

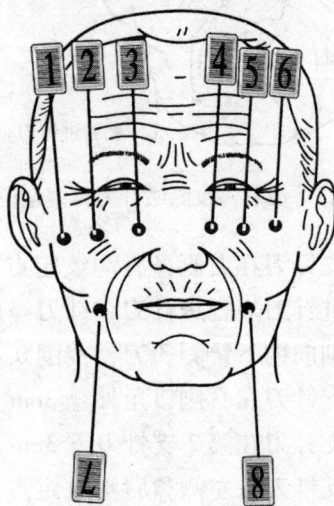

图21-13　面中部除皱针刀体表定位　　图21-14　针刀松解面中部除皱

⑦术毕，拔出针刀，局部压迫止血3分钟后，创可贴覆盖针眼。

（7）注意事项　同额部除皱术。

# 第三节 乳头内陷

女性乳头不突出于乳晕的表面，甚至凹陷沉没于皮面，局部如同火山口状，这种情况称作乳头内陷，当然乳头凹陷的程度因人而异，轻者仅表现为不同程度的乳头退缩，用手可挤出乳头，或负压吮吸使乳头突出于体表。重者表现为完全淹没于皮面，无法被挤出，常呈反向生长。当然这些内陷乳头即使挤出，也一般较细小。常无明显的乳头颈部。女性乳头内陷的发生率为 1～2%。两侧乳头内陷程度可不一致，可仅一侧发生。是一种常见的女性疾病。乳头深陷于乳晕中，不仅外观不雅，而且由于凹陷乳头可积存污垢或油脂，造成奇痒，湿疹或炎症。严重内陷则使婴儿难以吸吮乳汁困难，给患者带来生活上不便及心理的压抑。

## 【针刀应用解剖】

参见第十六章第四节乳腺囊性增生症的针刀应用解剖。

## 【病因病理】

乳头内陷主要是先天性的，但也可由外伤或手术、乳腺肿瘤以及乳腺炎后的纤维增生引起。先天性乳头内陷是因乳头和乳晕的平滑肌发育不良，这些肌纤维向内牵拉，再加上乳头下缺乏支撑组织的撑托，就形成了乳头内陷。一般双侧同时发生，也可有单侧发病。内陷的乳头，如稍加挤压或牵拉乳头就可复出的，即为轻度乳头内陷。乳头先天性内陷，多见于无哺乳史的妇女。继发性乳头内陷常见于乳腺疾病，如乳腺癌，常为单侧内陷。

针刀医学认为乳头是由于乳房慢性损伤后，乳头周围软组织的应力异常，人体通过粘连瘢痕对抗异常应力进行代偿，最终造成乳房弓弦力学结构受力异常，在乳头周围形成粘连、瘢痕、挛缩使乳头凹陷。

## 【临床表现】

乳头内陷的程度有所差别，有的仅表现为乳头的退缩，重者表现为乳头凹入甚至翻转。

## 【诊断要点】

临床表现可将乳头内陷分为 3 型：Ⅰ型：乳头部分内陷，乳头颈存在，能轻易用手使内陷乳头挤出，挤出后乳头大小与常人相似。Ⅱ型：乳头全部凹陷在乳晕之中，但可用手挤出乳头，乳头较正常为小，多半没有乳头颈部。Ⅲ型：乳头完全埋在乳晕下方，无法使内陷乳头挤出。

## 【针刀治疗】

### 1. 治疗原则

依据人体弓弦力学系统理论及疾病病理构架的网眼理论，乳头内陷是由于乳头周围软组织的粘连和瘢痕牵拉乳头所致，应用针刀准确松解粘连和瘢痕，恢复乳头的正常位置。

### 2. 操作方法

（1）体位  仰卧位。

（2）体表定位  以乳头为中心，向上、下、内、外各1cm处定点（图21-15）。

（3）消毒  在施术部位，用活力碘消毒2遍，然后铺无菌洞巾，使治疗点正对洞巾中间。

（4）麻醉  用1%利多卡因局部浸润麻醉，每个治疗点注药1ml。

（5）刀具  Ⅰ型4号直形针刀。

（6）针刀操作（图21-16）

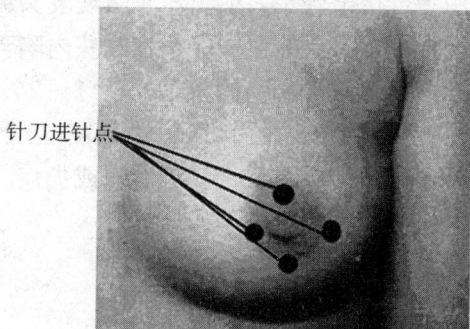

图21-15  乳头内陷针刀体表定位

①第1支针刀从乳头上部定位点进针刀，刀口线与人体纵轴平行，针刀体与皮肤平面呈90°角，针刀经皮肤、皮下组织，当刀下有韧性感时，提插切割3刀，然后将针刀体向上倾斜，使刀刃向乳头方向，纵疏横剥3刀，以松解乳头悬韧带的粘连和瘢痕。最后将针刀刺入达乳头下方中心点位置。

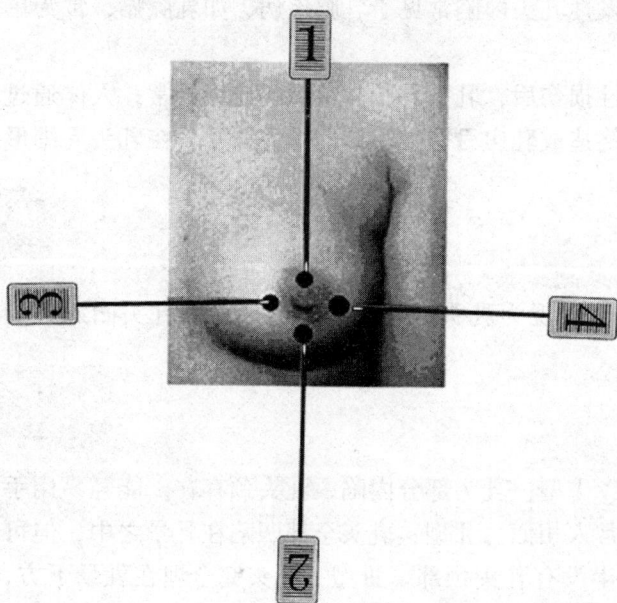

图21-16  乳头内陷针刀松解示意图

②第2支针刀从乳头下部定位点进针刀，刀口线与人体纵轴平行，针刀体与皮肤平面呈90°角，针刀经皮肤、皮下组织，当刀下有韧性感时，提插切割3刀，然后将针刀体向下倾斜，使刀刃向乳头方向，纵疏横剥3刀，以松解乳头悬韧带的粘连和瘢痕。最后将针刀刺入达乳头下方中心点位置，与第1支针刀相接。

③第3支针刀从乳头内侧定位点进针刀，刀口线与人体纵轴垂直，针刀体与皮肤平面呈90°角，针刀经皮肤、皮下组织，当刀下有韧性感时，提插切割3刀，然后将针刀体向内侧倾斜，使刀刃向乳头方向，纵疏横剥3刀，以松解乳头

悬韧带的粘连和瘢痕。最后将针刀刺入达乳头下方中心点位置。

④第4支针刀从乳头外侧定位点进针刀，刀口线与人体纵轴垂直，针刀体与皮肤平面呈90°角，针刀经皮肤、皮下组织，当刀下有韧性感时，提插切割3刀，然后将针刀体向外侧倾斜，使刀刃向乳头方向，纵疏横剥3刀，以松解乳头悬韧带的粘连和瘢痕。最后将针刀刺入达乳头下方中心点位置，与第3支针刀相接。

⑤术毕，拔出针刀，局部压迫止血3分钟后，创可贴覆盖针眼。

# 第四节 条索状瘢痕挛缩

真皮组织的瘢痕挛缩是整形外科临床中的常见病，外科手术治疗可以矫正瘢痕挛缩，但手术本身所遗留瘢痕痕迹或损伤皮肤造成血供不良而导致坏死等却是外科手术不能解决的问题。针刀医学的闭合性手术理论从根本上解决了因为开放性手术本身所引起的瘢痕这一疑难问题，根据针刀医学慢性软组织损伤的理论及慢性软组织损伤病理构架的网眼理论，应用针刀闭合性手术的优势来治疗瘢痕挛缩，在临床上能取得非常满意的疗效。

## 【针刀应用解剖】

参见第二十一章第一节黄褐斑的针刀应用解剖。

## 【病因病理】

条索状瘢痕挛缩是组织修复愈合的最终结果，是人体抵抗创伤的一种保护性反应，是一种人体的代偿性修复过程，它不能完全恢复损伤组织原有的形态结构和功能。如果瘢痕没有导致动态平衡失调，就不需要去处理它。反之，则应治疗。

条索状瘢痕多见于烧伤后、外伤后和手术切口，尤其是直线切口愈合之后。其病变部位在真皮层，可位于身体的各个部位，好发于伸屈活动灵活的颈部、关节周围。

## 【临床表现】

随着条索状瘢痕所在的部位不同，条索状瘢痕挛缩的临床表现各异。如在颈部或关节部位，可造成明显的牵拉畸形，伸屈活动受限，跨过发育期的时间长的条索状瘢痕挛缩还可以造成面部和四肢关节的继发性骨发育不良、形态畸形和功能障碍。表皮的瘢痕呈条索状或片状，让患者伸屈关节，使瘢痕处于紧张状态。垂直于瘢痕长轴可自由横行推动瘢痕，或是使瘢痕处于松弛状态。沿瘢痕长轴可自由推动瘢痕，说明该瘢痕与深部组织无粘连，中间有脂肪层。患者的自觉症状是：条索状瘢痕所在的部位有牵拉、紧张感，晨起时尤其明显，活动后缓解。

## 【诊断要点】

（1）病史 有烧伤史、外伤史、手术史。

（2）患者的自觉症状 一般都可以用手指指出最紧张不适的部位。

（3）触诊　判断瘢痕的厚薄，紧张度，可移动性，与深部组织的关系，粘连与否，瘢痕挛缩的范围。

## 【针刀治疗】

### 1. 治疗原则

依据人体弓弦力学系统理论及疾病病理构架的网眼理论，条索状瘢痕挛缩的本质是真皮组织的缺损与挛缩，而瘢痕挛缩是条索状瘢痕内真皮组织的纵向内应力过度增高造成的，其载体是瘢痕内的真皮组织纤维，所以只要用针刀分段切开松解，同时保持表皮的完整和连续性即可。

### 2. 操作方法

（1）体位　根据瘢痕位置，选用不同的体位，肌肉放松。

（2）体表定位（图21-17）　与瘢痕纵轴平行左右旁开1cm，瘢痕纵轴两端旁开1cm。

（3）消毒　在施术部位，用活力碘消毒2遍，然后铺无菌洞巾，使治疗点正对洞巾中间。

（4）麻醉　用1%利多卡因局部浸润麻醉，每个治疗点注药1ml。

（5）刀具　Ⅰ型4号直形针刀。

（6）针刀操作（图21-18）

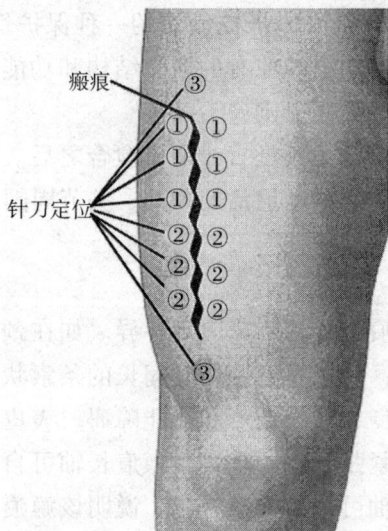

图21-17　瘢痕体表定位　　　　　图21-18　针刀松解瘢痕

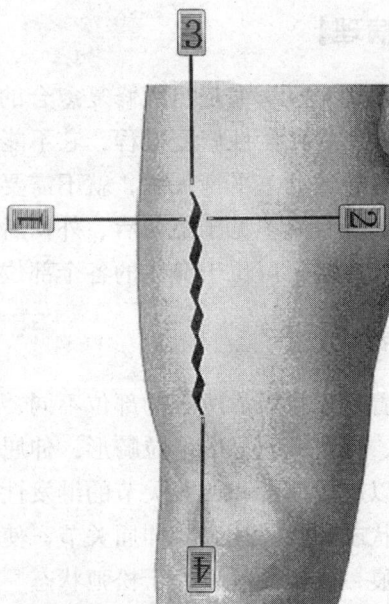

①第1支针刀松解瘢痕左侧粘连点　刀口线与重要神经血管平行，针刀体与瘢痕呈45°角，从体表定位点进针刀，针刀经刺入表皮后，向瘢痕方向进针刀，用提插刀法切开瘢痕真皮层。

②第2支针刀松解瘢痕右侧粘连点　针刀操作参照第1支针刀松解方法。

③第3支针刀松解瘢痕顶端粘连点　刀口线与重要神经血管平行，针刀体与瘢痕呈45°角，从体表定位点进针刀，针刀经刺入表皮后，沿瘢痕纵轴方向进针刀，用提插刀法切开瘢痕真皮层。

④第4支针刀松解瘢痕另一端粘连点　针刀操作参照第3支针刀松解方法。

⑤术毕，拔出针刀，局部压迫止血3分钟后，创可贴覆盖针眼。

（7）注意事项

①针刀松解时，注意保护表皮层，不可刺开表皮。

②根据瘢痕长短及瘢痕的轻重程度，相距7日后做第2次松解术。第2次松解重复第1次的操作，只是松解的位置不同。

③对关节周围的瘢痕，如影响了关节功能，针刀松解参照创伤性关节炎关节强直的针刀治疗。

# 第五节　足踇外翻

第1跖骨内收、踇趾外翻畸形，引起局部疼痛和穿鞋障碍，称为踇外翻，是常见的足部畸形。女性多见，男女比例可达1∶40。

## 【针刀应用解剖】

正常情况下，组成踇趾跖趾关节的跖骨与趾骨的纵轴交角为10°～20°，称为生理性踇外翻角。图（21－19）显示第1跖趾关节。

**足部肌肉**

（1）足趾（踇）短伸肌　位于皮下，趾长伸肌的深面，为一小的扁肌，于跗骨窦的前方起自跟骨的下面、外侧面及伸肌下支持带，扁平的肌腹向前内侧方走行，至第5跖骨粗隆平面移行为3束细的肌腱。各肌腱分别在趾长伸肌腱的外侧向前内与其交叉并会合，止于踇趾第1节趾骨底的背面及第2～4趾的趾背腱膜。踇、趾短伸肌的神经来自腓深神经。此二肌的功能是：伸踇趾的跖趾关节及第2～4趾的跖趾关节和趾间关节，协助踇长伸肌和趾长伸肌发挥伸趾作用。

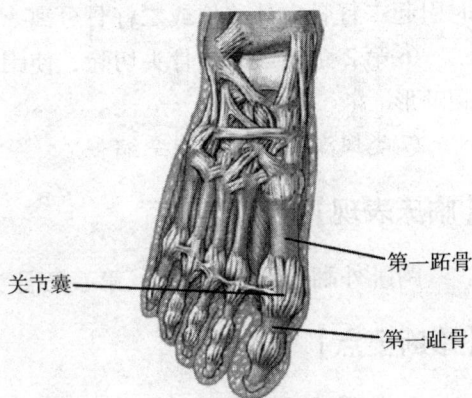

图21－19　踇趾跖趾关节

（关节囊　第一跖骨　第一趾骨）

（2）足趾（踇）长伸肌　起于胫、腓骨上端和骨间膜，下行至足背，止于踇趾远节趾骨底。

（3）踇短屈肌　位于足内侧缘前端的皮下，踇展肌腱的外侧及深面，直接与第1跖骨相贴。起始于内侧楔骨的跖面、胫骨后肌腱和足底面的各个肌腱，肌束向前分为内、外两个肌腹，两肌腹之间的足底面沟内有踇长屈肌腱通过。内侧肌腹与踇展肌合为一腱，止于姆趾远节趾骨底跖面的内侧；外侧肌腹与姆收肌斜头合成一腱，止于姆趾近节趾骨底跖面的外侧。姆短屈肌由足底内、外侧神经支配，其作用为屈姆趾近节趾骨，并参与维持足弓。

（4）姆收肌　位于足底中部，包括斜头和横头。斜头位于趾长屈肌腱、蚓状肌和跖方肌的深面，紧贴骨间肌，斜头呈纺锤状，起始于足底长韧带，腓骨长肌腱纤维鞘，外侧楔骨跖面和第2、3、4跖骨底跖面，肌纤维斜向前内方与姆短屈肌内侧腹肌合成一腱，止于姆趾近节趾骨基底部跖面的外侧。横头较小，位于趾长屈肌腱和蚓状肌的深面，横列于第2~5跖骨头的基底面，此部有时可以单独成为一个小肌，即足横肌。横头以单独肌束起自第3~5跖趾关节囊，肌纤维横行向内，至姆趾跖趾关节后面与斜头会合成总腱，而移行为斜头肌腱。与姆短屈肌外侧腹共同止于姆趾第1节趾骨底跖面的外侧。姆收肌受足底外侧神经深支支配，有内收、屈姆趾的作用。

## 【病因病理】

病因较多，临床类型各异。大多为成人（成人型），少儿期亦有发病（少儿型）。目前认为病因有以下几种：

①鞋过窄或尖，或长期着高跟鞋，导致前足特别是姆趾外翻畸形。

②平跖足引起姆趾外旋和第1跖骨内收。

③跖骨内收，以第1~3跖骨内收明显，发生率67%。

④第1跖骨过长。

⑤姆收肌和屈姆短肌腓侧部分肌张力过大，使姆趾近节基底受到肌力牵张过度，同时引起二籽骨向外移位或二籽骨分离。

⑥第2趾或第2跖骨头切除，使姆趾失去了维持正常位置的重要因素，易导致姆外翻畸形。

⑦类风湿引起的屈肌挛缩。

## 【临床表现】

姆趾外翻畸形超过25°，第一跖骨头内侧疼痛，步行时疼痛加剧。

## 【诊断要点】

（1）姆趾外翻畸形超过25°。

（2）挤压第二趾，第一跖骨内翻，并伴有姆囊炎疼痛。

（3）X线表现：姆跖趾关节向外侧半脱位，姆趾向中线移位。

## 【针刀治疗】

### 1. 治疗原则

依据人体弓弦力学系统理论及疾病病理构架的网眼理论，姆外翻是由于穿鞋紧，足纵弓前部长期劳损，第1跖趾关节弓弦力学系统紊乱，破坏了第1跖趾关节局部的力学平衡，导致第 1 跖趾关节的关节囊、韧带及踇收肌的粘连瘢痕和挛缩所引起的畸形。应用针刀整体松解、剥离、铲除粘连、挛缩及瘢痕组织，配合手法治疗，纠正畸形，恢复关节的正常功能。

**2. 操作方法**

2.1 第 1 次针刀松解第 1 跖趾关节内侧的粘连瘢痕

（1）体位　仰卧位。

（2）体表定位　踝关节中立位，第 1 跖趾关节内侧。

（3）消毒　在施术部位，用活力碘消毒 2 遍，然后铺无菌洞巾，使治疗点正对洞巾中间。

（4）麻醉　用 1% 利多卡因局部浸润麻醉，每个治疗点注药 1ml。

（5）刀具　Ⅰ型 4 号直形针刀和Ⅰ型弧形针刀。

（6）针刀操作（图 21 - 20）

①第 1 支针刀松解跖趾关节关节囊跖骨头内侧附着处的粘连瘢痕　在第 1 跖趾关节跖骨头内侧定位。使用专用弧形针刀，刀口线与足趾纵轴方向一致，针刀体与皮肤呈 90°角，按四步操作规程进针刀，从定位处刺入，向下直刺到第 1 跖骨头，然后调转刀口线 90°，针刀体向跖骨侧倾斜 60°，沿跖骨头弧度，向关节方向铲剥 3 刀，范围 0.5cm。

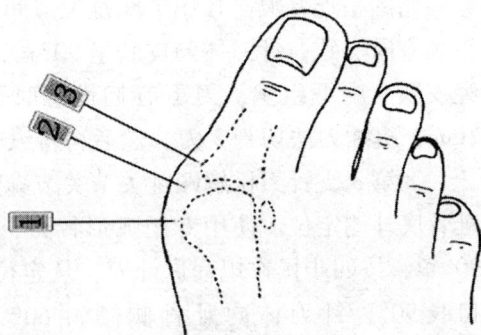

②第 2 支针刀松解跖趾关节内侧关节囊行经线路的粘连瘢痕　在第 1 跖趾关节间隙

图 21 - 20　针刀松解第 1 跖趾关节内侧

内侧定位。使用Ⅰ型 4 号针刀，刀口线与足趾纵轴方向一致，针刀体与皮肤呈 90°角，按四步操作规程进针刀，从定位处刺入，针刀经皮肤、皮下组织，刀下有韧性感时，即达到增厚的跖趾关节关节囊，继续进针刀 2mm，提插刀法切割 3 刀，然后再行纵疏横剥 3 刀，范围 0.5cm。

③第 3 支针刀松解跖趾关节关节囊趾骨头内侧附着处的粘连瘢痕　在第 1 跖趾关节趾骨底内侧定位。使用专用弧形针刀，刀口线与足趾纵轴方向一致，针刀体与皮肤呈 90°角，按四步操作规程进针刀，从定位处刺入，向下直刺到第 1 趾骨底，然后调转刀口线 90°，针刀体向趾骨侧倾斜 60°，沿趾骨底弧度，向关节方向铲剥 3 刀，范围 0.5cm。

④术毕，拔出针刀，局部压迫止血 3 分钟后，创可贴覆盖针眼。

2.2 第 2 次针刀松解第 1 跖趾关节外侧的粘连瘢痕

（1）体位　仰卧位。

（2）体表定位　踝关节中立位，第 1 跖趾关节外侧。

（3）消毒　在施术部位，用活力碘消毒 2 遍，然后铺无菌洞巾，使治疗点正对洞巾中间。

（4）麻醉　用1%利多卡因局部浸润麻醉，每个治疗点注药1ml。

（5）刀具　Ⅰ型4号直形针刀和Ⅰ型弧形针刀。

（6）针刀操作（图21-21）

①第1支针刀松解跖趾关节关节囊跖骨头外侧附着处的粘连瘢痕　在第1跖趾关节跖骨头外侧定位。使用专用弧形针刀，刀口线与足趾纵轴方向一致，针刀体与皮肤呈90°角，按四步操作规程进针刀，从定位处刺入，向下直刺到第1跖骨头，然后调转刀口线90°，针刀体向跖骨侧倾斜60°，沿跖骨头弧度，向关节方向铲剥3刀，范围0.5cm。

②第2支针刀松解跖趾关节外侧关节囊行

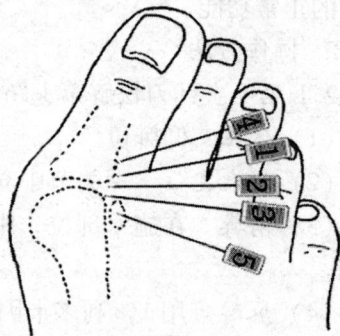

图21-21　针刀松解第1跖趾关节外侧

经线路的粘连瘢痕　在第1跖趾关节间隙外侧定位，使用Ⅰ型4号针刀，刀口线与足趾纵轴方向一致，针刀体与皮肤呈90°角，按四步操作规程进针刀，从定位处刺入，针刀经皮肤、皮下组织，刀下有韧性感时，即到达增厚的跖趾关节关节囊，继续进针刀2mm，提插刀法切割3刀，然后再行纵疏横剥3刀，范围0.5cm。

③第3支针刀松解跖趾关节关节囊趾骨头外侧附着处的粘连瘢痕　在第1跖趾关节趾骨底外侧定位。使用专用弧形针刀，刀口线与足趾纵轴方向一致，针刀体与皮肤呈90°角，按四步操作规程进针刀，从定位处刺入，向下直刺到第1趾骨底，然后调转刀口线90°，针刀体向趾骨侧倾斜60°，沿趾骨底弧度，向关节方向铲剥3刀，范围0.5cm。

④第4支针刀松解拇收肌附着处的粘连瘢痕　在第1支针刀远端0.5cm处定位，使用Ⅰ型4号针刀，刀口线与足趾纵轴方向一致，针刀体与皮肤呈90°角，按四步操作规程进针刀，从定位处刺入，针刀经皮肤、皮下组织，刀下有韧性感时，即到达拇收肌附着处，应用提插刀法切割3刀，刀下有落空感时停止。然后再行纵疏横剥3刀，范围0.5cm。

⑤第5支针刀松解外侧籽骨软组织附着处的粘连瘢痕　在第3支针刀近端0.5cm、籽骨处定位，如定位困难，可以在电视透视下定位。使用专用弧形针刀，刀口线与足趾纵轴方向一致，针刀体与皮肤呈90°角，按四步操作规程进针刀，从定位处刺入，向下直刺到外侧籽骨，然后沿籽骨四周边缘分别用提插刀法切割3刀。

⑥术毕，拔出针刀，局部压迫止血3分钟后，创可贴覆盖针眼。

2.3 第3次针刀松解第1跖趾关节背侧的粘连瘢痕

（1）体位　仰卧位。

（2）体表定位　踝关节中立位，第1跖趾关节背侧。

（3）消毒　在施术部位，用活力碘消毒2遍，然后铺无菌洞巾，使治疗点正对洞巾中间。

（4）麻醉　用1%利多卡因局部浸润麻醉，每个治疗点注药1ml。

（5）刀具 Ⅰ型4号直形针刀和Ⅰ型弧形针刀。

（6）针刀操作（图21-22）

①第1支针刀松解跖趾关节关节囊跖骨头背内侧附着处的粘连瘢痕 在第1跖趾关节跖骨头背内侧定位。使用专用弧形针刀，刀口线与足趾纵轴方向一致，针刀体与皮肤呈90°角，按四步操作规程进针刀，从定位处刺入，向下直刺到第1跖骨头背内侧，然后调转刀口线90°，针刀体向跖骨侧倾斜60°，沿跖骨头弧度，向关节方向铲剥3刀，范围0.5cm。

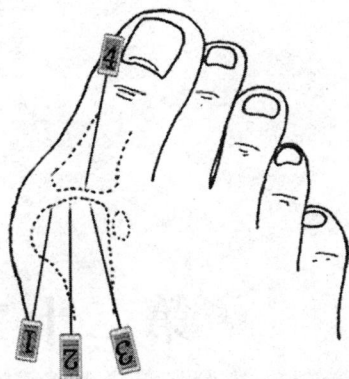

图21-22 针刀松解第1跖趾关节背侧

②第2支针刀松解跖趾关节关节囊跖骨头背侧中部附着处的粘连瘢痕 在第1跖趾关节跖骨头背侧中部定位。使用专用弧形针刀，刀口线与足趾纵轴方向一致，针刀体与皮肤呈90°角，按四步操作规程进针刀，从定位处刺入，向下直刺到第1跖骨头背侧中部，然后调转刀口线90°，针刀体向跖骨侧倾斜60°，沿跖骨头弧度，向关节方向铲剥3刀，范围0.5cm。

③第3支针刀松解跖趾关节关节囊跖骨头背外侧附着处的粘连瘢痕 在第1跖趾关节跖骨头背外侧定位。使用专用弧形针刀，刀口线与足趾纵轴方向一致，针刀体与皮肤呈90°角，按四步操作规程进针刀，从定位处刺入，向下直刺到第1跖骨头背外侧，然后调转刀口线90°，针刀体向跖骨侧倾斜60°，沿跖骨头弧度，向关节方向铲剥3刀，范围0.5cm。

④第4支针刀松解跖趾关节背侧关节囊行经线路的粘连瘢痕 在第1跖趾关节背侧间隙定位，使用Ⅰ型4号针刀，刀口线与足趾纵轴方向一致，针刀体与皮肤呈90°角，按四步操作规程进针刀，从定位处刺入，针刀经皮肤、皮下组织，刀下有韧性感时，即到达增厚的跖趾关节关节囊，继续进针刀2mm，提插刀法切割3刀，然后再行纵疏横剥3刀，范围0.5cm。

⑤术毕，拔出针刀，局部压迫止血3分钟后，创可贴覆盖针眼。

## 【针刀术后手法治疗】

每次针刀术后被动牵拉踇趾做环转运动。

# 第二十二章 皮肤科疾病

## 第一节 痤 疮

痤疮俗称青春痘、粉刺、暗疮。中医称面疮，酒刺。多发于头面部、颈部、前胸后背等皮脂腺丰富的部位，是皮肤科常见病，多发病。

痤疮是由于体内雄性激素增高，促使皮脂分泌旺盛，毛囊皮脂腺管闭塞，加上细菌侵袭，从而导致痤疮的发生，痤疮的发病与遗传因素、激素分泌、胃肠障碍、使用外搽药物、化妆品使用不当等有关。多数发生于15~30岁。痤疮主要有两种皮损：非炎症性皮损和炎症性皮损。非炎症性皮损即粉刺。依据粉刺是否有开口，又分为黑头粉刺和白头粉刺。炎症性皮损有多种表现：丘疹、脓疱、结节和囊肿。皮损好发于面颊、额部和鼻唇沟，其次是胸部、背部等（图22-1）。

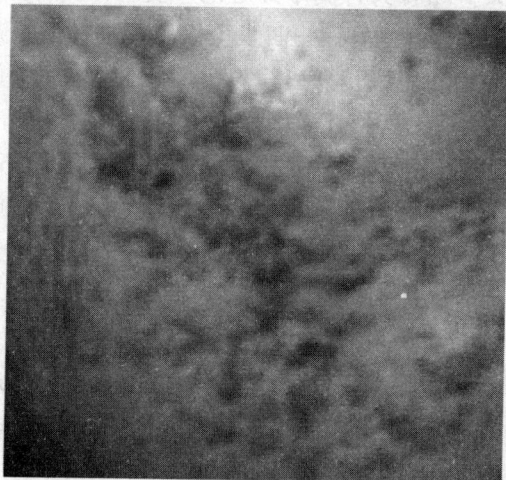

图 22-1 痤疮

### 【针刀应用解剖】

参见第二十一章第一节黄褐斑的针刀应用解剖。

### 【病因病理】

痤疮与性内分泌有密切的关系，青春期以前极少发病，性功能丧失或减退的人不发病，性功能降低的人，如应用睾酮可促使胡须的生长和痤疮的发生，用促皮质素或皮质类固醇激素治疗疾病时，常引起痤疮性皮疹。女性在月经前常有痤疮发作，妊娠期痤疮症状减轻等。不论男女都有雄激素和雌激素，分泌性激素的器官在男性为睾丸及肾上腺；在女性是卵巢、胎盘及肾上腺。雄激素和雌激素在男女体内有不同比率，比率的改变可能使痤疮出现。皮脂腺的发育和皮脂的分泌也与雄性激素增加有关，其中以睾酮增加皮脂腺活动性作用最强，黄体酮与肾上腺皮质中脱氢表雄酮（DHA）也参与作用，后者在初期痤疮中可能起重要作用。睾酮在皮肤中经 $5-\alpha$ 还原酶作用转化成活性更高的 $5-\alpha$ 双氢睾酮刺激皮脂腺细胞周转和脂类合成，引起皮脂分泌增多，产生又浓又多的皮脂，不能完全排泄出去，渐渐聚积在毛囊口内，同时毛囊导管也在雄激素作用下而过度角化，毛囊壁肥厚、阻止皮脂排泄，毛囊壁上脱落的上皮细胞增多与浓稠的皮脂混合成为干酪状物质，栓塞在毛囊口内形成粉刺，以后暴露在毛囊口外的顶端渐渐干燥，又经过空气的氧化作用、黑色素的沉积、尘埃的污染而变色形成黑头粉刺，毛囊中存在的痤疮棒状杆菌、白色葡萄球菌和卵圆形糠疹芽孢菌，特别是痤疮棒状杆菌含有使皮脂分解的酯酶，毛囊内的皮脂被脂酶分解而产生较多的游离脂肪酸，这些游离的脂肪酸能使毛囊及毛囊周围发生非特殊性炎性反应，当粉刺壁的极微的溃疡及游离脂肪酸进入附近真皮后，再加上黑头粉刺挤压附近的细胞，使它们的抗菌力下降而容易受细菌的感染引起炎症，于是患者发生丘疹、脓疱、硬节、结节及脓肿。近年来有人认为本病与免疫有关。在患者的体液免疫中，血清中人体免疫球蛋白水平增高，并随病情加重而增高，这与痤疮棒状杆菌在患者体内产生抗体，循环抗体到达局部参与早期炎症的致病过程有关。

近期有人证明痤疮的发生与患者体内的微量元素含量有关如：锌低可能会影响维生素 A 的利用，促使毛囊皮脂腺的角化，铜低会削弱机体对细菌感染的抵抗力，锰升高可使体内脂肪代谢、性激素分泌受到一定影响等，可能与痤疮发病有一定的关系。

此外痤疮发病还与遗传因素有关。除上述因素外，多吃动物脂肪及糖类食物，消化不良或便秘等胃肠障碍，精神紧张，湿热气候等因素对痤疮患者可以有不利的影响。矿物油类的接触或碘化物、溴化物，激素及某些其他药的内服也可加剧痤疮的恶化。

针刀医学认为，痤疮是由于面、颈部弓弦力学系统的力平衡失调，面部的弓弦力学结构出现粘连、瘢痕、挛缩，导致皮肤应力异常，随着病情的发展，面部软组织的粘连瘢痕又引起颈部的弓弦力学系统的粘连和瘢痕，使局部微循环障碍，代谢产物聚集，使皮肤的分泌功能障碍，从而引发临床表现。

## 【临床表现】

痤疮基本表现为毛囊性丘疹，中央有一黑点，称黑头粉刺；周围色红，挤压有米粒样白色脂栓排出，另有无黑头、成灰白色的小丘疹，称白头粉刺。若发生炎症，粉刺发红，顶部产生小脓疱，此时可影响容貌。破溃痊愈后，可遗留暂时色素沉着或有轻度凹陷的瘢痕，有的形成结节、脓肿、囊肿及瘢痕等多种形态的伤害，甚至破溃后形成多个窦道和瘢痕，严重者呈橘皮脸。临床上常以一两种损害较为明显，往往同时存在油性皮脂溢出而并发头面部脂溢性皮炎，此时面部油腻发亮，还可发生成片的红斑，且覆盖上油性痂皮，常年不愈。发患者群以 15～30 岁为主，因为随着皮肤油脂的减少，青春痘的程度自然减轻。当年龄增长时，皮肤会慢慢由油转干，这也是为什么年纪越大越少长青春痘的原因。发病部位以颜面为多，亦可见于胸背上部及肩胛处，胸前、颈后、臀部等处。可自觉稍有瘙痒或疼痛，病程缠绵，往往此起彼伏，新疹不断继发，有的可迁延数年或 10 余年。

## 【诊断要点】

本病是一种皮肤科常见病、多发病，不难诊断。为毛囊性丘疹，好发于面颊、额部和鼻唇沟，其次是胸部、背部，眶周皮肤从不累及。开始时患者差不多都有黑头粉刺及油性皮脂溢出，还常有丘疹、结节脓疱、脓肿、窦道或瘢痕，各种损害的大小深浅不等，往往以其中一两种损害为主。病程长，多无自觉症状，如炎症明显时，则可引起疼痛和触疼症状时轻时重。

## 【针刀治疗】

### 1. 治疗原则

根据针刀医学对痤疮病因病理的分析，根据慢性软组织损伤病理构架的网眼理论，用针刀调节面、颈部的弓弦力学系统的异常应力，同时对痤疮部的损伤进行直接松解，恢复面部皮肤等软组织的营养，使皮肤恢复正常功能。

### 2. 操作方法

2.1 第 1、2 次针刀松解参见第二十一章第一节黄褐斑第 1、2 次针刀治疗。

2.2 第 3 次针刀治疗

（1）体位　仰卧位。

（2）体表定位　面部痤疮。

（3）消毒　在施术部位，用活力碘消毒 2 遍，然后铺无菌洞巾，使治疗点正对洞巾中间。

（4）麻醉　用 1% 利多卡因局部浸润麻醉，每个治疗点注药 1ml。

（5）刀具　Ⅰ型弧形针刀。

（6）针刀操作（图 22 - 2）

①第 1 支针刀松解痤疮上部　从痤疮上缘进针刀，刀口线与人体纵轴一致，针刀体与皮肤垂直，严格按四步进针刀规程进针刀，经皮肤、皮下组织达痤疮，纵疏横剥 3 刀，再提插切割 3 刀，应切穿痤疮部的硬结组织，然后调转针刀体 90°，使针刀与皮肤平行，向下提插切割痤疮。

②第 2 支针刀松解痤疮下部　从痤疮下缘进针刀，刀口线与人体纵轴一致，针刀体与皮肤垂直，严格按四步进针刀规程进针刀，经皮肤、皮下组织达痤疮，纵疏横剥 3 刀，再提插切割 3 刀，应切穿痤疮部的硬结组织，然后调

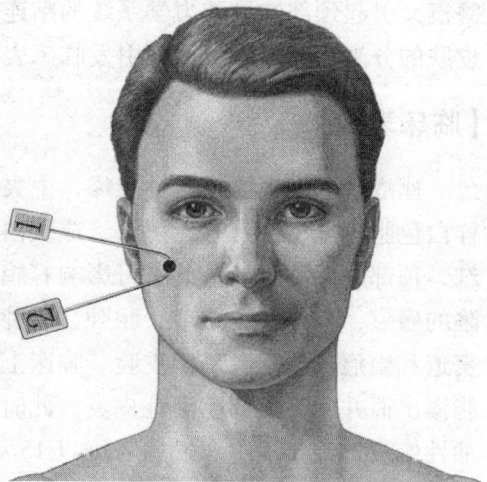

图 22 - 2　痤疮第 3 次针刀松解示意图

转针刀体90°，使针刀与皮肤平行，向上提插切割痤疮，与第1支针刀相接。

③术毕，拔出针刀，局部压迫止血3分钟后，创可贴覆盖针眼。

其他痤疮的针刀治疗与第3次针刀治疗方法相同。

# 第二节 斑 秃

斑秃，俗称"鬼剃头"，是一种骤然发生的局限性斑片状的脱发性毛发病。其病变处头皮正常，无炎症及自觉症状。本病病程经过缓慢，可自行缓解和复发。若整个头皮毛发全部脱落，称全秃；若全身所有毛发均脱落者，称普秃。该病与免疫力失调、压力突然加大有一定关系（图22-3）。

## 【针刀应用解剖】

参见第二十一章第一节黄褐斑的针刀应用解剖。

## 【病因病理】

目前病因尚不明了。神经精神因素被认为

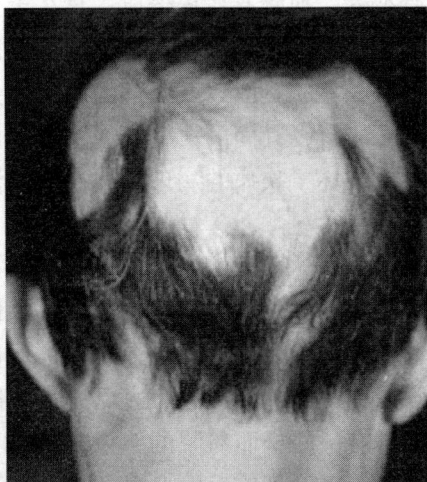

图22-3 斑秃

是一个重要因素。不少病例发病前有神经精神创伤如长期焦急、忧虑、悲伤、精神紧张和情绪不安等现象。有时患者在病程中，这些精神因素可使病情迅速加重。近年来研究，斑秃的原因与下列因素有关：

### 1. 遗传过敏

约10%~20%的病例有家族史。有报告单卵双生者同时在同一部位发生斑秃，还有报告一家4代均有斑秃，认为是遗传缺陷性疾病。从临床累积的病例看出，具有遗传过敏性体质的人易伴发斑秃。美国统计患斑秃的儿童患者中18%有湿疹或哮喘，或者两者兼有；成人斑秃患者约占9%；全秃的儿童患者比例更高，占23%。日本统计的斑秃患者有遗传过敏体质者占10%，荷兰则高达52.4%。不过荷兰确立遗传过敏体质的依据，是把阳性皮肤试验和遗传过敏家族史者也包括进行了。因此各国家及地区对遗传过敏体质的诊断标准不同，数据也无法进行比较。国内陈盛强做的一项斑秃与人白细胞抗原的相关研究表明：斑秃患者的HLA-A9抗原频率（16.67%）较正常人（32.65%）显著降低，从实验的角度支持斑秃的遗传过敏因素。

### 2. 自身免疫

斑秃患者伴有一些自身免疫性疾病的比率比正常人群高。如伴甲状腺疾病者占0~8%；伴白癜风者占4%（正常人仅1%）。而斑秃患者中有关自身抗体的研究报告不一，有说存在的，也有说未找到的。国内张信江的一项关于T细胞亚群及$\beta_2$微球蛋白的研究中提示斑秃患者存在着 T 细胞网络紊乱及体液免疫失调。目前尚不能肯定斑秃就是自身免疫性疾病，但其可伴发自身免疫性疾病，对皮质激素暂时有效等，提示倾向于自身免疫学说。

斑秃的病理表现为：毛囊周围及下部有淋巴细胞浸润，部分可侵入毛囊壁，并有发基质细胞的变性。在已脱落毛发的毛囊中可有新的毳毛形成。新长的毛发缺少色素。晚期毛囊、毛球及其真皮乳头均缩小，位置也上移。周围基质明显缩小，周围结缔组织血管变性，血管有血栓形成。日久毛囊数目也减少，此时细胞浸润也不明显。

针刀医学认为，斑秃的原因是因为颈段弓弦力学系统的应力异常后，引起头部的软组织如帽状腱膜以及头部的肌肉应力异常，形成网格状的粘连和瘢痕，这些粘连和瘢痕卡压了行径其间的血管，使头皮的血供减少，引起脱发。针刀整体松解头颈部粘连瘢痕点，破坏了疾病的病理构架，从而治愈疾病。

## 【临床表现】

斑秃可发生在从婴儿到老人的任何年龄，但以中年人较多，性别差异不明显。本病常于无意中发现或被他人发现，无自觉症状，少数病例在发病初期患处可有轻度异常感觉。初起为 1 个或数个边界清楚的圆形或椭圆形脱发区，直径 1～2cm。脱发区的边缘处常有一些松而易脱的头发，有的已经折断，近侧端的毛发往往萎缩。如将该毛发拔出，可以看到该毛发上粗下细，且下部的毛发色素脱失。这种现象是进展期的征象。脱发现象继续增多，可互相融合形成不规则形。如继续进展可以全秃，严重者眉毛、睫毛、腋毛、阴毛和全身毳毛也都脱落，即为普秃。脱发也可停止，此时脱发区范围不再扩大，边缘毛发也较牢固，不易拔出。经过若干月份，毛发可逐渐或迅速长出。也有的患者先长出白色茸毛，以后逐渐变粗变黑，长长，成为正常头发。脱发的头皮正常、光滑，无炎症现象，有时看上去较薄稍凹，这是由于头发和发根消失之故，而非真正头皮变薄。

## 【诊断要点】

根据突然发生圆形或椭圆形脱发，脱发区头皮正常，不难诊断，但仍需与白癣、梅毒性秃发、假性斑秃相鉴别。

（1）白癣　不完全脱发，毛发多数折断，残留毛根不易被拔出，附有鳞屑。断发中易查到霉菌。好发于儿童。

（2）梅毒性秃发　虽也呈斑状秃发，头发无瘢痕形成，但边缘不规则，呈虫蛀状。脱发区脱发也不完全，数目众多，好发于后侧。伴有其他梅毒症状，梅毒血清学检查阳性。

（3）假性斑秃　患处头皮萎缩，光滑而带有光泽，看不见毛囊开口，斑片边缘处无上粗下细的脱发。

## 【针刀治疗】

### 1. 治疗原则

依据人体弓弦力学系统理论及疾病病理构架的网眼理论，斑秃是由于颈段及头面部弓弦力学系统力平衡失调导致头皮的血供和神经支配障碍所致，用针刀调节颈段及头面部弓弦力学软组织的粘连和瘢痕，恢复头部软组织的营养，使头发再生。

### 2. 操作方法

2.1 第1次针刀松解后颈部软组织的粘连和瘢痕　参照颈椎病软组织损伤型之"T"形针刀整体松解术进行。

2.2 第2次针刀松解头面部软组织的粘连和瘢痕

（1）体位　坐位。

（2）体表定位

①前额部正中发际线边缘，以及此点向左右各旁开3cm，共3点。

②枕外隆凸上2cm，以及此点向左右各旁开3cm，共3点。

（3）消毒　在施术部位，用活力碘消毒2遍，然后铺无菌洞巾，使治疗点正对洞巾中间。

（4）麻醉　用1%利多卡因局部浸润麻醉，每个治疗点注药1ml。

（5）刀具　Ⅰ型弧形针刀。

（6）针刀操作

①第1支针刀从前额部正中上缘定点处进针刀，刀口线与脊柱纵轴平行，针刀经皮肤、皮下组织，直达额骨骨面，先纵疏横剥3刀，范围0.5cm，然后调转刀口线90°，贴骨面向头顶方向铲剥，深度0.5cm（图22-4）。

②第2支针刀从第1支针刀向右旁开3cm进针刀，刀口线与脊柱纵轴平行，针刀经皮肤、皮下组织，直达额骨骨面，先纵疏横剥3刀，范围0.5cm，然后调转刀口线90°，贴骨面向头顶方向铲剥，深度0.5cm。

③第3支针刀从第1支针刀向左旁开3cm进针刀，刀口线与脊柱纵轴平行，针刀经皮肤、皮下组织，直达额骨骨面，先纵疏横剥3刀，范围0.5cm，然后调转刀口线90°，贴骨面向头顶方向铲剥，深度0.5cm。

④第4支针刀从枕外隆凸上2cm定点处进针刀，刀口线与脊柱纵轴平行，针刀经皮肤、皮下组织，直达枕骨骨面，先纵疏横剥3刀，范围0.5cm，然后调转刀口线90°，贴骨面向头顶方向铲剥，深度0.5cm（图22-5）。

⑤第5支针刀从枕外隆凸上2cm向右3cm处进针刀，刀口线与脊柱纵轴平行，针刀经皮肤、皮下组织，直达枕骨骨面，先纵疏横剥3刀，范围0.5cm，然后调转刀口线90°，贴骨面向头顶方向铲剥，深度0.5cm。

⑥第6支针刀从枕外隆凸上2cm向左3cm处进针刀，刀口线与脊柱纵轴平行，针刀经皮肤、皮下组织，直达枕骨骨面，先纵疏横剥3刀，范围0.5cm，然后调转刀口线90°，贴骨面向头顶方向铲剥，深度0.5cm。

⑦术毕，拔出针刀，局部压迫止血 3 分钟后，创可贴覆盖针眼。

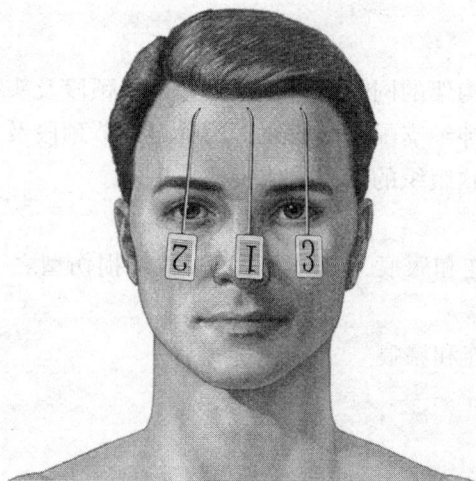

图 22 - 4　第 2 次针刀松解斑秃 （A）　　　　　图 22 - 5　第 2 次针刀松解斑秃 （B）

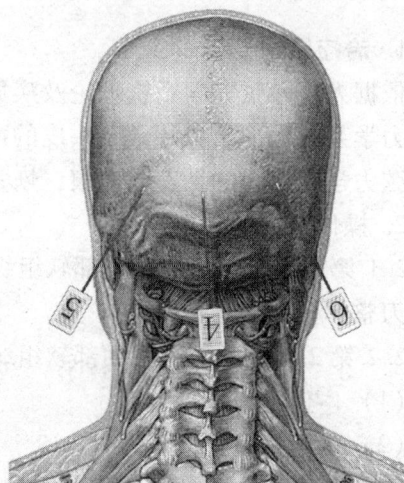

## 第三节　酒　糟　鼻

　　酒糟鼻俗称"红鼻子"或"红鼻头"，是发生在面部的一种慢性炎症性皮肤病。常发于颜面中部、鼻尖和鼻翼部，还可延及两颊、颌部和额部。轻度者只有毛细血管扩张，局部皮肤潮红，油脂多；重度的患者可出现红色小丘疹、脓疱，严重者鼻端肥大形成鼻赘。毛囊虫感染是发病的重要因素，但其并不是唯一的因素。嗜烟、酒及喜食辛辣刺激性食物；有心血管疾患及内分泌障碍；月经不调；有鼻腔内疾病或体内其他部位有感染病灶；胃肠机能紊乱如消化不良、习惯性便秘等都和本病的发生有关（图 22 -6）。

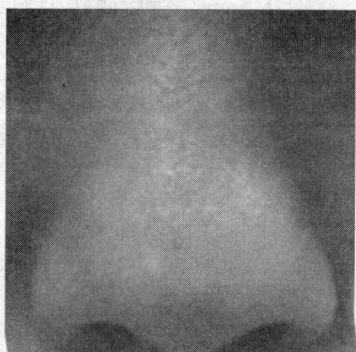

A. 正常鼻部外观　　　　　　　　　　　　　B. 酒糟鼻

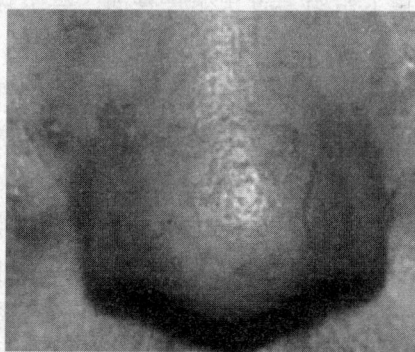

图 22 - 6　鼻部外观

## 【针刀应用解剖】

参见第十八章第三节过敏性鼻炎的针刀应用解剖。

## 【病因病理】

毛囊虫感染是本病发病的重要因素，但其并不是唯一的因素：嗜烟、酒及喜食辛辣刺激性食物；有心血管疾患及内分泌障碍；月经不调；有鼻腔内疾病或体内其他部位有感染病灶；胃肠机能紊乱如消化不良，习惯性便秘等都和本病的发生有关。

酒糟鼻从开始到停止发展会经过较长时间，病情也是时轻时重，人们根据其病理发展人为地将其分为三个时期，即红斑期、丘疹脓疱期、鼻赘期。

（1）红斑期 这是刚刚发病的时候，以皮肤发红为主要特点。在脸的中部，特别是鼻子、两颊、眉间出现红斑，两侧对称，红斑一开始只是偶尔出现，如吃了辛辣食物或喝热饮料、外界环境温度升高、感情冲动时，面部发红充血，自己觉得发烫。之后反复发作，红色持续不退，鼻尖、鼻翼及面颊等处可看到扩张的毛细血管，像树枝一样的，同时面中部持久性发红，看上去也是油光光的，毛孔粗大。

（2）丘疹脓疱期 在红斑基础上，鼻子、面颊部、颏部可出现一些脓疱，甚至结节，有人误以为是青春痘。鼻部、面颊处的毛囊口更加扩大，脓疱也是此起彼伏，数年不愈，少数患者还可并发结膜炎、睑缘炎等，中年女性患者皮疹常在经前加重。

（3）鼻赘期 只有少数患者才会发展到这一期，几乎都会发生在男性。患者鼻尖部的皮脂腺和结缔组织增殖，形成紫红色结节状或肿瘤状突起，鼻尖部肥大，鼻子表面凹凸不平，毛细血管扩张显著，毛囊口明显扩大，油光光的。从红斑发展至鼻赘期差不多需要数十年。

针刀医学认为，本病是由于鼻部皮肤、筋膜及肌肉的慢性损伤导致鼻部的代谢障碍，最终形成鼻赘。

## 【临床表现】

本病多见于中年人，女性多于男性，但男性患者病情较重，皮损好发于面部中央，对称分布。常见于鼻部、两颊、眉间、颏部。

## 【诊断要点】

本病为临床常见皮肤病，根据其临床症状易于诊断。酒糟鼻可出现：鼻子潮红，表面油腻发亮，持续存在，伴有瘙痒、灼热和疼痛感。早期鼻部出现红色的小丘疹、丘疱疹和脓疱，鼻部毛细血管充血严重，肉眼可见明显树枝状的毛细血管分支，最终鼻子上出现大小不等的结节和凹凸不平的增生，鼻子肥大不适。

## 【针刀治疗】

### 1. 治疗原则

依据人体弓弦力学系统理论及疾病病理构架的网眼理论，酒糟鼻是由于鼻部慢性感染以后人体代偿新形成的粘连、瘢痕、挛缩和堵塞，应用针刀松解鼻部弓弦结合部及弦的应力异常点的粘连和瘢痕，人体通过自我代偿，增厚的皮肤变薄，肿大的鼻子逐渐恢复正常。

### 2. 操作方法

（1）体位　仰卧位，头尽量后仰。

（2）体表定位　鼻肿大、硬结部。

（3）消毒　在施术部位，用活力碘消毒2遍，然后铺无菌洞巾，使治疗点正对洞巾中间。

（4）麻醉　用1%利多卡因局部浸润麻醉，每个治疗点注药1ml。

（5）刀具　Ⅰ型弧形针刀。

（6）针刀操作（图22-7、22-8）

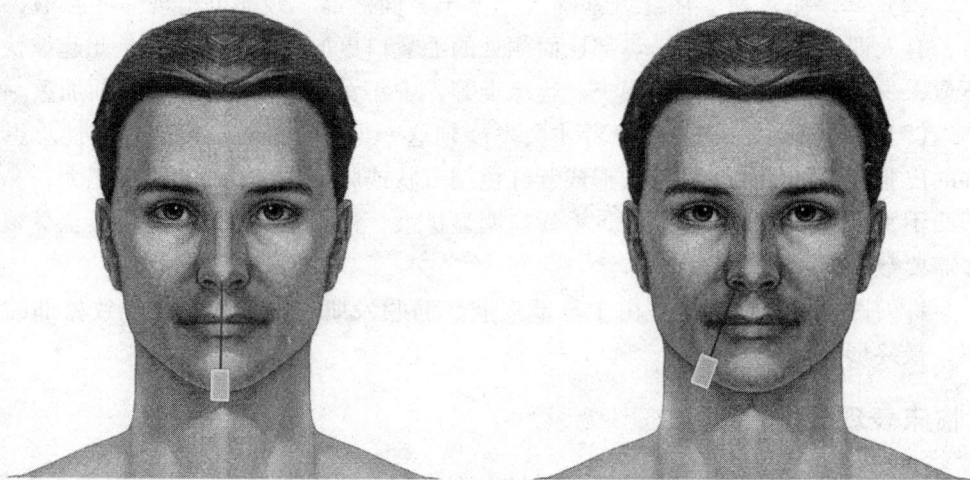

图22-7　第1支针刀松解鼻尖、鼻翼部的硬结、粘连　　图22-8　第2支针刀松解鼻背部硬结

①第1支针刀松解鼻尖、鼻翼部的硬结、粘连　刀口线与人体纵轴垂直，从鼻尖进针刀，纵疏横剥3刀，遇硬结切3刀，然后，退针刀至皮下，针刀体分别向左右倾斜45°，提插刀法切割2刀，以切开鼻翼部位的粘连和硬结，遇硬结切3刀。

②第2支针刀松解鼻背部硬结　刀口线与人体长轴一致，从鼻尖进针刀到皮下组织，沿鼻背方向提插刀法切割3刀，切割深度0.2cm，遇硬结和条索状物，再切3刀。

③术毕，拔出针刀，局部压迫止血3分钟后，创可贴覆盖针眼。

（7）注意事项

①进针刀时，应避开表面扩大的毛细血管，针刀始终在皮下进行操作，不可进入鼻腔鼻孔内。

②根据病情，逐次松解。

③如果有螨虫感染，可以选择使用一些杀螨药物，如硫黄软膏和新肤螨灵霜等。

# 第四节 腋 臭

本病俗称狐臭，是身体大汗腺分泌物中含有一种特殊气味的丁异酸戊酯而引起的病症。

## 【针刀应用解剖】

参见第二十一章第一节黄褐斑的针刀应用解剖。

## 【病因病理】

汗液经表面的细菌主要由葡萄球菌分解，产生不饱和脂肪酸。由于大汗腺到青春期才开始活动，老年时逐渐退化，故腋臭主要见于青壮年。女性多于男性，与遗传有关。

## 【临床表现】

腋窝的大汗腺分泌的汗液臭味明显，其汗液可呈黄、绿、红或黑色。

## 【诊断要点】

（1）主要发生于腋下，出汗多且有臭味。

（2）多有遗传性，夏季加重。

（3）青春期病状加重。

## 【针刀治疗】

### 1. 治疗原则

依据人体弓弦力学系统理论及疾病病理构架的网眼理论，腋臭是由于腋部的皮肤汗腺分泌异常物质所致，通过针刀准确松解腋区软组织的粘连和瘢痕，破坏大汗腺的基底部，调节汗腺的分泌功能，达到治疗目的。

### 2. 操作方法

2.1 第1次针刀操作—"十"字针刀松解术

（1）体位 仰卧位，肩关节外展90°。

（2）体表定位 腋窝部"十"字定位。

（3）消毒 在施术部位，用活力碘消毒2遍，然后铺无菌洞巾，使治疗点正对洞巾中间。

（4）麻醉 用1%利多卡因局部浸润麻醉，每个治疗点注药1ml。

（5）刀具 Ⅰ型4号直形针刀。

（6）针刀操作（图22-9）

①第1支针刀从腋窝前侧进针刀，针刀体与皮肤平面呈90°角，按四步操作规程进针刀，经皮肤，达真皮层，调转针刀体，使针刀体与汗腺集中部的皮肤平行，针刀向汗腺集中部真皮层方向切割到病变中央。

②第2支针刀从腋窝后侧进针刀，针刀体与皮肤平面呈90°角，按四步操作规程进针刀，经皮肤，达真皮层，调转针刀体，使针刀体与汗腺集中部的皮肤平行，针刀向前侧（即汗腺集中部）真皮层方向切割到病变中央。与第1支针刀相接。

③第3支针刀从腋窝远端进针刀，针刀体与皮肤平面呈90°角，按四步操作规程进针刀，经皮肤，达真皮层，调转针刀体，使针刀体与汗腺集中部的皮肤平行，针刀向汗腺集中部真皮层方向切割到病变中央。

④第4支针刀从腋窝近端进针刀，针刀体与皮肤平面呈90°角，按四步操作规程进针刀，经皮肤，达真皮层，调转针刀体，使针刀体与汗腺集中部的皮肤平行，针刀向远端（即汗腺集中部）真皮层方向切割到病变中央。与第3支针刀相接。

⑤术毕，拔出针刀，局部压迫止血3分钟后，创可贴覆盖针眼。

2.2 第2次针刀操作——大汗腺松解术

（1）体位　仰卧位，肩关节外展90°。

（2）体表定位　腋窝汗腺区内找到比正常毛囊大、色素沉着的毛囊孔，一次3~4个治疗点。

（3）消毒　在施术部位，用活力碘消毒2遍，然后铺无菌洞巾，使治疗点正对洞巾中间。

（4）麻醉　用1%利多卡因局部浸润麻醉，每个治疗点注药1ml。

（5）刀具　Ⅰ型4号直形针刀。

（6）针刀操作（图22-10）

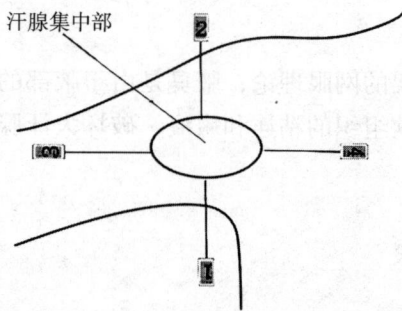

图22-9　"十"字形针刀松解术　　　图22-10　针刀松解大汗腺

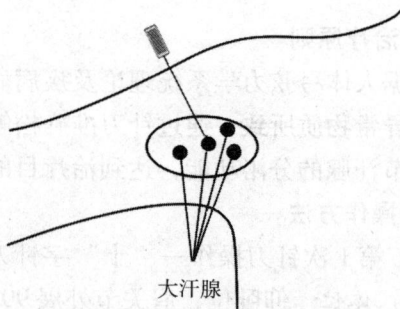

①在定点处进针刀，按四步操作规程进针刀，经扩大的毛囊孔刺入，达真皮层，提插刀法切割3刀，然后在真皮下做扇形提插刀法切割，范围0.5cm。

②术毕，拔出针刀，局部压迫止血3分钟后，创可贴覆盖针眼。

# 第五节 寻 常 疣

本病是一种常见的病毒性皮肤病，在皮肤表面形成了结节状病理产物，好发于手背、手指、足、甲缘等处。病程缓慢，有时可自愈。

## 【针刀应用解剖】

参见第二十一章第一节黄褐斑的针刀应用解剖。

## 【病因病理】

疣是由人类乳头瘤病毒（HPV）感染所致。

针刀医学认为，该病是由于病毒侵害性损伤皮肤的软组织，在皮肤表面形成了结节状病理产物，皮损为针头至豌豆大，呈灰褐色或正常肤色，顶端可呈乳头样增生，周围无炎症。

## 【临床表现】

皮损为针头至豌豆大，呈半圆形或多角形隆起，灰褐色或正常肤色，顶端可呈乳头样增生，周围无炎症。初发时多为单个，可因自身接种而增多至数个或数十个。一般无自觉症状，偶有压痛，摩擦或撞击时易出血。好发于手背、手指、足、甲缘等处。病程缓慢，有时可自愈。

## 【诊断要点】

（1）皮损为针头至豌豆大，呈半圆形或多角形隆起，灰褐色或正常肤色，顶端可呈乳头样增生，周围无炎症。

（2）初发时多为单个，可因自身接种而增多至数个或数十个。

## 【针刀治疗】

### 1. 治疗原则

依据人体弓弦力学系统理论及疾病病理构架的网眼理论，寻常疣是由于皮肤血供及神经支配功能障碍所致，应用针刀调节皮肤的血液供应，使病变组织枯萎、吸收。

### 2. 操作方法

（1）体位 坐位，患肢置于手术台上。

（2）体表定位 寻常疣。

（3）消毒 在施术部位，用活力碘消毒2遍，然后铺无菌洞巾，使治疗点正对洞巾中间。

（4）麻醉 用1%利多卡因局部浸润麻醉，每个治疗点注药1ml。

（5）刀具 Ⅰ型4号直形针刀。

（6）针刀操作（图 22 – 11）

①第 1 支针刀从寻常疣的一侧进针刀，针刀体与皮肤平面呈90°角，针刀经皮肤、皮下组织，沿疣的根部纵疏横剥3 刀后至疣体中央。

②第 2 支针刀从寻常疣的对侧进针刀，针刀体与皮肤平面呈90°角，针刀经皮肤、皮下组织，沿疣的根部纵疏横剥3 刀后至疣体中央，与第 1 支针刀相接。

③寻常疣单独 1 个的，按上法针刀手术治疗，多个群生的只手术治疗大的

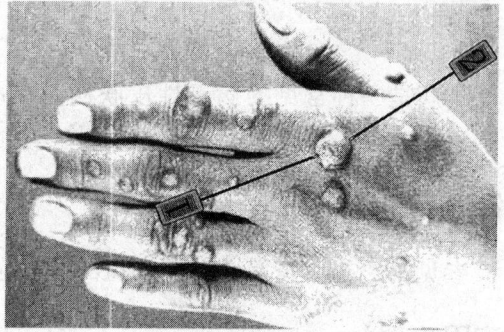

图 22 – 11　寻常疣"十字"针刀松解术示意图

"母疣"，其余的子疣一般在"母疣"术后 1 个月内自行干枯脱落，如有个别不脱落者再行手术治疗 1 次。

④术毕，拔出针刀，局部压迫止血 3 分钟后，创可贴覆盖针眼。

# 第六节　胼　胝

本病是手掌、足底皮肤角质层长期受压迫和摩擦而引起的局限性片状增厚，中医学也称"胼底"。

## 【针刀应用解剖】

参见第二十一章第一节黄褐斑的针刀应用解剖。

## 【病因病理】

本病好发于手掌、足部的骨突部位，由于长期受压和摩擦所致。针刀医学认识到本病是由于局部慢性积累性损伤导致软组织慢性增生瘢痕、挛缩的病理改变，是人体对异常力学刺激的一种保护性反应。

## 【临床表现】

手足掌面较大面积受到长时间的机械性挤压摩擦，引起该处皮肤过度角化，角质增生、增厚形成皮肤硬板块，俗称"老茧子"，中心较厚边缘较薄，坚硬的中心皮肤发亮，皮纹消失，边缘皮纹清楚。胼胝与周围界限不清，皮面呈黄色，去除角质后其下皮肤正常不出血。常有疼痛不适感，如在脚掌，走路和跑跳都受限。大多数发生在长期走路而受挤压的前脚掌部位。

## 【诊断要点】

发生于足跖，蜡黄色、扁平或稍微隆起的局限性角质肥厚性斑块，质硬而稍透明，边界不清，中央较厚，边缘较薄。常对称发生，与职业有关者可见于受压部位。严重时可有压痛。

## 【针刀治疗】

### 1. 治疗原则

依据人体弓弦力学系统理论及疾病病理构架的网眼理论，胼胝是由于局部皮肤应力集中所产生的皮肤增厚挛缩现象，应用针刀切开挛缩，疏通微循环。

### 2. 操作方法

（1）体位　仰卧位。

（2）体表定位　胼胝。

（3）消毒　在施术部位，用活力碘消毒2遍，然后铺无菌洞巾，使治疗点正对洞巾中间。

（4）麻醉　用1%利多卡因局部浸润麻醉，每个治疗点注药1ml。

（5）刀具　Ⅰ型4号直形针刀。

（6）针刀操作（图22-12）

①第1支针刀从胼胝的一侧进针刀，针刀体与皮肤平面呈90°角，针刀经皮肤、皮下组织，沿胼胝的根部纵疏横剥3刀后至胼胝中央。

②第2支针刀从胼胝的对侧进针刀，针刀体与皮肤平面呈90°角，针刀经皮肤、皮下组织，沿胼胝的根部纵疏横剥3刀后至胼胝中央，与第1支针刀相接。

③第3支针刀与第1支针刀呈90°角进针刀，针刀体与皮肤平面呈90°角，针刀经皮肤、皮下组织，沿胼胝的根部纵疏横剥3刀后至胼胝中央。

④第4支针刀在第3支针刀的对侧进针刀，针刀体与皮肤平面呈90°角，针刀经皮肤、皮下组织，沿胼胝的根部纵疏横剥3刀后至胼胝中央，与第3支针刀相接。

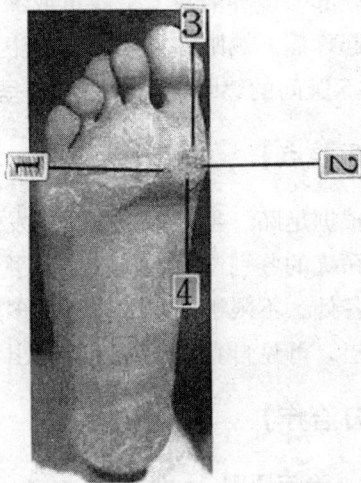

图22-12　胼胝"十"字形针刀松解术示意图

⑤术毕，拔出针刀，局部压迫止血3分钟后，创可贴覆盖针眼。

# 第七节 鸡 眼

本病是由于足部长期受挤压或摩擦而发生的角质增生性的疾病，好发于手掌及足跖，发于足者，多见于小趾外侧或趾间，为扁平的圆形角质硬物。病变部位皮肤角质层楔状增生变厚，其根深陷，形如鸡眼。

## 【针刀应用解剖】

参见第二十一章第一节黄褐斑的针刀应用解剖。

## 【病因病理】

多因穿不合适鞋子长期行走，或因脚骨发育畸形致足底某一点受力不均，长期挤压摩擦所致。皮肤角质增厚，略高于表面，尖端向下深入皮下，行走时由于间接挤压真皮乳头层附近感觉神经末梢而引起疼痛。

针刀医学认为，慢性积累性损伤导致软组织瘢痕增生，挤压神经末梢而引起疼痛。

## 【临床表现】

鸡眼一般为针头至蚕豆大小、散在皮肉的倒圆锥状角质栓，表面光滑，平皮肤表面或稍隆起，境界清楚，呈淡黄或深黄色，嵌入真皮。由于其尖端压迫神经末梢，故行走时引起疼痛。鸡眼多见于足跖前中部、小趾外侧或拇趾内侧缘，也见于趾背。发生于4～5趾间的鸡眼，受汗浸渍，呈灰白色浸软角层，称为软鸡眼。

## 【诊断要点】

根据足跖、足趾等受压迫处发生圆锥形的角质栓，并伴压痛，容易诊断。注意与胼胝、跖疣的鉴别诊断。胼胝为扁平片状角质增厚，范围较广，一般不痛。跖疣可散发于足跖各处，不限于受压部位，可多发，损害如黄豆大小，表面角质增厚，用刀削去表面角质层，可见自真皮乳头血管渗出血细胞凝成的小黑点的角质软芯。

## 【针刀治疗】

### 1. 治疗原则

依据人体弓弦力学系统理论及疾病病理构架的网眼理论，鸡眼是由于局部皮肤应力集中所产生的皮肤增厚挛缩现象，应用针刀切开挛缩，疏通微循环。

### 2. 操作方法

（1）体位 仰卧位。

（2）体表定位 鸡眼。

（3）消毒 在施术部位，用活力碘消毒2遍，然后铺无菌洞巾，使治疗点正对洞巾中间。

（4）麻醉　用1%利多卡因局部浸润麻醉，每个治疗点注药1ml。

（5）刀具　Ⅰ型4号直形针刀。

（6）针刀操作（图22-13）

①第1支针刀从鸡眼的一侧进针刀，针刀体与皮肤平面呈90°角，针刀经皮肤、皮下组织，沿鸡眼的根部纵疏横剥3刀后至鸡眼中央。

②第2支针刀从鸡眼的对侧进针刀，针刀体与皮肤平面呈90°角，针刀经皮肤、皮下组织，沿鸡眼的根部纵疏横剥3刀后至鸡眼中央，与第1支针刀相接。

③不必把鸡眼剔出，经压迫止血，包扎，1周左右鸡眼自行修平脱落。大多1次治愈，个别7日不愈者，再做1次而自愈。

④术毕，拔出针刀，局部压迫止血3分钟后，创可贴覆盖针眼。

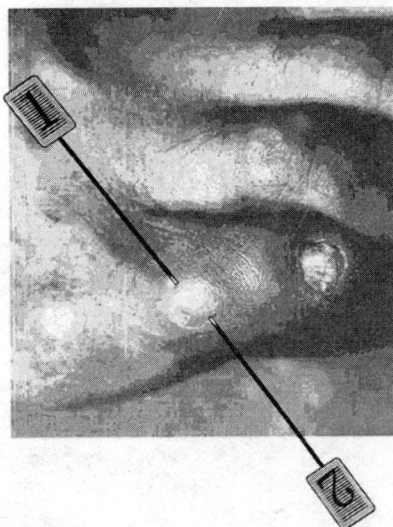

图22-13　鸡眼针刀相接松解术